So Dukh Kaisa Pavai
ਸੋ ਦੁਖੁ ਕੈਸਾ ਪਾਵੈ

(ਨਿਰਗਲਪ ਕਹਾਣੀ ਸੰਗ੍ਰਹਿ)

By the same Author:

Religion and Politics in the Punjab (1986)

Truth above All: The Japuji of Guru Nanak (2013)

ਜਪੁਜੀ ਦਾ ਰੱਬ: ਮੂਲਮੰਤ੍ਰਿਕ ਦ੍ਰਿਸ਼ਟੀਕੋਣ (2018)

ਸੋ ਦੁਖੁ ਕੈਸਾ ਪਾਵੈ

(ਨਿਰਗਲਪ ਕਹਾਣੀ ਸੰਗ੍ਰਹਿ)

ਡਾ: ਗੋਬਿੰਦਰ ਸਿੰਘ ਸਮਰਾਓ

So Dukh Kaisa Pavai
True Homeopathic Short Stories
By
Dr. Gobinder Singh Samrao
gosamrao@gmail.com

ISBN-13: 978-1723195204
ISBN-10: 1723195200

Revised Second Edition Year: 2018

$12/-

Published by

ਚੇਤਾਵਨੀ

ਹੋਮਿਓਪੈਥਿਕ ਇਲਾਜ਼ ਪ੍ਰਨਾਲੀ ਸਿਮਲੀਆ ਸਿਮਲੀਬਸ ਕੁਰੈਂਟਰ ਦੇ ਸਿਧਾਂਤ (Law of Similia Similibus Curantur) ਦੇ ਨਿਯਮ ਤੇ ਅਧਾਰਿਤ ਹੈ ਜਿਸ ਦਾ ਭਾਵ ਹੈ ਕਿ "ਸਮਾਨ" ਨੂੰ "ਸਮਾਨ" ਠੀਕ ਕਰਦੇ ਹਨ। ਇਸ ਦਾ ਅਰਥ ਇਹ ਹੈ ਕਿ ਹੋਮਿਓਪੈਥਿਕ ਦਵਾਈਆਂ ਕਿਸੇ ਮਰਜ਼ ਦਾ ਇਲਾਜ਼ ਉਦੋਂ ਹੀ ਕਰਦੀਆਂ ਹਨ ਜਦੋਂ ਮਰੀਜ਼ ਅਤੇ ਦਵਾਈ ਦੀਆਂ ਅਲਾਮਤਾਂ ਇਕੋ ਤਰਾਂ ਦੀਆਂ ਹੋਣ ਤੇ ਆਪਸ ਵਿਚ ਸਹੀ ਮੇਲ ਖਾਂਦੀਆਂ ਹੋਣ। ਇਸ ਲਈ ਇਹ ਦਵਾਈਆਂ ਹਰ ਮਰੀਜ਼ ਦੇ ਸਿਹਤ ਵਿਕਾਰ ਦੀ ਵੱਖਰੀ ਵੱਖਰੀ ਵਿਸਥਾਰਪੂਰਵਕ ਛਾਣ ਬੀਣ ਤੇ ਮੈਟੀਰੀਆ ਮੈਡੀਕਾ ਦੇ ਡੂੰਘੇ ਵਿਸ਼ਲੇਸ਼ਨਾਤਮਿਕ ਅਧਿਐਨ ਉਪਰੰਤ ਹੀ ਦਿੱਤੀਆਂ ਜਾਂਦੀਆਂ ਹਨ। ਸਿੱਟੇ ਵਜੋਂ, ਬਹੁਤੀਆਂ ਹਾਲਤਾਂ ਵਿਚ ਇਕੋ ਮਰਜ਼ ਵਾਲੇ ਦੋ ਮਰੀਜ਼ਾ ਦੀਆਂ ਦਵਾਈਆਂ ਵੱਖਰੀਆਂ ਵੱਖਰੀਆਂ ਹੋ ਸਕਦੀਆਂ ਹਨ, ਭਾਵ ਇਕ ਨੂੰ ਜੋ ਦਵਾਈ ਠੀਕ ਕਰਦੀ ਹੈ ਜਰੂਰੀ ਨਹੀਂ ਕਿ ਉਹ ਦੂਜੇ ਨੂੰ ਵੀ ਠੀਕ ਕਰੇ। ਇਸੇ ਤਰਾਂ ਵੱਖ ਵੱਖ ਬਿਮਾਰੀਆਂ ਵਾਲੇ ਦੋ ਮਰੀਜ਼ਾਂ ਦੀ ਦਵਾਈ ਇਕ ਵੀ ਹੋ ਸਕਦੀ ਹੈ।

ਇਸ ਲਈ ਇਸ ਪੁਸਤਕ ਵਿਚਲੇ ਕੇਸਾਂ ਵਿਚ ਵਰਤੀਆਂ ਗਈਆਂ ਦਵਾਈਆਂ ਕਦੇ ਵੀ ਕਿਸੇ ਹੋਰ ਮਰੀਜ਼ ਦੀ ਰਲਦੀ ਮਿਲਦੀ ਮਰਜ਼ ਲਈ ਨਾ ਵਰਤੀਆਂ ਜਾਣ। ਇਹਨਾਂ ਨੂੰ ਕਿਸੇ ਸਿਆਣੇ ਹੋਮਿਓਪੈਥ ਦੀ ਸਲਾਹ ਤੋਂ ਬਿਨਾ ਇਸਤੇਮਾਲ ਕਰਨ ਨਾਲ ਅਣਸੁਖਾਵੇਂ ਨਤੀਜੇ ਪ੍ਰਾਪਤ ਹੋ ਸਕਦੇ ਹਨ।

ਇਹ ਪੁਸਤਕ ਸੱਚੇ ਕੇਸਾਂ ਦਾ ਵਰਨਣ ਕਰਕੇ ਸਾਹਿਤਿਕ ਮਾਧਿਅਮ ਰਾਹੀ ਹੋਮਿਓਪੈਥਿਕ ਚੇਤਨਾ ਤੇ ਸਿੱਖਿਆ ਪ੍ਰਦਾਨ ਕਰਨ ਦੇ ਮਨੋਰਥ ਨਾਲ ਲਿਖੀ ਗਈ ਹੈ। ਇਸ ਲਈ ਇਸ ਨੂੰ ਕੇਵਲ ਇਕ ਸਾਹਿਤਿਕ ਕ੍ਰਿੱਤੀ ਵੱਜੋਂ ਹੀ ਪੜ੍ਹਿਆ ਜਾਵੇ, ਨਾ ਕਿ ਹੋਮਿਓਪੈਥਿਕ ਦਵਾਈਆਂ ਦੇ ਪ੍ਰੈਸਕ੍ਰਾਈਬਰ ਵੱਜੋਂ। ਲੇਖਕ ਤੇ ਪ੍ਰਕਾਸ਼ਕ ਇਸ ਚੇਤਾਵਨੀ ਦੀ ਉਲੰਘਣਾ ਕਾਰਨ ਵਾਪਰੇ ਮਾੜੇ ਸਿੱਟਿਆਂ ਦੇ ਜਿੰਮੇਵਾਰ ਨਹੀਂ ਹੋਣਗੇ।

ਮੁਢਲੇ ਸ਼ਬਦ

ਡਾ: (ਪ੍ਰੋ:) ਗੋਬਿੰਦਰ ਸਿੰਘ ਸਮਰਾਓ ਬਹੁ-ਪੱਖੀ ਸ਼ਖਸ਼ੀਅਤ ਦੇ ਮਾਲਕ ਹਨ। ਰਾਜਨੀਤੀ ਸ਼ਾਸ਼ਤਰ ਦੇ ਅਧਿਐਨ ਤੇ ਅਧਿਆਪਨ ਤੋਂ ਬਾਦ ਸਾਹਿਤ, ਵਿਗਿਆਨ ਅਤੇ ਹੋਮਿਓਪੈਥਿਕ ਪੱਧਤੀ ਬਾਰੇ ਪੜ੍ਹਨਾ ਤੇ ਲਿਖਣਾ ਉਹਨਾਂ ਦਾ ਪ੍ਰਮੁੱਖ ਸ਼ੌਕ ਹੈ। ਉਹ ਵੱਖ ਵੱਖ ਵਿਸ਼ਿਆਂ ਤੇ ਛਪੀਆਂ ਕਈ ਅੰਗਰੇਜ਼ੀ ਪੁਸਤਕਾਂ ਦੇ ਰੀਵੀਊ ਅਖਬਾਰੀ ਪਾਠਕਾਂ ਨੂੰ ਗਿਆਨ ਅਤੇ ਜਾਣਕਾਰੀ ਹਿੱਤ ਪੇਸ਼ ਕਰ ਚੁਕੇ ਹਨ। ਉਹਨਾਂ ਆਪਣੀ ਪੁਸਤਕ ***ਟਰੂਥ ਅਬੱਵ ਆਲ*** **(Truth above All)** ਵਿਚ ਗੁਰੂ ਨਾਨਕ ਦੇਵ ਜੀ ਦੀ ਸ਼ਾਹਕਾਰ ਰਚਨਾ "**ਜਪੁਜੀ**" ਦਾ ਵਿਗਿਆਨਕ ਵਿਸ਼ਲੇਸ਼ਣ ਅਤੇ ਵਿਆਖਿਆ ਕੀਤੀ ਹੈ। ਹੋਮਿਓਪੈਥਿਕ ਇਲਾਜ਼ ਪ੍ਰਣਾਲੀ ਦੀ ਸਿੱਖਿਆ ਹਾਸਲ ਕਰਕੇ ਇਸ ਪੱਧਤੀ ਰਾਹੀਂ ਇਲਾਜ਼ ਕਰਨ ਦੇ ਯੋਗ ਹੋਣ ਪਿੱਛੋਂ ਉਹਨਾਂ ਜਿੱਥੇ ਬਹੁਤ ਸਾਰੇ ਮਰੀਜ਼ਾਂ ਨੂੰ ਨਵਾਂ ਜੀਵਨ ਦਾਨ ਦਿੱਤਾ ਹੈ ਉੱਥੇ ਇਸ ਪੱਧਤੀ ਦੇ ਗੁਣਾਂ ਅਤੇ ਫਾਇਦਿਆਂ ਨੂੰ ਜਨ ਸਾਧਾਰਣ ਵਿਚ ਪ੍ਰਚਾਰਣ ਦੇ ਮੰਤਵ ਨਾਲ ਅਨੇਕ ਲੇਖ ਲਿਖ ਕੇ ਵੱਖ ਵੱਖ ਅਖਬਾਰਾਂ ਰਸਾਲਿਆਂ ਵਿਚ ਪ੍ਰਕਾਸ਼ਿਤ ਕਰਵਾਏ ਹਨ। ਹੱਥਲੀ ਪੁਸਤਕ ਇਸੇ ਲੜੀ ਦਾ ਇਕ ਹਿੱਸਾ ਹੈ।

"**ਸੋ ਦੁਖੁ ਕੈਸਾ ਪਾਵੈ**" ਪੁਸਤਕ ਦੀਆਂ ਕਹਾਣੀਆਂ ਇਕ ਪਾਸੇ ਲੇਖਕ ਦੀ ਲੰਮੀ ਸਾਹਿਤਿਕ ਘਾਲਣਾ ਦਾ ਪ੍ਰਮਾਣ ਹਨ, ਤੇ ਦੂਜੇ ਪਾਸੇ ਹੋਮਿਓਪੈਥੀ ਜਿਹੀ ਉਤਕ੍ਰਿਸ਼ਟ ਇਲਾਜ਼ ਪ੍ਰਣਾਲੀ ਬਾਰੇ ਉਸ ਦੀ ਡੂੰਘੀ ਸਮਝ ਨੂੰ ਦਰਸਾਉਂਦੀਆਂ ਹੋਈਆਂ ਅਰਥਭਰਪੂਰ ਤੇ ਭਾਵਪੂਰਤ ਰਚਨਾਵਾਂ ਹਨ। ਕਹਾਣੀ ਰਸ ਦੇ ਨਾਲ ਨਾਲ ਰੋਗਾਂ ਅਤੇ ਦਵਾਈਆਂ ਬਾਰੇ ਵੱਡਮੁਲੀ ਜਾਣਕਾਰੀ ਦੇਣ ਦੀ ਲੇਖਕ ਦੀ ਇਹ ਜੁਗਤ ਅਸਲੋਂ ਨਵੇਕਲੀ ਹੈ। ਉਹਨਾਂ ਨੇ ਇਹਨਾਂ ਕਹਾਣੀਆਂ ਵਿਚ ਆਪਣੇ ਨਿਜ਼ੀ ਤਜ਼ਰਬੇ ਰਾਹੀਂ ਬਹੁਤ ਹੀ ਸਸ਼ਕਤ ਸ਼ਬਦਾਂ ਵਿਚ ਪਾਠਕ ਵਰਗ ਦੇ ਖਿਆਨ ਵਿਚ ਇਹ ਗੱਲ ਦ੍ਰਿੜਾਉਣ ਦਾ ਉਪਰਾਲਾ ਕੀਤਾ ਹੈ ਕਿ ਹੋਮਿਓਪੈਥਿਕ ਇਲਾਜ਼ ਪ੍ਰਣਾਲੀ ਸਿਰਫ ਤੇ ਸਿਰਫ ਮਰੀਜ਼ ਦੀਆਂ ਅਲਾਮਤਾਂ ਉਤੇ ਆਧਾਰਿਤ ਹੈ। ਇਕ ਸਿਆਣਾ ਹੋਮਿਓਪੈਥ ਇਹ ਅਲਾਮਤਾਂ ਸੁਣ ਕੇ, ਸਮਝ ਕੇ ਤੇ ਮਰੀਜ਼ ਦਾ ਚੰਗੀ ਤਰ੍ਹਾਂ ਸਰਵੇਖਣ ਕਰਕੇ ਕਾਰਗਰ ਦਵਾਈ ਦੀ ਚੋਣ ਕਰਦਾ ਹੈ ਅਤੇ ਉਸ ਨੂੰ ਅਜਿਹਾ ਕਰਦੇ ਹੋਏ ਬੀਮਾਰੀ ਲੱਭਣ ਲਈ ਕੋਈ ਅਗਾਊਂ ਟੈਸਟਾਂ ਦੀ ਲੋੜ ਨਹੀਂ ਪੈਂਦੀ। ਮੁੱਖ ਤੌਰ ਤੇ ਮਰੀਜ਼ ਦੇ ਸ਼ਰੀਰਕ ਤੇ ਮਾਨਸਿਕ ਸਿੰਪਟਮਸ ਹੀ ਲੋੜੀਂਦੀ ਦਵਾਈ ਸੁਝਾਉਣ ਵਿਚ ਸਹਾਇਕ ਸਿੱਧ ਹੁੰਦੇ ਹਨ।

ਇਹ ਪੁਸਤਕ ਲੇਖਕ ਦੀ ਘੋਰ ਮਿਹਨਤ ਤੇ ਲਗਨ ਦਾ ਫਲ ਹੈ। ਮੈਂ ਲੇਖਕ ਦੇ ਇਸ ਵਡਮੁੱਲੇ ਕਾਰਜ ਨੂੰ ਨੱਤਮਸਤਕ ਹੁੰਦਾ ਹੋਇਆ "**ਸੋ ਦੁਖੁ ਕੈਸਾ ਪਾਵੈ**" ਰਚਨਾ ਦਾ ਸਵਾਗਤ ਕਰਦਾ ਹਾਂ। ਮੈਨੂੰ ਪੂਰਨ ਆਸ ਹੈ ਕਿ ਪਾਠਕ-ਗਣ ਡਾ: ਗੋਬਿੰਦਰ ਸਿੰਘ ਸਮਰਾਓ ਦੀ ਇਸ ਪੁਸਤਕ ਨੂੰ ਭਰਪੂਰ ਹੁੰਗਾਰਾ ਦੇਣਗੇ।

ਜਨਵਰੀ 1, 2016 **ਸਰਬਜੀਤ ਸਿੰਘ ਵਿਰਕ ਐਡਵੋਕੇਟ ਪਟਿਆਲਾ**

ਭੂਮਿਕਾ

ਹੋਮਿਓਪੈਥੀ ਕੇਵਲ ਇਕ ਚੱਕਿਤਸਾ ਪੱਧਤੀ ਹੀ ਨਹੀਂ ਸਗੋਂ ਸਮੁੱਚੀ ਮਨੁੱਖਤਾ ਲਈ ਕੁਦਰਤ ਦਾ ਇਕ ਵੱਡਮੂਲਾ ਤੋਹਫਾ ਹੈ। ਉਂਜ ਤਾਂ ਇਸ ਦੇ ਮੂਲ ਸਿਧਾਂਤਾਂ ਦਾ ਦੁਨੀਆਂ ਨੂੰ ਮੋਟੇ ਰੂਪ ਵਿਚ ਸਦੀਆਂ ਤੋਂ ਪਤਾ ਸੀ ਪਰ ਅਠਾਰਵੀਂ ਸਦੀ ਦੇ ਅੰਤ ਵਿਚ ਡਾਕਟਰ ਸੈਮੂਅਲ ਹੈਨੀਮੈਨ ਨੇ ਇਸ ਨੂੰ ਵਿਧੀਵਤ ਰੂਪ ਵਿਚ ਸਥਾਪਤ ਕੀਤਾ। ਇਸ ਇਲਾਜ਼ ਪ੍ਰਣਾਲੀ ਨੇ ਜੱਟਿਲ ਤੋਂ ਜੱਟਿਲ ਰੋਗਾਂ ਦਾ ਇਲਾਜ਼ ਸੰਭਵ ਕੀਤਾ ਹੈ ਤੇ ਮੈਡੀਕਲ ਸਾਇੰਸ ਨੂੰ ਠੋਸ ਅਰਥਾਂ ਵਿਚ ਇਕ ਸਹੀ ਤੇ ਵਿਗਿਆਨਕ ਸੇਧ ਦਿੱਤੀ ਹੈ।

ਪੂਰਵਲੇ ਸਮਿਆਂ ਵਿਚ ਰਿਸ਼ੀ ਮੁਨੀ ਤੇ ਵੈਦ ਹਕੀਮ ਰੋਗਾਂ ਦਾ ਇਲਾਜ਼ ਕਰਨ ਲਈ ਕੋਸ਼ਿਸ ਤਾਂ ਕਰਦੇ ਸਨ ਪਰ ਉਹਨਾਂ ਕੋਲ ਕੋਈ ਠੀਕ ਵਿਗਿਆਨਕ ਨਿਯਮ ਨਹੀਂ ਸਨ। ਉਹ ਵੱਖ ਵੱਖ ਪਦਾਰਥਾਂ ਨੂੰ ਉਹਨਾਂ ਦੇ ਗੁਣਾਂ ਅਨੁਸਾਰ ਕੱਚਾ ਰਗੜ ਕੇ ਜਾਂ ਅਰਕ ਕੱਢ ਕੇ ਜਾਂ ਫਿਰ ਉਬਾਲ ਕੇ ਇਲਾਜ਼ ਲਈ ਵਰਤਦੇ ਸਨ। ਉਹ ਆਪਣੇ ਅਗਲੇਰੇ ਇਲਮ ਲਈ ਆਪਣੇ ਸਿੱਟਿਆਂ ਤੋਂ ਟੋਟਕੇ ਘੜ੍ਹਦੇ ਰਹਿੰਦੇ ਸਨ ਜੋ ਸਭਨਾਂ ਉਤੇ ਸਮਾਨ ਰੂਪ ਵਿਚ ਲਾਗੂ ਕਰਦੇ ਸਨ। ਬਾਅਦ ਵਿਚ ਅੰਗਰੇਜ਼ੀ ਦਵਾ-ਪ੍ਰਣਾਲੀ ਵੀ ਇਹਨਾਂ ਹੀ ਲੀਹਾਂ ਤੇ ਚਲਦੀ ਰਹੀ। ਫਰਕ ਕੇਵਲ ਇੰਨਾ ਸੀ ਕਿ ਜਿੱਥੇ ਪੁਰਾਤਨ ਹਕੀਮ ਦਵਾ-ਦਾਰੂ ਲਈ ਜੜੀਆਂ ਬੂਟੀਆਂ ਤੇ ਭਸਮਾਂ ਦੀ ਵਰਤੋਂ ਕਰਦੇ ਸਨ, ਉੱਥੇ ਮੁਢਲੇ ਐਲੋਪੈਥਿਕ ਚਕਿੱਤਸਕ ਰਸਾਇਣਕ ਪਦਾਰਥਾਂ ਦੀ ਵਰਤੋਂ ਵਧੇਰੇ ਕਰਨ ਲਗ ਪਏ ਸਨ। ਪਰ ਇਹ ਵੀ ਕੱਚ-ਘਰੜ ਪਦਾਰਥਾਂ ਤੇ ਉਹਨਾਂ ਦੇ ਮਿਸ਼ਰਣਾਂ ਤੋਂ ਤਿਆਰ ਦਵਾਈਆਂ ਨੂੰ ਮੂੰਹ ਰਾਹੀਂ ਸ਼ਰੀਰ ਅੰਦਰ ਦਾਖਲ ਕਰਨ ਜਾਂ ਬੀਮਾਰ ਅੰਗਾਂ ਤੇ ਲੇਪ ਕਰਨ ਦੀ ਵਿਧੀ ਹੀ ਵਰਤਦੇ ਸਨ। ਅਧੁਨਿਕ ਐਲੋਪੈਥੀ ਵੀ ਭੌਤਿਕ ਤੌਰ ਤੇ ਨਾਪੀ-ਤੋਲੀ ਭਾਵ ਮਾਤਰਿਕ ਖੁਰਾਕਬੰਦੀ ਦੀ ਪ੍ਰਥਾ ਤੇ ਚਲਦੀ ਹੋਈ ਇਹੀ ਕੁਝ ਕਰਦੀ ਹੈ।

ਮੌਜੂਦਾ ਐਲੋਪੈਥਿਕ ਸਿਸਟਮ ਅਧੁਨਿਕ ਫਾਰਮੇਸੀਆਂ ਵਿਚ ਤਿਆਰ ਕੀਤੇ ਮਨਸੂਈ ਰਸਾਇਣਕ ਸੰਯੋਗਾਂ ਨੂੰ ਦਵਾਈਆਂ ਦੇ ਤੌਰ ਤੇ ਵਰਤਦਾ ਹੈ। ਅੱਜ ਕੱਲ ਦੇ ਐਲੋਪੈਥਿਕ ਡਾਕਟਰ ਇਹਨਾਂ ਕੌੜੀਆਂ ਕਸਿਆਲੀਆਂ ਤੇ ਸ਼ਰੀਰ ਦੇ ਜੈਵਾਣੂ-ਤੱਤਾਂ ਨੂੰ ਨਸ਼ਟ ਕਰਨ ਵਾਲੀਆਂ ਦਵਾਈਆਂ ਨੂੰ ਕੈਪਸੂਲਾਂ ਵਿਚ ਬੰਦ ਕਰਕੇ ਜਾਂ ਟੀਕਿਆਂ ਰਾਹੀਂ ਮਨੁੱਖੀ ਦੇਹ ਵਿਚ ਦਾਖਲ ਕਰਦੇ ਹਨ। ਇਸ ਇਲਾਜ਼ ਪ੍ਰਣਾਲੀ ਰਾਹੀਂ ਰੋਗਾਂ ਦਾ ਇਲਾਜ਼ ਤਾਂ ਮੁਸ਼ਕਿਲ ਹੁੰਦਾ ਹੀ ਹੈ ਨਾਲ ਗੈਰ-ਕੁਦਰਤੀ ਰਸਾਇਣਕ ਪਦਾਰਥਾਂ ਦੀਆਂ ਠੋਸ ਮਾਤਰਾਵਾਂ ਦੇ ਅਸਰ ਹੇਠ ਰੋਗਾਂ ਦੀਆਂ ਅਸਲ ਅਲਾਮਤਾਂ ਵੀ ਖੁਰਦ ਬੁਰਦ ਹੋ ਜਾਂਦੀਆਂ ਹਨ। ਇਹਨਾਂ ਦਵਾਈਆਂ ਦੇ ਮਾਰੂ ਅਸਰਾਂ ਕਾਰਣ ਰੋਗਾਂ ਦੀਆਂ ਮੁਢਲੀਆਂ ਨਿਸ਼ਾਨੀਆਂ ਤੀਕਰ ਪਹੁੰਚਣਾ ਕੱਠਿਨ ਹੋ ਜਾਂਦਾ ਹੈ ਤੇ ਉਹਨਾਂ ਦੇ ਭੱਵਿਖ ਵਿਚ ਠੀਕ ਹੋਣ ਦੀ ਆਸ ਵੀ

ਖਤਮ ਹੋ ਜਾਂਦੀ ਹੈ। ਇਕ ਪਾਸੇ ਸ਼ਰੀਰ ਵਿਚ ਦਬੀਆਂ ਮਰਜ਼ਾਂ ਘਾਤਕ ਤਕਲੀਫਾਂ ਦਾ ਰੂਪ ਧਾਰਣ ਕਰ ਲੈਂਦੀਆਂ ਹਨ ਤੇ ਦੂਜੇ ਪਾਸੇ ਇਨ੍ਹਾਂ ਦੇ ਇਲਾਜ਼ ਲਈ ਵਰਤੇ ਤੇਜ਼ ਤੇ ਜ਼ਹਿਰੀਲੇ ਰਸਾਇਣਾਂ ਨੂੰ ਸ਼ਰੀਰ ਵਿਚੋਂ ਖਾਰਜ ਕਰਦਿਆਂ ਚਮੜੀ, ਆਂਤੜੀਆਂ ਤੇ ਗੁਰਦੇ ਆਦਿ ਵੀ ਬੁਰੀ ਤਰ੍ਹਾਂ ਪ੍ਰਭਾਵਤ ਹੋ ਜਾਂਦੇ ਹਨ। ਗੱਲ ਕੀ, ਬੀਮਾਰ ਮਨੁੱਖ ਆਖ਼ਰੀ ਦਮ ਤੀਕਰ ਬੀਮਾਰੀਆ ਨਾਲ ਪੀੜਿਤ ਹੀ ਰਹਿੰਦਾ ਹੈ।

ਹੋਮਿਓਪੈਥਿਕ ਪ੍ਰਣਾਲੀ ਇਸ ਤਰਾਂ ਦੇ ਔਗੁਣਾਂ ਤੋਂ ਮੁਕਤ ਹੈ ਕਿਉਂਕਿ ਇਸ ਇਲਾਜ਼ ਰਾਹੀ ਮਨੁੱਖੀ ਸ਼ਰੀਰ ਵਿਚ ਕੋਈ ਦਵਾ-ਪਦਾਰਥ ਪ੍ਰਵੇਸ਼ ਹੀ ਨਹੀਂ ਕਰਦਾ। ਇਸ ਦਾ ਕਾਰਣ ਇਹ ਹੈ ਕਿ ਹੋਮਿਓਪੈਥਿਕ ਦਵਾਈਆਂ ਪੋਟੈਂਸੀ ਰੂਪ ਵਿਚ ਵਰਤੀਆਂ ਜਾਂਦੀਆਂ ਹਨ ਜਿਹਨਾਂ ਵਿਚ ਮਾਤਰਾ ਰੂਪ ਵਿਚ ਕੋਈ ਦਵਾਈ ਹੁੰਦੀ ਹੀ ਨਹੀਂ। ਦੂਜੇ ਸ਼ਬਦਾਂ ਵਿਚ ਇਹਨਾਂ ਦਵਾਈਆਂ ਵਿਚ ਦਵਾ-ਪਦਾਰਥ ਧਨ ਰੂਪ ਵਿਚ ਭਾਵ ਗ੍ਰਾਮਾਂ ਜਾਂ ਮਿਲੀਗ੍ਰਾਮਾਂ ਵਿਚ ਨਹੀਂ ਪਏ ਹੁੰਦੇ ਸਗੋਂ ਰਿਣ ਰੂਪ ਵਿਚ ਉਹਨਾਂ ਦੀ ਪੋਟੈਂਸੀ (ਸ਼ਕਤੀ) ਹੀ ਹੁੰਦੀ ਹੈ। ਪੋਟੈਂਸੀ ਬਨਾਉਣ ਵੇਲੇ ਦਵਾ-ਪਦਾਰਥਾਂ ਨੂੰ ਬਾਰ ਬਾਰ ਅਲਕੋਹਲ ਵਿਚ ਘੋਲ ਕੇ ਹਰ ਵਾਰ 100 ਗੁਣਾ ਪਤਲਾ ਕੀਤਾ ਜਾਂਦਾ ਹੈ ਤੇ ਹਰ ਘੋਲ ਨੂੰ ਨਿਸ਼ਚਿਤ ਝਟਕਿਆਂ ਰਾਹੀਂ ਜੋਰ ਨਾਲ ਹਿਲਾਇਆ ਜਾਂਦਾ ਹੈ। ਪੋਟੈਂਸੀ ਪੈਦਾ ਕਰਨ ਦੇ ਇਸ ਢੰਗ ਨਾਲ ਹਰ ਵਾਰ ਦਵਾ ਪਦਾਰਥ ਦੀ ਮਾਤਰਾ ਸੌ ਗੁਣਾ ਘਟਦੀ ਜਾਂਦੀ ਹੈ ਤੇ ਇਸ ਦੀ ਦਵਾ ਸ਼ਕਤੀ ਵਿਚ ਇਸੇ ਅਨੁਪਾਤ ਨਾਲ ਵਾਧਾ ਹੁੰਦਾ ਜਾਂਦਾ ਹੈ। ਇਸ ਤਰਾਂ, **ਐਵੋਗੈਡਰੋ ਦੇ ਨਿਯਮ** (Avogadro's Law of Definite Molecules Per Definite Volumes) ਮੁਤਾਬਿਕ ਲੱਗ ਭੱਗ ਬਾਹਰਵੀਂ ਪੋਟੈਂਸੀ **(6.02×10^{23})** ਤੀਕਰ ਪਹੁੰਚਦਿਆਂ ਇਹਨਾਂ ਦਵਾਈਆਂ ਵਿਚ ਠੋਸ ਰੂਪ ਵਿਚ ਕਿਸੇ ਦਵਾ-ਪਦਾਰਥ ਦਾ ਕੋਈ ਅੱਣੂ ਵੀ ਨਹੀਂ ਰਹਿ ਜਾਂਦਾ। ਇਸ ਚਕਿੱਤਸਾ ਵਿਚ ਵਧੇਰੇ ਵਰਤੀ ਜਾਣ ਵਾਲੀ ਪੋਟੈਂਸੀ ਤੀਹ ਹੈ ਜੋ ਜ਼ੀਰੋ ਪਦਾਰਥ ਦੀ ਹੱਦ ਤੋਂ ਕਿਤੇ ਅਗਾਹਾਂ ਹੈ। ਫਿਰ ਇਸ ਤੋਂ ਉੱਤਲੀਆਂ ਪੋਟੈਂਸੀਆਂ ਜਿਵੇਂ 200, 500, 1000, 10000 ਤੇ 100000 ਆਦਿ ਵਿਚ ਤਾਂ ਕੋਈ ਪਦਾਰਥ ਹੋਣ ਦਾ ਸਵਾਲ ਹੀ ਪੈਦਾ ਨਹੀਂ ਹੁੰਦਾ। ਦਵਾ-ਪਦਾਰਥ ਤੋਂ ਰਹਿਤ ਪਰ ਦਵਾ-ਅਸਰ ਨਾਲ ਭਰਪੂਰ ਇਹਨਾਂ ਦਵਾਈਆਂ ਦਾ ਲਾਭਦਾਇਕ ਅਸਰ ਬੀਮਾਰ ਦੇ ਮਿਹਦੇ ਵਿਚ ਜਾਣ ਤੋਂ ਪਹਿਲਾਂ ਪਹਿਲਾਂ ਹੀ ਉਸ ਦੀ ਜੀਹਬਾ ਨੂੰ ਛੋਹ ਕੇ ਪੂਰਾ ਹੋ ਜਾਂਦਾ ਹੈ। ਜ਼ਹਿਰੀਲੇ ਤੇ ਨਾਕਸ ਪਦਾਰਥਾਂ ਤੋਂ ਮੁਕਤ ਹੋਣ ਕਰਕੇ ਇਹ ਦਵਾਈਆਂ ਮੱਨੁਖੀ ਸ਼ਰੀਰ ਨੂੰ ਨੁਕਸਾਨ ਨਹੀਂ ਪਹੁੰਚਾਉਂਦੀਆਂ। ਇਹ ਤਾਂ ਕੇਵਲ ਆਪਣੀ ਅਰੋਗਤਾ ਸ਼ਕਤੀ ਨਾਲ ਹੀ ਸ਼ਰੀਰ ਦੇ ਨੁਕਸਾਂ ਨੂੰ ਦੂਰ ਕਰਦੀਆਂ ਹਨ।

ਹੋਮਿਓਪੈਥਿਕ ਚਿੱਕਿਤਸਾ ਪ੍ਰਣਾਲੀ ਦੇ ਅਨੇਕ ਗੁਣ ਹਨ ਜਿਹਨਾਂ ਕਾਰਣ ਇਹ ਅਧੁਨਿਕ ਤੇ ਵਿਗਿਆਨਿਕ ਸਮਝੀ ਜਾਂਦੀ ਹੈ। ਜੇ ਜਰਾ ਕਲਪਨਾ ਕਰ ਕੇ ਇਕ ਲਿਸਟ ਬਣਾਈਏ ਕਿ ਕਿਸੇ ਸਿਰੇ ਦੀ ਚੰਗੀ ਇਲਾਜ਼ ਪ੍ਰਣਾਲੀ ਵਿਚ ਕਿਹੜੇ ਕਿਹੜੇ ਗੁਣ ਹੋਣੇ

ਚਾਹੀਦੇ ਹਨ ਤਾਂ ਹੋਮਿਓਪੈਥੀ ਵਿਚ ਇਹਨਾਂ ਸਾਰੇ ਮਨ-ਚਾਹੇ ਗੁਣਾਂ ਨਾਲੋਂ ਵੀ ਵਧੇਰੇ ਗੁਣ ਮਿਲਣਗੇ।

ਹੋਮਿਓਪੈਥੀ ਆਪਣੇ ਅਰੰਭ ਤੋਂ ਲੈ ਕੇ ਹੁਣ ਤੀਕ ਆਪਣੇ ਗੁਣਾਂ ਸਦਕਾ ਦੁਨੀਆਂ ਦੇ ਕੋਨੇ ਕੋਨੇ ਵਿਚ ਫੈਲ ਚੁੱਕੀ ਹੈ। ਚੰਗੇ ਮਾੜੇ ਦੀ ਸਮਝ ਰੱਖਣ ਵਾਲੇ ਬਹੁਤ ਸਾਰੇ ਵਿਅਕਤੀਆਂ ਦੇ ਅਪਨਾਉਣ ਨਾਲ ਇਹ ਕੇਵਲ ਦੋ ਸੌ ਸਾਲਾਂ ਦੇ ਥੋੜੇ ਜਿਹੇ ਸਮੇਂ ਵਿਚ ਹੀ ਸੰਸਾਰ ਭਰ ਵਿਚ ਹਰਮਨ ਪਿਆਰੀ ਹੋ ਗਈ ਹੈ। ਚਾਹੇ ਅੱਜ ਕੱਲ ਇਹ ਸਕੂਲਾਂ ਕਾਲਜ਼ਾਂ ਵਿਚ ਕੋਰਸ ਦੇ ਰੂਪ ਵਿਚ ਵੀ ਪੜ੍ਹਾਈ ਜਾਣ ਲੱਗੀ ਹੈ ਪਰ ਸ਼ੁਰੂ ਸ਼ੁਰੂ ਵਿਚ ਇਸ ਵਿਚ ਹੋਰ ਕੀਤਿਆਂ ਨਾਲ ਸਬੰਧਤ ਸਾਧਾਰਣ ਵਿਅਕਤੀਆਂ ਦਾ ਹੀ ਵਧੇਰੇ ਯੋਗਦਾਨ ਰਿਹਾ ਹੈ। ਉਦਾਹਰਨ ਦੇ ਤੌਰ ਤੇ ਪ੍ਰਸਿੱਧ ਜਰਮਨ ਹੋਮਿਓਪੈਥ ਬਿਨਗ਼ਾਜ਼ਨ ਪੇਸ਼ੇ ਵਜੋਂ ਇਕ ਵਕੀਲ ਸਨ ਤੇ ਸਿਰਕੱਢ ਅਮਰੀਕਨ ਹੋਮਿਓਪੈਥ ਡਾ: ਜੇ. ਟੀ. ਕੈਂਟ ਇਕ ਕੈਮਿਸਟ। ਸ਼ੁਰੂ ਵਾਲੇ ਇਹ ਸਾਰੇ ਵਿਅਕਤੀ ਹੋਮਿਓਪੈਥੀ ਦਾ ਕੋਈ ਨਾ ਕੋਈ ਕਮਾਲ ਵੇਖ ਕੇ ਹੀ ਇਸ ਸਿਸਟਮ ਨੂੰ ਪੇਸ਼ੇ ਦੇ ਤੌਰ ਤੇ ਅਪਨਾਉਣ ਲੱਗੇ ਸਨ। ਉਦਾਹਰਨ ਦੇ ਤੌਰ ਤੇ ਕੈਂਟ ਦੀ ਪਤਨੀ ਨੀਂਦ ਨਾ ਆਉਣ ਦੀ ਬੀਮਾਰੀ ਨਾਲ ਪੀੜਿਤ ਸੀ। ਉਸ ਦਾ ਐਲੋਪੈਥਿਕ ਇਲਾਜ਼ ਚਲਦਾ ਸੀ। ਉਹ ਲਿਖਦਾ ਹੈ ਕਿ ਮਰੀਜ਼ ਨੂੰ ਰਾਤ ਭਰ ਕਈ ਕਈ ਵਾਰ ਦਵਾਈ ਦੇਣੀ ਪੈਂਦੀ ਸੀ ਤਾਂ ਜੋ ਉਹ ਸੌਂ ਸਕੇ ਤੇ ਇਸ ਕੰਮ ਲਈ ਉਸ ਨੂੰ ਸਾਰੀ ਸਾਰੀ ਰਾਤ ਜਾਗਣਾ ਪੈਂਦਾ ਸੀ। ਫਿਰ ਕਿਸੇ ਨੇ ਹੋਮਿਓਪੈਥੀ ਦੀ ਸਲਾਹ ਦਿਤੀ ਤੇ ਇਕ ਦਿਨ ਉਹ ਉਸ ਦੇ ਇਲਾਜ਼ ਲਈ ਇਕ ਹੋਮਿਓਪੈਥ ਕੋਲ ਗਿਆ। ਉਸ ਨੇ ਉਸ ਨੂੰ **ਓਪੀਅਮ–30 (Opium-30)** ਦੀਆਂ ਕੁਝ ਖੁਰਾਕਾਂ ਦਿਤੀਆਂ। ਪਹਿਲੀ ਖੁਰਾਕ ਨਾਲ ਹੀ ਉਸ ਦੀ ਪਤਨੀ ਸਾਰੀ ਰਾਤ ਸੌਂਦੀ ਰਹੀ ਤੇ ਉਸ ਨੂੰ ਹੋਰ ਦਵਾ ਦੇਣ ਦੀ ਲੋੜ ਹੀ ਨਾ ਪਈ। ਕੈਂਟ, ਜੋ ਖੁਦ ਇਕ ਕੈਮਿਸਟ ਸੀ, ਨੇ ਗੰਭੀਰਤਾ ਨਾਲ ਸੋਚਿਆ ਕਿ ਜੇ ਸੰਸਾਰ ਵਿਚ ਅਜਿਹੀਆਂ ਅਸਰਦਾਰ ਦਵਾਈਆਂ ਮੌਜੂਦ ਹਨ ਤਾਂ ਉਹ ਐਲੋਪੈਥੀ ਵਿਚ ਆਪਣਾ ਸਮਾਂ ਕਿਉਂ ਨਸ਼ਟ ਕਰ ਰਿਹਾ ਹੈ। ਦੂਜੇ ਹੀ ਦਿਨ ਉਹ ਉਸ ਹੋਮਿਓਪੈਥ ਕੋਲ ਗਿਆ ਤੇ ਉਸ ਦਾ ਸ਼ਾਗਿਰਦ ਬਨਣ ਦੀ ਪੇਸ਼ਕਸ਼ ਕੀਤੀ। ਇਸ ਤਰ੍ਹਾਂ ਉਹ ਕੈਮਿਸਟ ਦਾ ਧੰਦਾ ਛੱਡ ਕੇ ਇਕ ਹੋਮਿਓਪੈਥ ਬਣ ਗਿਆ। ਹੋਮਿਓਪੈਥੀ ਵਿਚ ਪ੍ਰੀਵਰਤਨ ਉਪ੍ਰੰਤ ਉਸ ਨੇ ਉਹ ਕੰਮ ਕੀਤਾ ਕਿ ਰਹਿੰਦੀ ਦੁਨੀਆਂ ਤੀਕਰ ਉਸ ਦਾ ਨਾਂ ਚਲੇਗਾ। ਲੱਗ ਭੱਗ ਹਰੇਕ ਪੁਰਾਣਾ ਹੋਮਿਓਪੈਥ ਆਪਣੇ ਹੋਮਿਓਪੈਥੀ ਵਿਚ ਪ੍ਰੀਵੇਸ਼ ਦਾ ਅਜਿਹਾ ਹੀ ਕੋਈ ਨਾ ਕੋਈ ਪ੍ਰਭਾਵਸ਼ਾਲੀ ਕਾਰਣ ਦੱਸਦਾ ਹੈ।

ਆਮ ਲੋਕਾਂ ਰਾਹੀਂ ਇਸ ਦੇ ਅਪਣਾਏ ਜਾਣ ਤੇ ਤੁਰੰਤ ਪ੍ਰਚਲਤ ਹੋਣ ਦਾ ਇਕ ਵੱਡਾ ਕਾਰਣ ਇਹ ਹੈ ਕਿ ਹੋਮਿਓਪੈਥਿਕ ਸਿਸਟਮ ਕੇਵਲ ਅਲਾਮਤਾਂ ਉੱਤੇ ਆਧਾਰਿਤ ਹੈ। ਇਹ ਮਰੀਜ਼ ਨੂੰ ਮਰਜ਼ ਦਾ ਧੁਰਾ ਮੰਨ ਕੇ ਹੀ ਮਰੀਜ਼ ਦਾ ਇਲਾਜ਼ ਕਰਦਾ ਹੈ। ਮਰੀਜ਼ ਆਪਣੀ ਤਕਲੀਫ ਦੇ ਜੋ ਲੱਛਣ ਅਪਣੀ ਬੋਲੀ ਵਿਚ ਕਹਿ ਕੇ ਜਾਂ ਸਮਝਾ ਕੇ ਬਿਆਨ ਕਰਦਾ ਹੈ ਹੋਮਿਓਪੈਥ ਆਪਣਾ ਅਨੁਭਵ ਵਰਤ ਕੇ ਉਹਨਾਂ ਅਨੁਸਾਰ ਹੀ ਉਸ ਦੀ ਦਵਾਈ ਚੁਣਦਾ

ਹੈ। ਇਸ ਵਿਚ ਇਲਾਜ਼ ਸ਼ੁਰੂ ਕਰਨ ਤੋਂ ਪਹਿਲਾਂ ਟੈਸਟਾਂ ਆਦਿ ਰਾਹੀਂ ਬਿਮਾਰੀ ਲੱਭਣ ਦੀ ਲੋੜ ਨਹੀਂ ਪੈਂਦੀ ਤੇ ਨਾ ਹੀ ਬਿਮਾਰੀ ਦਾ ਨਾਮ ਮਾਲੂਮ ਕਰਨਾ ਮਹੱਤਵਪੂਰਣ ਹੁੰਦਾ ਹੈ। ਇਸ ਵਿਚ ਤਾਂ ਇਲਾਜ਼ ਦਾ ਨਿਸ਼ਾਨਾ ਖੁਦ ਬੀਮਾਰ ਵਿਅਕਤੀ ਰਾਹੀਂ ਦੱਸੇ ਗਏ ਮਾਨਸਿਕ ਤੇ ਸ਼ਰੀਰਕ ਸਿੰਪਟਮ ਹੁੰਦੇ ਹਨ ਜੋ ਉਸ ਦੀ ਸਿਹਤ ਵਿਚ ਪਏ ਵਿਕਾਰਾਂ ਦਾ ਪ੍ਰਗਟਾਵਾ ਕਰਦੇ ਹਨ। ਬੱਸ ਰੋਗੀ ਦੀਆਂ ਅਲਾਮਤਾਂ ਨੂੰ ਦਵਾਈ ਦੀ ਤਸਵੀਰ ਨਾਲ ਮਿਲਾ ਕੇ ਹੋਮਿਓਪੈਥੀ ਨਿਯਮਾਂ ਅਨੁਸਾਰ ਦਵਾਈ ਤਹਿ ਕਰ ਦਿਤੀ ਜਾਂਦੀ ਹੈ। ਹੋਮਿਓਪੈਥਿਕ ਇਲਾਜ਼ ਵਿਚ ਅਨਾਟਮੀ ਫਿਜ਼ੀਆਲੋਜ਼ੀ ਤੇ ਬੀਮਾਰੀ ਦੇ ਲੰਮੇ ਚੌੜੇ ਤੇ ਡੂੰਘੇ ਤਕਨੀਕੀ ਗਿਆਨ ਨੂੰ ਸਹੀ ਇਲਾਜ਼ ਲਈ ਜਰੂਰੀ ਨਹੀਂ ਮੰਨਿਆ ਜਾਂਦਾ। ਅਜਿਹੀ ਜਾਣਕਾਰੀ ਨੂੰ ਤਾਂ ਸਗੋਂ ਰੋਗ ਤੋਂ ਪੱਕੇ ਛੁਟਕਾਰੇ ਲਈ ਕਿਸੇ ਹੱਦ ਤੀਕਰ ਰੁਕਾਵਟ ਹੀ ਸਮਝਿਆ ਜਾਂਦਾ ਹੈ। ਅਜਿਹਾ ਗਿਆਨ ਚਕਿੱਤਸਕ ਨੂੰ ਬੀਮਾਰ ਦੀਆਂ ਮੁੱਖ ਮਾਨਸਿਕ ਤੇ ਅਲੌਕਿਕ ਅਲਾਮਤਾਂ ਤੋਂ ਲਾਂਭੇ ਲੈ ਜਾਂਦਾ ਹੈ ਅਤੇ ਕੇਸ ਦੀਆਂ ਮਹਤੱਵਪੂਰਣ ਮਾਡੈਲਿਟੀਜ਼ ਨੂੰ ਨਜ਼ਰ-ਅੰਦਾਜ਼ ਕਰਵਾ ਕੇ ਇਲਾਜ਼ ਵਿਚ ਵਿਲੰਭ ਪੈਦਾ ਕਰਦਾ ਹੈ। ਹੋਮਿਓਪੈਥਿਕ ਇਲਾਜ਼ ਦੇ ਕੰਮ ਨੂੰ ਸਹੀ ਢੰਗ ਨਾਲ ਨੇਪਰੇ ਚਾੜ੍ਹਨ ਲਈ ਤਾਂ ਕੇਵਲ ਮੈਟੀਰੀਆ ਮੈਡੀਕਾ ਤੇ ਫਿਲਾਸਫੀ ਵਿਚ ਨਿਪੁੰਨਤਾ ਹੀ ਸਭ ਤੋਂ ਜਰੂਰੀ ਚੀਜ਼ ਸਮਝੀ ਜਾਂਦੀ ਹੈ। ਇਹਨਾਂ ਦੋ ਗੱਲਾਂ ਵਿਚ ਮਾਹਿਰ ਹੋਮਿਓਪੈਥ ਹੀ ਤਰਕਸੰਗਤ ਸੋਚ ਰਾਹੀਂ ਇਸ ਵਿਗਿਆਨਕ ਮੈਡੀਕਲ ਵਿਧੀਚਾਰੇ ਨੂੰ ਲਾਗੂ ਕਰਣ ਦੇ ਸਮਰੱਥ ਹੋ ਸਕਦਾ ਹੈ।

ਹੋਮਿਓਪੈਥੀ ਦੇ ਇਹਨਾਂ ਗੁਣਾਂ ਸਦਕਾ ਹੀ ਲੇਖਕ ਇਸ ਪ੍ਰਣਾਲੀ ਨਾਲ ਪਿਛਲੇ 45 ਸਾਲਾਂ ਦੇ ਸਮੇਂ ਤੋਂ ਜੁੜਿਆ ਹੋਇਆ ਹੈ। ਇਸ ਲੰਮੇ ਸਮੇਂ ਦੌਰਾਨ ਉਸ ਨੇ ਇਸ ਰਾਹੀਂ ਵਿਭਿੰਨ ਰੋਗਾਂ ਵਾਲੇ ਹਜ਼ਾਰਾਂ ਮਰੀਜ਼ਾਂ ਨੂੰ ਠੀਕ ਕੀਤਾ ਹੈ। ਇਹਨਾਂ ਠੀਕ ਕੀਤੇ ਕੇਸਾਂ ਵਿਚੋਂ ਕੁਝ ਇਕ ਨੂੰ ਉਸ ਨੇ ਆਮ ਪਾਠਕਾਂ ਤੇ ਹੋਮਿਓਪੈਥਿਕ ਭਾਈਚਾਰੇ ਦੇ ਹਿੱਤਾਂ ਲਈ ਇਸ ਪੁਸਤਕ ਵਿਚ ਰੌਚਿਕ ਕਹਾਣੀਆਂ ਦੇ ਰੂਪ ਵਿਚ ਪੇਸ਼ ਕੀਤਾ ਹੈ। ਇਹ ਕਹਾਣੀਆਂ ਸੰਨ 2010 ਵਿਚ ਹੋਮਿਓਪੈਥਿਕ ਫਿਲਾਸਫੀ ਦੇ ਗ੍ਰੰਥ ***ਆਰਗੈਨਨ*** (*Organon*) ਦੀ ਦੋ ਸੌ ਸਾਲਾ ਪ੍ਰਕਾਸ਼ਨ ਵਰ੍ਹੇ-ਗੰਢ ਦੇ ਉਪਲਕਸ਼ ਵਿਚ ਲਿਖਣੀਆਂ ਸ਼ੂਰੂ ਕੀਤੀਆਂ ਗਈਆਂ ਸਨ ਤੇ ਇਹਨਾਂ ਦੀ ਲਿਖਣ ਪ੍ਰਕ੍ਰਿਆ 2015 ਦੇ ਅੰਤ ਤੀਕਰ ਚਲਦੀ ਰਹੀ। ਇਹਨਾਂ ਵਿਚੋਂ ਬਹੁਤੀਆਂ ਕਹਾਣੀਆਂ ਸਮੇਂ ਸਮੇਂ ਤੇ ਅਮਰੀਕਾ ਦੇ ਮੁੱਖ ਹਫਤਾਵਾਰੀ ਪੰਜਾਬੀ ਅਖਬਾਰ ***ਪੰਜਾਬ ਟਾਈਮਜ਼*** **(Punjab Times)** ਵਿਚ ਛੱਪ ਚੁੱਕੀਆਂ ਹਨ। ਪੁਸਤਕ ਬਾਣੇ ਵਿਚ ਰੁਪਾਂਤਰਣ ਕਰਦਿਆ ਲੇਖਕ ਵਲੋਂ ਇਹਨਾਂ ਕਹਾਣੀਆਂ ਨੂੰ ਬਚਦੀ ਸਮਗਰੀ ਤੇ ਰਹਿੰਦੇ ਕਥਾਨਕ ਨਾਲ ਸਮ੍ਰਿੱਧ ਕਰ ਕੇ ਵਧੇਰੇ ਲਾਭਦਾਇਕ ਤੇ ਰੌਚਕ ਬਣਾਇਆ ਗਿਆ ਹੈ।

ਕਿਹਾ ਜਾਂਦਾ ਹੈ ਕਿ ਕਿਸੇ ਵੀ ਸਾਹਿਤਿਕ ਰਚਨਾ ਪਿੱਛੇ ਸਾਹਿਤਕਾਰ ਦਾ ਕੋਈ ਨਾ ਕੋਈ ਮਨੋਰਥ ਹੁੰਦਾ ਹੈ। ਕੋਈ ਦੂਜਿਆਂ ਨੂੰ ਜਾਣਕਾਰੀ ਦੇਣ ਲਈ ਲਿਖਦਾ ਹੈ, ਕੋਈ ਪ੍ਰਚਾਰ ਲਈ, ਕੋਈ ਸਿੱਖਿਆ ਲਈ ਤੇ ਕੋਈ ਮਨੋਰੰਜਨ ਲਈ। ਇੱਥੇ ਲੇਖਕ ਦਾ ਮਨੋਰਥ

ਬਹੁ-ਮੁੱਖੀ ਹੈ। ਹਰ ਕਹਾਣੀ ਸਿੱਖਿਆ, ਜਾਣਕਾਰੀ, ਮਨੋਰੰਜਨ ਤੇ ਪ੍ਰੇਰਨਾ ਦੇ ਅੰਸ਼ਾਂ ਨੂੰ ਸਮੋਂਦੀ ਹੈ। ਅੰਗਰੇਜ਼ ਕਵੀ ਬਾਇਰਨ ਅਨੁਸਾਰ ਯਥਾਰਥ ਗਲਪ ਨਾਲੋਂ ਵਧੇਰੇ ਅੱਧਭੁਤ ਤੇ ਰੌਚਿਕ ਹੁੰਦਾ ਹੈ। ਲੇਖਕ ਇਸ ਕਥਨ ਦਾ ਕਾਇਲ ਹੈ। ਇਹ ਸਭ ਕਹਾਣੀਆਂ ਸੱਚੀਆਂ ਹਨ ਤੇ ਇਹਨਾਂ ਵਿਚਲੇ ਮੌਕਾ ਮੇਲ ਕੁਦਰਤੀ ਹਨ। ਇੱਥੋਂ ਤੀਕ ਕਿ ਪਾਤਰਾਂ ਦੇ ਵਾਰਤਾਲਾਪ ਵੀ ਅਸਲੀ ਹਨ। ਕਿਸੇ ਵੀ ਕਹਾਣੀ ਵਿਚ ਲੇਖਕ ਵਲੋਂ ਆਪ ਕੋਈ ਬਨਾਵਟੀ ਤੋੜ ਜੋੜ ਜਾਂ ਨਾਟਕੀ ਭੰਨ ਤੋੜ ਨਹੀਂ ਕੀਤਾ ਗਿਆ, ਸਗੋਂ ਸਭ ਕੁਝ ਉਵੇਂ ਦਾ ਉਵੇਂ ਹੀ ਪੇਸ਼ ਕੀਤਾ ਗਿਆ ਹੈ। ਫਿਰ ਵੀ ਸੁਣਿਆ ਹੈ ਕਿ ਇਹਨਾਂ ਨੂੰ ਪੜ੍ਹਦੇ ਪੜ੍ਹਦੇ ਕੋਈ ਵੀ ਪਾਠਕ ਪਾਣੀ ਪੀਣ ਲਈ ਵੀ ਵਿਚਾਲੇ ਨਹੀਂ ਰੁਕਿਆ ਹੈ। ਜੇ ਥੋੜੇ ਜਿਹੇ ਪਾਠਕ ਵੀ ਇਹਨਾਂ ਦੇ ਕਹਾਣੀ ਰਸ ਨੂੰ ਮਾਣਦੇ ਹੋਏ ਅੰਦਰੂਨੀ ਸੱਚ ਨੂੰ ਪਛਾਨਣ ਲੱਗ ਗਏ ਤਾਂ ਇਸ ਰਚਨਾ ਦੇ ਸਾਰੇ ਮਨੋਰਥ ਸੰਪੂਰਣ ਹੋਏ ਮੰਨੇ ਜਾਣਗੇ।

ਲੇਖਕ ਉਹਨਾਂ ਸਭ ਸੱਜਣਾਂ ਦਾ ਅਤਿ ਧੰਨਵਾਦੀ ਹੈ ਜਿਹਨਾਂ ਨੇ ਇਸ ਪੁਸਤਕ ਦੀ ਰਚਨਾ ਵਿਚ ਕਿਸੇ ਨਾ ਕਿਸੇ ਰੂਪ ਵਿਚ ਆਪਣਾ ਯੋਗਦਾਨ ਪਾਇਆ ਹੈ। ਇਹਨਾਂ ਵਿਚ ਸਰਦਾਰ ਅਮੋਲਕ ਸਿੰਘ ਜੰਮੂ, ਐਡੀਟਰ ਪੰਜਾਬ ਟਾਈਮਜ਼ ਸ਼ਿਕਾਗੋ (ਅਮਰੀਕਾ), ਦਾ ਨਾਂ ਖਾਸ ਤੌਰ ਤੇ ਵਰਨਣਯੋਗ ਹੈ ਜਿਹਨਾਂ ਨੇ ਆਪਣੇ ਅਖਬਾਰ ਵਿਚ ਛਪੀਆਂ ਇਸ ਲੇਖਕ ਦੀਆਂ ਕਈ ਰਚਨਾਵਾਂ ਨੂੰ ਇਸ ਕਹਾਣੀ ਸੰਗ੍ਰਿਹ ਵਿਚ ਸ਼ਾਮਲ ਕਰਨ ਦੀ ਆਗਿਆ ਦਿੱਤੀ ਹੈ। ਉਹਨਾਂ ਦੀ ਇਸ ਖੁਲ੍ਹਦਿਲੀ ਤੋਂ ਬਿਨਾਂ ਇਹ ਕੰਮ ਨੇਪਰੇ ਨਹੀਂ ਸੀ ਚੜ੍ਹ ਸਕਣਾ। ਲੇਖਕ ਐਡਵੋਕੇਟ ਸਰਬਜੀਤ ਸਿੰਘ ਵਿਰਕ ਦਾ ਦਿਲੋਂ ਰਿਣੀ ਹੈ ਜਿਹਨਾਂ ਨੇ ਸਮੇ ਸਮੇਂ ਤੇ ਇਸ ਪੁਸਤਕ ਦੀ ਉਪਯੋਗਤਾ ਵਿਚ ਵਾਧਾ ਕਰਨ ਵਾਲੇ ਮੂਲਵਾਨ ਸੁਝਾਅ ਦਿੱਤੇ ਹਨ। ਇਹ ਉਹਨਾਂ ਦਾ ਹੀ ਇਕ ਸੁਝਾਅ ਸੀ ਕਿ ਦਵਾਈਆਂ ਦੇ ਨਾਂ ਗੁਪਤ ਨਾ ਰੱਖੇ ਜਾਣ, ਸੋ ਲੇਖਕ ਵਲੋਂ ਹਰ ਕਹਾਣੀ ਵਿਚ ਸਭ ਦਵਾਈਆਂ ਦੇ ਨਾਵਾਂ ਨੂੰ ਜਾਹਰ ਕਰ ਦਿੱਤਾ ਗਿਆ ਹੈ। ਇਸ ਪੁਸਤਕ ਬਾਰੇ ਆਰੰਭਿਕ ਸ਼ਬਦ ਲਿਖ ਕੇ ਇਸ ਦੀ ਜਾਣ ਪਛਾਣ ਕਰਾਉਣ ਲਈ ਵੀ ਐਡਵੋਕੇਟ ਸਾਹਿਬ ਬੜੇ ਧੰਨਵਾਦ ਦੇ ਪਾਤਰ ਹਨ। ਪੁਸਤਕ ਦੇ ਪ੍ਰਕਾਸਕ ਤੇ ਪ੍ਰਿੰਟਰ ਵੀ ਵਰਨਣਯੋਗ ਸਰਾਹਨਾ ਦੇ ਕਾਬਲ ਹਨ ਜਿਹਨਾਂ ਨੇ ਆਪਣੀ ਅਣਥੱਕ ਮਿਹਨਤ ਨਾਲ ਬੜੇ ਹੀ ਥੋੜੇ ਸਮੇਂ ਵਿਚ ਇਸ ਨੂੰ ਵਧੀਆ ਗੈਟ-ਅੱਪ ਨਾਲ ਛਾਪ ਕੇ ਪਾਠਕਾਂ ਸਨਮੁੱਖ ਪੇਸ਼ ਕੀਤਾ ਹੈ।

ਪਹਿਲੀ ਐਡੀਸ਼ਨ ਵਿਚ ਰਹੀਆਂ ਤ੍ਰੁਟੀਆਂ ਦੂਰ ਕਰ ਕੇ ਹੁਣ ਇਹ ਪੁਸਤਕ ਦੂਜੀ ਐਡੀਸ਼ਨ ਵਿਚ ਪੇਸ਼ ਕੀਤੀ ਜਾ ਰਹੀ ਹੈ। ਆਸ ਹੈ ਕਿ ਹੁਣ ਇਹ ਸਮੂਹ ਪਾਠਕਾਂ ਲਈ ਹੋਰ ਵਧ ਜਾਣਕਾਰੀ-ਵਰਧਕ ਤੇ ਉਤੇਜਨਾ-ਭਰਪੂਰ ਸਾਬਤ ਹੋਵੇਗੀ। ਆਮ ਪਾਠਕ ਤੇ ਹੋਮਿਓਪੈਥਿਕ ਭਾਈਚਾਰਾ ਦੋਵੇਂ ਇਸ ਤੋਂ ਆਪਣੇ ਆਪਣੇ ਢੰਗ ਨਾਲ ਹੋਰ ਵਧੇਰੇ ਲਾਭ ਉਠਾ ਸਕਣਗੇ। ਹੋ ਸਕਦਾ ਹੈ ਹਾਲੇ ਵੀ ਕਈ ਗਲਤੀਆਂ ਵੀ ਰਹਿ ਗਈਆਂ ਹੋਣ ਪਰ ਉਹ ਵਕਤ ਮਿਲਦੇ ਹੀ ਠੀਕ ਕਰ ਦਿੱਤੀਆਂ ਜਾਣਗੀਆਂ।

ਮੈਂ ਸਮੂਹ ਪਾਠਕਾਂ ਦਾ ਅਤਿ ਧੰਨਵਾਦੀ ਹਾਂ ਜਿਹਨਾਂ ਨੇ ਸਮੇਂ ਸਮੇਂ ਤੇ ਆਪਣੇ ਵਡਮੁੱਲੇ ਸੁਝਾਅ ਦੇ ਕੇ ਪੁਸਤਕ ਨੂੰ ਪਹਿਲਾਂ ਨਾਲੋਂ ਵਧੇਰੇ ਰੋਚਕ ਤੇ ਲਾਭਦਾਇਕ ਬਨਾਉਣ ਵਿਚ ਯੋਗਦਾਨ ਪਾਇਆ ਹੈ। ਅਗੋਂ ਤੋਂ ਵੀ ਉਹਨਾਂ ਸਭ ਦੇ ਸੁਝਾਵਾਂ ਦਾ ਪਹਿਲਾਂ ਵਾਂਗ ਇੰਤਜ਼ਾਰ ਰਹੇਗਾ।

ਜੁਲਾਈ 13, 2018   ਗੋਬਿੰਦਰ ਸਿੰਘ ਸਮਰਾਓ
ਸਟਾਕਟਨ (ਕੈਲੀਫੋਰਨੀਆ)
gosamrao@gmail.com   *www .homeopathicguru.blogspot.com*

ਤੱਤਕਰਾ

ਹੱਥ ਦੀ ਸਫਾਈ

ਸਾਨੂੰ ਸਭ ਨੂੰ ਜਾਦੂ ਦੇ ਖੇਡ ਬਹੁਤ ਲੁਭਾਉਣੇ ਲੱਗਦੇ ਹਨ ਕਿਉਂਕਿ ਉਹਨਾਂ ਵਿਚ ਹੱਥ ਦੀ ਸਫਾਈ ਰਾਹੀਂ ਅਸੀਂ ਆਪਣੇ ਸਾਹਮਣੇ ਅਸੰਭਵ ਨੂੰ ਸੰਭਵ ਹੁੰਦਾ ਮਹਿਸੂਸ ਕਰਦੇ ਹਾਂ। ਇਹਨਾਂ ਨੂੰ ਵੇਖ ਕੇ ਮਨ ਵਿਚ ਆਉਂਦਾ ਹੈ,"ਕਾਸ਼ ਅਸੀਂ ਵੀ ਕੋਈ ਅਜਿਹਾ ਚਮਤਕਾਰ ਕਰ ਸਕਦੇ ਹੁੰਦੇ ਜਿਸ ਨੂੰ ਵੇਖ ਕੇ ਲੋਕ ਦੰਗ ਰਹਿ ਜਾਂਦੇ।" ਪਰ ਅਸੀਂ ਆਪਣੀ ਅਸਲ ਜ਼ਿੰਦਗੀ ਵੱਲ ਧਿਆਨ ਨਹੀਂ ਮਾਰਦੇ ਜਿਸ ਵਿਚ ਸੈਂਕੜੇ ਅਜਿਹੀਆਂ ਘਟਨਾਵਾਂ ਵਾਪਰਦੀਆਂ ਹਨ ਜੋ ਅਸੰਭਵ ਨੂੰ ਸੰਭਵ ਕਰਨ ਦੇ ਮਾਮਲੇ ਵਿਚ ਘੱਟ ਜਾਦੂਮਈ ਨਹੀਂ ਹੁੰਦੀਆਂ। ਫ਼ਰਕ ਸਿਰਫ ਇਹ ਹੈ ਕਿ ਕਈ ਵਾਰੀ ਇਹਨਾਂ ਹੋਣੀਆਂ ਦੀ ਕਰਾਮਾਤ ਅਨੁਭਵ ਕਰਨ ਲਈ ਸਾਨੂੰ ਇਹਨਾਂ ਨੂੰ ਅਤੀਤ ਦੇ ਲੰਮੇ ਪਰਿਪੇਖ ਵਿਚ ਵੇਖਣਾ ਪੈਂਦਾ ਹੈ। ਇਸ ਲਈ ਜਦੋਂ ਤਾਈਂ ਇਹਨਾਂ ਦੇ ਜਾਦੂਮਈ ਪ੍ਰਭਾਵ ਸਾਹਮਣੇ ਆਉਣੇ ਸ਼ੁਰੂ ਹੁੰਦੇ ਹਨ, ਉਦੋਂ ਤੀਕਰ ਅਸੀਂ ਇਹਨਾਂ ਦਾ ਅਤੀਤੀ ਸੰਧਰਭ ਭੁੱਲ ਜਾਂਦੇ ਹਾਂ। ਜੇ ਇਹਨਾਂ ਘਟਨਾਵਾਂ ਦੇ ਸਿੱਟੇ ਇਹਨਾਂ ਦੇ ਵਾਪਰਨ ਤੋਂ ਤੁਰੰਤ ਬਾਦ ਪ੍ਰਾਪਤ ਹੋ ਜਾਣ ਤਾਂ ਇਹ ਅੱਵਸ਼ ਹੀ ਕਿਸੇ ਜਾਦੂ ਤੋਂ ਘੱਟ ਨਹੀਂ ਲੱਗਣਗੀਆਂ। ਇਸ ਕਥਨ ਦੀ ਪੁਸ਼ਟੀ ਲਈ ਇਕ ਅਜਿਹੀ ਹੀ ਘਟਨਾ ਦਾ ਜ਼ਿਕਰ ਕਰ ਰਿਹਾ ਹਾਂ ਜੋ ਬਿਲਕੁਲ ਸੱਚੀ ਹੈ ਅਤੇ ਜਿਸ ਦੇ ਪਾਤਰ ਅਜੇ ਵੀ ਮੌਜੂਦ ਹਨ।

ਇਹ ਗੱਲ ਜੂਨ 1994 ਦੀ ਹੈ।ਗਰਮੀ ਦੀਆਂ ਛੁੱਟੀਆਂ ਵਿਚ ਪੰਜਾਬੀ ਯੂਨੀਵਰਸਿਟੀ ਪਟਿਆਲਾ, ਜਿੱਥੋਂ ਮੈਂ ਪੜ੍ਹਾਉਂਦਾ ਸੀ, ਤੋਂ ਐਲ ਟੀ ਸੀ ਭਾਵ ਸੈਰ-ਸਪਾਟੇ ਦੀ ਛੁੱਟੀ ਲੈ ਕੇ ਮੈਂ ਪਰਵਾਰ ਸਮੇਤ ਦੱਖਣੀ ਭਾਰਤ ਦੀ ਸੈਰ ਤੇ ਗਿਆ। ਸਾਡੇ ਕੋਲ ਘੁੰਮਣ ਫਿਰਨ ਲਈ ਤਿੰਨ ਹਫ਼ਤੇ ਦਾ ਸਮਾਂ ਸੀ ਜਿਸ ਵਿਚੋਂ ਪਹਿਲਾਂ ਤਕਰੀਬਨ ਇਕ ਹਫ਼ਤਾ ਅਸੀਂ ਕਰਨਾਟਕ ਦੇ ਇਤਿਹਾਸਕ ਸ਼ਹਿਰ ਗ਼ੁਲਬਰਗੇ ਵਿਚ ਰੁਕਣਾ ਸੀ। ਗ਼ੁਲਬਰਗੇ ਮੇਰੀ ਲੜਕੀ ਇੰਜਨੀਅਰਿੰਗ ਕਾਲਜ ਵਿਚ ਪੜ੍ਹਦੀ ਸੀ ਤੇ ਉਸ ਨੂੰ ਗਰਮੀ ਦੀਆਂ ਛੁੱਟੀਆਂ ਹੋਣ ਵਾਲੀਆਂ ਸਨ। ਛੁੱਟੀਆਂ ਹੋਣ ਉਪਰੰਤ ਅਸੀਂ ਉਸ ਨੂੰ ਕੰਨਿਆ ਕੁਮਾਰੀ ਤੀਕਰ ਘੁੰਮਣ ਲਈ ਨਾਲ ਲੈ ਕੇ ਜਾਣਾ ਸੀ ਤੇ ਫਿਰ ਬਕਾਇਆ ਛੁੱਟੀਆਂ ਕੱਟਣ ਲਈ ਆਪਣੇ ਘਰ ਪਟਿਆਲੇ ਲੈ ਕੇ ਆਉਣਾ ਸੀ।

ਗ਼ੁਲਬਰਗੇ ਪਹੁੰਚ ਕੇ ਮੇਰੀ ਪਤਨੀ ਨੇ ਕਿਹਾ,"ਸਾਡੇ ਕੋਲ ਇੱਥੇ ਠਹਿਰਨ ਦਾ ਕਾਫੀ ਸਮਾਂ ਹੈ। ਇਥੋਂ ਦਾ ਤਾਂ ਸਭ ਕੁਝ ਵੇਖਿਆ ਹੋਇਆ ਹੈ, ਬੈਠੇ ਵਾਧੂ ਬੋਰ ਹੋਵਾਂਗੇ। ਚਲੋ ਕਿਤੇ ਹੋਰ ਘੁੰਮ ਆਈਏ।" ਮੈਂ ਹਾਮੀ ਭਰੀ ਤੇ ਅਗਲੀ ਸਵੇਰ ਅਸੀਂ ਦੱਖਣ ਦਾ ਪ੍ਰਸਿੱਧ ਸ਼ਹਿਰ ਹੈਦਰਾਬਾਦ ਵੇਖਣ ਚਲੇ ਗਏ। ਇਸ ਸ਼ਹਿਰ ਵਿਚ ਚਾਰ ਮਿਨਾਰ, ਗੋਲਕੰਡਾ ਦਾ ਕਿਲਾ, ਓਸਮਾਨੀਆਂ ਝੀਲ, ਸਾਲਾਰਜੰਗ ਅਜਾਇਬਘਰ ਆਦਿ ਕਈ ਦੇਖਣਯੋਗ ਥਾਵਾਂ ਹਨ। ਇਸ ਦੇ ਨਾਲ ਨਾਲ ਇਹ ਸ਼ਹਿਰ ਸੁੱਚੇ ਮੋਤੀਆਂ (ਪਰਲਜ਼) ਦੇ ਗਹਿਣਿਆਂ ਦੀ ਵਿਸ਼ਵ ਪ੍ਰਸਿੱਧ ਮੰਡੀ ਵੀ ਹੈ। ਜਦੋਂ ਅਸੀਂ ਪਹਿਲਾਂ 1983 ਵਿਚ ਓਸਮਾਨੀਆ ਯੂਨੀਵਰਸਿਟੀ ਵਿਚ ਸਰਬ ਭਾਰਤੀ ਪੁਲੀਟੀਕਲ ਸਾਇੰਸ ਦੀ ਸਾਲਾਨਾ ਕਾਨਫ੍ਰੰਸ ਵਿਚ ਭਾਗ ਲੈਣ ਲਈ ਗਏ ਸਾਂ ਤਾਂ ਮੇਰੀ ਪਤਨੀ ਨੇ ਉੱਥੋਂ ਇਕ ਸੁੱਚੇ ਮੋਤੀਆਂ ਹਾਰ ਲੈਣ ਦਾ ਮਨ ਬਣਾਇਆ ਸੀ ਪਰ ਕਈ ਰੁਝੇਵਿਆਂ ਕਾਰਣ ਓਦੋਂ ਉਸ ਦੀ ਇਹ ਮਨਸ਼ਾ ਪੂਰੀ ਨਹੀਂ ਸੀ ਹੋ ਸਕੀ। ਇਸ ਲਈ ਇਸ ਵਾਰ ਉੱਥੇ ਪਹੁੰਚਦਿਆਂ ਹੀ ਉਸ ਨੇ ਸਭ ਤੋਂ

ਪਹਿਲਾਂ ਚਾਰ ਮੀਨਾਰ ਦੁਆਲੇ ਫੈਲੀ ਮੋਤੀ ਮਾਰਕਿਟ ਵਿਚ ਜਾਣ ਦਾ ਪ੍ਰੋਗਰਾਮ ਬਣਾਇਆ।

ਪਰਲ ਬਾਜ਼ਾਰ ਪਹੁੰਚ ਕੇ ਅਸੀਂ ਵੱਖ ਵੱਖ ਦੁਕਾਨਾਂ ਵਿਚ ਮੋਤੀਆਂ ਨਾਲ ਜੜੇ ਗਲੇ ਦੇ ਸੈੱਟ ਵੇਖਣੇ ਸ਼ੁਰੂ ਕਰ ਦਿੱਤੇ। ਇਕ ਤੋਂ ਇਕ ਵਧੀਆ ਸਜ਼ੀਆਂ ਦੁਕਾਨਾਂ ਤੇ ਸੁੰਦਰ ਤੋਂ ਸੁੰਦਰ ਜ਼ੇਵਰਾਤ ਦੀ ਭਰਮਾਰ ਜਿਹਨਾਂ ਵਿਚ ਇਕ ਤੋਂ ਇਕ ਵਧੀਆਂ ਕੁਆਲਿਟੀ ਦੇ ਸੁੱਚੇ ਮੋਤੀ ਜੜੇ ਹੋਏ ਸਨ।ਇਹਨਾਂ ਵਿਚੋਂ ਇਕ ਸੈੱਟ ਪਸੰਦ ਕਰਨਾ ਬਹੁਤ ਔਖਾ ਸੀ। ਅਖ਼ੀਰ ਨੂੰ ਕਈ ਘੰਟੇ ਮਗਰੋਂ ਜਦੋਂ ਅਸੀਂ ਥੱਕ ਹਾਰ ਕੇ ਮੁੜਨ ਹੀ ਵਾਲੇ ਸਾਂ ਤਾਂ ਮੇਰੀ ਪਤਨੀ ਨੂੰ ਇਕ ਦੁਕਾਨ ਵਿਚ ਇਕ ਸੈੱਟ ਪਸੰਦ ਆ ਗਿਆ। ਇਸ ਉੱਤੇ 3700 ਰੁਪਏ ਕੀਮਤ ਲਿਖੀ ਵੇਖ ਕੇ ਮੈਨੂੰ ਕਹਿਣ ਲੱਗੀ, "ਪਸੰਦ ਤਾਂ ਹੈ। ਇਸ ਦੇ ਕਾਰੀਗਰ ਦੀ ਹੱਥ ਦੀ ਸਫਾਈ ਵੀ ਠੀਕ ਲੱਗਦੀ ਹੈ। ਪਰ ਮਹਿੰਗਾ ਹੈ। ਚਲੋ ਇਕ ਦੋ ਥਾਂ ਹੋਰ ਵੇਖ ਲਈਏ।" ਮੈਂ ਕਿਹਾ,"ਜੇ ਪਸੰਦ ਹੈ ਤਾਂ ਲੈ ਲੈ ਇਸੇ ਦਾ ਰੇਟ ਘੱਟ ਕਰਵਾ ਦਿੰਦਾ ਹਾਂ।" ਕਹਿਣ ਲੱਗੀ, "ਦੇਖ ਲਓ ਜੇ ਤਿੰਨ ਕੁ ਹਜਾਰ ਦਾ ਦਿੰਦਾ ਹੈ ਤਾਂ ਠੀਕ ਹੈ।" ਮੈਂ ਉਸ ਨੂੰ ਧਰਵਾਸ ਦੇਂਦਿਆਂ ਕਿਹਾ, "ਇਸ ਨੂੰ ਤਿੰਨ ਹਜ਼ਾਰ ਤੀਕਰ ਲਿਆਉਣਾ ਤਾਂ ਮੇਰੇ ਬਾਏਂ ਹੱਥ ਦੀ ਖੇਡ ਹੈ, ਦਾਇਆਂ ਹੱਥ ਵਰਤਿਆ ਤਾਂ 2500 ਤੇ ਵੀ ਲੈ ਆਵਾਂਗਾ!" ਹੋਰ ਗੱਲ ਵਿਚ ਹੋਵੇ ਨਾ ਹੋਵੇ, ਰੇਟ ਘੱਟ ਕਰਵਾਉਣ ਦੇ ਮਾਮਲੇ ਵਿਚ ਉਸ ਨੂੰ ਮੇਰੇ ਤੇ ਪੂਰਾ ਭਰੋਸਾ ਸੀ। ਇਸ ਕਲਾ ਵਿਚ ਸਭ ਵਾਕਫਕਾਰ ਮੇਰਾ ਸਿੱਕਾ ਮੰਨਦੇ ਸਨ ਤੇ ਕਈ ਤਾਂ ਪਟਿਆਲੇ ਵਿਚ ਸਸਤੀ ਸ਼ਾਪਿੰਗ ਲਈ ਮੈਨੂੰ ਉਚੇਚਾ ਨਾਲ ਲੈ ਕੇ ਜਾਂਦੇ ਸਨ।

ਹਾਰ ਖਰੀਦਣ ਸਮੇਂ ਮੈਂ ਸੇਲਜ਼ਮੈਨ ਨੂੰ ਕਈ ਤਰਾਂ ਦੀਆਂ ਦਲੀਲਾਂ ਦੇ ਕੇ ਉਸ ਤੋਂ ਗੱਲੀਂ ਬਾਤੀਂ 500 ਰੁਪਏ ਤਾਂ ਘੱਟ ਕਰਵਾ ਲਏ।ਪਰ ਜਦੋਂ ਉਸ ਨੇ ਹੋਰ ਹੇਠਾਂ ਆਉਣ ਤੋਂ ਹੱਥ ਖੜ੍ਹੇ ਕਰ ਦਿਤੇ ਤਾਂ ਮੈਂ ਕਿਹਾ, " ਰੇਟ ਅਭੀ ਭੀ ਬਹੁਤ ਹਾਈ ਹੈ। ਸੈੱਟ ਸੇਠ ਕੇ ਪਾਸ ਭੇਜ, ਮੈਂ ਆਗੇ ਉਸੀ ਸੇ ਬਾਤ ਕਰੂੰਗਾ।" ਉਸ ਨੇ ਸੈੱਟ ਸੇਠ ਕੋਲ ਭੇਜ ਦਿਤਾ। ਕੁਝ ਦੂਰੀ ਤੇ ਬੈਠਾ ਸੇਠ ਸਭ ਸੁਣ ਰਿਹਾ ਸੀ ਪਰ ਕਹਿ ਕੁਝ ਨਹੀਂ ਸੀ ਰਿਹਾ। ਅਸੀਂ ਉੱਠ ਕੇ ਉਸ ਕੋਲ ਚਲੇ ਗਏ। ਉਸ ਨੂੰ ਨਿਹੱਥਾ ਕਰਨ ਲਈ ਸਭ ਤੋਂ ਪਹਿਲਾਂ ਮੈਂ ਬੋਲਣ ਦੀ ਥਾਂ ਇਸ਼ਾਰਿਆਂ ਰਾਹੀਂ ਗੱਲ ਕਰਨ ਦਾ ਪੈਂਤੜਾ ਚਲਾਇਆ। ਮੈਂ ਉਸ ਨੂੰ ਹੱਥ ਦੇ ਇਸ਼ਾਰੇ ਨਾਲ ਸਮਝਾਇਆ ਕਿ ਰੇਟ ਠੀਕ ਕਰੇ। ਉਸ ਨੇ ਅਨਭੋਲ ਜਿਹਾ ਹੋ ਕੇ ਉਸੇ ਅੰਦਾਜ਼ ਵਿਚ ਸੇਲਜ਼ਮੈਨ ਵੱਲ ਇੰਜ ਉਂਗਲਾਂ ਘੁਮਾਈਆਂ ਜਿਵੇਂ ਪੁੱਛ ਰਿਹਾ ਹੋਵੇ, "ਤੂੰ ਕਿੰਨੇ ਕਹੇ ਨੇ ਬਈ?" ਉਸ ਨੇ ਦੂਰ ਖੜ੍ਹੇ ਹੀ ਉੱਤਰ ਦਿਤਾ, "3200 ਕਹਿ ਦੀਏ।" ਸੇਠ ਨੇ ਉੱਤਰ ਸੁਣ ਕੇ ਖੱਬੇ ਸੱਜੇ ਜਿਹੇ ਸਿਰ ਮਾਰਿਆ ਜਿਵੇਂ ਕਹਿ ਰਿਹਾ ਹੋਵੇ ਕਿ ਸੇਲਜ਼ਮੈਨ ਨੇ ਬਿਲਕੁਲ ਸੱਹੀ ਰੇਟ ਲਾਇਆ ਹੈ। ਉਸ ਦੀ ਬੁਲ੍ਹਾਂ ਵਿਚੋਂ ਬਾਰ ਬਾਰ ਸੱਪ ਵਾਂਗ ਜੀਭ ਬਾਹਰ ਕੱਢਣ ਦੀ ਆਦਤ ਮੈਨੂੰ ਅਣਸੁਖਾਵੀਂ ਲੱਗ ਰਹੀ ਸੀ ਪਰ ਇਸ ਗੱਲ ਦੀ ਖੁਸ਼ੀ ਵੀ ਸੀ ਕਿ ਉਹ ਮੇਰੀ ਇਸ਼ਾਰਿਆਂ ਦੀ ਖੇਡ ਤੇ ਠੀਕ ਚੱਲ ਰਿਹਾ ਸੀ। ਗੱਲ ਨਾ ਬਣਦੀ ਦੇਖ ਮੈਂ ਲਿਖਤੀ ਰਸਤਾ ਅਪਣਾਇਆ। ਉਸ ਕੋਲ ਪਏ ਇਕ ਪੈਡ ਉੱਤੇ ਮੈਂ ਚੁੱਪ ਚਾਪ 2500 ਲਿਖ ਕੇ ਇਸ ਨੂੰ ਇੰਜ ਉਸ ਦੇ ਸਾਹਮਣੇ ਰੱਖਿਆ ਜਿਵੇਂ ਕਹਿ ਰਿਹਾ ਹੋਵਾਂ, "ਮੈਂ ਇੰਨੇ ਦੇਣੇ ਨੇ, ਹੁਣ ਸੁੱਟ ਆਪਣਾ ਪੱਤਾ।" ਉਸ ਨੇ ਆਪਣੀ ਸੇਠਪੁਣੇ ਦੀ ਤਾਕਤ ਦਾ ਇਜ਼ਹਾਰ ਕਰਦਿਆਂ ਪੈਡ ਚੁੱਕਿਆ ਤੇ 3100 ਲਿਖ ਦਿਤੇ। ਮੈਂ ਘੂਰੀ ਜਿਹੀ ਵੱਟ ਕੇ ਉਸ ਦੀ ਤਾਕਤ ਦਾ ਤ੍ਰਿਸਕਾਰ ਕੀਤਾ ਤੇ 2525 ਲਿਖ ਕੇ ਪੈਡ ਉਸ ਵੱਲ ਧੱਕ ਦਿੱਤਾ। ਸਭ ਸੇਲਜ਼ਮੈਨ ਖੜੇ ਸਾਡੀ ਚੁੱਪੋ-ਗੁਪਤੀ ਦੀ ਖੇਡ ਦਾ ਅਨੰਦ ਲੈ ਰਹੇ ਸਨ।

ਸੇਠ ਨੇ ਅਪਣੀ ਸ਼ਕਤੀ ਦੀ ਲਾਜ ਰੱਖਣ ਲਈ ਸ਼ਰਮੋ-ਸ਼ਰਮੀ 3000 ਲਿਖਿਆ ਤੇ ਪੈਡ ਇਸ ਤਰਾਂ ਸਿਰ ਹਿਲਾ ਕੇ ਮੇਰੇ ਹਵਾਲੇ ਕਰ ਦਿਤਾ ਜਿਵੇਂ ਕਹਿ ਰਿਹਾ ਹੋਵੇ,

"ਇਹ ਫ਼ਾਈਨਲ ਹੈ, ਹੁਣ ਅੱਗੇ ਗੁੰਜਾਇਸ਼ ਨਹੀਂ।" ਪਰ ਮੈਂ ਕਿੱਥੇ ਹਟਣ ਵਾਲਾ ਸਾਂ, ਮੈਨੂੰ ਉਸ ਦੇ ਤਿਲਾਂ ਵਿਚ ਹਾਲੇ ਹੋਰ ਤੇਲ ਨਜ਼ਰ ਆ ਰਿਹਾ ਸੀ। ਬਾਕਸਿੰਗ ਦੇ ਰੈਫਰੀ ਵਾਂਗੂੰ ਮੈਂ ਉਸ ਨੂੰ 2525 ਤੋਂ ਉੱਤੇ ਕਈ ਰਕਮਾਂ ਲਿਖ ਕੇ ਵਾਰ ਵਾਰ ਖੜਾ ਕਰਨ ਦੀ ਕੋਸ਼ਿਸ਼ ਕੀਤੀ। ਪਰ ਸਿਰ ਹਿਲਾਉਂਦਿਆਂ ਉਸ ਨੇ ਪੈੱਨ ਚੁੱਕਣ ਤੋਂ ਨਾਂਹ ਹੀ ਕਰ ਦਿਤੀ। ਲਿਖਤੀ ਸੰਵਾਦ ਛੱਡ ਮੈਂ ਹੁਣ ਗੱਲਬਾਤ ਤੇ ਉੱਤਰ ਆਇਆ। ਮੈਂ ਉਸ ਨੂੰ ਗਲੇ ਦੇ ਜੋਰ ਨਾਲ ਝੰਜੋੜਦੇ ਹੋਏ ਕਿਹਾ, "ਬੋਲ ਯਾਰ, ਕੁਛ ਤੋ ਬੋਲ। ਰੁੱਕ ਕਯੋਂ ਗਯਾ।"

ਮੇਰੇ ਇੰਨਾ ਕਹਿਣ ਤੇ ਸਭ ਮੁਲਾਜ਼ਮ ਇਕੋ ਸੰਜੀਦਾ ਸੁਰ ਵਿਚ ਇੰਜ ਬੋਲ ਉੱਠੇ ਜਿਵੇਂ ਕੋਈ ਗੁੱਝੀ ਜਾਣਕਾਰੀ ਦੇਣ ਦੀ ਪਹਿਲ ਕਰ ਰਹੇ ਹੋਣ, "ਯੇ ਬੋਲ ਨਹੀਂ ਸਕਤੇ ਹੈਂ ਜੀ।" ਮੈਂ ਹੈਰਾਨੀ ਨਾਲ ਪੁੱਛਿਆ, "ਕਿਉਂ?" ਛੋਟੇ ਬੱਚਿਆਂ ਵਾਂਗ ਉਹ ਇੱਕਠੇ ਹੀ ਫਿਰ ਬੋਲੇ, "ਇਨ ਕੀ ਆਵਾਜ਼ ਚਲੀ ਗਈ ਹੈ।" ਮੈਂ ਇਹ ਸੁਣ ਕੇ ਘਬਰਾ ਗਿਆ ਕਿ ਕਿਤੇ ਮੇਰੇ ਰਗੜਿਆਂ ਨਾਲ ਹੀ ਤਾਂ ਨਹੀਂ ਚਲੀ ਗਈ। ਹੁਣ ਸੈੱਟ ਨਾਲੋਂ ਮੈਨੂੰ ਸੇਠ ਦਾ ਵਧੇਰੇ ਫ਼ਿਕਰ ਹੋ ਗਿਆ। ਮੈਂ ਕਾਹਲ ਨਾਲ ਪੁਛਿੱਆ, "ਵੋਹ ਕੈਸੇ?"

"ਨੀਂਦ ਮੇਂ ਚਲੀ ਗਈ ਥੀ ਜੀ। ਦੋ ਸਾਲ ਪਹਿਲੇ ਰਾਤ ਕੋ ਸੋਏ ਥੇ, ਸੁਬ੍ਹਾ ਉਠੇ ਤੋ ਬੋਲੇ ਹੀ ਨਹੀਂ ਪਾਏ।" ਉਹਨਾਂ ਨੇ ਕਿਹਾ। ਮੇਰੇ ਪੁੱਛਣ ਤੇ ਉਹਨਾਂ ਇਹ ਵੀ ਦੱਸਿਆ ਕਿ ਬਹੁਤ ਇਲਾਜ਼ ਕਰਵਾਏ ਪਰ ਕੋਈ ਫਰਕ ਨਹੀਂ ਪਿਆ। ਇਹ ਸੁਣ ਕੇ ਮੇਰੀ ਜਾਨ ਵਿਚ ਜਾਨ ਤਾਂ ਆਈ ਪਰ ਹੁਣ ਮੈਨੂੰ ਸੇਠ ਦੀ ਹਾਲਤ ਤੇ ਦੁੱਖ ਤੇ ਹਮਦਰਦੀ ਮਹਿਸੂਸ ਹੋਣ ਲੱਗੇ।

ਮੈਂ ਸੇਠ ਵੱਲ ਗਹੁ ਨਾਲ ਦੇਖਿਆ ਤੇ ਕਾਫੀ ਸਮਾਂ ਉਸ ਨੂੰ ਉਸ ਦੀ ਬੀਮਾਰੀ ਬਾਰੇ ਸਵਾਲ ਪੁੱਛੇ। ਉਸ ਨੇ ਲਿਖ ਕੇ ਸਭ ਸਵਾਲਾਂ ਦੇ ਜਵਾਬ ਦਿਤੇ। ਸੇਠ ਤੇ ਉਸ ਦੇ ਸਾਥੀ ਹੈਰਾਨ ਸਨ ਕਿ ਸਰਦਾਰ ਹੁਣ ਸੈੱਟ ਲੈਣ ਦੀ ਗੱਲ ਨਹੀਂ ਕਰ ਰਿਹਾ, ਕਿਤੇ ਭਕਾਈ ਕਰਵਾ ਕੇ ਸੌਦਾ ਟਾਲ ਤਾਂ ਨਹੀਂ ਰਿਹਾ। ਉੱਧਰ ਮੇਰੀ ਪਤਨੀ ਦੇ ਮੂੰਹ ਤੇ ਵੀ ਮੈਨੂੰ ਫਿਕਰ ਜਿਹਾ ਉੱਭਰਿਆ ਨਜਰ ਆਇਆ ਜਿਵੇਂ ਸੋਚ ਰਹੀ ਹੋਵੇ ਕਿ ਕਿਤੇ ਗੱਲਾਂ ਗੱਲਾਂ ਵਿਚ ਇਹ ਸੇਠ ਭਾਈ 3000 ਦੇ ਰੇਟ ਤੋਂ ਵੀ ਮੁੱਕਰ ਤਾਂ ਨਹੀਂ ਜਾਊ। ਇਸ ਲਈ ਸਭ ਤੋਂ ਪਹਿਲਾਂ ਮੈਂ ਪੇਮੈਂਟ ਕਰ ਕੇ ਸੈੱਟ ਅਪਣੀ ਪਤਨੀ ਕੋਲ ਅੱਪੜਦਾ ਕਰਵਾ ਦਿੱਤਾ।

ਇਸ ਪਾਸਿਓਂ ਵਿਹਲਾ ਹੋ ਕੇ ਮੈਂ ਫਿਰ ਸੇਠ ਵੱਲ ਪਰਤਿਆ ਤੇ ਉਸ ਦੇ ਦੁੱਖ ਨੂੰ ਵਿਚਾਰਿਆ। ਮੈਂ ਹੋਮਿਓਪੈਥੀ ਦਾ ਵਾਹਵਾ ਅਧਿਐਨ ਕੀਤਾ ਹੋਇਆ ਸੀ ਤੇ ਤਜਰਬਾ ਵੀ ਕਾਫੀ ਹਾਸਲ ਕਰ ਰੱਖਿਆ ਸੀ। ਇਸ ਗੱਲ ਦਾ ਮੈਨੂੰ ਉਦੋਂ ਵੀ ਫਖਰ ਸੀ ਤੇ ਹੁਣ ਵੀ ਬੜਾ ਫਖਰ ਹੈ। ਲੰਮੇ ਸਮੇਂ ਤੋਂ ਪੰਜਾਬ ਗੌਰਮਿੰਟ ਦੁਆਰਾ ਹੋਮਿਓਪੈਥ ਦੇ ਤੌਰ ਤੇ ਰਜਿਸਟਰਡ ਸਾਂ ਤੇ ਪੜ੍ਹਾਉਣ ਦੇ ਕਾਰਜ ਦੇ ਨਾਲ ਨਾਲ ਪਿਛਲੇ ਪੱਚੀ ਸਾਲਾਂ ਤੋਂ ਹੋਮਿਓਪੈਥੀ ਦੀ ਧਰਮ-ਅਰਥ ਪ੍ਰੈਕਟਿਸ ਵੀ ਕਰਦਾ ਆ ਰਿਹਾ ਸਾਂ। ਕਈ ਧੁਰੰਦਰ ਹੋਮਿਓਪੈਥਾਂ ਤੋਂ ਮੈਂ ਇਹ ਇਲਮ ਸਿੱਖਿਆ ਹੋਇਆ ਸੀ ਤੇ ਕਈਆਂ ਨੂੰ ਸਿਖਾ ਕੇ ਧੁਰੰਦਰ ਬਣਾਇਆ ਸੀ। ਅਪਣੀ ਸਾਧਨਾ ਸਦਕਾ ਮੈਨੂੰ ਪਤਾ ਸੀ ਕਿ ਹੋਮਿਓਪੈਥੀ ਅਗੇ ਪੁਰਾਣੇ ਤੋਂ ਪੁਰਾਣਾ ਤੇ ਗੁੱਝੇ ਤੋਂ ਗੁੱਝਾ ਰੋਗ਼ ਵੀ ਸਿਰਦਰਦ ਤੋਂ ਵੱਧ ਹੈਸੀਅਤ ਨਹੀਂ ਰੱਖਦਾ। ਮੈਨੂੰ ਆਪਣੀ "ਹੱਥ ਦੀ ਸਫਾਈ" ਤੇ ਪੂਰਾ ਮਾਣ ਸੀ ਤੇ ਮੈਂ ਇਸ ਦੀ ਨਿੱਧੜਕ ਵਰਤੋਂ ਕਰਦਾ ਸਾਂ। ਸਭ ਅਲਾਮਤਾਂ ਦਾ ਜਾਇਜਾ ਲਾ ਕੇ ਮੈਂ ਸੇਠ ਨੂੰ ਪੁੱਛਿਆ, "ਕੀ ਤੂੰ ਚਾਹੁੰਦਾ ਹੈਂ ਤੇਰੀ ਆਵਾਜ਼ ਵਾਪਸ ਆ ਜਾਵੇ?" ਉਸ ਨੇ ਹੈਰਾਨੀ ਭਰੀ ਖੁਸ਼ੀ ਨਾਲ ਅੱਖਾਂ ਟੱਡੀਆਂ ਤੇ ਦੋਵੇਂ ਹੱਥ ਜੋੜ ਕੇ ਮੱਥੇ ਨਾਲ ਲਾਏ। ਉਸ ਦੀ ਘੜੀ ਮੁੜੀ ਬੁਲ੍ਹਾਂ ਤੇ ਜੀਭ ਫੇਰਨ ਦੀ ਅਲਾਮਤ ਤੇ ਨੀਂਦ ਵਿਚ ਬਿਮਾਰੀ ਲੱਗਣ ਦੇ ਕਾਰਣ ਦੇ ਆਧਾਰ ਉੱਤੇ ਮੈਂ ਅਪਣੇ ਸਫ਼ਰੀ ਡੱਬੇ ਵਿਚੋਂ **ਲੈਕਸਿਸ-200** (Lachesis-200) ਨਾਂ ਦੀ ਦਵਾਈ ਦੀ ਇਕ

ਖ਼ੁਰਾਕ ਕੱਢ ਕੇ ਉਸ ਦੇ ਮੂੰਹ ਵਿਚ ਝਾੜੀ ਤੇ ਕਿਹਾ, "ਫ਼ਿਕਰ ਨਾ ਕਰ ਇਹ ਤੇਰਾ ਕਲਿਆਣ ਕਰੇਗੀ। ਮਾੜਾ ਮੋਟਾ ਬੁਖ਼ਾਰ ਚੜ੍ਹੇ ਤਾਂ ਕੋਈ ਦਵਾਈ ਨਾ ਲਈਂ। ਇਸ ਤੇ ਭਰੋਸਾ ਰਖੀਂ ਤੇ ਚੰਗੀ ਘੜੀ ਦੀ ਉਡੀਕ ਕਰੀਂ।" ਇੰਨੀ ਤਾਕੀਦ ਕਰ ਕੇ ਅਸੀਂ ਉੱਥੋਂ ਚਲ ਪਏ।

ਪਰਲ-ਸੈੱਟ ਦੀ ਖੁਸ਼ੀ ਵਿਚ ਕੁਝ ਦਿਨ ਤਾਂ ਮੇਰੀ ਪਤਨੀ ਬਹੁਤ ਪ੍ਰਸੰਨ ਰਹੀ ਪਰ ਪਟਿਆਲੇ ਪਹੁੰਚ ਕੇ ਉਸ ਨੂੰ ਇਸ ਦੇ ਝੁਮਕੇ ਅਖੱਰਨ ਲੱਗੇ। ਉਸ ਨੇ ਇਹਨਾਂ ਨੂੰ ਬਦਲਾ ਕੇ ਲਿਆਉਣ ਦੀ ਜ਼ਿੱਦ ਫੜ ਲਈ। ਮੈਂ ਬਥੇਰਾ ਸਮਝਾਇਆ ਕਿ ਹੁਣ ਮੁੜ ਕੇ ਇੰਨੀ ਦੂਰ ਜਾਣਾ ਬਹੁਤ ਮੁਸ਼ਕਿਲ ਹੈ, ਜੋ ਆ ਗਏ ਉਨ੍ਹਾਂ ਨੂੰ ਹੀ ਪਹਿਨੀ ਜਾਵੇ। ਪਰ ਉਹ ਮੰਨਣ ਦਾ ਨਾਂ ਹੀ ਨਹੀਂ ਸੀ ਲੈਂਦੀ। ਜਦੋਂ ਵੀ ਮੈਂ ਗ਼ੁਲਬਰਗੇ ਲੜਕੀ ਕੋਲ ਮਿਲਣ ਜਾਇਆ ਕਰਾਂ ਉਹ ਆਪਣੇ ਝੁਮਕੇ ਬਦਲਾਉਣ ਲਈ ਚੁੱਕ ਕੇ ਮੇਰੇ ਬੈਗ ਵਿਚ ਪਾ ਦਿਆ ਕਰੇ। ਮੈਂ ਉਸ ਦੇ ਮਾਲ ਨੂੰ ਗੁਲਬਰਗੇ ਦਾ ਚੱਕਰ ਦਿਵਾ ਕੇ ਫਿਰ ਉਵੇਂ ਉਸ ਦੇ ਹਵਾਲੇ ਕਰ ਦਿਆ ਕਰਾਂ। ਇਕ ਵਾਰ ਉਸ ਨੇ ਉਚੇਚਾ ਮੈਨੂੰ ਹੈਦਰਾਬਾਦ ਰਾਹੀਂ ਗ਼ੁਲਬਰਗੇ ਭੇਜਿਆ ਪਰ ਉੱਥੇ ਐਤਵਾਰ ਦੀ ਥਾਂ ਸੋਮਵਾਰ ਨੂੰ ਹਫਤਾਵਾਰੀ ਛੁੱਟੀ ਦਾ ਰਿਵਾਜ਼ ਹੋਣ ਕਰਕੇ ਉਸ ਦਾ ਕੰਮ ਨਾ ਬਣ ਸਕਿਆ। ਇਥੋਂ ਤਕ ਕਿ ਜੁਲਾਈ 1998 ਵਿਚ ਜਦੋਂ ਮੈਂ ਕੋਟਮ (ਕੇਰਲ) ਵਿਚ ਪੁਲੀਟੀਕਲ ਸਾਇੰਸ ਦੀ ਸਰਬ-ਭਾਰਤੀ ਸਾਲਾਨਾ ਕਾਨਫ਼ਰੰਸ ਤੇ ਗਿਆ ਤਾਂ ਵੀ ਉਸ ਨੇ ਝੁਮਕੇ ਮੇਰੇ ਨਾਲ ਚਮੇੜ ਦਿਤੇ। ਇਸ ਵਾਰ ਮੈਂ ਉੱਥੇ ਹੜ੍ਹਾਂ ਵਿਚ ਘਿਰ ਕੇ ਬੀਮਾਰ ਹੋ ਗਿਆ ਤੇ ਸਿੱਧਾ ਹੀ ਘਰ ਪਰਤ ਆਇਆ। ਇਸ ਲਈ ਇਸ ਵਾਰ ਵੀ ਉਸ ਦੀ ਇੱਛਾ ਪੂਰੀ ਨਾ ਹੋਈ।

ਅਖ਼ੀਰ ਜੂਨ 1998 ਵਿਚ ਜਦੋਂ ਅਸੀਂ ਆਪਣੇ ਲੜਕੇ ਦੇ ਕਰਨਾਟਕ ਪੀ ਐਮ ਟੀ ਦੇ ਇਮਤਿਹਾਨ ਲਈ ਬੰਗਲੌਰ ਗਏ ਤਾਂ ਵੀ ਉਸ ਨੇ ਝੁਮਕੇ ਨਾਲ ਚੁੱਕ ਲਏ। ਇਸ ਵਾਰ ਉੱਪਰ ਵਾਲੇ ਨੇ ਉਸਦੀ ਸੁਣ ਲਈ। ਟੈਸਟ ਲਈ ਆਏ ਇਕ ਲੱਖ ਤੋਂ ਵੱਧ ਉਮੀਦਵਾਰਾਂ ਦੀ ਭੀੜ ਕਾਰਨ ਸਾਨੂੰ ਬੰਗਲੌਰ ਤੋਂ ਦਿੱਲੀ ਵਾਪਸ ਆਉਣ ਲਈ ਕਿਸੇ ਗੱਡੀ ਵਿਚ ਸੀਟ ਨਾ ਮਿਲੀ ਤੇ ਨਾ ਹੀ ਕਈ ਦਿਨਾਂ ਲਈ ਮਿਲਣ ਦੀ ਸੰਭਾਵਨਾ ਨਜ਼ਰ ਆਈ। ਸਾਡੇ ਵੱਲੋਂ ਵੀ ਆਈ ਪੀ ਕੋਟੇ ਲਈ ਪਾਈਆਂ ਸਿਫ਼ਾਰਸ਼ਾਂ ਵੀ ਕਾਰਆਮਦ ਨਾ ਹੋਈਆਂ। ਫਸੇ ਹੋਇਆਂ ਨੇ ਅਸੀਂ ਬੰਗਲੌਰ ਦੀ ਬਜਾਏ ਹੈਦਰਾਬਾਦ ਤੋ ਦਿੱਲੀ ਦੀ ਬੁਕਿੰਗ ਕਰਵਾ ਲਈ ਜੋ ਦੋ ਦਿਨ ਬਾਦ ਦੀ ਸੀ। ਅਗਲੀ ਸਵੇਰ ਅਸੀਂ ਬੰਗਲੌਰ ਤੋਂ ਚੱਲੇ ਤੇ ਬਾਰਾਂ ਘੰਟੇ ਦਾ ਸਫ਼ਰ ਬੱਸ ਰਾਹੀਂ ਤਹਿ ਕਰ ਕੇ ਸ਼ਾਮ ਨੂੰ ਹੈਦਰਾਬਾਦ ਪਹੁੰਚ ਗਏ। ਉੱਥੇ ਅਸੀਂ ਇਕ ਦਿਨ ਰੁਕ ਕੇ ਅਗਲੇ ਦਿਨ ਦਿੱਲੀ ਦੀ ਗੱਡੀ ਫੜਨੀ ਸੀ। ਮੇਰੀ ਪਤਨੀ ਬੇ-ਸਬਰੀ ਨਾਲ ਨਵੇਂ ਝੁਮਕਿਆਂ ਦੇ ਖ਼ਾਬ ਲੈਣ ਲੱਗੀ ਤੇ ਜਾਂਦਿਆਂ ਹੀ ਪਰਲ ਬਾਜ਼ਾਰ ਜਾਣ ਦੀਆਂ ਸੁਝਾਉਣੀਆਂ ਦੇਣ ਲੱਗੀ।

ਪਰ ਰੱਬ ਦੀ ਮਾਰ ਹੈਦਰਾਬਾਦ ਪਹੁੰਚਦਿਆਂ ਹੀ ਮੇਰੇ ਲੜਕੇ ਨੂੰ ਪੰਜ ਭੱਠ ਬੁਖਾਰ ਚੜ੍ਹ ਗਿਆ। ਸਵੇਰੇ ਭਾਰਤ ਦੇ ਵਾਤਾਨਕੂਲ ਸ਼ਹਿਰ ਬੰਗਲੌਰ ਤੋਂ ਚਲਦਿਆਂ ਦੋ ਕੁ ਘੰਟੇ ਦੀ ਦੂਰੀ ਤੇ ਹੀ ਅੰਤਾਂ ਦੀ ਗਰਮੀ ਪੈਣੀ ਸ਼ੁਰੂ ਹੋ ਗਈ ਸੀ ਜਿਸ ਨੇ ਸਾਨੂੰ ਸਭ ਨੂੰ ਕਮਲਾ ਕੇ ਰੱਖ ਦਿਤਾ। ਰਸਤੇ ਵਿਚ ਪੈਂਦੀ ਲਾਲ ਪੱਥਰ ਦੀ ਪਠਾਰ ਨੇ ਦੁਪਹਿਰ ਦੀ ਧੁੱਪ ਨਾਲ ਤੱਪਾ ਕੇ ਸਾਨੂੰ ਸਾਰਾ ਦਿਨ ਭੱਠੀ ਵਾਂਗ ਭੁੰਨਿਆਂ। ਇਸੇ ਤਪਦੀ ਗਰਮੀ ਵਿਚ ਇਕ ਥਾਂ ਉਸ ਨੂੰ ਇਕ ਮੱਖੀ-ਨੁਮਾ ਕਾਲੇ ਮੱਛਰ ਨੇ ਵੀ ਕੱਟਿਆ ਜਿਸ ਦੇ ਡੰਗ ਦੀ ਤਾਅਬ ਨਾ ਝਲਦੇ ਉਹ ਸ਼ਾਮ ਤੀਕਰ ਅਨਢਾਲ ਹੋ ਗਿਆ ਸੀ। ਸਾਰੀ ਰਾਤ ਮੈਂ ਉਸ ਨੂੰ **ਐਕੋਨਾਈਟ**

(Aconite), **ਬੈਲੋਡੋਨਾ** (Belladona), **ਗਲੋਨਾਈਨ** (Glonoin) ਆਦਿ ਕਈ ਦਵਾਈਆਂ ਬਦਲ ਬਦਲ ਕੇ ਦਿੱਤੀਆਂ ਪਰ ਉਹ ਠੀਕ ਨਾ ਹੋਇਆ। ਅਗਲੀ ਦੁਪਹਿਰ ਤੀਕਰ ਤਾਂ ਉਸ ਦਾ ਰੰਗ ਕਾਲਾ ਪੈ ਗਿਆ ਤੇ ਉਹ ਬੇਚੈਨੀ ਨਾਲ ਕਰਾਹੁਣ ਲੱਗ ਪਿਆ। ਮੈਂ ਉਸ ਨੂੰ ਅਲਾਮਤਾਂ ਅਨੁਸਾਰ ਆਰਸੈਨਿਕ ਐਲਬਮ ਦੀਆਂ ਕੁਝ ਖੁਰਾਕਾਂ ਵੀ ਦਿਤੀਆਂ ਪਰ ਘੁੱਟ ਘੁੱਟ ਪਾਣੀ ਦੀ ਪਿਆਸ ਨਾ ਹੋਣ ਕਰਕੇ ਇਨ੍ਹਾਂ ਦਾ ਉਸ ਉੱਤੇ ਉੱਕਾ ਹੀ ਕੋਈ ਅਸਰ ਨਾ ਹੋਇਆ। ਸਾਨੂੰ ਫਿਕਰ ਲੱਗਣ ਲਗਿਆ ਕਿ ਇਸ ਨੂੰ ਵਾਪਸ ਕਿਵੇਂ ਲੈ ਕੇ ਜਾਵਾਂਗੇ ਕਿਉਂਕਿ ਦੂਜੇ ਦਿਨ ਸਵੇਰੇ ਸਾਡੀ ਰਵਾਨਗੀ ਸੀ ਤੇ ਉਸ ਤੋਂ ਬਾਦ ਦੋ ਦਿਨ ਦਾ ਲੰਮਾ ਸਫਰ।

ਮੈਂ ਉਦਾਸੀ ਨਾਲ ਉਸ ਦੇ ਕੋਲ ਬੈਠ ਕੇ ਸੋਚਣ ਲਗਿਆ ਕਿ ਜੋ ਇਹ ਠੀਕ ਨਹੀਂ ਹੋ ਰਿਹਾ ਜਰੂਰ ਇਸ ਦੀ ਕੋਈ ਵੱਡੀ ਅਲਾਮਤ ਮੇਰੇ ਕੋਲੋਂ ਛੁਪੀ ਹੋਈ ਹੈ। ਗਹੁ ਨਾਲ ਦੇਖਣ ਤੋਂ ਪਤਾ ਚੱਲਿਆ ਕਿ ਉਹ ਬੇਚੈਨੀ ਨਾਲ ਆਪਣੇ ਪੂਰੇ ਸ਼ਰੀਰ ਤੇ ਅੰਗਾਂ ਨੂੰ ਤਰ੍ਹਾਂ ਤਰ੍ਹਾਂ ਦੇ ਤਰੀਕਿਆਂ ਨਾਲ ਮੋੜ ਕੇ ਤਰਲੋ ਮੱਛੀ ਹੋ ਰਿਹਾ ਹੈ। ਮੈਨੂੰ ਤੁਰੰਤ **ਸਿਕੂਟਾ ਵਿਰੋਸਾ** (Cicuta Virosa) ਨਾਮਕ ਦਵਾਈ ਬਾਰੇ ਐਲਨ ਦੀ ਲਿਖੀ ਇਹ ਲਾਈਨ ਯਾਦ ਆਈ, "Violent convulsions, *with frightful distortions* of limbs and of the whole body." ਭਾਵ ਦਰਦ ਦੇ ਝਟਕਿਆਂ ਦੌਰਾਨ ਸ਼ਰੀਰ ਤੇ ਸ਼ਰੀਰ ਦੇ ਅੰਗਾਂ ਨੂੰ ਡਰਾਵਣੀ ਸ਼ਕਲ ਵਿਚ ਮੋੜ ਮਰੋੜ ਕੇ ਤੜਫਣਾ। ਇਸ ਦਵਾਈ ਵਿਚ ਜਹਿਰੀਲੇ ਕੀੜੇ ਦੇ ਡੰਗ ਕਾਰਣ ਚਿਹਰਾ ਕਾਲਾ ਹੋਣਾ ਤੇ ਟੈਟਨਸ ਵਰਗੇ ਸਿੰਪਟਮ ਵੀ ਸ਼ਾਮਲ ਸਨ। ਮੈਂ ਬਿਨਾ ਦੇਰੀ ਕੀਤੇ ਇਸ ਦਵਾ ਦੀ ਇਕ ਖੁਰਾਕ ਉਸ ਦੇ ਮੂੰਹ ਵਿਚ ਪਾ ਦਿਤੀ।

ਪ੍ਰਦੇਸ ਦਾ ਮਸਲਾ ਹੋਣ ਕਰਕੇ ਮੈਂ ਬੱਚੇ ਨੂੰ ਜਲਦੀ ਠੀਕ ਕਰਨ ਦੀਆਂ ਸੋਚਾਂ ਵਿਚ ਘਿਰਿਆ ਹੋਇਆਂ ਸਾਂ। ਉਧਰੋਂ ਮੇਰੀ ਪਤਨੀ ਫੌਰੀ ਰਾਹਤ ਲਈ ਉਸ ਨੂੰ ਕਿਸੇ ਐਲੋਪੈਥਿਕ ਡਾਕਟਰ ਨੂੰ ਦਿਖਾਉਣ ਤੇ ਜੋਰ ਦੇ ਰਹੀ ਸੀ। ਇਸ ਲਈ ਮੈਂ ਇਕ ਵਾਰ ਫਿਰ ਪੁਸਤਕ ਚੁੱਕ ਕੇ ਕੁਝ ਹੋਰ ਸਬੰਧਤ ਦਵਾਈਆਂ ਪੜ੍ਹਨ ਲੱਗਿਆ। ਸਿਕੂਟਾ ਵਿਰੋਸਾ ਦਿਤੀ ਨੂੰ ਦੋ ਮਿੰਟ ਵੀ ਨਹੀਂ ਸਨ ਹੋਏ ਕਿ ਲੜਕੇ ਨੇ ਲੱਤਾਂ ਬਾਹਾਂ ਮਾਰਨੀਆਂ ਬੰਦ ਕਰ ਦਿਤੀਆਂ। ਇਸ ਤਰ੍ਹਾਂ ਅਚਨਚੇਤ ਬੇਚੈਨੀ ਟੁੱਟ ਜਾਣ ਕਾਰਣ ਮੇਰੀ ਪਤਨੀ ਕਾਹਲੀ ਨਾਲ ਉਸ ਨੂੰ ਦੇਖਣ ਲਈ ਉਸ ਦੇ ਬੈੱਡ ਕੋਲ ਗਈ। ਉਸ ਨੇ ਮੈਨੂੰ ਘਬਰਾ ਕੇ ਦੱਸਿਆ, "ਜੀ, ਕਾਕਾ ਤਾਂ ਪਸੀਨੇ ਨਾਲ ਭਰਿਆ ਪਿਆ ਹੈ।" ਜਦੋਂ ਮੈਂ ਉਸ ਨੂੰ ਦੇਖਣ ਗਿਆ ਤਾਂ ਉਹ ਬੋਲਿਆ, "ਪਾਪਾ ਹੁਣ ਮੈਂ ਠੀਕ ਹਾਂ। ਮੈਨੂੰ ਨੀਂਦ ਆ ਰਹੀ ਹੈ। ਤੁਸੀਂ ਮੇਰਾ ਬੂਹਾ ਬੰਦ ਕਰਕੇ ਹੁਣ ਦੋ ਘੰਟੇ ਲਈ ਜਿੱਥੇ ਜਾਣਾ ਹੈ ਜਾ ਆਓ।" ਉਸ ਨੂੰ ਵੀ ਪਤਾ ਸੀ ਕਿ ਉਸ ਦੀ ਮਾਂ ਚਾਰ ਮਿਨਾਰ ਜਾਣ ਲਈ ਕਾਹਲੀ ਸੀ। ਮੈਂ ਆਪਣੀ ਪਤਨੀ ਨੂੰ ਖੁਸ਼ਖਬਰੀ ਦਿਤੀ ਕਿ ਦਵਾਈ ਲੱਗ ਗਈ ਹੈ ਤੇ ਬੱਚਾ ਹੁਣ ਠੀਕ ਠਾਕ ਹੋ ਜਾਵੇਗਾ। ਇਹ ਸੁਣ ਕੇ ਉਹ ਝੱਟ ਬੋਲੀ, "ਜਿੰਨੀ ਦੇਰ ਇਹ ਸੌਂਦਾ ਹੈ, ਆਓ ਆਪਾਂ ਝੁਮਕੇ ਬਦਲ ਲਿਆਈਏ!"

ਉਸ ਦੀ ਝੁਮਕਿਆਂ ਪ੍ਰਤੀ ਲਗਨ ਨੂੰ ਵੇਖ, ਤੇ ਆਪਣੇ ਸਿਰੋਂ ਹਮੇਸ਼ਾ ਲਈ ਉਸ ਦਾ ਇਹ ਉਲਾਂਭਾ ਲਾਹੁਣ ਲਈ, ਮੈਂ ਸ਼ੀਘਰ ਹਾਂ ਕਰ ਦਿਤੀ। ਮੇਰਾ ਇਸ਼ਾਰਾ ਪਾਉਂਦਿਆਂ ਹੀ ਉਹ ਪੁਰਾਣੇ ਝੁਮਕੇ ਚੁੱਕ ਕੇ ਹੋਟਲ ਦੇ ਕਮਰੇ ਦੇ ਬਾਹਰ ਖੜ੍ਹੀ ਹੋ ਗਈ। ਕਮਰੇ ਨੂੰ ਬਾਹਰੋਂ ਤਾਲਾ ਲਾ ਕੇ ਅਸੀਂ ਪਰਲ ਬਾਜ਼ਾਰ ਲਈ ਨਿਕਲ ਪਏ ਤੇ ਅੱਧੇ-ਪੌਣੇ ਘੰਟੇ ਦੇ ਬੱਸ ਸਫਰ ਤੋਂ ਬਾਦ ਚਾਰ ਮੀਨਾਰ ਪਹੁੰਚ ਗਏ। ਉੱਥੇ ਪਹੁੰਚ ਕੇ ਅਸੀਂ ਉਸ ਸੇਠ ਦੀ ਦੁਕਾਨ ਲੱਭਣੀ ਸ਼ੁਰੂ ਕਰ ਦਿਤੀ ਜੋ ਕਾਫ਼ੀ ਅਰਸਾ ਬੀਤ ਜਾਣ ਕਾਰਨ ਭੁੱਲ ਗਏ ਸਾਂ ਕਿ ਕਿਹੜੇ ਪਾਸੇ ਸੀ। ਇਸ ਲਈ ਸਭ ਤੋਂ ਪਹਿਲਾਂ ਅਸੀਂ ਉਸ ਰੈਸਟੋਰੈਂਟ ਦੀ ਭਾਲ ਕੀਤੀ ਜਿੱਥੋਂ ਬਰਿਆਨੀ ਖਾ ਕੇ ਇਕ ਸਾਹਮਣੀ ਗਲੀ ਵਿਚ ਵੜੇ ਸਾਂ। ਮੁੱਖ ਗਲੀ ਲੱਭ ਕੇ ਅਸੀਂ ਅੰਦਰ ਗਏ ਤੇ ਅੰਦਾਜ਼ੇ ਨਾਲ ਮੱਕੜੀ ਦੇ ਜਾਲ ਵਾਂਗੂੰ ਫੈਲੀਆਂ ਪਰਲ ਬਾਜ਼ਾਰ ਦੀਆਂ ਭੀੜੀਆਂ ਬੀਹੀਆਂ ਦੀ ਛਾਣਬੀਣ ਕਰਨ ਲੱਗੇ। ਪਰ ਦੋ ਘੰਟੇ ਬੀਤ ਜਾਣ ਤੋਂ ਬਾਦ ਵੀ ਸਾਡੇ ਕੁਝ ਪੱਲੇ ਨਾ ਪਿਆ। ਅਸੀਂ ਵਾਰ ਵਾਰ ਕਾਫੀ ਦੂਰ ਤੀਕ ਘੁੰਮ ਕੇ ਮੁੜ ਆਉਂਦੇ ਤੇ ਫਿਰ ਬਰਿਆਨੀ ਵਾਲੀ ਥਾਂ ਤੋਂ ਲੱਭਣਾ ਸ਼ੁਰੂ ਕਰ ਦੇਂਦੇ। ਪੰਜ ਸਾਲ ਵਿਚ ਅਸੀਂ ਉਸ ਦੁਕਾਨ ਦੀ ਸਥਿੱਤੀ ਦੀਆਂ ਸਭ ਨਿਸ਼ਾਨੀਆਂ ਭੁੱਲ ਗਏ ਸਾਂ। ਚਾਰ ਮੀਨਾਰ ਦੀਆਂ ਕੈਂਚੀ ਸੜਕਾਂ ਇਕੋ ਤਰਾਂ ਦੀਆਂ ਹੋਣ ਕਰਕੇ ਸਾਨੂੰ ਇਹ ਵੀ ਪੱਕਾ ਪਤਾ ਨਹੀਂ ਸੀ ਲੱਗ ਰਿਹਾ ਕਿ ਅਸੀਂ ਠੀਕ ਪਾਸੇ ਲੱਭ ਰਹੇ ਸਾਂ ਜਾਂ ਗੱਲਤ ਪਾਸੇ। ਮੇਰੀ ਦਿਸ਼ਾ ਸ਼ਕਤੀ ਤਾਂ ਪੂਰਣ ਤੌਰ ਤੇ ਫੇਹਲ ਹੋ ਚੁੱਕੀ ਸੀ। ਮੇਰੀ ਪਤਨੀ ਹੁਣ ਆਪਣੇ ਲੜਕੇ ਦਾ ਫਿਕਰ ਕਰ ਕੇ ਵਾਪਸ ਚਲਣ ਚਿੰਤਾ ਕਰਨ ਲੱਗੀ ਸੀ।

ਟਾਈਮ ਖਰਾਬ ਹੁੰਦਾ ਦੇਖ ਅਸੀਂ ਦੂਜੇ ਜਿਊਲਰਾਂ ਤੋਂ ਇਹ ਕਹਿ ਕੇ ਪੁੱਛਣਾ ਸ਼ੁਰੂ ਕਰ ਦਿਤਾ ਕਿ ਉਸ ਸੇਠ ਦੀ ਦੁਕਾਨ ਕਿੱਥੇ ਹੈ ਜੋ ਬੋਲ ਨਹੀਂ ਸਕਦਾ। ਪਰ ਕਿਸੇ ਨੇ ਵੀ ਸਾਨੂੰ ਕੁਝ ਨਾ ਦੱਸਿਆ। ਬੇਉਮੀਦ ਹੋ ਕੇ ਅਸੀਂ ਮੁੜਨ ਹੀ ਲੱਗੇ ਸਾਂ ਕਿ ਇਕ ਜਿਊਲਰ ਆਪਣੀ ਦੁਕਾਨ ਚੋਂ ਬਾਹਰ ਨਿਕਲਦਾ ਦਿੱਸਿਆ। ਅਸੀਂ ਉਸ ਨੂੰ ਰੋਕ ਕੇ ਆਪਣਾ ਸਵਾਲ ਦੁਹਰਾਇਆ। ਉਸ ਨੇ ਸੋਚ ਦੇ ਘੋੜੇ ਜਿਹੇ ਦੁੜਾ ਕੇ ਕਿਹਾ, "ਇਧਰ ਤੋ ਕੋਈ ਨਹੀਂ ਹੈ।" ਮੇਰੇ ਸਬਰ ਦਾ ਪਿਆਲਾ ਭਰ ਚੁੱਕਾ ਸੀ ਇਸ ਲਈ ਮੈਂ ਤਲਖੀ ਨਾਲ ਕਿਹਾ, "ਯਾਰ ਪਾਂਚ ਚਾਰ ਸਾਲ ਪਹਿਲੇ ਤੋ ਵੋ ਇੱਧਰ ਹੀ ਥਾ, ਅਬ ਯਹਾਂ ਕੈਸੇ ਨਹੀਂ ਹੈ? ਭਾਈ ਉਸ ਸੇ ਜਿਊਲਰੀ ਲੇ ਕੇ ਗਏ ਥੇ ਹਮ। ਹਮੇਂ ਇਤਨਾ ਹੀ ਪਤਾ ਹੈ ਕਿ ਤਬ ਵੋ ਬੋਲਤਾ ਨਹੀਂ ਥਾ।" ਉਹ ਪੈਂਦੀ ਸੱਟੇ ਬੋਲਿਆ "ਯੂੰ ਬੋਲੋ ਨਾ। ਵੋ ਅਬ ਬੋਲਤਾ ਹੈ। ਯਹਾਂ ਸੇ ਛੇ ਸਾਤ ਦੁਕਾਨੇਂ ਛੋੜ ਕੇ ਆਗੇ ਹੈ ਵੋ, ਇਸੀ ਹਾਥ।" ਉਸ ਦੇ ਦੱਸਣ ਨਾਲ ਸਾਨੂੰ ਪਿਛਲਾ ਸਾਰਾ ਨਕਸ਼ਾ ਯਾਦ ਆ ਗਿਆ ਤੇ ਅਸੀਂ ਅੱਗੇ ਵਧ ਕੇ ਉਸ ਦੀ ਦੁਕਾਨ ਪਛਾਣ ਲਈ।

ਮੱਥੇ ਤੇ ਤਿਲਕ ਲਾਈ ਬੈਠਾ ਸੇਠ ਗਾਹਕ ਭੁਗਤਾ ਰਿਹਾ ਸੀ। ਸਾਹਮਣੇ ਪੱਗੜਧਾਰੀ ਸਰਦਾਰ ਆਇਆ ਦੇਖ ਪਹਿਲਾਂ ਚੌਂਕਿਆ ਤੇ ਫਿਰ ਚਿਲਾਇਆ, "ਅਰੇ ਸਰਦਾਰ ਜੀ ਆਪ!" ਅਗੇ ਵਧ ਕੇ ਉਹ ਮੇਰੇ ਪੈਰਾਂ ਨੂੰ ਪੈ ਗਿਆ। ਮੈਂ ਉਸ ਨੂੰ ਥਾਪੜਾ ਦਿਤਾ ਤੇ ਪੁਛਿੱਆ,"ਕੈਸੇ ਹੋ ਭਾਈ? ਬੋਲਨੇ ਲੱਗੇ ਹੋ? ਪਹਿਚਾਨਾ ਮੁਝੇ?"ਸੇਠ ਕਾਲੀਆਂ ਮੁੱਛਾਂ ਹੇਠੋਂ ਅਹਿਸਾਨਮੰਦੀ ਨਾਲ ਮੁਸਕੁਰਾਇਆ ਤੇ ਬੋਲਿਆ "ਆਪ ਕੋ ਕੈਸੇ ਭੂਲ ਸਕਤਾ ਹੂੰ ਜੀ। ਆਪ ਤੋ ਮੇਰੇ ਲੀਏ ਸਾਈਂ ਬਾਬਾ ਹੈਂ।" ਉਸ ਦੇ ਓਹੀ ਮੁਲਾਜ਼ਮ, ਜੋ ਖਾਮੋਸ਼ ਖੜ੍ਹੇ ਹੋ ਕੇ ਸਾਡਾ ਐਹਤਰਾਮ ਕਰ ਰਹੇ ਸਨ, ਬੋਲੇ, "ਬਹੁਤ ਯਾਦ ਕਰਤੇ ਹੈਂ ਯੇ ਆਪ ਕੋ।" ਉਹਨਾਂ ਦੱਸਿਆ ਕਿ ਦਵਾਈ ਲੈਣ ਤੋਂ ਤਿੰਨ ਦਿਨ ਬਾਦ ਉਸ ਨੂੰ ਬੁਖ਼ਾਰ ਚੜ੍ਹਿਆ ਸੀ। ਇਕ ਦਿਨ ਛੁੱਟੀ ਵੀ ਕਰਨੀ ਪਈ ਸੀ। ਅਗਲੇ ਦਿਨ ਜਦੋਂ ਸੌਂ ਕੇ ਸਵੇਰੇ ਉੱਠਿਆ

ਤਾਂ ਬੋਲਣ ਲੱਗ ਗਿਆ ਸੀ। ਸਭ ਨੇ ਇੱਕਠਿਆਂ ਮੁਸਕਰਾਉਂਦੇ ਕਿਹਾ, "ਆਵਾਜ਼ ਜੈਸੇ ਨੀਂਦ ਮੇ ਗਈ ਥੀ ਜੀ, ਵੈਸੇ ਹੀ ਨੀਂਦ ਮੇਂ ਵਾਪਸ ਆ ਗਈ।" ਮੈਨੂੰ ਪਹਿਲਾਂ ਹੀ ਯਕੀਨ ਜਿਹਾ ਸੀ ਕਿ ਦੁਨੀਆਂ ਦੇ ਸਭ ਤੋਂ ਜਹਿਰੀਲੇ ਸੱਪ "ਸੁਕੁਕੂ" ਦੇ ਜ਼ਹਿਰ ਤੋਂ ਬਣੀ ਲੈਕਸਿਸ ਦੀ ਪੋਟੈਂਸੀ ਕੁਝ ਹੀ ਦਿਨਾਂ ਵਿਚ ਸੇਠ ਦੀਆਂ ਸਭ ਅਲਾਮਤਾਂ ਨੂੰ ਧੁਰ ਉਸ ਦੀ ਜ਼ਮੀਰ ਵਿਚੋਂ ਉਖੇੜ ਕੇ ਰੱਖ ਦੇਵੇਗੀ। ਸੇਠ ਕੋਲ ਅਥਾਹ ਜੇਵਰਾਤ ਹੋਣ ਦੇ ਬਾਵਜੂਦ ਉਹ ਮੈਨੂੰ ਕੂੜੀ ਮਾਇਆ ਦਾ ਵਪਾਰੀ ਲੱਗਿਆ ਕਿਉਂਕਿ ਅਸਲ 'ਸੁੱਚੇ ਮੋਤੀ' ਤਾਂ ਮੇਰੇ ਡੱਬੇ ਦੀਆਂ ਸ਼ੀਸੀਆਂ ਵਿਚ ਬੰਦ ਮੇਰੇ ਕੋਲ ਸਨ।

ਖੁਸ਼ੀ ਸਾਂਝੀ ਕਰਨ ਤੋਂ ਬਾਦ ਮੈਂ ਝੁਮਕੇ ਬਦਲਣ ਦੀ ਗੱਲ ਚਲਾਈ। ਸੇਠ ਨੇ ਆਪ ਖੁਸ਼ੀ ਖੁਸ਼ੀ ਅੱਗੇ ਹੋ ਕੇ ਝੁਮਕਿਆਂ ਦਾ ਇਕ ਵੱਡਾ ਡੱਬਾ ਸਾਡੇ ਅੱਗੇ ਲਿਆ ਰੱਖਿਆ। ਮੇਰੀ ਪਤਨੀ ਨੂੰ ਤਾਂ ਇੰਜ ਲਗਿਆ ਜਿਵੇਂ ਉਸ ਦੀ ਖੋਈ ਹੋਈ ਕਾਇਨਾਤ ਉਸ ਦੇ ਸਾਹਮਣੇ ਪਰਗਟ ਹੋ ਗਈ ਹੋਵੇ। ਫਰੋਲਾ-ਫਰੋਲੀ ਉਪਰੰਤ ਜਦੋਂ ਉਹ ਇਕ ਨਵਾਂ ਜੋੜਾ ਪਸੰਦ ਕਰ ਕੇ ਪਹਿਲਾ ਜੋੜਾ ਸੇਠ ਨੂੰ ਮੋੜਨ ਲੱਗੀ ਤਾਂ ਉਹ ਅਗੋਂ ਬੋਲਿਆ, "ਇਸੇ ਭੀ ਪਾਸ ਰਖੋ, ਔਰ ਜੋ ਜੋ ਪਸੰਦ ਹੈਂ ਵੋ ਭੀ ਉਠਾ ਲੋ।" ਮੇਰੀ ਪਤਨੀ ਦਾ ਜੀਅ ਕੀਤਾ ਕਿ ਦੋ ਚਾਰ ਝੁਮਕੇ ਹੋਰ ਚੁੱਕ ਲਵੇ ਪਰ ਉਸ ਨੇ ਇਕ ਲੈ ਕੇ ਹੀ ਬੱਸ ਕਰ ਦਿਤੀ। ਮੇਰੇ ਜੋਰ ਲਾਉਣ ਤੇ ਵੀ ਸੇਠ ਨੇ ਨਵੇਂ ਝੁਮਕਿਆਂ ਦਾ ਕੋਈ ਪੈਸਾ ਨਾ ਲਿਆ। ਬੱਸ ਇਹੀ ਕਹਿੰਦਾ ਰਿਹਾ ਕਿ ਉਹ ਕਿਸੇ ਤਰਾਂ ਵੀ ਮੇਰੇ ਉਪਕਾਰ ਦਾ ਬਦਲਾ ਨਹੀਂ ਚੁਕਾ ਸਕਦਾ। ਮੈਂ ਮਨ ਵਿਚ ਕਿਹਾ ਕਿ ਤੇਰੇ ਇਲਾਜ਼ ਦੀ ਖਬਰ ਸੁਣ ਕੇ ਤੇ ਪਤਨੀ ਲਈ ਦੋ ਸੈਂਟ ਝੁਮਕੇ ਲੈ ਕੇ ਮੇਰਾ ਹਿਸਾਬ ਤਾਂ ਚੁੱਕਤਾ ਹੋ ਗਿਆ। ਪਰ ਅਸੀਂ ਡਾ: ਹੈਨੀਮੈਨ ਦੇ ਪਰਉਪਕਾਰ ਦਾ ਅਹਿਸਾਨ ਕਿਵੇਂ ਚੁਕਾਵਾਂਗੇ ਜਿਸ ਦੀ ਕਰਨੀ ਸਦਕਾ ਸੰਸਾਰ ਨੂੰ ਹੋਮਿਓਪੈਥੀ ਦਾ ਉਪਹਾਰ ਮਿਲਿਆ ਹੈ! ਉਹ ਮੈਨੂੰ ਕਈ ਹੋਰ ਮਰੀਜ਼ ਦੇਖਣ ਦੀ ਬੇਨਤੀ ਕਰਦਾ ਰਿਹਾ ਪਰ ਮੈ "ਫਿਰ ਗੇੜਾ ਮਾਰਾਂਗਾ" ਦਾ ਪੰਜਾਬੀ ਵਾਅਦਾ ਕਰ ਕੇ ਵਾਪਸ ਚਲਾ ਆਇਆ।

ਦੱਸਣਾ ਨਾ ਭੁਲ ਜਾਵਾਂ, ਹੁਣ ਮੇਰੀ ਪਤਨੀ ਕੋਲ ਹੈਦਰਾਬਾਦੀ ਮੋਤੀ-ਸੈੱਟ ਨਾਲ ਝੁਮਕਿਆਂ ਦੇ ਦੋ ਜੋੜੇ ਹਨ। ਹੁਣ ਉਸ ਨੂੰ ਪਹਿਲਾਂ ਵਾਲਾ ਜੋੜਾ ਵੀ ਪਸੰਦ ਹੈ ਤੇ ਉਹ ਦੋਹਾਂ ਨੂੰ ਬਦਲ ਬਦਲ ਕੇ ਪਹਿਨਦੀ ਹੈ। ਕੋਈ ਪੁੱਛੇ ਤਾਂ ਸ਼ਰਾਰਤੀ ਅੰਦਾਜ਼ ਨਾਲ ਕਹਿੰਦੀ ਹੈ, "ਸਾਡੇ ਸਾਈਂ ਬਾਬਾ ਦੇ ਹੱਥ ਦੀ ਸਫਾਈ ਦਾ ਕਮਾਲ ਹੈ!" ਜੇ ਕੋਈ ਬਹੁਤਾ ਹੀ ਖਹਿੜਾ ਕਰ ਕੇ ਪੁੱਛੇ ਤਾਂ ਚਸ਼ਮਦੀਦ ਗਵਾਹ ਹੋਣ ਦੇ ਨਾਤੇ ਮੇਰੇ ਇਸ "ਜਾਦੂ ਦੇ ਖੇਲ" ਦਾ ਵਿਸਵਾਸ਼ਪੂਰਵਕ ਵਰਨਣ ਵੀ ਕਰ ਦਿੰਦੀ ਹੈ।

ਪੱਤ ਓਹਲੇ ਪਹਾੜ

ਕਈ ਸਾਲ ਪਹਿਲਾਂ ਮੈਂ ਇਕ ਅੰਗਰੇਜ਼ ਲੇਖਕ ਦੀ ਕਹਾਣੀ ਪੜ੍ਹੀ ਸੀ। ਇਸ ਦਾ ਪੂਰਾ ਵੇਰਵਾ ਤਾਂ ਮੈਨੂੰ ਯਾਦ ਨਹੀਂ ਪਰ ਸਾਰਾਂਸ਼ ਇਹ ਹੈ ਕਿ ਇਕ ਵਾਰ ਇਕ ਯੁਵਕ ਇਕ ਜੰਗਲ ਪਾਰ ਕਰਦਾ ਥੱਕ ਕੇ ਇਕ ਦਰਖਤ ਦੀ ਛਾਵੇਂ ਸੌਂ ਜਾਂਦਾ ਹੈ। ਕੁਝ ਦੇਰ ਬਾਅਦ ਉੱਥੇ ਇਕ ਡਾਕੂਆਂ ਦਾ ਟੋਲਾ ਆਉਂਦਾ ਹੈ। ਯੁਵਕ ਦੇ ਸਿਰ ਹੇਠ ਗੱਠੜੀ ਵੇਖ ਕੇ ਡਾਕੂਆਂ ਦੇ ਸਰਦਾਰ ਨੂੰ ਦੌਲਤ ਦਾ ਭਰਮ ਪੈਂਦਾ ਹੈ। ਉਹ ਆਪਣੇ ਸਾਥੀਆਂ ਨੂੰ ਉਸ ਨੂੰ ਮਾਰ ਕੇ ਗੱਠੜੀ ਕਬਜੇ ਵਿਚ ਕਰਨ ਦਾ ਹੁਕਮ ਦੇਂਦਾ ਹੈ। ਜਿਉਂ ਹੀ ਡਾਕੂ ਵਾਰ ਕਰਨ ਲਈ ਉਸ ਵਲ ਵਧਦੇ ਹਨ ਸਰਦਾਰ ਨੂੰ ਪਿੱਛੋਂ ਘੋੜਿਆਂ ਦੀਆਂ ਟਾਪਾਂ ਦੀ ਆਵਾਜ ਸੁਣਾਈ ਦੇਂਦੀ ਹੈ ਤੇ ਗ਼ਰਦ ਦੇ ਗੁਬਾਰ ਉੱਠਦੇ ਦਿਖਾਈ ਦਿੰਦੇ ਹਨ। ਉਹ ਚਿਲਾਉਂਦਾ ਹੈ, "ਓਏ, ਬਾਦਸ਼ਾਹ ਦੀਆਂ ਫੌਜ਼ਾਂ ਆ ਗਈਆਂ। ਛੱਡੋ ਇਹਨੂੰ ਤੇ ਭੱਜੋ ਇੱਥੋਂ।" ਡਾਕੂ ਨੌਜਵਾਨ ਨੂੰ ਸੁੱਤਾ ਪਿਆ ਛੱਡ ਕੇ ਛਾਈਂ ਮਾਈਂ ਹੋ ਜਾਂਦੇ ਹਨ। ਕਹਾਣੀ ਅਨੁਸਾਰ ਹੁੰਦਾ ਤਾਂ ਉਸ ਸੁੱਤੇ ਪਏ ਲੜਕੇ ਨਾਲ ਹੋਰ ਵੀ ਬਹੁਤ ਕੁਝ ਹੈ ਪਰ ਉਹ ਸਭ ਕੁਝ ਤੋਂ ਬੇਖਬਰ ਰਹਿੰਦਾ ਹੈ। ਅੰਤ ਵਿਚ ਲੇਖਕ ਦੱਸਦਾ ਹੈ ਕਿ ਜਦੋਂ ਉਹ ਮੁੰਡਾ ਸੌਂ ਕੇ ਉੱਠਿਆ ਤਾਂ ਉਸ ਨੂੰ ਚਿੱਤ ਚੇਤਾ ਵੀ ਨਹੀਂ ਸੀ ਕਿ ਮੌਤ ਉਸ ਨਾਲ ਖਹਿ ਕੇ ਲੰਘੀ ਹੈ ਤੇ ਉਸ ਦਾ ਇਹ ਨਵਾਂ ਜਨਮ ਹੈ। ਹਰ ਮੱਨੁਖ ਨਾਲ ਹਰ ਵੇਲੇ ਪਿੱਠ ਪਿੱਛੇ ਅਜਿਹਾ ਹੀ ਕੋਈ ਨਾ ਕੋਈ ਪ੍ਰਭਾਵੀ ਭਾਣਾ ਵਾਪਰ ਰਿਹਾ ਹੁੰਦਾ ਹੈ ਜੋ ਉਸ ਦੇ ਕੋਲ ਦੀ ਲੰਘ ਜਾਂਦਾ ਹੈ ਪਰ ਉਸ ਨੂੰ ਕੁਝ ਪਤਾ ਹੀ ਨਹੀਂ ਲੱਗਦਾ। ਕਹਾਣੀ ਅਨੁਸਾਰ ਸਾਡੇ ਜੀਵਨ ਦਾ ਮੌਜੂਦਾ ਰਾਹ ਉਹਨਾਂ ਅਣਗਿਣਤ ਬਦਲਵੇਂ ਰਾਹਾਂ ਚੋਂ ਇਕ ਹੈ ਜਿਹਨਾਂ ਚੋਂ ਕਿਸੇ ਇਕ ਤੇ ਅਸੀਂ ਸੁਭਾਵਕ ਹੀ ਚਲਦੇ ਹੁੰਦੇ ਜੇ ਇਤਫਾਕ ਨਾਲ ਅਸੀਂ ਇਸ ਮੌਜੂਦਾ ਰਾਹ ਤੇ ਨਾ ਪਏ ਹੁੰਦੇ। ਮੈਂ ਸਮਝਦਾ ਹਾਂ ਜੀਵਨ ਦਾ ਇਹੀ ਸਦੀਵੀ ਸੱਚ ਹੈ। ਜੀਵਨ ਦੀ ਅਸਥਿੱਰਤਤਾ ਦੀ ਇਕ ਹੋਰ ਪਰਤ ਖੋਹਲਦੀ ਇਸ ਕਹਾਣੀ ਨੇ ਮੇਰੇ ਮਨ ਉੱਤੇ ਡੂੰਘੀ ਛਾਪ ਛੱਡੀ ਹੋਈ ਹੈ। ਇਸੇ ਆਸੇ ਦੀ ਇਕ ਸੱਚੀ ਘਟਨਾ ਦਾ ਜਿਕਰ ਕਰਦਾ ਹਾਂ ਜਿਸ ਵਿਚ ਕੇਵਲ ਪਾਤਰਾਂ ਦੇ ਨਾਂ ਪਤੇ ਹੀ ਬਦਲੇ ਹੋਏ ਹਨ।

ਮੈਨੂੰ ਬਜ਼ੁਰਗਾਂ ਤੋਂ ਦੋ ਆਦਤਾਂ ਵਿਰਾਸਤ ਵਿਚ ਮਿਲੀਆਂ ਹਨ। ਇਕ ਘੜੀ ਮੁੜੀ ਚਾਹ ਪੀਣ ਦੀ ਤੇ ਦੂਜੀ ਦੁਪਹਿਰ ਨੂੰ ਸੌਣ ਦੀ। ਇਸ ਦੂਜੀ ਵਿਰਾਸਤ ਸਦਕਾ ਸੰਨ 1992 ਵਿਚ ਫਰਵਰੀ ਦੀ ਇਕ ਦੁਪੱਹਿਰ ਨੂੰ ਮੈਂ ਸੁੱਤਾ ਪਿਆ ਸਾਂ ਕਿ ਫੋਨ ਦੀ ਘੰਟੀ ਵੱਜੀ। ਫੋਨ ਚੁੱਕਿਆ ਤਾਂ ਆਵਾਜ਼ ਆਈ, “ਸਰ, ਘਰੇ ਓਂ?” ਲੜਕੀ ਦੀ ਆਵਾਜ਼ ਸੀ ਪਰ ਉਨੀਂਦਰੇ ਵਿਚ ਪਤਾ ਨਾ ਲੱਗਿਆ ਕੌਣ ਸੀ। ਪੁੱਛਿਆ ਤਾਂ ਬੋਲੀ, “ਸਰ ਮੈਂ ਸੋਨੂੰ, ਲੱਗਦਾ ਐ ਸੌਂ ਰਹੇ ਹੋ? ਕੋਈ ਨਾ, ਮੈਂ ਠਹਿਰ ਕੇ ਫੋਨ ਕਰ ਲੈਨੀ ਆਂ?”

ਸੋਨੂੰ ਮੇਰੀ ਐਮ ਏ ਦੀ ਪੁਰਾਣੀ ਵਿਦਿਆਰਥਣ ਸੀ। ਅਚਾਨਕ ਉਸ ਦੀ ਆਵਾਜ਼ ਸੁਣ ਕੇ ਮੈਂ ਸੋਚਿਆ, "ਇਹ ਇੱਥੇ ਕਿਵੇਂ? ਕੁਝ ਹਫ਼ਤੇ ਪਹਿਲਾਂ ਹੀ ਤਾਂ ਇਸ ਦੀ ਸ਼ਾਦੀ

ਹੋਈ ਐ। "ਚਲੋ ਪੇਕੇ ਆਈ ਹੋਵੇਗੀ।" ਇਹ ਲੱਖਣ ਲਾ ਕੇ ਮੈਂ ਉਸ ਦੇ ਫੋਨ ਰੱਖਣ ਤੋਂ ਪਹਿਲਾਂ ਹੀ ਪੋਲੇ ਜਿਹੇ ਕਿਹਾ,"ਨਹੀਂ। ਜਾਗਦਾ ਆਂ, ਸੋਨੂੰ ਬੋਲ ਕੀ ਗੱਲ ਐ।" "ਸਰ ਮੈਂ ਤੁਹਾਨੂੰ ਮਿਲਣਾ ਐ।" ਉਸ ਨੇ ਸੰਕੋਚ ਨਾਲ, ਪਰ ਜੋਰ ਪਾ ਕੇ ਕਿਹਾ।"ਠੀਕ ਹੈ, ਸਵੇਰੇ ਦਸ ਵਜੇ ਵਿਭਾਗ ਵਿਚ ਆ ਜਾਵੀਂ।" ਮੈਂ ਆਪਣੀ ਵੱਲੋਂ ਉਸ ਨੂੰ ਨੇੜੇ ਦਾ ਸਮਾਂ ਦੇ ਕੇ ਕਿਹਾ।"ਨਹੀਂ ਸਰ ਮੈਂ ਹੁਣੇ ਮਿਲਣਾ ਚਾਹੁੰਨੀ ਆਂ।" ਉਸ ਦੇ ਬੋਲਾਂ ਵਿਚ ਬੇਬਸੀ ਤੇ ਉਦਾਸੀ ਭਰੀ ਹੋਈ ਸੀ ਤੇ ਨਾਲ ਅਪਣੇਪਣ ਦੇ ਅਧਿਕਾਰ ਦਾ ਜਜ਼ਬਾ ਵੀ। ਮੈਂ ਆਪਣਾ ਫਰਜ਼ ਪਹਿਚਾਣਦਿਆਂ ਉੱਤਰ ਦਿਤਾ,"ਇਹ ਗੱਲ ਹੈ ਤਾਂ ਫਿਰ ਹੁਣੇ ਆ ਜਾ। ਘਰ ਦਾ ਰਸਤਾ ਸਮਝਾਵਾਂ?" "ਨਹੀਂ ਸਰ ਮੈਨੂੰ ਪਤਾ ਐ। ਮੈਂ ਹੁਣੇ ਆਉਨੀ ਆਂ।" ਇੰਨਾ ਕਹਿ ਕੇ ਉਸ ਨੇ ਫੋਨ ਰੱਖ ਦਿਤਾ। ਮੈਂ ਭੁੱਲ ਗਿਆ ਸਾਂ ਕਿ ਵਿਦਿਆਰਥੀਆਂ ਨੂੰ ਤਾਂ ਅਧਿਆਪਕਾਂ ਦੇ ਘਰਾਂ ਦੇ ਪਤੇ ਸੁਭਾਵਿਕ ਹੀ ਯਾਦ ਹੁੰਦੇ ਹਨ। ਉਹ ਉਹਨਾਂ ਦੇ ਰੋਲ ਮਾਡਲ ਜੋ ਹੋਏ। ਉੱਠ ਕੇ ਮੈਂ ਚਾਹ ਬਨਾਉਣ ਲਈ ਰਸੋਈ ਵੱਲ ਚਲਾ ਗਿਆ।

ਸੁਸਤੀ ਦੇ ਉਸ ਆਲਮ ਵਿਚ ਸੋਨੂੰ ਬਾਰੇ ਯਾਦਾਂ ਦੀ ਪੂਰੀ ਲੜੀ ਮੇਰੇ ਦਿਮਾਗ ਵਿਚ ਘੁੰਮ ਗਈ। ਪੰਜ ਸਾਲ ਪਹਿਲਾਂ ਉਹ ਮੇਰੀ ਐਮ ਏ ਭਾਗ ਪਹਿਲਾ ਦੀ ਵਿਦਿਆਰਥਣ ਸੀ, ਵੀਹ-ਇੱਕੀਆਂ ਸਾਲਾਂ ਦੀ ਮੱਧਰੀ ਜਿਹੀ, ਪਤਲੀ, ਸੂੰਦਰ ਤੇ ਹੋਣਹਾਰ। ਖ਼ਾਮੋਸ਼ ਜਿਹੇ ਕਲਾਸ ਵਿਚ ਆ ਜਾਂਦੀ। ਅੱਖੀਂ ਪਾਈ ਨਾ ਰੜਕਦੀ। ਹਰ ਰੋਜ਼ ਡਿਪਾਰਟਮੈਂਟ ਜਾਂਦੇ ਨੂੰ ਹੇਠਾਂ ਗੇਟ ਦੀਆਂ ਸਲੀਬਾਂ ਤੇ ਸਹੇਲੀਆਂ ਨਾਲ ਬੈਠੀ ਹੋਈ ਮਿਲਦੀ। ਉੱਠ ਕੇ ਆਦਰ ਨਾਲ ਹੱਥ ਜੋੜਦੀ ਤੇ ਅਪਣੱਤ ਭਰੀ ਮੁਸਕਰਾਹਟ ਨਾਲ "ਸਰ ਗੁੱਡ ਮਾਰਨਿੰਗ" ਕਹਿੰਦੀ। ਪਰ ਮੈਂ ਕਦੇ ਉਸ ਵੱਲ ਬਹੁਤਾ ਧਿਆਨ ਨਹੀਂ ਸੀ ਦਿਤਾ। ਸਾਲ ਭਰ ਉਹ ਵਿਦਿਆਰਥੀਆਂ ਦੀ ਭੀੜ ਵਿਚ ਰੁਲੀ ਰਹੀ। ਫਿਰ ਇਕ ਦਿਨ ਉਸ ਦੀ ਵਿੱਲਖਣਤਾ ਉਜਾਗਰ ਹੋਈ ਤੇ ਮੈਨੂੰ ਉਸ ਦਾ ਕੱਦ ਉੱਚਾ ਉੱਚਾ ਲੱਗਣ ਲੱਗਾ।

ਮਾਰਚ 1987 ਦੇ ਇਕ ਦਿਨ ਸੋਨੂੰ ਦੀ ਕਲਾਸ ਨੇ ਸੀਨੀਅਰਜ਼ ਨੂੰ ਅਲਵਿਦਾ ਪਾਰਟੀ ਦਿਤੀ। ਪਾਰਟੀ ਦੇ ਰੰਗਾ-ਰੰਗ ਪ੍ਰੋਗਰਾਮ ਵਿਚ ਸੋਨੂੰ ਤੇ ਉਸ ਦੀ ਸਹੇਲੀ ਅਮਰਜੋਤ ਸਟੇਜ ਸੰਭਾਲ ਰਹੀਆਂ ਸਨ। ਸੋਨੂੰ ਮਾਹਿਰ ਸ਼ਾਇਰ ਵਾਂਗ ਉਰਦੂ ਦੇ ਸ਼ੇਅਰਾਂ ਦੀ ਝੜੀ ਲੱਗਾ ਰਹੀ ਸੀ। ਉਹ ਦੋਵੇਂ ਕੁੜੀਆਂ ਹਰ ਵਿਦਿਆਰਥੀ ਨੂੰ ਇਕ ਅਲ੍ਹਾਉਣੀ ਜਿਹੀ ਸੁਣਾ ਕੇ ਵਾਰੀ ਵਾਰੀ ਸਟੇਜ ਤੇ ਸੱਦਦੀਆਂ ਤੇ ਉਸ ਨੂੰ ਕੁਝ ਸੁਨਾਉਣ ਨੂੰ ਕਹਿੰਦੀਆਂ। ਉਹਨਾਂ ਦਾ ਗੀਤ ਸੱਦੇ ਜਾ ਰਹੇ ਵਿਦਿਆਰਥੀ ਦੇ ਗੁਣਾਂ ਔਗੁਣਾਂ ਮੁਤਾਬਿਕ ਇੰਨਾਂ ਢੁੱਕਵਾਂ ਹੁੰਦਾ ਸੀ ਕਿ ਅੰਦਰੋਂ ਆਪ ਮੁਹਾਰਾ ਹਾਸਾ ਤੇ ਵਾਹ ਵਾਹ ਨਿਕਲਦੇ। ਕੁਝ ਸੁਣਾ ਕੇ ਮੁੜਦੇ ਵਿਦਿਆਰਥੀ ਨੂੰ ਉਹ ਇਕ ਛੋਟਾ ਜਿਹਾ ਤੋਹਫਾ ਦਿੰਦੀਆਂ ਜੋ ਉਸ ਦੀ ਸ਼ਕਲ ਜਾਂ ਅਕਲ ਦੇ ਬਿਲਕੁਲ ਅਨੁਕੂਲ ਹੁੰਦਾ। ਅਧਿਆਪਕਾਂ ਦੀ ਵਾਰੀ ਆਉਣ ਤੇ ਉਹਨਾਂ ਮੈਨੂੰ ਵੀ ਇਕ ਨਿੱਕਾ ਜਿਹਾ ਸ਼ਰਾਰਤੀ ਗੀਤ ਗਾ ਕੇ ਸੱਦਿਆਂ ਜਿਸ ਵਿਚ ਮੇਰੇ ਉਦਾਸੀਨ ਸੁਭਾਅ ਤੇ ਨਿਹੋਰਾ ਕਸਿਆ ਹੋਇਆ ਸੀ। ਫਿਲਮੀ ਗੀਤ "ਚੁੱਪ ਚੁੱਪ ਖੜ੍ਹੈ ਹੋ ਜ਼ਰੂਰ ਕੋਈ ਬਾਤ ਹੈ..." ਦੀ ਮੁੱਖ ਲਾਈਨ ਸੁਣਦੇ ਹੀ ਸਭ ਹਾਜ਼ਰੀਨ ਹਾਸੇ ਨਾਲ ਲੋਟ ਪੋਟ ਹੋ ਗਏ। ਮੈ ਵੀ ਉਸ ਦਾ ਜਵਾਬ ਇਕ ਗ਼ਜ਼ਲ ਗਾ ਕੇ ਦਿਤਾ ਜਿਸ ਦਾ ਮਤਲਾ ਸੀ. "ਹਮਾਰੇ ਬਾਅਦ ਅੰਧੇਰਾ ਰਹੇਗਾ ਮਹਫ਼ਿਲ ਮੇਂ, ਬਹੁਤ ਚਿਰਾਗ਼ ਜਲਾਓਗੇ ਰੌਸ਼ਨੀ ਕੇ ਲੀਏ!" ਮੁੜਨ ਲੱਗਿਆਂ ਉਹਨਾਂ ਨੇ ਮੈਨੂੰ ਮੋਢੇ ਵਿਚ ਪਾਉਣ ਵਾਲਾ ਬੈਗ ਦਿਤਾ ਜੋ ਮੇਰੀ ਆਨ-ਕੈਂਪਸ ਪਰਸਨੈਲਟੀ ਦਾ ਅਨਿੱਖੜਵਾਂ ਅੰਗ ਹੋਇਆ ਕਰਦਾ ਸੀ। ਦਰਸ਼ਕਾਂ ਵੱਲੋਂ ਪ੍ਰਸੰਸਾ ਭਰਪੂਰ ਹਾਸੇ ਦੀ ਇਕ ਹੋਰ ਉੱਚੀ ਤਰੰਗ ਉੱਠੀ। ਉਸ ਦਿਨ ਮੈਨੂੰ ਉਸ ਦੇ ਰਚਨਾਤਮਿਕ ਗੁਣਾਂ ਨੇ ਕੀਲ ਲਿਆ ਸੀ।

ਬਾਹਰ ਆ ਕੇ ਮੈਂ ਉਸ ਨਾਲ ਗੱਲ ਕਰਦਿਆਂ ਉਸ ਦੀ ਕਲਾ ਨੂੰ ਸਲਾਹਿਆ। ਉਸ ਨੇ ਦੱਸਿਆ ਕਿ ਉਸ ਨੂੰ ਉਰਦੂ ਸ਼ਾਇਰੀ ਦਾ ਬਹੁਤ ਸ਼ੌਕ ਸੀ ਤੇ ਉਹ ਪੜ੍ਹਾਈ ਦੇ ਨਾਲ ਨਾਲ ਇਸ ਜ਼ੁਬਾਨ ਦਾ ਡਿਪਲੋਮਾ ਵੀ ਕਰ ਰਹੀ ਸੀ। ਉਸ ਨੇ ਵੀ ਮੇਰੀ ਗ਼ਜ਼ਲ ਦੀ ਬਹੁਤ ਤਾਰੀਫ਼ ਕੀਤੀ ਤੇ ਗਲਤੀ ਨਾਲ ਮੈਨੂੰ ਕਲਾਕਾਰ ਹੀ ਸਮਝ ਬੈਠੀ। ਬਾਦ ਵਿਚ ਜਦੋਂ ਵੀ ਉਸ ਨੇ ਮੇਰੇ ਮੋਢੇ ਵਿਚ ਗਿਫ਼ਟ ਵਾਲਾ ਬੈਗ ਪਾਇਆ ਵੇਖਣਾ, ਕਹਿਣਾ, "ਸਰ ਬਹੁਤ ਅੱਛੇ ਲੱਗ ਰਹੇ ਹੋ।" ਸੁਣ ਕੇ ਮੈਨੂੰ ਉਸ ਵਿਚ ਇਕ ਨਿਰਛਲ ਆਤਮਾ ਦਾ ਅਕਸ ਦਿਖਾਈ ਦਿੰਦਾ। ਐਮ ਏ ਕਰਨ ਉਪਰੰਤ ਉਸ ਨੇ ਪੀ ਐਚ ਡੀ ਅਰੰਭ ਕਰ ਦਿਤੀ। ਅਕਸਰ ਸਲਾਹ ਮਸ਼ਵਰੇ ਲਈ ਮੇਰੇ ਵਿਭਾਗੀ ਦਫਤਰ ਆ ਜਾਂਦੀ। ਜਲਦੀ ਹੀ ਉਹ ਇਕ ਸਰਕਾਰੀ ਕਾਲਜ ਵਿਚ ਪ੍ਰੋਫੈਸਰ ਲੱਗ ਗਈ ਤੇ ਉਸ ਨੇ ਮੈਨੂੰ ਦੋਸਤ ਕਹਿਣ ਦੀ ਇਜ਼ਾਜਤ ਮੰਗ ਲਈ।

ਪਿਛਲੇ ਮਹੀਨੇ ਉਹ ਆਪਣੇ ਵਿਆਹ ਦਾ ਕਾਰਡ ਦੇਣ ਆਈ ਸੀ। ਉਸ ਨੇ ਖ਼ੁਸ਼ੀ ਨਾਲ ਦੱਸਿਆ ਕਿ ਉਸ ਦਾ ਹੋਣ ਵਾਲਾ "ਸ਼ੋਹਰ" ਐਮ ਡੀ ਹੈ ਤੇ ਇਕ ਸਰਕਾਰੀ ਹਸਪਤਾਲ ਵਿਚ ਡਾਕਟਰ ਹੈ। ਫਿਰ ਉਸ ਨੇ ਮੈਨੂੰ ਇਕ ਸ਼ੇਅਰ ਮੁਖ਼ਾਤਿਬ ਕਰਕੇ ਆਪਣੀ ਇਹ "ਖ਼ਵਾਹਿਸ਼" ਦੱਸੀ ਕਿ ਉਸ ਦਾ ਸਭ ਤੋਂ ਕਰੀਬੀ ਦੋਸਤ ਉਸ ਦੀ ਸ਼ਾਦੀ ਤੇ ਸਭ ਤੋਂ ਪਹਿਲਾਂ ਪਹੁੰਚੇ।" ਉਸ ਦੀ ਇਸ ਭੋਲੀ ਇੱਛਾ ਦੀ ਪੂਰਤੀ ਲਈ ਮੈਂ ਉਸ ਦੇ ਵਿਆਹ ਤੇ ਸਭ ਤੋਂ ਪਹਿਲਾਂ ਪਹੁੰਚਿਆ ਸਾਂ ਤੇ ਕਾਹਲ ਵਿਚ ਘਰੋਂ ਨਿਕਲਦਿਆਂ ਬੂਹੇ ਨੂੰ ਤਾਲਾ ਲਾਉਣਾ ਵੀ ਭੁੱਲ ਗਿਆ ਸਾਂ।

"ਪਰ ਅੱਜ ਅਚਾਨਕ ਕੀ ਕੰਮ ਪੈ ਗਿਆ ਹੈ ਸੋਨੂੰ ਨੂੰ?" ਮੈਂ ਸੋਚ ਹੀ ਰਿਹਾ ਸਾਂ ਕਿ ਬਾਹਰੋਂ ਘੰਟੀ ਵੱਜੀ ਤੇ ਗੇਟ ਲੰਘ ਕੇ ਉਹ ਬੂਹੇ ਤੇ ਆਣ ਖੜ੍ਹੀ ਸੀ। ਉਸ ਨੇ ਵਿਆਹ ਵਾਲਾ ਲਾਲ ਸੂਟ ਤੇ ਰੱਤਾ ਚੂੜਾ ਪਹਿਨਿਆ ਹੋਇਆ ਸੀ। ਉਸ ਦੇ ਚੇਹਰੇ ਤੋਂ ਪਹਿਲਾਂ ਵਾਲੀ ਬੇਬਾਕ ਮੁਸਕਰਾਹਟ ਗਾਇਬ ਸੀ। ਉਸ ਨਾਲ ਇਕ ਕਾਲੇ ਸੂਟ ਵਾਲਾ ਨੌਜਵਾਨ ਸੀ ਜੋ ਆਪਣੀ ਪੋਚਵੀਂ ਦਿੱਖ ਕਾਰਨ ਉਸ ਦਾ "ਸ਼ੋਹਰ" ਲੱਗਦਾ ਸੀ। ਸਰਦੀਆਂ ਦੀ ਢਲਦੀ ਧੁੱਪ ਦਾ ਆਨੰਦ ਮਾਨਣ ਲਈ ਉਹਨਾਂ ਨੇ ਬਾਹਰ ਹੀ ਬੈਠਣਾ ਚਾਹਿਆ। ਮੈਂ ਚਾਹ ਪਾਣੀ ਦੀ ਪੇਸ਼ਕਸ਼ ਕੀਤੀ ਪਰ ਸੋਨੂੰ ਰੋਕਦੀ ਹੋਈ ਬੋਲੀ, "ਸਰ ਅਸੀਂ ਕੁਝ ਨਹੀਂ ਪੀਣਾ। ਅਸੀਂ ਤੁਹਾਡੇ ਕੋਲ ਸਹਾਇਤਾ ਲਈ ਆਏ ਹਾਂ। ਤੁਸੀਂ ਸਾਡੀ ਗੱਲ ਸੁਣੋ।" ਉਸ ਦੀ ਆਵਾਜ ਵਿਚ ਚਿੰਤਾ ਭਰੀ ਲਿਲਕ ਸੀ।

ਮੈਂ ਦੋਹਾਂ ਦੇ ਚਿਹਰਿਆਂ ਨੂੰ ਭਾਂਪਿਆ ਤੇ ਨਾਲ ਪਈ ਕੁਰਸੀ ਤੇ ਬੈਠਦਿਆਂ ਬੋਲਿਆ, "ਦੱਸੋ।" ਉਹ ਬੋਲੀ, "ਸਰ ਇਹ ਮੇਰੇ ਹਸਬੈਂਡ ਡਾ: ਬਲਬੀਰ ਸਿੰਘ ਨੇ। ਇਹਨਾਂ ਨੂੰ ਕੋਈ ਤਕਲੀਫ ਹੈ ਜਿਸ ਨੇ ਸਾਨੂੰ ਫ਼ਿਕਰ ਵਿਚ ਪਾਇਆ ਹੋਇਆ ਹੈ। ਇਹਨਾਂ ਨੂੰ ਇਕ ਸਿਆਣੇ ਹੋਮਿਓਪੈਥ ਦੀ ਤਾਲਾਸ਼ ਹੈ ਜੋ ਇਹਨਾਂ ਨੂੰ ਠੀਕ ਕਰ ਸਕੇ। ਪਟਿਆਲਾ ਹੋਮਿਓਪੈਥੀ ਦਾ ਘਰ ਹੈ ਇਸ ਲਈ ਮੈਂ ਇਹਨਾਂ ਨੂੰ ਇੱਥੇ ਸੱਦਿਆ ਹੈ। ਤੁਸੀਂ ਇਕ ਤਜ਼ਰਬਾਕਾਰ ਹੋਮਿਓਪੈਥ ਹੋ। ਮੈਂ ਇਹਨਾਂ ਨੂੰ ਦੱਸਿਆ ਐ ਕਿ ਤੁਹਾਡੇ ਤੋਂ ਵੱਡਾ ਇੱਥੇ ਹੋਰ ਕੋਈ ਨਹੀਂ। ਤੁਸੀ ਪਲੀਜ਼ ਇਹਨਾਂ ਨੂੰ ਦੇਖੋ।" ਆਪਣੀ ਵਡਿਆਈ ਸੁਣਨਾ ਤੇ ਅਣਸੁਣੀ ਕਰ ਦੇਣਾ ਮੇਰੇ ਲਈ ਕੋਈ ਨਵੀਂ ਗੱਲ ਨਹੀਂ ਸੀ। ਪਰ ਗ਼ਾਲਿਬ ਵਾਂਗ ਸੋਨੂੰ ਦਾ "ਅੰਦਾਜ਼ਿ ਬਯਾਂ" ਹੀ "ਕੁਛ ਔਰ" ਸੀ। ਉਸ ਦੀ ਪ੍ਰਸੰਸਾ ਵਿਚ ਇਕ ਸੱਚੇ "ਸ਼ਿੱਸ਼" ਵਾਲਾ ਮਾਣ ਛੁਪਿਆ ਹੋਇਆ ਸੀ ਜੋ "ਗੁਰੂ" ਹੋਣ ਨਾਤੇ ਮੈਂ ਹੀ ਸਮਝ ਸਕਦਾ ਸਾਂ। ਮੈਂ ਨੀਵੀਂ ਪਾਈ ਉਸ ਦੇ ਪ੍ਰਸੰਸਾ ਭਰੇ ਸ਼ਬਦਾਂ ਦਾ ਅਨੰਦ ਮਾਣਦਾ ਰਿਹਾ ਤੇ ਨੌਜਵਾਨ ਦੀ ਸਮੱਸਿਆ ਬਾਰੇ ਖਿਆਲੀ ਘੋੜੇ ਦੁੜਾਉਂਦਾ ਰਿਹਾ ਕਿ ਓਸ ਨੂੰ ਕੀ ਕਸ਼ਟ ਹੋ ਸਕਦਾ ਹੈ?

ਜਦੋਂ ਉਹ ਬੋਲ ਹਟੀ ਤਾਂ ਮੈਂ ਉਸ ਦੇ ਡਾਕਟਰ ਪਤੀ ਨੂੰ ਸੰਬੋਧਨ ਕਰ ਕੇ ਕਿਹਾ, "ਕਾਕਾ ਜੀ, ਦੱਸੋ ਕੀ ਸੱਮਸਿਆ ਹੈ।" ਉਸ ਦੇ ਕੁਝ ਕਹਿਣ ਤੋਂ ਪਹਿਲਾਂ ਹੀ ਸੋਨੂੰ ਨੇ ਟੋਕ ਕੇ ਕਿਹਾ, "ਸਰ ਇਹਨਾਂ ਦਾ ਪੈਰ ਦੇਖੋ।" ਨਾਲ ਹੀ ਉਹ ਆਪਣੇ ਪਤੀ ਨੂੰ ਬੋਲੀ, "ਬਲਬੀਰ ਬੂਟ ਲਾਹ ਕੇ ਪੈਰ ਦਿਖਾਓ ਸਰ ਨੂੰ।" ਡਾਕਟਰ ਸਾਹਿਬ ਨੇ ਚੀਸ ਵੱਟਦਿਆਂ ਅਪਣੇ ਸੱਜੇ ਪੈਰ ਦਾ ਬੂਟ ਲਾਹ ਕੇ ਜ਼ੁਰਾਬ ਲਾਹੀ ਤੇ ਫਿਰ ਬੋਚ ਕੇ ਪੈਰ ਮੇਰੇ ਅੱਗੇ ਧਰਿਆ। ਮੈਂ ਉਸ ਦੇ ਪੈਰ ਨੂੰ ਧਿਆਨ ਨਾਲ ਦੇਖਿਆ। ਪੈਰ ਤੇ ਸ਼ੋਜਿਸ਼ ਆਈ ਹੋਈ ਸੀ ਤੇ ਇਸ ਤੇ ਹਲਕੀ ਕਾਲੀ ਭਾਅ ਮਾਰ ਰਹੀ ਸੀ। ਉਂਗਲੀਆਂ ਤੇ ਸ਼ੋਜਿਸ਼ ਕੁਝ ਜਿਆਦਾ ਸੀ ਪਰ ਅੰਗੂਠਾ ਸਾਫ ਦਿਖਾਈ ਨਹੀਂ ਸੀ ਦੇ ਰਿਹਾ। ਇੰਜ ਲੱਗਦਾ ਸੀ ਜਿਵੇਂ ਉਸ ਉੱਥੇ ਪੱਟੀ ਬੰਨ੍ਹ ਕੇ ਕਾਲੇ ਰੰਗ ਦੀ ਮਿੱਟੀ ਦਾ ਲੇਪ ਕੀਤਾ ਹੋਇਆ ਹੋਵੇ। ਪੈਰ ਵਿਚੋਂ ਤਿੱਖੀ ਅਣਸੁਖਾਵੀਂ ਮੁਰਦਾਰੀ ਹਵਾੜ ਆ ਰਹੀ ਸੀ।

ਹੋਮਿਓਪੈਥਿਕ ਇਲਾਜ਼ ਦੇ ਢੰਗ ਨਿਆਰੇ ਹਨ। ਇਸ ਵਿਚ ਨਾ ਟੈਸਟਾਂ ਦੀ ਕੋਈ ਵੁੱਕਤ ਹੈ ਨਾ ਐਕਸਰਿਆਂ ਦੀ ਲੋੜ। ਜਰੂਰਤ ਹੈ ਤਾਂ ਮਰੀਜ਼ ਤੇ ਮਰਜ਼ ਦੀਆਂ ਅਲਾਮਤਾਂ ਦੀ।ਪੈਰ ਦੀ ਹਾਲਤ ਗੰਭੀਰ ਸੀ।ਪੂਰੇ ਰੋਗ ਚਿੰਨ੍ਹ ਜਾਨਣ ਲਈ ਮੈਂ ਪੁੱਛਿਆ, "ਕੀ ਹੋਇਆ ਸੀ ਇਸ ਨੂੰ?"

"ਸਰ ਆਪਾਂ ਅੰਦਰ ਨਾ ਬੈਠੀਏ? "ਡਾਕਟਰ ਨੇ ਸੋਨੂੰ ਤੋਂ ਝੇਂਪਦਿਆਂ ਕਿਹਾ। ਮੈਂ ਉਸ ਦੀ ਗੱਲ ਭਾਪ ਕੇ ਕਿਹਾ,"ਸੋਨੂੰ ਚਾਹ ਬਣਾ ਕੇ ਲਿਆਵੇਗੀ, ਆਪਾਂ ਇੱਥੇ ਹੀ ਬੈਠਦੇ ਹਾਂ।" ਸੋਨੂੰ ਨੂੰ ਪਤਾ ਸੀ ਕਿ ਉਸ ਦਾ ਪਤੀ ਆਪਣੀ ਮਰਜ਼ ਉਸ ਤੋਂ ਛੁਪਾਉਂਦਾ ਹੈ। ਇਸ ਲਈ ਉਹ ਬਿਨਾ ਉਜ਼ਰ ਅੰਦਰ ਚਾਹ ਬਨਾਉਣ ਚਲੀ ਗਈ। ਮੈਂ ਉਸ ਦਾ ਕੇਸ ਸੁਣਨ ਲਈ ਹੋਰ ਨੇੜੇ ਹੋ ਕੇ ਬੈਠ ਗਿਆ।

ਉਹ ਬੋਲਿਆ, "ਸਰ, ਗੱਲ ਤੁਹਾਡੇ ਤੀਕਰ ਹੀ ਰਹੇ। ਮੇਰੇ ਪੈਰ ਨੂੰ ਕੈਂਸਰ ਹੈ। ਕੋਈ ਡੇਢ ਸਾਲ ਪਹਿਲਾਂ ਚੋਟ ਲੱਗੀ ਸੀ। ਉਸ ਦਾ ਫੋੜਾ ਬਣ ਗਿਆ। ਖ਼ੂਨ ਰਸਦਾ ਰਿਹਾ। ਕਈ ਐਂਟੀ-ਬਾਇਓਟਿਕ ਖਾਧੇ, ਕੋਈ ਆਰਾਮ ਨਾ ਪਿਆ। ਕਈ ਹਸਪਤਾਲਾਂ ਵਿਚ ਇਲਾਜ਼ ਕਰਵਾਇਆ ਤੇ ਸ਼ਪੈਸ਼ਲਿਸਟਾਂ ਨੂੰ ਵਿਖਾਇਆ। ਉਹਨਾਂ ਸਭ ਨੇ ਕੈਂਸਰ ਦੱਸਿਆ ਹੈ। ਟੈਸਟ ਵੀ ਪੌਜੇਟਿਵ ਹਨ। ਮੇਰੇ ਪਿਤਾ ਜੀ ਨੂੰ ਵੀ ਪ੍ਰੋਸਟ੍ਰੇਟ ਦਾ ਕੈਂਸਰ ਸੀ। ਸ਼ਾਇਦ ਕੈਂਸਰ ਦਾ ਜ਼ੀਨ ਮੇਰੇ ਵਿਚ ਪਿਤਾ ਪੁਰਖੀਂ ਆਇਆ ਹੋਵੇ। ਮੇਰੇ ਕੋਲ ਸਭ ਰਿਪੋਰਟਾਂ ਹਨ। ਜੇ ਕਹੋ ਤਾਂ ਵਿਖਾਵਾਂ?"

ਉਸ ਦੇ ਮੂੰਹੋਂ ਕੈਂਸਰ ਦੀ ਗੱਲ ਸੁਣ ਕੇ ਮੈਨੂੰ ਧੱਕਾ ਲੱਗਿਆ ਤੇ ਸੋਨੂੰ ਦੀ ਹੋਣੀ ਤੇ ਦਇਆ ਆਈ। ਵਿਆਹ ਦਾ ਬੜਾ ਚਾਅ ਸੀ ਉਸ ਨੂੰ। "ਉਹ ਇੰਨੀ ਹੋਣਹਾਰ, ਤੇ ਪਤੀ ਮਿਲਿਆ ਕੈਂਸਰ ਦਾ ਮਰੀਜ਼! ਪਤਾ ਲੱਗਣ ਤੇ ਪਤੀ ਨਾਲੋਂ ਪਹਿਲਾਂ ਮਰ ਜਾਵੇਗੀ, ਐਨੀ ਸੰਵੇਦਨਸ਼ੀਲ ਹੈ ਉਹ।" ਮੈਂ ਸੋਚਿਆ।

"ਨਹੀਂ, ਟੈਸਟ ਬਾਦ ਵਿਚ ਵੇਖਾਂਗੇ। ਤੁਸੀਂ ਅਪਣੀ ਸਮੱਸਿਆ ਬਾਰੇ ਦੱਸੀ ਚਲੋ।" ਮੈਂ ਅਪਣੇ ਭਾਵਾਂ ਨੂੰ ਕੱਸ ਕੇ ਕਿਹਾ।

ਡੂੰਘੀ ਚਿੰਤਾ ਦਾ ਪ੍ਰਗਟਾਵਾ ਕਰਦੇ ਹੋਏ ਡਾਕਟਰ ਨੇ ਅੱਗੇ ਦੱਸਣਾ ਸ਼ੁਰੂ ਕੀਤਾ, "ਜਦੋਂ ਪਤਾ ਚੱਲਿਆ ਤਾਂ ਦਇਆ ਨੰਦ ਵਾਲਿਆਂ ਨੇ ਪਹਿਲਾਂ ਇਸ ਨੂੰ ਕਾਟਰਾਈਜ ਕੀਤਾ ਫਿਰ ਕੀਮੋਥਰੇਪੀ ਕੀਤੀ ਤੇ ਫਿਰ ਰੇਡੀਏਸ਼ਨ ਟਰੀਟਮੈਂਟ। ਪਰ ਕੋਈ ਫ਼ਰਕ ਨਾ ਪਿਆ। ਫਿਰ ਪੀ ਜੀ ਆਈ ਵਿਚ ਗਏ। ਉੱਥੇ ਮੁੜ ਪੂਰੇ ਟੈਸਟ ਹੋਕੇ ਇਲਾਜ਼ ਚਲਦਾ ਰਿਹਾ। ਥੋੜੇ ਬਹੁਤ ਮੋੜ ਤੋਂ ਬਾਦ ਹਾਲਤ ਪਹਿਲਾਂ ਨਾਲੋਂ ਵੀ ਖਰਾਬ ਹੋ ਗਈ ਤੇ ਸਾਰੇ ਪੈਰ ਤੇ ਸੋਜਿਸ਼ ਫੈਲ ਗਈ। ਹੁਣ ਤਾਂ ਚੌਵੀ ਘੰਟੇ ਚੀਸਾਂ ਪੈਂਦੀਆਂ ਰਹਿੰਦੀਆਂ ਹਨ। ਪੇਨ-ਕਿੱਲਰਜ਼ ਵੀ ਕੰਮ ਕਰਨੋ ਹੱਟ ਗਏ ਹਨ। ਰਾਤ ਨੂੰ ਨੀਂਦ ਨਹੀਂ ਪੈਂਦੀ। ਹੁਣ ਫਿਰ

ਦਇਆ ਨੰਦ ਵਿਖੇ ਵਿਖਾਇਆ ਸੀ। ਉਹਨਾਂ ਨੇ ਬੀਮਾਰੀ ਅੱਗੇ ਫੈਲ ਜਾਣ ਦੇ ਡਰ ਤੋਂ ਜਲਦੀ ਅੰਗੂਠਾ ਕੱਟਣ ਦੀ ਸਲਾਹ ਦਿਤੀ ਹੈ। ਦਰਦ ਕਾਰਨ ਮੈਂ ਆਪ ਇਸ ਨੂੰ ਕਟਵਾਉਣ ਲਈ ਕਾਹਲਾ ਹਾਂ। ਡਾਕਟਰ ਹੋਣ ਦੇ ਨਾਤੇ ਮੈਂ ਵੀ ਸਮਝਦਾ ਹਾਂ ਕਿ ਹੁਣ ਇਹੀ ਇਸ ਦਾ ਇਹੋ ਇੱਕ ਹੱਲ ਹੈ ਪਰ ਸ਼ਰੀਰ ਦੇ ਮੋਹ ਕਾਰਣ ਸੋਚਦਾ ਹਾਂ ਕਿ ਮੇਰਾ ਅੰਗੂਠਾਂ ਕਿਸੇ ਤਰਾਂ ਬਚ ਜਾਵੇ। ਕਿਸੇ ਨੇ ਸਲਾਹ ਦਿਤੀ ਐ ਕਿ ਹੋਮਿਓਪੈਥਿਕ ਇਲਾਜ਼ ਕਰਵਾ ਕੇ ਵੇਖ ਲਵਾਂ। ਸੋਨੂੰ ਤੁਹਾਡੀ ਬੜੀ ਤਾਰੀਫ਼ ਕਰਦੀ ਹੈ, ਇਸ ਲਈ ਇੱਥੇ ਲਿਆਈ ਹੈ। ਤੁਸੀਂ ਇਸ ਦਾ ਹੱਲ ਦਸੋ।"

"ਕੀ ਦਰਦ ਇਸ ਵੇਲੇ ਵੀ ਹੋ ਰਿਹਾ ਹੈ?" ਮੈਂ ਪੁੱਛਿਆ।

"ਹਾਂ ਜੀ। ਇਹ ਤਾਂ ਕਦੇ ਹਟਦਾ ਹੀ ਨਹੀ।" ਉਸ ਨੇ ਚੀਸ ਵੱਟ ਕੇ ਕਿਹਾ।

"ਕਦੇ ਵੀ ਨਹੀਂ?" ਮੈਂ ਫਿਰ ਪੁੱਛਿਆ।

"ਸਕੂਟਰ ਚਲਾ ਰਿਹਾ ਹੋਵਾਂ ਤਾਂ ਘੱਟ ਮਹਿਸੂਸ ਹੁੰਦਾ ਹੈ। ਬੱਸ ਪੈਰ ਹਿੱਲਦਾ ਜੁਲਦਾ ਰਹੇ ਤਾਂ ਦਰਦ ਘਟਿਆ ਰਹਿੰਦਾ ਹੈ। ਇਸ ਲਈ ਪੈਦਲ ਚਲਣ ਦੀ ਥਾਂ ਬਹੁਤਾ ਸਕੂਟਰ ਤੇ ਹੀ ਬਾਹਰ ਅੰਦਰ ਜਾਂਦਾ ਹਾਂ।" ਉਸ ਨੇ ਸੋਚ ਕੇ ਦੱਸਿਆ।

"ਦਰਦ ਹੈ ਕਿਸ ਤਰ੍ਹਾਂ ਦਾ?" ਮੈਂ ਸਵਾਲ ਕੀਤਾ।

"ਤਿੱਖਾ। ਜਿਵੇਂ ਕੋਈ ਜ਼ਹਿਰੀਲੀ ਕਿੱਲ ਅੰਦਰ ਖੁੱਭੀ ਹੋਵੇ। ਦਿਲ ਕਰਦਾ ਹੈ ਇਸ ਨੂੰ ਕਿਸੇ ਤਰ੍ਹਾਂ ਕੱਢ ਦੇਵਾਂ ਜਾਂ ਅੰਗੂਠਾ ਜੜੋਂ ਕੱਟ ਦੇਵਾਂ।" ਉਸ ਨੇ ਚੀਸ ਨੂੰ ਮਹਿਸੂਸ ਕਰਦੇ ਹੋਏ ਦੱਸਿਆ।

ਇਹ ਸੁਣ ਕੇ ਮੈਂ ਡਾਕਟਰ ਨੂੰ ਗਹੁ ਨਾਲ ਵੇਖਿਆ। ਉਹ ਪਤਲੇ ਸੁੱਕੇ ਸਰੀਰ ਵਾਲਾ ਤੀਹ-ਬੱਤੀ ਸਾਲਾਂ ਦਾ ਸਾਂਵਲੇ ਰੰਗ ਦਾ ਮਨੁੱਖ ਸੀ। ਸੁਭਾਅ ਦਾ ਥੋੜਾ ਰੁੱਖਾ ਲੱਗਦਾ ਸੀ। ਉਸ ਦੇ ਚੇਹਰੇ ਤੇ ਦੁੱਖ ਦੀਆਂ ਰੇਖ਼ਾਵਾਂ ਉੱਭਰੀਆਂ ਹੋਈਆਂ ਸਨ। ਬਿਮਾਰੀ ਤੇ ਪੀੜਾ ਦੇ ਬਾਵਜ਼ੂਦ ਉਸ ਨੂੰ ਆਪਣੀ ਡਾਕਟਰੀ ਲਾਈਨ ਵਿਚ ਲੋੜ ਨਾਲੋਂ ਵੱਧ ਵਿਸ਼ਵਾਸ ਸੀ ਇਸੇ ਲਈ ਥੋੜਾ ਅੱੜਬ ਲੱਗਦਾ ਸੀ।

ਉਸ ਨੂੰ ਉੱਥੇ ਛੱਡ ਮੈਂ ਚਾਹ ਪਤਾ ਕਰਨ ਦਾ ਬਹਾਨਾ ਲਾ ਕੇ ਅੰਦਰ ਚਲਾ ਗਿਆ। ਮੈਨੂੰ ਉਮੀਦ ਸੀ ਕਿ ਮਰੀਜ਼ ਤੇ ਮਰਜ਼ ਦੀਆਂ ਕੁਝ ਅਲਾਮਤਾਂ ਸੋਨੂੰ ਜਰੂਰ ਦੱਸ ਸਕੇਗੀ। ਮੈਂ ਉਸ ਕੋਲ ਜਾ ਕੇ ਸੁਭਾਵਿਕ ਲਹਿਜੇ ਨਾਲ ਪੁੱਛਿਆ,"ਸੋਨੂੰ ਹੋਰ ਗੱਲਾਂ ਛੱਡ। ਆਪਣੇ ਸ਼ੌਹਰ ਦੇ ਸੁਭਾਅ ਬਾਰੇ ਦੱਸ। ਖ਼ੁਸ਼ ਹੈਂ ਨਾ?"

"ਸਰ ਹਾਂ। ਪਰ ਜੋ ਸੋਚਿਆ ਸੀ ਉਹ ਨਹੀਂ। ਕੋਈ ਉੱਨੀ ਇੱਕੀ ਗੱਲ ਮੂੰਹੋਂ ਨਿਕਲ ਜਾਵੇ, ਖਹਿੜਾ ਨਹੀਂ ਛੱਡਦੇ। ਸਾਰਾ ਦਿਨ ਮੂੰਹ ਸੁਜਾ ਕੇ ਰਖਦੇ ਨੇ। ਬੜੀ ਮੁਸ਼ਕਿਲ ਨਾਲ ਇੱਥੇ ਤੀਕਰ ਲੈ ਕੇ ਆਈ ਹਾਂ।" ਉਸ ਨੇ ਮੰਦ ਆਵਾਜ਼ ਵਿਚ ਗੰਭੀਰਤਾ ਨਾਲ ਇਕ ਗਹਿਰਾ ਰਾਜ਼ ਸਾਂਝਾ ਕਰਨ ਵਾਂਗੂੰ ਦੱਸਿਆ।

"ਤੂੰ ਉਸ ਦੀ ਬੀਮਾਰੀ ਬਾਰੇ ਕੁਝ ਜਾਣਦੀ ਐਂ?" ਮੈਂ ਘੁਮਾ ਕੇ ਪੁੱਛਿਆ।

"ਸਾਰਾ ਦਿਨ ਕੁਰਾਹੁੰਦੇ ਰਹਿੰਦੇ ਨੇ, ਕੁਝ ਦੱਸਦੇ ਨਹੀਂ। ਪਰ ਇਹਨਾਂ ਨੂੰ ਰਾਤ ਨੂੰ ਪਸੀਨਾ ਬਹੁਤ ਆਉਂਦਾ ਐ।" ਉਸਨੇ ਨਵੀਂ ਗੱਲ ਦੱਸਦੇ ਕਿਹਾ।

"ਪਸੀਨੇ ਵਿਚ ਕੋਈ ਸਮੈੱਲ?" ਮੈਂ ਅੱਗੇ ਹੋਰ ਪੁਛਿੱਆ।

"ਬਹੁਤ ਜ਼ਿਆਦਾ। ਰਜਾਈ ਵਿਚ ਮੂੰਹ ਨਹੀਂ ਦੇ ਹੁੰਦਾ।" ਉਸ ਨੇ ਸੁੱਗਿਆ ਨਾਲ ਨੱਕ ਸੁੰਗੋੜ ਕੇ ਕਿਹਾ।

"ਕਿੱਦਾਂ ਦੀ ਬਦਬੂ?" ਮੈਂ ਆਉਂਦੀ ਸੂਚਨਾ ਨੂੰ ਬੋਚਣ ਦੀ ਤਿਆਰੀ ਨਾਲ ਸਵਾਲ ਕੀਤਾ।

"ਹੋਰ ਈ ਤਰ੍ਹਾਂ ਦੀ, ਬਾਥਰੂਮ ਵਰਗੀ। ਜਿੱਦਾਂ ਦੀ ਕਈ ਵਾਰ ਤਾਂਗੇ ਵਿਚ ਬੈਠੇ ਆਉਂਦੀ ਹੁੰਦੀ ਐ।" ਉਸ ਨੇ ਸੋਚ ਕੇ ਦੱਸਿਆ।

ਉਸ ਦੇ ਉੱਤਰ ਨੇ ਮੇਰੀ ਤਹਿਕੀਕਾਤ ਸਮਾਪਤ ਕਰ ਦਿਤੀ।"ਫਿਰ ਤਾਂ ਮੁਫ਼ਤ ਵਿਚ ਹੀ ਤਾਂਗੇ ਦੀ ਸਵਾਰੀ ਕਰ ਲੈਨੀ ਐਂ ਤੂੰ।" ਮੈਂ ਪੰਜਾਬੀ ਯੂਨੀਵਰਸਿਟੀ ਦੇ ਬੁੱਧੀਜੀਵੀਆਂ ਵਾਲੀ ਸਸਤੀ ਜਿਹੀ ਟਿੱਚਰ ਝਾੜ ਕੇ ਬਾਹਰ ਡਾਕਟਰ ਕੋਲ ਆ ਬੈਠਾ ਤੇ ਸੋਨੂੰ ਚਾਹ ਲੈ ਕੇ ਆ ਗਈ।

ਚਾਹ ਪਿਲਾ ਕੇ ਸੋਨੂੰ ਨੇ ਪੁੱਛਿਆ, "ਸਰ ਇਹਨਾਂ ਨੂੰ ਤਕਲੀਫ਼ ਕੀ ਹੈ?"

ਮੈਂ ਕਿਹਾ ਮੈਂ ਹੋਮਿਓਪੈਥ ਹਾਂ, ਤਕਲੀਫ਼ ਦੱਸਦਾ ਨਹੀਂ, ਸੁਣਦਾ ਹਾਂ ਤੇ ਡਾਇਆਗਨੋਜ਼ ਨਹੀਂ ਕਰਦਾ, ਠੀਕ ਕਰਦਾ ਹਾਂ। ਇਹਨਾਂ ਦਾ ਇਲਾਜ਼ ਸੰਭਵ ਹੈ, ਕਰਵਾਓਗੇ ਤਾਂ ਹੋ ਜਾਵੇਗਾ।" ਦੋਵੇ ਜੀਆਂ ਨੇ ਮੁਸਕਰਾ ਕੇ ਇਲਾਜ਼ ਕਰਵਾਉਣ ਦੀ ਹਾਮੀ ਭਰੀ।

ਮੈਂ ਦਵਾਈ ਲੱਭ ਲਈ ਸੀ। ਡਾਕਟਰ ਦੇ ਪੈਰ ਦੀਆਂ ਚੁੱਭਵੀਆਂ ਪੀੜਾਂ, ਚਿਹਰੇ ਤੇ ਦਰਦ ਦੀਆਂ ਲਕੀਰਾਂ, ਵਾਹਨ ਦੀ ਸਵਾਰੀ ਨਾਲ ਚੈਨ, ਰਾਤ ਨੂੰ ਪਸੀਨਾ, ਪਸੀਨੇ ਦੀ ਖ਼ਾਸ ਬਦਬੂ, ਸਾਂਵਲਾ ਸੁੱਕਾ ਸ਼ਰੀਰ, ਰੁੱਖਾ ਜਿੱਦੀ ਸੁਭਾਅ ਤੇ ਅੰਗੂਠੇ ਦੇ ਨਹੁੰ ਨਾਲ ਜੁੜੀ ਸੱਮਸਿਆਂ, ਕੁਝ ਅਜਿਹੀਆਂ ਅਲਾਮਤਾਂ ਸਨ ਜਿਨ੍ਹਾਂ ਨੂੰ ਦੇਖ ਕੇ ਕੋਈ ਨਵਸਿੱਖਿਆ ਹੋਮਿਓਪੈਥ ਵੀ ਉਸ ਦੀ ਦਵਾਈ ਦੱਸ ਸਕਦਾ ਸੀ। ਮੈਂ ਅੰਦਰ ਗਿਆ ਤੇ **ਨਾਈਟ੍ਰਿਕ ਐਸਿਡ** (Nitric Acid) ਨਾਮਕ ਦਵਾਈ ਦੀ 200 ਪੋਟੈਂਸੀ ਦੀ ਇਕ ਖ਼ੁਰਾਕ ਲਿਆ ਕੇ ਡਾਕਟਰ ਦੇ ਮੂੰਹ ਵਿਚ ਝਾੜ ਦਿਤੀ। ਕਈ ਪਾਠਕ ਦਵਾਈ ਦਾ ਨਾਂ ਸੁਣ ਕੇ ਹੀ ਚੌਂਕ ਗਏ ਹੋਣਗੇ ਪਰ ਅਜਿਹੀ ਕੋਈ ਗੱਲ ਨਹੀਂ ਹੈ। ਹੋਮਿਓਪੈਥੀ ਵਿਚ ਦਵਾਈਆਂ ਪੋਟੈਂਸੀ ਰੂਪ ਵਿਚ ਦਿੱਤੀਆਂ ਜਾਂਦੀਆਂ ਹਨ ਤੇ ਇਸ ਰੂਪ ਵਿਚ ਉਹਨਾਂ ਦੀਆਂ ਭੌਤਿਕ ਤੇ ਰਸਾਇਣਕ ਵਿਸੇਸ਼ਤਾਈਆਂ ਖਤਮ ਹੋ ਕੇ ਨਿਰੋਲ ਔਸ਼ਧਿਕ ਗੁਣ ਪੈਦਾ ਹੋ ਗਏ ਹੁੰਦੇ ਹਨ। ਡਾਕਟਰ ਨੂੰ ਅੰਗੂਠਾ ਚੋਟ ਤੋਂ ਬਚਾ ਕੇ ਰਖਣ ਲਈ ਤੇ ਇਕ ਹਫ਼ਤੇ ਬਾਦ ਆ ਕੇ ਵਿਖਾਉਣ ਲਈ ਕਿਹਾ। ਉਸ ਨੇ ਸੋਚਿਆ ਇਕ ਪੁੜੀ ਦੇ ਕੇ ਪ੍ਰੋਫੈਸਰ ਨੇ ਟਾਲ ਦਿਤਾ ਹੈ। ਉਸ ਨੂੰ ਪਹਿਲਾਂ ਹੀ ਹੋਮਿਓਪੈਥੀ ਵਿਚ ਬਹੁਤਾ ਵਿਸ਼ਵਾਸ ਨਹੀਂ ਸੀ। ਸੰਕੇ ਨਾਲ ਪੁੱਛਣ ਲੱਗਾ,"ਹੋਰ ਦਵਾਈ ਹਫ਼ਤੇ ਬਾਦ ਦਿਓਗੇ?" ਮੈਂ ਕਿਹਾ ਦਵਾਈ ਤਾਂ ਹੁਣ ਮਹੀਨੇ ਬਾਦ ਵੀ ਨਹੀਂ ਦਿਆਂਗਾ। ਸਿਰਫ਼ ਵਿਖਾਉਣ ਲਈ ਆਉਣਾ ਹੈ ਤੁਸੀਂ ਅਗਲੇ ਹਫ਼ਤੇ।" ਸੁਣ ਕੇ ਹੈਰਾਨ ਤੇ ਖ਼ਾਮੋਸ਼ ਮੁਦਰਾ ਵਿਚ ਦੋਵੇਂ ਜੀਅ ਵਿਦਾ ਹੋ ਗਏ।

ਅੱਠਾਂ ਦਿਨਾਂ ਬਾਦ ਡਾਕਟਰ ਇਕਲਾ ਆਇਆ। ਉਸ ਨੇ ਪੈਰ ਦਿਖਾਇਆ ਤੇ ਦੱਸਿਆ ਕਿ ਦਰਦ ਘੱਟ ਹੈ ਤੇ ਬਿਨਾਂ ਪੇਨ-ਕਿੱਲਰ ਲਏ ਨੀਂਦ ਆਉਣ ਲੱਗ ਪਈ ਹੈ। ਉਹ ਹੋਰ ਦਵਾਈ ਮੰਗਦਾ ਰਿਹਾ ਪਰ ਮੈਂ ਦਿੱਤੀ ਨਹੀਂ।

ਅਗਲੇ ਅੱਠਾਂ ਦਿਨਾਂ ਬਾਦ ਉਸ ਨੇ ਫੋਨ ਕਰ ਕੇ ਦੱਸਿਆ ਕਿ ਦਰਦ ਬਹੁਤ ਘੱਟ ਹੈ। ਸੋਜਾ ਵੀ ਮੋੜੇ ਤੇ ਹੈ। ਫਿਰ ਉਸ ਦਾ ਮਹੀਨਾ ਸਾਰਾ ਕੋਈ ਫੋਨ ਨਾ ਅਇਆ ਤੇ ਨਾ ਸੋਨੂੰ ਦਾ। ਮੈਂ ਸੋਚਿਆ ਡਾਕਟਰ ਦਾ ਮਨ ਨਹੀਂ ਖੜ੍ਹਿਆ ਹੋਣਾ। ਆਪ੍ਰੇਸ਼ਨ ਕਰਵਾ ਬੈਠਾ ਹੋਣਾ ਹੈ। ਇਸ ਲਈ ਮੈਂ ਵੀ ਕੋਈ ਫੋਨ ਨਾ ਕੀਤਾ।

ਇਕ ਦਿਨ ਸੋਨੂੰ ਅਚਾਨਕ ਡਿਪਾਰਟਮੈਂਟ ਆਈ। ਕਾਫੀ ਦੇਰ ਇਧਰ ਉੱਧਰ ਦੀਆਂ ਗੱਲਾਂ ਕਰਦੀ ਰਹੀ ਤੇ ਸ਼ੇਅਰ ਸੁਣਾਉਂਦੀ ਰਹੀ। ਮੈਂ ਹੈਰਾਨ ਸਾਂ ਕਿ ਆਪਣੇ ਬੀਮਾਰ ਪਤੀ ਦੀ ਕੋਈ ਖ਼ਬਰ ਕਿਉਂ ਨਹੀਂ ਦੇਂਦੀ। ਸੋਚਿਆ ਉਸ ਦੇ ਹੋਮਿਓਪੈਥੀ ਤੋਂ ਭਗੌੜਾ ਹੋਣ ਦੀ ਅਣਸੁਖਾਵੀ ਖ਼ਬਰ ਦੱਸਣ ਤੋਂ ਹਿੱਚਕਿਚਾ ਰਹੀ ਹੋਵੇਗੀ। ਅਖ਼ੀਰ ਮੈਂ ਪੁੱਛ ਹੀ ਲਿਆ,"ਸੋਨੂੰ ਤੇਰੇ ਸ਼ੋਹਰ ਦੇ ਪੈਰ ਦਾ ਕੀ ਹਾਲ ਐ?" ਉਹ ਸ਼ਰਮਿੰਦੀ ਜਿਹੀ ਹੋ

ਕੇ ਕਹਿਣ ਲੱਗੀ, “ਸੌਰੀ ਸਰ, ਮੈਂ ਤਾਂ ਦੱਸਣਾ ਹੀ ਭੁੱਲ ਗਈ ਸੀ। ਤੁਹਾਡੀ ਦਵਾਈ ਤੋਂ ਬਾਦ ਉਹਨਾਂ ਦਾ ਦਰਦ ਘਟਦਾ ਗਿਆ ਤੇ ਉਹਨਾਂ ਨੇ ਚੀਖਣਾ ਚਿਲਾਣਾ ਬੰਦ ਕਰ ਦਿਤਾ। ਮੈਂ ਵੀ ਪੁੱਛਣਾ ਬੰਦ ਕਰ ਦਿਤਾ। ਤੁਹਾਨੂੰ ਪਤਾ ਹੀ ਹੈ ਬਿਨਾ ਰੋਏ ਮਾਂ ਵੀ ਬੱਚੇ ਦੀ ਖ਼ਬਰ ਨਹੀਂ ਲੈਂਦੀ। ਫਿਰ ਇਕ ਦਿਨ ਸਵੇਰੇ ਸਵੇਰੇ ਬੈੱਡ ਤੇ ਬੈਠੇ ਇਉਂ ਹੀ ਮੈ ਉਹਨਾਂ ਦਾ ਪੈਰ ਆਪਣੇ ਵੱਲ ਖਿੱਚ ਕੇ ਅੰਗੂਠਾ ਵੇਖਣ ਲੱਗੀ। ਦਰਦ ਤਾਂ ਹੈ ਨਹੀਂ ਸੀ। ਉਹ ਆਪਣੇ ਅੰਗੂਠੇ ਤੇ ਚੜ੍ਹੇ ਕਾਲੇ ਜਿਹੇ ਮਾਸ ਨੂੰ ਆਪ ਹੀ ਨਹੁੰ ਨਾਲ ਖੁਰੇਦਣ ਲੱਗ ਪਏ। ਥੋੜੀ ਦੇਰ ਬਾਦ ਨਹੁੰ ਸਮੇਤ ਕਾਲੇ ਮਾਸ ਦੀ ਪੂਰੀ ਟੋਪੀ ਉਤਰ ਕੇ ਉਹਨਾਂ ਦੇ ਹੱਥ ਵਿਚ ਆ ਗਈ। ਅੰਦਰੋਂ ਬਿਨਾ ਨਹੁੰ ਲਾਲ ਸੂਹਾ ਅੰਗੂਠਾ ਨਿਕਲ ਆਇਆ। ਹੁਣ ਨਹੁੰ ਵੀ ਬਣ ਰਿਹਾ ਹੈ। ਹੈਰਾਨੀ ਦੀ ਗੱਲ ਐ ਹੁਣ ਉਹਨਾਂ ਨੂੰ ਰਾਤ ਨੂੰ ਪਸੀਨਾ ਵੀ ਨਹੀਂ ਆਉਂਦਾ!“ ਫਿਰ ਰੁਕ ਕੇ ਬੋਲੀ, "ਸਰ, ਥੋਡੇ ਕੋਲ ਆਰਟ ਹੈ। ਤੁਸੀਂ ਇਕ ਕਲਾਕਾਰ ਹੋ!"

ਮੈਨੂੰ ਉਸ ਦੀ ਹੋਣੀ ਬਦਲ ਜਾਣ ਦੀ ਬੇਹੱਦ ਖ਼ੁਸ਼ੀ ਹੋਈ। ਮੈਂ ਉਸ ਦੀ ਪ੍ਰਸੰਸਾਮਈ ਟਿਪਣੀ ਨੂੰ ਨਕਾਰਦੇ ਕਿਹਾ, "ਸੋਨੂੰ ਤੈਨੂੰ ਮੇਰੇ ਕਲਾਕਾਰ ਹੋਣ ਬਾਰੇ ਭਰਮ ਬੜਾ ਪੁਰਾਣਾ ਹੈ।" ਉਹ ਮੁਸਕੁਰਾਈ ਪਰ ਮੈਨੂੰ ਚੰਗੀ ਨਾ ਲੱਗੀ। ਅੰਦਰੋ ਮੈਂ ਮਹਿਸੂਸ ਕਰ ਰਿਹਾ ਸ਼ਾਂ ਕਿ ਉਸ ਨੇ ਇਸ ਖ਼ਬਰ ਨੂੰ ਐਨੀ ਅਨਗਹਿਲੀ ਨਾਲ ਦੱਸ ਕੇ ਹੋਮਿਓਪੈਥੀ ਤੇ ਹੋਮਿਓਪੈਥ ਦੋਹਾਂ ਦਾ ਅਪਮਾਨ ਕੀਤਾ ਹੈ। ਨਾ ਇਸ ਨੂੰ ਵਿਗਿਆਨ ਦੀ ਕਦਰ ਹੈ ਨਾ ਕਲਾ ਦੀ। ਮੈਨੂੰ ਲੱਗਾ ਜਿਵੇਂ ਉਸ ਫੇਅਰਵੈਲ ਪਾਰਟੀ ਵੇਲੇ ਦੀ ਸਿਰਕੱਢ ਸੋਨੂੰ ਹੁਣ ਫਿਰ ਬੌਣੀ ਜਿਹੀ ਬਣ ਕੇ ਨਾਸ਼ੁਕਰਿਆਂ ਦੀ ਉਸ ਭੀੜ ਵਿਚ ਗਵਾਚ ਗਈ ਹੋਵੇ ਜਿਸ ਨੂੰ ਆਪਣੇ ਸਵਾਰਥ ਤੋ ਅੱਗੇ ਕੁਝ ਦਿਖਾਈ ਨਾ ਦਿੰਦਾ ਹੋਵੇ। ਉਹ ਥੋੜਾ ਰੁਕ ਕੇ ਬੋਲੀ, "ਨਹੀਂ ਸਰ ਚੋਟ ਉਸ ਦੀ ਭਾਵੇਂ ਮਾਮੂਲੀ ਸੀ ਪਰ ਇਹ ਠੀਕ ਹੋਣ ਦਾ ਨਾਂ ਹੀ ਨਹੀਂ ਸੀ ਲੈਂਦੀ। ਤੁਸੀਂ ਇਸ ਨੂੰ ਇਕ ਪੁੜੀ ਨਾਲ ਠੀਕ ਕਰ ਦਿਤਾ, ਇਸ ਤੋਂ ਉੱਪਰ ਕਲਾਕਾਰੀ ਕੀ ਹੋਵੇਗੀ?

ਉਸ ਦਾ "ਮਾਮੂਲੀ" ਸ਼ਬਦ ਸੁਣ ਕੇ ਮੈਨੂੰ ਇਕ ਦਮ ਖਿਆਲ ਆਇਆ ਕਿ ਇਸ ਵਿਚਾਰੀ ਨੂੰ ਤਾਂ ਪਤਾ ਹੀ ਨਹੀਂ ਕਿ ਇਸ ਦੇ ਸ਼ੌਹਰ ਨੂੰ ਕਿਸ ਮਰਜ਼ ਨੇ ਘੇਰਿਆ ਹੋਇਆ ਸੀ ਤੇ ਉਸ ਨਾਲ ਕੀ ਵਾਪਰਣ ਵਾਲਾ ਸੀ। ਉਸ ਨੇ ਇਸ ਬਾਰੇ ਕਦੇ ਉਸ ਨੂੰ ਕੁਝ ਦੱਸਿਆ ਹੀ ਨਹੀਂ ਸੀ। ਉਹ ਕੀ ਜਾਣੇ ਹੋਮਿਓਪੈਥੀ ਨੇ ਕੀ ਵੱਡਾ ਮਾਅਰਕਾ ਮਾਰਿਆ ਸੀ। ਉਸ ਦੇ "ਭਰਮੇ ਭੂਲਾ ਦੂਖ ਘਣੋ" ਵਾਲੇ ਪਤੀ ਦੀ ਕੈਂਸਰ ਵਾਲੀ ਸਥਿੱਤੀ ਤਾਂ ਉਸ ਲਈ ਪੱਤ ਓਹਲੇ ਪਹਾੜ ਹੀ ਬਣੀ ਰਹੀ ਸੀ। ਮੈਨੂੰ ਉਹ ਅੰਗਰੇਜ਼ੀ ਕਹਾਣੀ ਵਾਲੇ ਉਸ ਯਾਤਰੀ ਮੁੰਡੇ ਵਾਂਗ ਲੱਗੀ ਜੋ ਜੰਗਲ ਵਿਚ ਸੁੱਤੇ ਪਿਆਂ ਮੌਤ ਦੀ ਬਲੀ ਚੜ੍ਹਨ ਲੱਗਾ ਸੀ ਪਰ ਉਸ ਨੂੰ ਇਸ ਦਾ ਕੋਈ ਚਿੱਤ ਚੇਤਾ ਹੀ ਨਹੀਂ ਸੀ। ਇਸ ਵਿਚਾਰ ਦੇ ਆਗਮਨ ਨੇ ਮੇਰੇ ਮਨ ਵਿਚੋਂ ਉਸ ਦਾ ਸਾਰਾ ਕਸੂਰ ਧੋ ਦਿਤਾ। ਉਹ ਮੈਨੂੰ ਫਿਰ ਤੋਂ ਕੰਵਲ ਦੇ ਫੁੱਲ ਵਾਂਗ ਨਿਰਮਲ ਲੱਗਣ ਲੱਗੀ।

ਮੇਰਾ ਦਿਲ ਕੀਤਾ ਕਿ ਉਸ ਨੂੰ ਸਭ ਕੁਝ ਦੱਸ ਦੇਵਾਂ ਪਰ ਉਸ ਦੇ ਸ਼ੋਹਰ ਨੂੰ ਦਿਤੇ ਬਚਨ ਤੇ ਅਪਣੇ ਧੰਦੇ ਦੀ ਨੈਤਿਕਤਾ ਦੇ ਬੰਧਨ ਕਾਰਣ ਇਹ ਰਾਜ਼ ਅੱਜ ਤੀਕਰ ਇਕ ਰਾਜ਼ ਹੀ ਹੈ।

ਇਥੇ ਮੈਂ ਇਸ ਇਲਾਜ਼ ਬਾਰੇ ਦੋ ਗੱਲਾਂ ਫਿਰ ਸਪਸ਼ਟ ਕਰ ਦੇਣੀਆਂ ਚਾਹੁੰਦਾ ਹਾਂ ਤਾਂ ਜੋ ਕੋਈ ਗਲਤ-ਫਹਿਮੀ ਨਾ ਹੋਵੇ। ਪਹਿਲੀ ਇਹ ਕਿ ਹੋਮਿਓਪੈਥੀ ਵਿਚ ਨਾਈਟ੍ਰਿਕ ਐਸਿਡ, ਸਲਫਿਊਰਿਕ ਐਸਿਡ ਜਾਂ ਫਾਸਫੋਰਿਕ ਐਸਿਡ ਕੋਈ ਡਰਾਵਣੀਆਂ ਚੀਜ਼ਾਂ ਨਹੀ ਹਨ। ਭਿਆਨਕ ਤੇਜ਼ਾਬ ਹੋ ਕੇ ਵੀ ਇਹ ਪੋਟੈਂਸੀ ਰੂਪ ਵਿਚ ਦੂਜੀਆਂ ਦਵਾਈਆਂ ਵਾਂਗ

ਹੀ ਹਾਨੀਰਹਿਤ ਢੰਗ ਨਾਲ ਕੰਮ ਕਰਦੇ ਹਨ ਤੇ ਰੋਗ ਦੀਆਂ ਨਿਸ਼ਾਨੀਆਂ ਅਨੁਸਾਰ ਇਲਾਜ਼ ਕਰਨ ਦੀ ਸਮਰੱਥਾ ਰੱਖਦੇ ਹਨ। ਦੂਜੀ ਗੱਲ ਇਹ ਕਿ ਇਸ ਕੇਸ ਵਿਚ ਨਾਈਟ੍ਰਿਕ ਐਸਿਡ ਦੀ ਖੁਰਾਕ ਕੈਂਸਰ ਦੀ ਦਵਾਈ ਸਮਝ ਕੇ ਨਹੀਂ ਸੀ ਦਿੱਤੀ ਗਈ ਸਗੋਂ ਮਰੀਜ਼ ਦੀਆਂ ਅਲਾਮਤਾਂ ਮੁਤਾਬਿਕ ਦਿੱਤੀ ਗਈ ਸੀ। ਜੇ ਉਸ ਦੇ ਕੈਂਸਰ ਨੇ ਉਸ ਵਿਚ ਕੁਝ ਹੋਰ ਵੱਖਰੀ ਕਿਸਮ ਦੀਆਂ ਅਲਾਮਤਾਂ ਪੈਦਾ ਕੀਤੀਆਂ ਹੁੰਦੀਆਂ ਤਾਂ ਦਵਾਈ ਵੀ ਵੱਖਰੀ ਹੀ ਹੋਣੀ ਸੀ। ਇਸ ਵਿਚ ਵੀ ਇਕ ਹੋਮਿਓਪੈਥਿਕ ਰਾਜ਼ ਛੁੱਪਿਆ ਹੋਇਆ ਹੈ। ਉਹ ਇਹ ਕਿ ਜਿੰਨਾ ਗਤੀਸ਼ੀਲ (dynamic) ਜੀਵਨ ਹੈ ਉੱਨੀ ਹੀ ਗਤੀਸ਼ੀਲ ਬੀਮਾਰੀ ਹੁੰਦੀ ਹੈ ਤੇ ਜਿੰਨੀ ਗਤੀਸ਼ੀਲ ਬੀਮਾਰੀ ਹੋਵੇ ਉੱਨੀ ਹੀ ਗਤੀਸ਼ੀਲ ਦਵਾਈ ਹੋਣੀ ਚਾਹੀਦੀ ਹੈ। ਜੇ ਇਹ ਸਮੀਕਰਣ ਨਾ ਹੋਵੇ ਤਾਂ ਨਾ ਸ਼ਰੀਰ ਨੂੰ ਬੀਮਾਰੀ ਲੱਗ ਸਕਦੀ ਹੈ ਤੇ ਨਾ ਬੀਮਾਰੀ ਨੂੰ ਦਵਾਈ।

ਜਿਤੁ ਜੰਮਹਿ ਰਾਜਾਨ

ਅਕਤੂਬਰ 2010 ਵਿਚ ਹੋਮਿਓਪੈਥਿਕ ਗ੍ਰੰਥ ***ਆਰਗੈਨਨ*** ਦੀ 200 ਵੀਂ ਵਰ੍ਹੇ-ਗੰਢ ਸੀ। ਇਸ ਉਪਲਕਸ਼ ਵਿਚ ਜਦੋਂ **ਪੰਜਾਬ ਟਾਈਮਜ਼** 'ਚ ਮੇਰਾ ਲੇਖ "ਹੱਥ ਦੀ ਸਫਾਈ" ਛਪਿਆ, ਤਾਂ ਮੈਨੂੰ ਸਾਰੇ ਉੱਤਰੀ ਅਮਰੀਕਾ ਚੋਂ ਬਹੁਤ ਸਾਰੇ ਸ਼ਲਾਘਾਮਈ ਅਤੇ ਦਰਿਆਫ਼ਤੀ ਸੁਨੇਹੇ ਆਏ। ਇਹਨਾਂ ਵਿਚੋਂ ਕਈ ਈ-ਮੇਲਾਂ ਵਿਚ ਬੀਬੀਆਂ ਨੇ ਪੁੱਛਿਆ ਸੀ ਕਿ ਕੀ ਹੋਮਿਓਪੈਥੀ ਵਿਚ ਬਾਂਝਪਣ ਦੀ ਵੀ ਕੋਈ ਦਵਾਈ ਹੈ। ਮੈਂ ਉਹਨਾਂ ਨੂੰ ਲਿਖਿਆ ਕਿ ਇਸ ਸਿਸਟਮ ਵਿਚ ਕਿਸੇ ਬਿਮਾਰੀ ਦੀ ਕੋਈ ਦਵਾਈ ਨਹੀਂ ਹੁੰਦੀ, ਕੇਵਲ ਬਿਮਾਰਾਂ ਦਾ ਇਲਾਜ਼ ਹੁੰਦਾ ਹੈ। ਕਈ ਬੀਬੀਆਂ ਨੇ ਫਿਰ ਪੁੱਛਿਆ ਕਿ ਉਹਨਾਂ ਨੂੰ ਇਸ ਘੁੰਡੀ ਦੀ ਸਮਝ ਨਹੀਂ ਪਈ ਕਿ ਬਿਮਾਰੀ ਦਾ ਇਲਾਜ਼ ਕੀਤੇ ਬਿਨਾਂ ਬੀਮਾਰ ਕਿਵੇਂ ਠੀਕ ਹੋ ਸਕਦਾ ਹੈ।

ਮੈਨੂੰ ਲੱਗਿਆ ਕਿ ਮੇਰਾ ਜਵਾਬ ਤਾਂ ਸਹੀ ਸੀ ਪਰ ਬੀਬੀਆਂ ਸ਼ਾਇਦ ਇਸ ਨੂੰ ਐਲੋਪੈਥਿਕ ਦ੍ਰਿਸ਼ਟੀਕੋਣ ਤੋਂ ਵੇਖ ਰਹੀਆਂ ਸਨ। ਹੋਮਿਓਪੈਥੀ ਦੇ ਨਵੀਨ ਤੇ ਵਿਸ਼ਾਲ ਜਗਤ ਨਾਲ ਜਾਣ-ਪਛਾਣ ਬਿਨਾਂ ਉਹਨਾਂ ਦਾ ਇਸ ਨੂੰ ਸਮਝਣਾ ਥੋੜਾ ਮੁਸ਼ਕਿਲ ਸੀ। ਦਰਅਸਲ ਇਸ ਵਿਡੰਬਨਾ ਪਿੱਛੇ ਹੋਮਿਓਪੈਥੀ ਦਾ ਉਹ ਭੇਦ ਛੁੱਪਿਆ ਹੋਇਆ ਹੈ ਜਿਸ ਨਾਲ ਇਸ ਪ੍ਰਣਾਲੀ ਦੀ ਇਕ ਨਵੇਕਲੀ ਜਾਦੂਮਈ ਪਹਿਚਾਣ ਹੈ। ਇਹ ਉਹ ਰਾਜ਼ ਹੈ ਜਿਸ ਦੀ ਸਮਝ ਤੋਂ ਬਿਨਾਂ ਲੱਖਾਂ ਬਿਮਾਰ ਗੁੰਝਲਦਾਰ ਸਿਹਤ ਸਮੱਸਿਆਵਾਂ ਨਾਲ ਵਿਲਕ ਰਹੇ ਹਨ ਅਤੇ ਹਜਾਰਾਂ ਹੋਮਿਓਪੈਥ ਅਸਫ਼ਲਤਾ ਦੀਆਂ ਘੁੰਮਣ-ਘੇਰੀਆਂ ਵਿਚ ਪਏ ਹੋਏ ਸਮਾਂ ਨਸ਼ਟ ਕਰ ਰਹੇ ਹਨ। ਇਹ ਨੁਕਤਾ ਮੈਂ ਹੇਠ ਲਿਖੀ ਇਕ ਸੱਚੀ ਘਟਨਾ ਰਾਹੀਂ ਸਪਸ਼ਟ ਕਰ ਰਿਹਾ ਹਾਂ ਜਿਸ ਵਿਚ ਕੇਵਲ ਪਾਤਰਾਂ ਦੇ ਨਾਂ, ਪਤੇ ਤੇ ਹਵਾਲੇ ਹੀ ਬਦਲੇ ਹੋਏ ਹਨ।

ਸੰਨ 2007-08 ਦਾ ਬਹੁਤਾ ਸਮਾਂ ਮੈਂ ਪਟਿਆਲੇ ਰਿਹਾ। 28 ਜਨਵਰੀ 2007 ਨੂੰ ਬਾਦ ਦੁਪਹਿਰ ਸੌਂ ਕੇ ਉਠਿਆ ਤਾਂ ਸੁਰਜੀਤ ਸਿੰਘ ਦਾ ਫੋਨ ਆਇਆ। ਕਹਿਣ ਲੱਗਾ, "ਪ੍ਰੋਫੈਸਰ ਸਾਹਿਬ ਮਰੀਜ਼ ਦਿਖਾਉਣਾ ਹੈ। ਤਬੀਅਤ ਜਿਆਦਾ ਢਿੱਲੀ ਹੋਣ ਕਾਰਣ ਲੈ ਕੇ ਨਹੀਂ ਆ ਸਕਦਾ। ਹੈ ਤਾਂ ਖੇਚਲ ਹੀ, ਜੇ ਇਥੇ ਆ ਕੇ ਦੇਖ ਜਾਓ? ਮੈਂ ਤੁਹਾਨੂੰ ਲੈ ਆਵਾਂਗਾ ਤੇ ਛੱਡ ਵੀ ਜਾਵਾਂਗਾ।" ਮੈਂ ਉੱਤਰ ਦਿਤਾ, "ਸੁਰਜੀਤ ਐਸੀ ਕੋਈ ਗੱਲ ਨਹੀਂ। ਮੈਂ ਪੰਜ ਵਜੇ ਨਾਲ ਆਪ ਹੀ ਆ ਕੇ ਤੇਰਾ ਮਰੀਜ਼ ਦੇਖ ਜਾਵਾਂਗਾ।" ਉਸ ਨੇ ਧੰਨਵਾਦ ਕਰ ਕੇ ਫੋਨ ਰੱਖ ਦਿਤਾ।

ਸੁਰਜੀਤ ਸਿੰਘ ਮੇਰਾ ਪੁਰਾਣਾ ਮਰੀਜ਼ ਸੀ। ਉਹ ਅਰਬਨ ਅਸਟੇਟ ਲਾਗਲੇ ਇਕ ਪਿੰਡ ਦਾ ਵਸਨੀਕ ਸੀ ਤੇ ਤਿੰਨ ਵਾਰ ਪਿੰਡ ਦਾ ਸਰਪੰਚ ਰਹਿ ਚੁੱਕਾ ਸੀ। ਦੋ ਸਾਲ ਪਹਿਲਾਂ ਬੱਲਡ ਪ੍ਰੈਸ਼ਰ ਦੇ ਇਲਾਜ਼ ਲਈ ਮੇਰੇ ਇਕ ਦੋਸਤ ਦੀ ਮਾਰਫ਼ਤ ਮੇਰੇ ਕੋਲ ਆਇਆ ਸੀ ਤੇ ਆਪਣੇ ਇਲਾਜ਼ ਤੋਂ ਬਾਦ ਆਪਣੀ ਘਰ ਵਾਲੀ ਕੁਲਵੰਤ ਨੂੰ ਵੀ ਦਵਾਈ ਦਿਵਾਉਣ ਲਈ ਲਿਆਉਂਦਾ ਰਹਿੰਦਾ ਸੀ। ਪਿੰਡ ਤੋਂ ਬਾਹਰ ਉਸ ਨੇ ਨਵੀਂ ਕੋਠੀ ਪਾਈ ਹੋਈ ਸੀ ਤੇ ਮੈਨੂੰ ਵੀ ਲੰਘਦੇ ਵੜਦੇ ਆਪਣਾ ਘਰ ਵੇਖਣ ਦਾ ਕਈ ਵਾਰ ਸੱਦਾ ਦੇ ਚੁੱਕਾ ਸੀ। ਉਸ ਸ਼ਾਮ ਮੈਂ ਤੇ ਮੇਰੀ ਪਤਨੀ ਨੇ ਪਹਿਲਾਂ ਹੀ ਆਪਣੇ ਪਿੰਡ ਜਾਣ ਦਾ ਪ੍ਰੋਗਰਾਮ ਬਣਾਇਆ ਹੋਇਆ ਸੀ। ਇਕ ਕੰਮ ਦੋ ਕਾਜ ਦੇ ਇਰਾਦੇ ਨਾਲ ਅਸੀਂ ਜਾਂਦੇ ਜਾਂਦੇ ਰਸਤੇ ਵਿਚ ਉਸ ਦਾ ਕੰਮ ਨਬੇੜਣ ਦੀ ਵੀ ਸਲਾਹ ਬਣਾ ਲਈ।

ਹਰੀਆਂ ਕਣਕਾਂ ਦੇ ਖੇਤਾਂ ਨਾਲ ਘਿਰਿਆ ਸੰਗਮਰਮਰ ਨਾਲ ਜੜਿਆ ਕੋਠੀ-ਨੁਮਾ ਨਵਾਂ ਘਰ ਸੀ ਉਸ ਦਾ। ਸਾਹਮਣੇ ਖੁਲ੍ਹੇ ਲਾਅਨ ਵਿਚ ਹਰੇ ਘਾਹ ਤੇ ਗੁਲਾਬ ਦੇ ਬੂਟੇ ਸੁੰਦਰ ਰੰਗ ਬੰਨ ਰਹੇ ਸਨ। ਗੇਟ ਉੱਤੇ ਬੰਨੇ ਕੁੱਤੇ ਦੀ ਭੌਂਕ ਸੁਣ ਕੇ ਸੁਰਜੀਤ ਬਾਹਰ ਆਇਆ ਤੇ ਆਓ-ਭਗਤ ਕਰਕੇ ਸਾਨੂੰ ਅੰਦਰ ਲੈ ਗਿਆ। ਡਰਾਇੰਗ ਰੂਮ ਵਿਚ ਕਈ ਜਣੇ ਖ਼ਾਮੋਸ਼ੀ ਨਾਲ ਬੈਠੇ ਸਨ ਜਿਨ੍ਹਾਂ ਵਿਚ ਔਰਤਾਂ ਵਧੀਕ ਸਨ। ਇੱਕਤ੍ਰਿਤ ਵਿਅਕਤੀਆਂ ਦੀ ਦਿੱਖ ਤੋਂ ਲੱਗ ਰਿਹਾ ਸੀ ਕਿ ਉਹ ਉਸ ਦੇ ਪਿੰਡ ਚੋਂ ਹੀ ਸਨ ਜੋ ਉਸ ਦੇ "ਬੀਮਾਰ" ਦੀ ਖ਼ਬਰ-ਸਾਰ ਲੈਣ ਲਈ ਆਏ ਹੋਏ ਸਨ। ਸੁਰਜੀਤ ਉਹਨਾਂ ਕੋਲੋਂ ਦੀ ਲੰਘਾ ਕੇ ਸਾਨੂੰ ਇਕ ਅੰਦਰਲੇ ਕਮਰੇ ਵਿਚ ਲੈ ਗਿਆ ਜੋ ਰੰਗ ਰੋਗਨ ਦੀ ਹਲਕੀ ਜਿਹੀ ਵਾਸ਼ਨਾ ਕਾਰਨ ਨਵਾਂ ਨਵਾਂ ਲੱਗ ਰਿਹਾ ਸੀ। ਬੈਠਣ ਦਾ ਇਸ਼ਾਰਾ ਕਰਕੇ ਕਹਿਣ ਲੱਗਿਆ, "ਤੁਸੀਂ ਬੈਠੋ ਮੈਂ ਕੁਲਵੰਤ ਨੂੰ ਭੇਜਦਾ ਹਾਂ।" ਉਸ ਦੇ ਜਾਣ ਤੋਂ ਬਾਦ ਮੈਂ ਆਪਣੀ ਪਤਨੀ ਨੂੰ ਕਿਹਾ, "ਮੈਨੂੰ ਤਾਂ ਇਸ ਦੇ ਮਰੀਜ਼ ਦੀ ਹਾਲਤ ਕਾਫੀ ਢਿੱਲੀ ਲੱਗਦੀ ਹੈ।" ਉਸ ਨੇ ਕਿਹਾ,"ਬੈਠੇ ਲੋਕਾਂ ਨੂੰ ਦੇਖ ਕੇ ਤਾਂ ਇੱਦਾਂ ਈ ਲੱਗਦਾ ਐ।"

ਸਾਡੇ ਗੱਲਾਂ ਕਰਦੇ ਸੁਰਜੀਤ ਦੀ ਘਰ ਵਾਲੀ ਆ ਗਈ। ਉਹ ਸਤਿ ਸ੍ਰੀ ਅਕਾਲ ਬੁਲਾ ਕੇ ਆਪਣੀ ਧੀ ਨੂੰ ਦੁੱਧ ਗਰਮ ਕਰ ਕੇ ਲਿਆਉਣ ਲਈ ਕਹਿਣ ਲੱਗੀ। ਮੈਂ ਉਸ ਨੂੰ ਰੋਕਦੇ ਹੋਏ ਪੁੱਛਿਆ ਕਿ ਮਰੀਜ਼ ਕੌਣ ਹੈ। ਥੋੜਾ ਚੁੱਪ ਰਹਿਣ ਤੋਂ ਬਾਦ ਬੋਲੀ, "ਗੁਰਜੰਟ ਦੀ ਵਹੁਟੀ ਹਰਦੀਪ ਐ ਜੀ।" "ਕੀ ਹੋਇਆ ਐ?" ਮੈਂ ਉੱਤਸੁਕਤਾ ਨਾਲ ਜਾਣਨਾ ਚਾਹਿਆ। "ਪ੍ਰੋਫੈਸਰ ਸਾਹਿਬ, ਕੀ ਦੱਸੀਏ? ਵੇਲ ਨੂੰ ਫਲ ਪੈਂਦਾ ਹੈ ਪਰ ਪੂਰ ਨਹੀਂ ਚੜ੍ਹਦਾ। ਬੱਸ ਪੰਜਵਾਂ ਮਹੀਨਾ ਨਹੀਂ ਟੱਪਦਾ। ਪਿਛਲੇ ਛੇਆਂ ਸਾਲਾਂ ਵਿਚ ਚੌਥੀ ਵਾਰ ਢਿੱਲੀ ਹੋ ਚੁੱਕੀ ਐ। ਸਿਹਤ ਚੰਗੀ ਭਲੀ ਹੈ। ਇਲਾਜ਼ ਵਿਚ ਕੋਈ ਕਸਰ ਨਹੀਂ ਛੱਡੀ। ਪਹਿਲਾਂ ਰਾਜਿੰਦਰਾ ਦਿਖਾਉਂਦੇ ਰਹੇ ਸਾਂ। ਇਸ ਵਾਰ ਪੀ ਜੀ ਆਈ ਦਾਖ਼ਲ ਕਰਾਇਆ ਸੀ। ਉੱਥੇ ਡਾਕਟਰਾਂ ਨੇ ਸਭ ਟੈਸਟ ਕਰ ਕੇ ਤਿੰਨ ਮਹੀਨੇ ਬੈੱਡ ਤੇ ਲੰਮੀ ਪਾ ਕੇ ਰੱਖਿਆ। ਪਰ ਸਮਾਂ ਆਉਣ ਤੇ ਫਿਰ ਓਹੀ ਭਾਣਾ ਵਰਤ ਗਿਆ। ਇਕੋ ਇਕ ਲੜਕਾ ਹੈ ਸਾਡਾ। ਸਭ ਆਸਾਂ ਮੁਰਾਦਾਂ ਇਨ੍ਹਾਂ ਤੋਂ ਹੀ ਹਨ। ਪਤਾ ਨਹੀਂ ਕੁਦਰਤ ਦੀ ਕੀ ਕਰੋਪੀ ਹੈ ਸਾਨੂੰ ਸੰਤਾਨ ਸੁਖ ਨਸੀਬ ਨਹੀਂ ਹੁੰਦਾ। ਉਲਾਦ ਦਾ ਮੂੰਹ ਵੇਖਣ ਨੂੰ ਤਰਸ ਰਹੇ ਹਾਂ।" ਉਸ ਨੇ ਉਦਾਸ ਲਹਿਜ਼ੇ ਵਿਚ ਸਾਰਾ ਕੁਝ ਇਕੋ ਸਾਹੇ ਸਮਝਾ ਦਿਤਾ।

ਮੈਂ ਉਸ ਨੂੰ ਕਿਹਾ, "ਹਰਦੀਪ ਨੂੰ ਬੁਲਾਓ।" ਕਹਿਣ ਲੱਗੀ, "ਜੀ, ਉਹ ਉੱਠ ਨਹੀਂ ਸਕਦੀ। ਅੱਜ ਦੁੱਪਹਿਰੇ ਹੀ ਪੀ ਜੀ ਆਈ ਚੋਂ ਛੁੱਟੀ ਕਰਵਾ ਕੇ ਲਿਆਏ ਆਂ। ਜਦੋਂ ਦੀ ਆਈ ਐ ਓਦੋਂ ਤੋਂ ਈ ਰੋਈ ਜਾ ਰਹੀ ਐ। ਦਵਾਈਆਂ ਨੇ ਅੱਡ ਉਸ ਦੀ ਮੱਤ ਮਾਰੀ ਹੋਈ ਐ। ਹੁਣ ਸੌਂ ਨਾ ਗਈ ਹੋਵੇ। ਠਹਿਰੋ, ਮੈਂ ਵੇਖਦੀ ਆਂ।" ਇੰਨਾ ਕਹਿ ਕੇ ਉਹ ਅੰਦਰ ਚਲੀ ਗਈ।

ਉਸ ਦੇ ਜਾਣ ਪਿੱਛੋਂ ਹਮਦਰਦੀ ਜਾਹਰ ਕਰਦਿਆਂ ਮੈਂ ਆਪਣੀ ਪਤਨੀ ਨੂੰ ਕਿਹਾ, "ਦੇਖ, ਵਿਚਾਰੀ ਦੀ ਮੰਮਤਾ ਕਿਵੇਂ ਤੱੜਫ ਰਹੀ ਹੈ!" ਉਹ ਮੈਨੂੰ ਉਲਟਾ ਬੋਲੀ, "ਰਹਿਣ ਦਿਓ ਜੀ, ਤੁਸੀਂ ਨੀ ਜਾਣਦੇ ਇਸ ਤਰ੍ਹਾਂ ਦੀਆਂ ਨੂੰ। ਵਹੁਟੀ ਦੇ ਟੈਸਟ ਕਰਵਾਉਂਦੀ ਰਹੀ ਹੋਣੀ ਐ। ਪਹਿਲਾਂ ਕੁੜੀਆਂ ਕਢਵਾਉਂਦੀ ਰਹੀ, ਹੁਣ ਨੁਕਸ ਪੈ ਗਿਆ ਤਾਂ ਰੋਂਦੀ ਐ। ਇਹ ਬੱਚੇ ਨੂੰ ਨਹੀਂ ਮੁੰਡੇ ਨੂੰ ਰੋਂਦੀ ਐ।" ਮੈਂ ਆਪਣੀ ਪਤਨੀ ਦੇ ਵਿਚਾਰਾਂ ਨਾਲ ਬਦੋ-ਬਦੀ ਸਹਿਮਤ ਜਿਹਾ ਹੋ ਕੇ ਬੋਲਿਆ। "ਹੋ ਸਕਦਾ ਹੈ ਤੇਰੀ ਗੱਲ ਠੀਕ ਹੀ ਹੋਵੇ।" ਉਹ ਦਲੀਲ ਨਾਲ ਬੋਲੀ, "ਠੀਕ ਹੀ ਹੋਵੇ ਨਹੀਂ, ਠੀਕ ਹੀ ਹੈ ਜੀ। ਸਭ ਇਵੇਂ ਕਰਦੀਆਂ ਨੇ। ਤੁਸੀਂ ਆਪਣੇ ਪਿੰਡ ਵਿਚ ਹੀ ਦੇਖ ਲਓ। ਗਲੀ ਵਿਚ ਪੰਜ ਵਿਆਹੀਆਂ ਵਰੀਆਂ ਕੁੜੀਆਂ ਹਨ। ਸਭ ਦੇ ਦੋ ਦੋ ਮੁੰਡੇ ਹਨ। ਕੁੜੀ ਇਕ ਦੇ ਵੀ ਨਹੀਂ। ਕਿੱਥੇ ਗਈਆਂ

ਕੁੜੀਆਂ? ਆਹ ਦੀਵਾਲੀ ਨੂੰ ਪ੍ਰੀਤ ਭੈਣ ਜੀ ਦੋ ਮਹੀਨੇ ਹਸਪਤਾਲ ਵਿਚ ਦਾਖਲ ਰਹੀ। ਪਿਛੋਂ ਆ ਕੇ ਤੁਹਾਡੀ ਦਵਾਈ ਨਾਲ ਠੀਕ ਹੋਈ। ਕੀ ਤੁਸੀਂ ਸਮਝਦੇ ਹੋ ਕਿ ਉਹ ਕਿਸੇ ਬੀਮਾਰੀ ਕਾਰਨ ਹਸਪਤਾਲ ਵਿਚ ਸੀ? ਉਸ ਦਾ ਅਬਾਰਸ਼ਨ ਦਾ ਕੇਸ ਖਰਾਬ ਹੋ ਗਿਆ ਸੀ। ਉੱਤੋਂ ਅਮ੍ਰਿਤ ਛੱਕ ਕੇ ਗਾਤਰਾ ਪਾਇਆ ਹੋਇਆ ਹੈ ਅੰਦਰੋਂ ਤਿੰਨ ਕੁੜੀਆਂ ਕਢਵਾ ਚੁੱਕੀ ਐ। ਤੁਸੀਂ ਬਾਹਰ ਨਿਕਲ ਕੇ ਨਹੀਂ ਦੇਖਦੇ ਜੀ। ਨਿਘਾਰ ਆਇਆ ਹੋਇਆ ਐ। ਕੁੜੀਆਂ ਦਾ ਤਾਂ ਕਾਲ ਪੈ ਗਿਆ ਹੈ। ਇੱਕਲੇ ਆਪਣੇ ਪਿੰਡ ਵਿਚ ਪਿਛਲੇ ਦੋ ਸਾਲਾਂ ਵਿਚ ਤਿੰਨ ਮੁੱਲ ਦੀਆਂ ਬੰਗਲਾ-ਦੇਸਣਾਂ ਆ ਗਈਆਂ ਨੇ!"

ਆਪਣੀ ਪਤਨੀ ਦੀ ਦਲੀਲ ਸੁਣਦਿਆਂ ਮੈਂ ਹੈਰਾਨ ਹੋ ਰਿਹਾ ਸਾਂ ਕਿ ਸਾਡੇ ਸਮਾਜ ਵਿਚ ਇਹ ਕਿਹੋ ਜਿਹਾ ਖ਼ਾਮੋਸ਼ ਕਤਲੋ-ਗਾਰਦ ਚਲ ਰਿਹਾ ਹੈ ਜਿਸ ਵਿਚ ਮਾਂ-ਪਿਓ, ਨਰਸਾਂ, ਡਾਕਟਰ, ਪੁਲਿਸ, ਕਚਹਿਰੀ, ਸਰਕਾਰ, ਦਰਬਾਰ, ਤਖਤ ਤੇ ਸਮਾਜ, ਸਭ ਦੀ ਸਾਂਝੀ ਮਿਲੀ-ਭੁਗਤ ਹੈ। ਦਿੱਲੀ ਦੰਗੇ ਉਕਸਾਉਣ ਵਾਲਿਆਂ ਲਈ ਤਾਂ ਸਾਰਾ ਪੰਥ ਫਾਂਸੀ ਦੀ ਸਜ਼ਾ ਲਈ ਤਰਲੋ-ਮੱਛੀ ਹੋ ਰਿਹਾ ਹੈ ਪਰ ਨਿਰਦੋਸ਼ ਧੀਆਂ ਦੇ ਘਰੋ ਘਰੀ ਕੁੱਖ-ਕਾਤਲਾਂ ਬਾਰੇ ਸਭ ਨੇ ਇਕ ਚੁੱਪ ਧਾਰ ਰੱਖੀ ਹੈ। ਹੋਰ ਤਾਂ ਹੋਰ ਬੁਧੀਜੀਵੀ ਤੇ ਲੇਖਕ ਵੀ ਇਸ ਬਾਰੇ ਆਪਣੀ ਭੂਮਿਕਾ ਤੋਂ ਭੱਜ ਰਹੇ ਹਨ। ਆਪਣੀ ਵਾਹ ਵਾਹ ਲਈ ਗਲਪ ਕਵਿਤਾਵਾਂ ਲਿਖ ਰਹੇ ਹਨ, ਰਾਜਨੀਤੀ ਖੇਡ ਰਹੇ ਹਨ ਤੇ ਪੁਰਸਕਾਰ ਬਟੋਰ ਰਹੇ ਹਨ, ਪਰ ਸਮਾਜ ਵਲ ਕੋਈ ਧਿਆਨ ਨਹੀਂ ਦੇ ਰਿਹਾ। ਮੈਨੂੰ ਯਾਦ ਆਇਆ ਕਿਵੇਂ ਔਰਤਾਂ ਤੇ ਬੱਚਿਆਂ ਬਾਰੇ ਲਿਖਣ ਵਾਲੀ ਪਟਿਆਲੇ ਦੀ ਪ੍ਰੱਸਿਧ ਡਾ: ਹਰਸ਼ਿੰਦਰ ਕੌਰ ਵੀ ਯੂ ਐਨ ਫੋਰਮ ਤੇ ਜਾ ਕੇ ਕਹਿ ਆਈ ਸੀ ਕਿ ਪੰਜਾਬ ਕੁੜੀਮਾਰਾਂ ਦਾ ਸੂਬਾ ਨਹੀਂ ਹੈ ਤੇ ਕਿਵੇਂ ਜਦੋਂ ਮੈਂ ਉਸ ਦੇ ਹਸਪਤਾਲ ਜਾ ਕੇ ਉਸ ਦੀ ਗਲਤ ਬਿਆਨੀ ਨੂੰ ਵੰਗਾਰਿਆ ਸੀ, ਉਹ ਆਪਣੇ ਕਹੇ ਤੋਂ ਬਦਲ ਗਈ ਸੀ। ਇਹ ਸਭ ਸੋਚ ਵੀਚਾਰ ਕੇ ਮੈਂ ਸਿੱਟਾ ਕੱਢਿਆ ਕਿ ਇਸ ਸਮਾਜ਼ ਵਿਚ ਸਾਰਾ ਕੁਝ ਤਾਂ ਕਦੇ ਵੀ ਠੀਕ ਨਹੀਂ ਸੀ ਪਰ ਅਜੋਕੇ ਦੌਰ ਵਿਚ ਤਾਂ ਇਨਸਾਨੀਅਤ ਤੋਂ ਵੀ ਪੱਲਾ ਉਠ ਗਿਆ ਹੈ। ਮੇਰੇ ਵਿਚਾਰਾਂ ਨੇ ਮੈਨੂੰ ਇਸ ਪ੍ਰਸ਼ਨ ਅੱਗੇ ਲਿਆ ਖੜਾ ਕਰ ਦਿਤਾ ਕਿ ਕੀ ਪੰਜਾਬ ਦੀ ਜਨਨੀ ਹੁਣ ਕੇਵਲ "ਰਾਜਾਨ" ਨੂੰ ਹੀ ਜਨਮ ਦਿਆ ਕਰੇਗੀ ਤੇ ਕੀ "ਰਾਣੀਆਂ" ਦਾ ਜਨਮ ਹੁਣ ਕੇਵਲ ਬੰਗਲਾ ਦੇਸ਼ ਵਿਚ ਹੀ ਹੋਇਆ ਕਰੇਗਾ?"

ਮੈਂ ਸੋਚ ਦੀਆਂ ਤਾਣੀਆਂ ਸੁਲਝਾ ਹੀ ਰਿਹਾ ਸਾਂ ਕਿ ਸੁਰਜੀਤ ਦੀ ਧੀ ਰਾਣੀ ਦੁੱਧ ਦੇ ਗਿਲਾਸ ਲੈ ਕੇ ਆ ਗਈ। ਦੁੱਧ ਪੀ ਕੇ ਅਸੀਂ ਕੁਲਵੰਤ ਨਾਲ ਹਰਦੀਪ ਦੇ ਕਮਰੇ ਵਿਚ ਚਲੇ ਗਏ। ਮਰੀਜ਼ ਦੇ ਕਮਰੇ ਵਿਚ ਨਾਮ ਮਾਤਰ ਹੀ ਚਾਨਣ ਸੀ। ਜ਼ੀਰੋ ਵਾਟ ਦੇ ਲਾਟੂ ਦੀ ਮੱਧਮ ਰੋਸ਼ਨੀ ਵਿਚ ਉਹ ਰਜ਼ਾਈ ਲਪੇਟੀ ਚੁਪ ਚਾਪ ਪਈ ਸੀ। ਉਸ ਦੀ ਸੱਸ ਨੇ ਉਸ ਨੂੰ ਸਾਡੇ ਆਉਣ ਦੀ ਖ਼ਬਰ ਦਿਤੀ ਤਾਂ ਉਸ ਨੇ ਰਜ਼ਾਈ ਚੋਂ ਮੂੰਹ ਨੰਗਾ ਕਰ ਕੇ ਸਾਨੂੰ ਸਤਿ ਸ੍ਰੀ ਅਕਾਲ ਬੁਲਾਈ। ਸਤਾਈ ਅਠਾਈ ਸਾਲ ਦੀ ਸੁੰਦਰ ਜਵਾਨ ਲੜਕੀ ਸੀ ਉਹ ਜਿਸ ਦੇ ਚਿਹਰੇ ਤੇ ਗਹਿਰੀ ਚਿੰਤਾ ਤੇ ਉਦਾਸੀ ਦਾ ਪਰਗਟਾਵਾ ਸੀ। ਉਸ ਦੀ ਸੱਸ ਨੇ ਉਸ ਨੂੰ ਬੈਠੀ ਹੋਣ ਲਈ ਕਿਹਾ ਜਿਸ ਦੇ ਜਵਾਬ ਵਿਚ ਉਹ ਝਿੜਕ ਕੇ ਬੋਲੀ, "ਮੰਮਾ ਮੈਂ ਬਹਾਨੇ ਲਾਏ ਹੋਏ ਨੇ?" ਉਸ ਦਾ ਤੱਲਖ ਜਵਾਬ ਸੁਣ ਕੇ ਕੁਲਵੰਤ ਕਮਰੇ ਚੋਂ ਬਾਹਰ ਚਲੀ ਗਈ।

ਗੱਲ ਸ਼ੁਰੂ ਕਰਦਿਆਂ ਮੈਂ ਉਸ ਨੂੰ ਕਿਹਾ ਕਿ ਉਸ ਦੀ ਤਕਲੀਫ਼ ਬਾਰੇ ਕੁਝ ਕੁ ਤਾਂ ਮੈਂ ਉਸ ਦੀ ਸੱਸ ਕੋਲੋ ਸੁਣ ਆਇਆ ਹਾਂ। ਬਾਕੀ ਉਹ ਆਪ ਵਿਸਥਾਰ ਨਾਲ ਦੱਸੇ। "ਬੱਸ ਜੀ ਉਹੀ ਕੁੱਛ ਹੈ।" ਉਸ ਨੇ ਗੱਲ ਦਬਾਉਂਦੇ ਹੋਏ ਕਿਹਾ। ਮੈਂ ਹਾਲੇ ਕੁਝ ਹੋਰ ਪੁੱਛਣ ਹੀ ਲੱਗਾ ਸਾਂ ਕਿ ਉਸ ਦਾ ਗਲਾ ਭਰ ਆਇਆ। ਮੇਰੇ ਕੁਝ ਕਹਿਣ ਤੋਂ ਪਹਿਲਾਂ

ਉਸ ਨੇ ਮੂੰਹ ਫਿਰ ਰਜਾਈ ਨਾਲ ਢੱਕ ਲਿਆ ਤੇ ਸਿਸਕਣ ਲੱਗੀ। "ਤੇਰਾ ਕੀ ਦੁਖਦਾ ਹੈ, ਹਰਦੀਪ?" ਮੈਂ ਉਸ ਨੂੰ ਸੁਣਾ ਕੇ ਕਿਹਾ। "ਅੰਕਲ ਜੀ ਮੈਂ ਮੁੜ ਉੱਥੇ ਨਹੀਂ ਜਾਣਾ ਚਾਹੁੰਦੀ। ਮੈਂ ਬਹੁਤ ਹਾਰ ਗਈ ਹਾਂ।" ਉਸ ਨੇ ਰੋ ਕੇ ਕਿਹਾ। ਮੈਂ ਸਮਝ ਗਿਆ ਕਿ ਲੜਕੀ ਨੂੰ ਬਾਰ ਬਾਰ ਕੁੱਖ ਖਾਲੀ ਹੋਣ ਦਾ ਡੂੰਘਾ ਗ਼ਮ ਹੈ ਤੇ ਇਹ ਦੁਬਾਰਾ ਹਸਪਤਾਲ ਵਿਚ ਦੁਰਦਸ਼ਾ ਨਹੀਂ ਕਰਵਾਉਣਾ ਚਾਹੁੰਦੀ।

ਹਨੇਰੀ ਕੋਠੜੀ ਵਿਚ ਵੜ ਕੇ, ਚੁਪ ਚਾਪ ਮੂੰਹ ਸਿਰ ਕੱਜ ਕੇ ਡੁਸਕਣ ਵਾਲੀਆਂ ਗ਼ਮਗੀਨ, ਤੇ ਟੋਕਾ-ਟਾਕੀ ਤੋਂ ਖਿਝਣ ਵਾਲੀਆਂ ਭਾਵੁਕ ਕੁੜੀਆਂ ਨੂੰ ਹੋਮਿਓਪੈਥੀ ਵਿਚ **ਇਗਨੇਸੀਆ ਅਮਾਰਾ** (Ignatia Amara) ਨਾਲ ਤੰਦਰੁਸਤ ਕਰਦੇ ਹਨ। ਇਸ ਲਈ ਇਸ ਦਵਾਈ ਦੀ ਇਕ ਖ਼ੁਰਾਕ ਮੈਂ ਉਸ ਦੇ ਮੂੰਹ ਵਿਚ ਝਾੜ ਦਿਤੀ। ਇੰਨੇ ਵਿਚ ਉਸ ਦੀ ਸੱਸ ਟੈਸਟ-ਰਿਪੋਰਟਾਂ ਦਾ ਥੱਬਾ ਤੇ ਦਵਾਈਆਂ ਦਾ ਲਿਫਾਫਾ ਲੈ ਕੇ ਆ ਗਈ। ਕਹਿਣ ਲੱਗੀ, "ਇਹਨਾਂ ਨੂੰ ਦੇਖਣ ਦੀ ਲੋੜ ਹੈ ਤਾਂ ਦੇਖ ਲਵੋ।" ਮੈਂ ਕਿਹਾ,"ਇਹ ਮੇਰੇ ਕਿਸੇ ਕੰਮ ਦੀਆਂ ਨਹੀਂ। ਬੇਸ਼ਕ ਰੱਖ ਆਓ। "ਸੱਸ ਦੇ ਜਾਣ ਤੇ ਹਰਦੀਪ ਬੋਲੀ, "ਅੰਕਲ ਜੀ, ਕੀ ਮੇਰਾ ਇਲਾਜ਼ ਹੋ ਸਕਦਾ ਹੈ? "ਕਿਉਂ ਨਹੀਂ, ਤੂੰ ਕਿਹੜਾ ਰੱਬ ਦੇ ਮਾਂਹ ਮਾਰੇ ਨੇ?" ਮੈ ਉਸ ਨੂੰ ਆਪਣੇ ਸੁਭਾਵਿਕ ਮਿਜ਼ਾਜ ਵਿਚ ਕਿਹਾ।"ਤੁਸੀਂ ਕਰ ਦਿਓਗੇ ਠੀਕ ਮੈਨੂੰ?" ਉਸ ਦੇ ਸਵਾਲ ਵਿਚ ਫ਼ਰਿਆਦ ਛਿਪੀ ਸੀ। ਢਾਰਸ ਦੇਂਦੇ ਮੈਂ ਕਿਹਾ, "ਜਰੂਰ ਕਰ ਦਿਆਂਗਾ, ਜੇ ਕਹੇਂਗੀ ਮੈਨੂੰ ਤਾਂ।"

ਮੇਰੀ ਗਲ ਸੁਣ ਕੇ ਉਸ ਦੀਆਂ ਅੱਖਾਂ ਵਿਚ ਚਮਕ ਆ ਗਈ ਤੇ ਚੇਹਰੇ ਦੇ ਭਾਵ ਬਦਲ ਗਏ। ਸਿਰਹਾਣੇ ਦੇ ਭਾਰ ਬੈਠੀ ਹੋ ਕੇ ਕਹਿਣ ਲੱਗੀ, "ਪੀ ਜੀ ਆਈ ਵਾਲਿਆਂ ਨੇ ਐਂਟੀ-ਬਾਇਓਟਿਕ ਦਾ ਕੋਰਸ ਸ਼ੁਰੂ ਕਰਵਾਇਆ ਹੋਇਆ ਐ। ਇਸ ਨੂੰ ਖ਼ਤਮ ਕਰ ਕੇ ਮੈਂ ਤੁਹਾਡੇ ਕੋਲ ਆਵਾਂਗੀ। ਹੁਣ ਮੈਂ ਪੂਰਾ ਇਲਾਜ਼ ਤਹਾਡੇ ਤੋਂ ਹੀ ਕਰਵਾਵਾਂਗੀ।" ਮੈਨੂੰ ਲੱਗਿਆ ਉਸ ਨੇ ਘਰ ਵਿਚ ਮੇਰੇ ਬਾਰੇ ਸੁਣ ਰੱਖਿਆ ਸੀ ਇਸੇ ਲਈ ਇੰਨਾ ਭਰੋਸਾ ਕਰ ਰਹੀ ਸੀ। ਉਸ ਨੂੰ ਹੋਸਲਾ ਦਿੰਦੇ ਹੋਏ ਮੈਂ ਕਿਹਾ, "ਹਾਂ, ਹਾਂ, ਜਰੂਰ।" ਕੁਲਵੰਤ ਜਦੋਂ ਮੁੜ ਕੇ ਕਮਰੇ ਵਿਚ ਆਈ ਤਾਂ ਹਰਦੀਪ ਨੇ ਉਸ ਨੂੰ ਨਰਮ ਆਵਾਜ਼ ਵਿਚ ਕਿਹਾ, "ਮੰਮਾ ਇਹਨਾਂ ਨੂੰ ਚਾਹ ਪਾਣੀ ਤਾਂ ਪਿਲਾਓ।" ਉਸ ਦੀ ਸੱਸ ਦੇ ਕੁਝ ਬੋਲਣ ਤੋਂ ਪਹਿਲਾਂ ਹੀ ਅਸੀਂ ਉੱਠ ਖਲੋਤੇ ਤੇ ਅੱਗੇ ਆਪਣੇ ਪਿੰਡ ਪਹੁੰਚਣ ਦੀ ਕਾਹਲ ਦੱਸ ਕੇ ਉੱਥੋਂ ਨਿਕਲ ਪਏ। ਰਸਤੇ ਵਿਚ ਮੇਰੀ ਪਤਨੀ ਕਹਿਣ ਲੱਗੀ, "ਲੱਗਦਾ ਹੈ ਵੁਹਟੀ ਤੇ ਤੁਹਾਡੀ ਦਵਾਈ ਦੀ ਖੁਰਾਕ ਅਸਰ ਕਰ ਗਈ ਐ।"

ਹਰਦੀਪ 3 ਮਾਰਚ ਨੂੰ ਆਪਣੇ ਪਤੀ ਗੁਰਜੰਟ ਨਾਲ ਮੇਰੀ ਕਲੀਨਿਕ ਤੇ ਆਈ। ਕੇਸ ਲੈਣ ਲੱਗਿਆਂ ਉਸ ਨੇ ਸਪਸ਼ਟ ਕੀਤਾ ਕਿ ਉਸ ਦੀ ਮੁੱਖ ਸਮੱਸਿਆ ਗਰਭ-ਪਾਤ ਹੀ ਸੀ। ਕਹਿਣ ਲੱਗੀ, "ਅੰਕਲ ਜੀ, ਹੁਣ ਤਾਂ ਪੰਜਵਾਂ ਮਹੀਨਾ ਨਹੀਂ ਲੰਘਦਾ, ਆਪਣੇ ਆਪ ਢਿੱਡ ਖਾਲੀ ਹੋ ਜਾਂਦਾ ਹੈ। ਕੋਈ ਦਰਦ ਨਹੀਂ ਹੁੰਦਾ, ਕੋਈ ਭਾਰ ਨਹੀਂ ਪੈਂਦਾ ਤੇ ਨਾ ਹੀ ਕੋਈ ਹੋਰ ਪਤਾ ਚਲਦਾ ਹੈ। ਸਭ ਟੈਸਟ ਠੀਕ ਆਉਂਦੇ ਨੇ। ਡਾਕਟਰਾਂ ਨੂੰ ਕੋਈ ਸਮਝ ਨਹੀਂ ਪੈਂਦੀ ਕਿ ਇਹ ਇੱਦਾਂ ਕਿਉਂ ਹੁੰਦਾ ਹੈ। ਹੁਣ ਪੀ ਜੀ ਆਈ ਵਾਲਿਆਂ ਨੇ ਨਿਕਲਿਆ ਬੱਚਾ ਵੀ ਟੈਸਟਾਂ ਲਈ ਸੰਭਾਲ ਕੇ ਰੱਖ ਲਿਆ ਹੈ। ਆਸ ਬੰਨਦੀ ਹੈ, ਟੁੱਟ ਜਾਂਦੀ ਹੈ।" ਉਹ ਵਿਚੋਂ ਦੀ ਮਨ ਹੋਲਾ ਕਰ ਕੇ ਰੋਣ ਲੱਗ ਜਾਂਦੀ ਤੇ ਫਿਰ ਦੱਸਣ ਲੱਗ ਜਾਂਦੀ। ਮੈਂ ਅੱਧਾ ਘੰਟਾ ਉਸ ਦੀਆਂ ਗੱਲਾਂ ਵਿਚੋਂ ਕੋਈ ਠੋਸ ਅਲਾਮਤ ਲੱਭ ਕੇ ਲਿਖਣ ਦੀ ਉਮੀਦ ਨਾਲ ਲੈਪਟਾਪ ਖੋਲੀ ਬੈਠਾ ਰਿਹਾ ਪਰ ਕੁਝ ਪੱਲੇ ਨਾ ਪਿਆ। ਕਈ ਸਵਾਲ ਵੀ ਪੁੱਛੇ ਪਰ ਪਤੀ ਸਾਹਮਣੇ ਸੰਖੇਪ ਜਿਹੇ ਉੱਤਰ ਦੇ ਕੇ ਉਹ ਫਿਰ ਉਹੀ ਗੱਲਾਂ

ਦੁਹਰਾਉਣ ਲੱਗ ਪੈਂਦੀ। ਕੁੱਲ ਮਿਲਾ ਕੇ ਮੈਨੂੰ ਇੰਨਾ ਹੀ ਸਮਝ ਪਿਆ ਕਿ ਇਸ ਦਾ ਪ੍ਰਸੂਤ ਪੰਜ ਮਹੀਨੇ ਤੋਂ ਅਗੇ ਨਹੀਂ ਟੱਪਦਾ।

ਮੈਂ ਰੈਪਰਟਰੀ ਫਰੋਲੀ। ਇਸ ਬਿਮਾਰੀ ਦੀ ਦਵਾਈ ਐਪਿੱਸ ਮੈਲਿਫਿਕਾ (Apis Melifica) ਨਿਕਲੀ। ਪਰ ਮੈਂ ਦਿਤੀ ਨਹੀਂ ਕਿਉਂਕਿ ਇਲਾਜ਼ "ਅਬਾਰਸ਼ਨ" ਦਾ ਨਹੀਂ, ਹਰਦੀਪ ਦਾ ਕਰਨਾ ਸੀ। ਉਸ ਦੇ ਸਾਰੇ ਕੇਸ ਵਿਚੋਂ ਹਾਲੇ ਮੈਨੂੰ ਆਰਗੈਨਨ (Organon) ਦੇ ਆਰਟੀਕਲ 4 ਮੁਤਾਬਿਕ ਇਲਾਜ਼ ਕਰਨ ਯੋਗ ਕੋਈ ਵਿਸ਼ੇਸ਼ ਅਲਾਮਤ ਨਹੀਂ ਸੀ ਮਿਲੀ। ਇਸ ਲਈ ਮੈਂ ਉਸ ਨੂੰ **"ਗੱਲਾਂ ਕਰਦਿਆਂ ਬਾਰ ਬਾਰ ਰੋਵੇ"** ਦੀ ਅਲਾਮਤ ਅਨੁਸਾਰ **ਪਲਸਾਟਿੱਲਾ** (Pulsatilla) ਹਾਈ ਦੀ ਇਕ ਖ਼ੁਰਾਕ ਦੇ ਕੇ ਮਹੀਨੇ ਬਾਦ ਆਉਣ ਲਈ ਕਿਹਾ।

ਇਸ ਉਪਰੰਤ ਉਹ ਦੋ ਅਪ੍ਰੈਲ ਨੂੰ ਆਈ। ਇਸ ਵਾਰ ਗੁਰਜੰਟ ਉਸ ਨੂੰ ਮਰੀਜ਼ਾਂ ਦੀ ਲਾਈਨ ਵਿਚ ਬਿਠਾ ਕੇ ਕਿਤੇ ਕੰਮ ਚਲਾ ਗਿਆ। ਵਾਰੀ ਆਉਣ ਤੇ ਮੈਂ ਉਸ ਨੂੰ ਪੁੱਛਿਆ,"ਤੇਰੀ ਬੀਮਾਰੀ ਦੀ ਤੈਨੂੰ ਸਭ ਤੋਂ ਵੱਡੀ ਤਕਲੀਫ਼ ਕੀ ਲੱਗਦੀ ਹੈ?" ਉਸ ਨੇ ਯਾਦ ਕਰ ਕੇ ਕਿਹਾ,"ਅੰਕਲ ਜੀ, ਇਕ ਤਾਂ ਮੈਨੂੰ ਪਹਿਲੇ ਦਿਨ ਤੋਂ ਹੀ ਉਲਟੀਆਂ ਲੱਗ ਜਾਂਦੀਆਂ ਹਨ ਜਿਹੜੀਆਂ ਅਖੀਰ ਤੀਕਰ ਖਹਿੜਾ ਨਹੀਂ ਛਡਦੀਆਂ। ਦੂਜੇ ਮੈਂ ਹਰ ਵੇਲੇ ਬਹੁਤ ਫ਼ਿਕਰ ਕਰਦੀ ਰਹਿੰਦੀ ਹਾਂ ਕਿ ਮੇਰੇ ਨਾਲ ਇਹ ਕਿਉਂ ਹੁੰਦਾ ਹੈ।" ਉਸਦੀ ਉਲਟੀ ਵਾਲੀ ਗੱਲ ਵਿਚ ਮੈਨੂੰ ਸਫਲਤਾ ਦੀ ਕਿਰਣ ਦਿਖਾਈ ਦਿਤੀ। ਦੂਜੀ ਗੱਲ ਦੀ ਹੋਰ ਜਾਣਕਾਰੀ ਲਈ ਮੈਂ ਪੁੱਛਿਆ,"ਸੰਤਾਨ ਪ੍ਰਾਪਤੀ ਲਈ ਤਾਂ ਸਭ ਔਰਤਾਂ ਹੀ ਫ਼ਿਕਰਮੰਦ ਹੁੰਦੀਆਂ ਹਨ, ਫਿਰ ਇਸ ਵਿਚ ਤੇਰੇ ਲਈ ਚਿੰਤਾ ਦੀ ਵੱਖਰੀ ਕੀ ਗੱਲ ਹੈ?"

ਮੇਰੀ ਗੱਲ ਸੁਣ ਕੇ ਉਸ ਦੇ ਚਿਹਰੇ ਤੇ ਤਲਖ਼ੀ ਦੀ ਭਾਅ ਫਿਰ ਗਈ। ਉਹ ਥੋੜਾ ਰੁੱਕ ਕੇ ਬੋਲੀ, "ਜੀ ਮੈਂ ਔਲਾਦ ਦਾ ਫਿਕਰ ਨਹੀਂ ਕਰਦੀ। ਹਾਲੇ ਕਿਹੜਾ ਮੇਰੇ ਦਿਨ ਲੰਘ ਗਏ ਨੇ। ਪਰ ਇਸ ਦੀ ਫਿਕਰ ਮੇਰੇ ਸਹੁਰਿਆਂ ਨੂੰ ਬਹੁਤ ਹੈ। ਉਹ ਹਰ ਵੇਲੇ ਮੇਰਾ ਨੱਕ ਵਿਚ ਦਮ ਕਰੀ ਰੱਖਦੇ ਨੇ। ਪਹਿਲੀ ਵਾਰ ਤਾਂ ਕੁੜੀ ਸੀ। ਸੱਸ ਸਹੁਰਾ ਵੀ ਖ਼ੁਸ਼ ਸਨ ਕਿ ਚੰਗਾ ਕੰਨਿਆਂ ਤੋਂ ਖਹਿੜਾ ਛੁੱਟਿਆ। ਪਰ ਬਾਅਦ ਦੇ ਸਭ ਮੁੰਡੇ ਸਨ। ਇਸ ਲਈ ਜਦੋਂ ਤੋਂ ਹੁਣ ਉਹ ਜਾਣ ਲੱਗੇ ਹਨ ਸਹੁਰੇ ਮੇਰੇ ਮੂੰਹ ਤੇ ਬਿਲਕੁਲ ਪਾਣੀ ਨਹੀਂ ਧਰਦੇ। ਚਾਹੇ ਮੇਰਾ ਕੋਈ ਦੋਸ਼ ਨਹੀਂ ਪਰ ਸਾਰਾ ਦੋਸ਼ ਦਿੰਦੇ ਮੈਨੂੰ ਈ ਨੇ। ਤਰਾਂ ਤਰਾਂ ਦੀਆਂ ਗੱਲਾਂ ਸੁਣਾ ਕੇ ਮੇਰਾ ਕਲੇਜਾ ਸਾੜਦੇ ਰਹਿੰਦੇ ਨੇ। ਜਦੋਂ ਉਹਨਾਂ ਦੇ ਬੋਲ ਸਹਾਰੇ ਨਹੀਂ ਜਾਂਦੇ ਤਾਂ ਜੀ ਕਰਦਾ ਹੈ ਕਿ ਨਹਿਰ ਵਿਚ ਛਾਲ ਮਾਰ ਕੇ ਮਰ ਜਾਵਾਂ। ਮੇਰਾ ਪਤੀ ਵੀ ਹੁਣ ਉਹਨਾਂ ਨਾਲ ਈ ਲੱਗ ਗਿਆ ਹੈ। ਸੁਣਾਉਂਦਾ ਰਹਿੰਦਾ ਹੈ ਕਿ ਜੇ ਇਕ ਦੋ ਹੋਏ ਹੁੰਦੇ ਤਾਂ ਹੁਣ ਤੀਕ ਸਕੂਲ ਜਾਂਦੇ ਹੁੰਦੇ। ਦੋ ਸਾਲ ਪਹਿਲਾਂ ਉਸ ਦੀ ਮਾਂ ਮੈਨੂੰ ਇਕ ਜੋਤਸ਼ੀ ਕੋਲ ਲੈ ਗਈ। ਉਸ ਨੇ ਦੱਸਿਆ ਕਿ ਮੈਂ ਮੰਗਲੀਕ ਹਾਂ ਪਰ ਮੇਰਾ ਪਤੀ ਨਹੀਂ ਹੈ। ਇਸ ਕਰਕੇ ਸਾਡੀ ਉਲਾਦ ਨਹੀਂ ਬਚਦੀ। ਉਸ ਨੇ ਮੰਤਰ ਦੱਸੇ, ਨਗੁ ਪਵਾਏ ਤੇ ਦਾਨ ਕਰਵਾਏ ਤਾਂ ਵੀ ਕੋਈ ਬੇਬੀ ਪੂਰ ਨਹੀਂ ਚੜ੍ਹਿਆ। ਹੁਣ ਤਾਂ ਸਭ ਮੈਨੂੰ ਛੱਡਣ ਬਾਰੇ ਸੋਚਦੇ ਹਨ। ਸੱਸ ਕਹਿੰਦੀ ਹੈ, ਲਿਖੇ ਲੇਖ ਨਹੀਂ ਮਿਟਦੇ ਹੁੰਦੇ। ਇਸ ਤੋਂ ਬੱਚੇ ਦੀ ਕੋਈ ਆਸ ਨੀਂ, ਮੁੰਡਾ ਦੂਜੀ ਥਾਂ ਵਿਆਹਾਂਗੇ। ਰਿਸ਼ਤੇਦਾਰੀਆਂ ਵਿਚ ਕੁੜੀ ਵੀ ਲੱਭ ਰਹੇ ਹਨ। ਬੱਸ ਇਕ ਅੱਧੀ ਵਾਰ ਹੋਰ ਦੇਖਣਗੇ।" ਗੱਲ ਕਰਦਿਆਂ ਉਸ ਨੂੰ ਅਥਰੂ ਆ ਗਏ ਤੇ ਉਸ ਨੇ ਚੁੰਨੀ ਨਾਲ ਅੱਖਾਂ ਢੱਕ ਲਈਆਂ।

ਉਸ ਦੀਆਂ ਗੱਲਾਂ ਚੋਂ ਮੈਨੂੰ ਦਸ ਗੁਰੂਆਂ ਦੀ ਗਾਹੀ-ਨਿਵਾਜੀ ਧਰਤ ਪੰਜਾਬ ਵਿਚ ਔਰਤ ਦੇ ਘੋਰ ਸੰਤਾਪੀ ਜੀਵਨ ਦੀ ਝਲਕ ਤੋਂ ਬਿਨਾ ਹੋਰ ਕੁਝ ਨਾ ਮਿਲਿਆ। ਪਰ ਉਸ ਦੇ ਸੁਡੌਲ ਸੁੱਨਖੇ ਸ਼ਰੀਰ, ਲਾਲ ਸੂਹੀ ਰੰਗਤ ਤੇ ਬੇਬਾਕ ਜਜ਼ਬਾਤੀ ਗੱਲ ਬਾਤ ਤੋਂ ਉਸ ਦੇ

ਮੰਗਲੀਕ ਹੋਣ ਬਾਰੇ ਕੋਈ ਸ਼ੱਕ ਨਾ ਰਿਹਾ। ਭਾਰਤੀ ਜੋਤਿਸ਼ ਅਨੁਸਾਰ ਜਿਸ ਵਿਅਕਤੀ ਦੀ ਕੁੰਡਲੀ ਵਿਚ ਮੰਗਲ ਗ੍ਰਹਿ ਪਹਿਲੇ, ਦੂਜੇ, ਚੌਥੇ, ਸਤਵੇਂ, ਅੱਠਵੇਂ ਜਾਂ ਬਾਹਰਵੇਂ ਘਰ ਵਿਚ ਬਿਰਾਜਮਾਨ ਹੋਵੇ ਉਹ ਮੰਗਲੀਕ ਹੁੰਦਾ ਹੈ। ਉੱਗਰਵਾਦੀ ਤੇ ਪਹਿਲਵਾਦੀ ਸੁਭਾਅ ਦਾ ਹੋਣ ਕਾਰਣ ਉਸ ਦੀ ਗੈਰ-ਮੰਗਲੀਕਾਂ ਨਾਲ ਔਖੀ ਨਿਭਦੀ ਹੈ। ਪਰ ਇਸ ਦਾ ਭਾਵ ਇਹ ਤਾਂ ਨਹੀਂ ਕਿ ਇਕ ਮੰਗਲੀਕ ਤੇ ਗੈਰ ਮੰਗਲੀਕ ਦੰਪਤੀ ਦੇ ਘਰ ਬੱਚਾ ਪੈਦਾ ਨਾ ਹੋ ਸਕੇ। ਫਿਰ ਮੰਗਲ ਗ੍ਰਹਿ ਤਾਂ ਦੂਰ ਸਥਿਤ ਇਕ ਧਰਤੀ ਦਾ ਗੋਲਾ ਹੈ ਉਸ ਤੇ ਮੰਤਰਾਂ, ਹਵਨਾਂ ਤੇ ਰਤਨਾਂ ਦਾ ਕੀ ਅਸਰ? ਅਸਲ ਵਿਚ ਵੈਦਿਕਕਾਲੀਨ ਆਰੀਆ ਹਰ ਸ਼ੈ ਨੂੰ ਸ਼ਕਤੀਸ਼ਾਲੀ ਸਮਝ ਕੇ ਪੂਜਣ ਦੇ ਆਦੀ ਸਨ ਤੇ ਅੰਧਵਿਸ਼ਵਾਸੀ ਹਿੰਦੁਸਤਾਨੀ ਬਿਨਾ ਸੋਚੇ ਸਮਝੇ ਮੱਖੀ ਤੇ ਮੱਖੀ ਮਾਰਨ ਦੇ ਮਾਹਿਰ। ਇਸੇ ਕਾਰਣ ਲਾਲਚੀ ਪਾਂਡੇ ਸਦੀਆਂ ਤੋਂ ਜੋਤਿਸ਼ ਵਿਗਿਆਨ ਨੂੰ ਉਦਰ-ਪੂਰਤੀ ਲਈ ਤੋੜ ਮਰੋੜ ਕੇ ਆਮ ਆਦਮੀ ਨੂੰ ਬੁੱਧੂ ਬਣਾਉਂਦੇ ਆ ਰਹੇ ਹਨ। ਜਿਨ੍ਹਾਂ ਗ੍ਰਿਹਾਂ ਨੂੰ ਕੁੰਡਲੀ ਸਿਰਜਣਾ ਵੇਲੇ ਉਹ ਆਕਾਸ਼ ਵਿਚ ਘੁੰਮਦੇ ਧਰਤ-ਪਿੰਡ ਮੰਨਦੇ ਹਨ ਉਹਨਾਂ ਨੂੰ ਹੀ ਫਲਾਦੇਸ਼ ਵੇਲੇ "ਕਸ਼ਟ-ਨਿਵਾਰਣ" ਵਾਲੇ ਦੇਵਤੇ ਦੱਸ ਕੇ ਪੂਜਾ ਰਾਹੀਂ ਧਨ ਬਟੋਰਦੇ ਹਨ! ਮੈਨੂੰ ਅਫ਼ਸੋਸ ਹੋਇਆ ਕਿ ਕੀ ਹਿੰਦੂ, ਕੀ ਸਿੱਖ ਤੇ ਕੀ ਕੋਈ ਹੋਰ, ਭਾਰਤ ਵਿਚ ਕਿਸੇ ਦੀ ਵੀ ਜੀਵਨ-ਜਾਚ ਤਰਕ-ਸੰਗਤ ਨਹੀਂ ਹੈ।

ਖ਼ੈਰ ਮੁੜ ਮੁੱਦੇ ਤੇ ਆਉਂਦਿਆਂ ਮੈਂ ਹਰਦੀਪ ਨੂੰ ਫਿਰ ਉਸ ਦੀਆਂ ਤਕਲੀਫ਼ਾਂ ਬਾਰੇ ਪੁੱਛਣ ਲੱਗਾ। ਬੋਲਣ ਲੱਗਿਆਂ ਜਿਉਂ ਹੀ ਉਸ ਨੇ ਚੁੰਨੀ ਨਾਲ ਆਪਣਾ ਮੂੰਹ ਸਾਫ ਕੀਤਾ, ਉਸ ਦਾ ਹੇਠਲਾ ਬੁਲ੍ਹ ਹੇਠਾਂ ਵੱਲ ਨੂੰ ਖਿੱਚਿਆ ਗਿਆ। ਨੇੜੇ ਬੈਠੀ ਹੋਣ ਕਾਰਣ ਮੈਨੂੰ ਉਸ ਦੇ ਮਸੂੜ੍ਹਿਆਂ ਹੇਠ ਫੈਲੀ ਕਾਲਖ਼ ਨਜ਼ਰ ਆਈ ਤੇ ਮੈਂ ਉਸ ਨੂੰ ਤ੍ਰਭਕ ਕੇ ਪੁੱਛਿਆ,"ਹਰਦੀਪ, ਤੇਰੇ ਮਸੂੜੇ ਕਾਲੇ ਨੇ?" ਪਹਿਲਾਂ ਤਾਂ ਉਸ ਨੇ ਛੁਪਾਉਣ ਦੀ ਕੋਸ਼ਿਸ ਨਾਲ ਮੂੰਹ ਬੰਦ ਕਰ ਲਿਆ ਫਿਰ ਲੱਜਿਆ ਕੇ ਬੋਲੀ,"ਹਾਂ ਜੀ ਇਹ ਤਾਂ ਬਹੁਤ ਦੇਰ ਤੋਂ ਹਨ।" ਮੈਂ ਕਿਹਾ,"ਵਿਖਾ ਜਰਾ।" ਮੇਰੇ ਕਹਿਣ ਤੇ ਉਸ ਨੇ ਮੂੰਹ ਖੋਲ੍ਹਿਆ। ਉਸ ਦੇ ਦੋਵੇ ਮਸੂਹੜਿਆਂ ਹੇਠ ਦੰਦਾਂ ਦੇ ਨਾਲ ਨਾਲ ਗੂਹੜੀਆਂ ਕਾਲੇ ਨੀਲੇ ਰੰਗ ਦੀਆਂ ਧਾਰੀਆਂ ਜਹੀਆਂ ਪਈਆਂ ਹੋਈਆਂ ਸਨ ਜੋ ਉਂਜ ਬੁੱਲ੍ਹਾਂ ਨਾਲ ਕੱਜੀਆਂ ਰਹਿਣ ਕਰਕੇ ਦਿਸਦੀਆਂ ਨਹੀਂ ਸਨ। ਮੈਂ ਉਸ ਨੂੰ ਪੁੱਛਿਆ, "ਕੀ ਤੈਨੂੰ ਕਦੇ ਪੇਟ ਦਰਦ ਦੀ ਤਕਲੀਫ਼ ਰਹੀ ਹੈ?" ਕਹਿਣ ਲੱਗੀ, "ਜੀ ਹਾਂ, ਸਹੁਰੇ ਆਉਣ ਤੋਂ ਬਾਦ ਢਿੱਡ ਪੀੜ ਦੇ ਦੌਰੇ ਪੈਣ ਲੱਗ ਪਏ ਸਨ। ਹੁਣ ਵੀ ਕਦੇ ਕਦੇ ਤੇਜ਼ ਸੂਲ ਉੱਠ ਖੜ੍ਹਦਾ ਹੈ ਜੋ ਕਈ ਕਈ ਦਿਨ ਰਹਿੰਦਾ ਹੈ। "ਮੈਂ ਫਿਰ ਪੁੱਛਿਆ, "ਬੰਦ ਕਿੱਦਾਂ ਹੁੰਦਾ ਹੈ ਦਰਦ?" ਉਸ ਨੇ ਕਿਹਾ, "ਪੇਟ ਨੂੰ ਜੋਰ ਨਾਲ ਮਲਾਉਂਦੀ ਆਂ। ਕਈ ਵਾਰ ਤਾਂ ਮੰਜੇ ਦੇ ਪਾਵੇ ਜਾਂ ਪੇਟੀ ਦੇ ਕੋਨੇ ਨਾਲ ਢਿੱਡ ਦਬਾਉਂਦੀ ਰਹਿੰਦੀ ਹਾਂ।" ਮੈਂ ਅੱਗੇ ਪੁੱਛਿਆ, "ਵਿਆਹ ਹੋ ਕੇ ਕਿਹੜੇ ਘਰ ਵਿਚ ਆਈ ਸੀ?" "ਜੀ, ਇਸੇ ਵਿਚ।ਕਾਫੀ ਬਣ ਚੁੱਕਾ ਸੀ ਉਦੋਂ, ਬੱਸ ਰੰਗ ਰੋਗਨ ਹੀ ਰਹਿੰਦੇ ਸਨ....ਪਰ ਕਿਉਂ? "ਉਸ ਨੇ ਰੁਕ ਕੇ ਇੰਜ ਪੁੱਛਿਆ ਜਿਵੇਂ ਭੂਤ ਪ੍ਰੇਤ ਦਾ ਮਸਲਾ ਹੋਵੇ।" ਮੈਂ ਹੱਸ ਕੇ ਕਿਹਾ, "ਕੁਝ ਨਹੀਂ। ਜਾ ਕੇ ਸੱਸ ਨੂੰ ਕਹੀਂ ਪੰਘੂੜੇ ਦੀ ਤਿਆਰੀ ਕਰੇ!"

ਉਸ ਦੇ ਚਿਹਰੇ ਤੇ ਕਈ ਰੰਗ ਆਏ ਪਰ ਮੈਂ ਪੜ੍ਹਨ ਦੀ ਕੋਸ਼ਿਸ਼ ਨਾ ਕੀਤੀ। ਹੁਣ ਉਸ ਵਿਚ ਪੜ੍ਹਨ ਲਈ ਕੁਝ ਰਹਿ ਹੀ ਨਹੀਂ ਸੀ ਗਿਆ। ਮੈਨੂੰ ਇਸ ਕੇਸ ਦੀ ਚਾਬੀ ਮਿਲ ਗਈ ਸੀ। ਮੈਨੂੰ ਇਕ ਅਜਿਹਾ ਹੀਰਾ ਲੱਭ ਗਿਆ ਸੀ ਜਿਸ ਨੂੰ ਰੈਪਰਟਰੀਆਂ ਵਿਚ ਉਲਝੇ ਬਹੁਤੇ ਜੌਹਰੀ ਕੰਕਰ ਸਮਝ ਕੇ ਸੁੱਟ ਦੇਂਦੇ ਹਨ। ਮੈਂ ਉਸ ਦੇ ਕੇਸ ਦੀ ਆਖਰੀ ਇਕ ਲਾਈਨ ਟਾਈਪ ਕੀਤੀ ਤੇ **ਪਲੰਬਮ ਮੱਟੈਲੀਕਮ** (Plumbum Metallicum) ਨਾਂ ਦੀ ਦਵਾਈ ਦੀ 200 ਪੋਟੈਂਸੀ ਦੀ ਇਕ ਪੁੜੀ ਉਸ ਦੇ ਮੂੰਹ ਵਿਚ

ਝਾੜ ਦਿਤੀ। ਇਸ ਦਵਾਈ ਦੀ ਚੋਣ ਮੈਂ ਉਸ ਦੇ ਮਸੂੜਿਆਂ ਦੀ ਕਾਲਖ, ਇਕ ਵਿੱਲਖਣ ਉਦਰ-ਸ਼ੂਲ ਜੋ ਪੇਟ ਨੂੰ ਕਿਸੇ ਤਿੱਖੀ ਚੀਜ਼ ਨਾਲ ਦਬਾਉਣ ਨਾਲ ਹੀ ਘਟਦਾ ਹੈ ਤੇ ਉਸ ਦੀ ਪੰਜਵੇਂ ਮਹੀਨੇ ਦੀ ਗਰਭਪਾਤ ਦੀ ਪ੍ਰਕ੍ਰਿਤੀ ਕਾਰਨ ਕੀਤੀ ਸੀ। ਇਤਫਾਕ ਨਾਲ ਇਹ ਆਖਰੀ ਅਲਾਮਤ **ਐਪਿੱਸ ਮੈੱਲ** (Apis Mel) ਤੇ **ਪਲੰਬਮ ਮੈੱਟ** (Plumbum Met) ਦੋਹਾਂ ਦਵਾਈਆਂ ਵਿਚ ਸਾਂਝੀ ਸੀ ਪਰ ਐਪਿੱਸ ਮੈੱਲ ਵਿਚ ਪਹਿਲੀਆਂ ਦੋ ਨਹੀਂ ਸਨ। ਉਸ ਨੇ ਹੋਰ ਦਵਾਈ ਮੰਗੀ ਪਰ ਮੈਂ ਮਹੀਨੇ ਬਾਦ ਆਉਣ ਲਈ ਕਹਿ ਕੇ ਉਸ ਨੂੰ ਤੋਰ ਦਿਤਾ।

ਹਰਦੀਪ ਫਿਰ ਅੱਠ ਮਈ ਨੂੰ ਆਈ ਤੇ ਘਬਰਾਹਟ ਨਾਲ ਸ਼ਕਾਇਤ ਕਰਨ ਲੱਗੀ, "ਤੁਹਾਡੀ ਦਵਾਈ ਨਾਲ ਤਾਂ ਮੇਰੇ ਪੀਰੀਅਡ ਹੀ ਬੰਦ ਹੋ ਗਏ।" ਮੈਂ ਕਿਹਾ,"ਪ੍ਰੈਗਨੈਂਸੀ ਤਾਂ ਨਹੀਂ ਹੋ ਗਈ ਕਿਤੇ?" ਉਹ ਬੋਲੀ, "ਜੀ ਨਹੀਂ, ਮੈਨੂੰ ਪ੍ਰੈਗਨੈਂਸੀ ਐਨੀ ਸੌਖੀ ਨਹੀਂ ਹੁੰਦੀ। ਪਹਿਲਾਂ ਕਈ ਮਹੀਨੇ ਡਾਕਟਰਾਂ ਦੇ ਗੇੜੇ ਮਾਰਦੀ ਆਂ, ਵਿਟਾਮਿਨ ਖਾਨੀ ਆਂ, ਸੁੱਖਾਂ ਸੁੱਖਦੀ ਆਂ, ਫਿਰ ਕਿਤੇ ਹੁੰਦੀ ਐ। ਨਾਲੇ ਪ੍ਰੈਗਨੈਂਸੀ ਵੇਲੇ ਤਾਂ ਪਹਿਲੇ ਦਿਨ ਤੋਂ ਹੀ ਬਹੁਤ ਉਲਟੀਆਂ ਲੱਗਦੀਆਂ ਹਨ, ਪਰ ਹੁਣ ਤਾਂ ਕੁਝ ਵੀ ਨਹੀਂ ਹੋਇਆ।"

"ਟੈਸਟ ਕਰਵਾਇਆ?" ਮੈਂ ਪੁੱਛਿਆ। ਉਸ ਨੇ ਕੋਰਾ ਜਿਹਾ ਜਵਾਬ ਦੇਂਦਿਆਂ ਕਿਹਾ,"ਮੈਨੂੰ ਕੁਝ ਲੱਗਦਾ ਹੀ ਨਹੀਂ ਜੀ ਫਿਰ ਟੈਸਟ ਕਾਹਦਾ?" ਮੈਂ ਉਸ ਨੂੰ ਪਹਿਲਾਂ ਵਾਲੀ ਦਵਾਈ ਦੀ ਹੀ ਇਕ ਹੋਰ ਖੁਰਾਕ ਦੇ ਕੇ ਮਹੀਨੇ ਬਾਦ ਫਿਰ ਆਉਣ ਲਈ ਕਿਹਾ।

ਇਸ ਵਾਰ ਉਹ ਮਹੀਨੇ ਤੋਂ ਹਫਤਾ ਪਹਿਲਾਂ ਹੀ ਆ ਗਈ। ਕਹਿਣ ਲੱਗੀ ਕਿ ਟੈਸਟ ਕਰਵਾਇਆ ਹੈ ਤੇ ਪ੍ਰੈਗਨੈਂਸੀ ਨਿਕਲੀ ਹੈ। ਉਸ ਦੇ ਚੇਹਰੇ ਤੇ ਵਿਸਮਾਦ ਭਰੀ ਖ਼ੁਸ਼ੀ ਸੀ। ਮੈਂ ਹੱਸ ਕੇ ਕਿਹਾ "ਜਾਹ ਐਸ਼ ਕਰ। ਹੁਣ ਮੁੰਡੇ-ਕੁੜੀ ਦਾ ਟੈਸਟ ਕਰਵਾਉਣ ਨਾ ਚਲੀ ਜਾਂਈਂ!" ਉਹ ਝੇਂਪ ਗਈ। ਪੁੱਛਣ ਲੱਗੀ, "ਅੰਕਲ ਜੀ, ਕੀ ਹੁਣ ਮੈਂ ਤੁਰੀ ਫਿਰੀ ਜਾਵਾਂ ਜਾਂ ਲੇਟੀ ਰਿਹਾ ਕਰਾਂ?" ਮੈਂ ਕਿਹਾ,"ਤੁਰ ਫਿਰ, ਲੇਟੀ ਕਿਉਂ ਰਹੇਂ?" ਉਸ ਨੇ ਫਿਰ ਪੁੱਛਿਆ, "ਕੋਠੇ ਚੜਨਾ ਤੇ ਬੋਝ-ਭਾਰ ਚੁੱਕਣਾ ਤਾਂ ਬੰਦ ਕਰ ਦਿਆਂ ਨਾ?" ਮੈਂ ਕਿਹਾ,"ਉਹ ਕਿਉਂ?" "ਡਰਦੀ ਆਂ ਕਿਤੇ ਫੇਰ ਨਾ ਕੁਝ ਹੋ ਜਾਵੇ।" ਉਹ ਸਹਿਮ ਕੇ ਬੋਲੀ। "ਜੋ ਦੂਜੀਆਂ ਗਰਭਵਤੀਆਂ ਕਰਦੀਆਂ ਹਨ, ਤੂੰ ਉਹ ਸਭ ਕੁਝ ਕਰ। ਡਰ ਨਾ। ਤੈਨੂੰ ਕੁਝ ਨਹੀਂ ਹੋਵੇਗਾ।" ਮੈਂ ਉਸ ਨੂੰ "ਫੀਅਰ ਆਫ ਅਬੌਰਸ਼ਨ" ਲਈ **ਐਕੋਨਾਈਟ ਐਨ** (Aconite N-200) ਦਵਾਈ ਦੀ 200 ਪੋਟੈਂਸੀ ਦੀ ਇਕ ਖ਼ੁਰਾਕ ਦੇ ਕੇ ਰੁਖ਼ਸਤ ਕਰ ਦਿਤਾ।

ਹਰਦੀਪ ਥੋੜੇ ਥੋੜੈ ਦਿਨਾਂ ਬਾਦ ਆਉਂਦੀ ਰਹੀ ਤੇ ਦੱਸਦੀ ਰਹੀ ਕਿ ਉਹ ਹਸਪਤਾਲ ਵਿਚ ਲੱਗਾਤਾਰ ਚੈੱਕ ਕਰਵਾ ਰਹੀ ਹੈ ਤੇ ਠੀਕ ਠਾਕ ਹੈ। ਮੈਂ ਉਸ ਨੂੰ ਹਰ ਮਹੀਨੇ ਸ਼ੁਰੂ ਵਾਲੀ ਦਵਾਈ ਦੀ ਖ਼ੁਰਾਕ ਦੇਂਦਾ ਰਿਹਾ। ਅਖ਼ੀਰ ਪੰਜਵੇਂ ਮਹੀਨੇ ਦੇ ਸ਼ੁਰੂ ਵਿਚ ਇਕ ਦਿਨ ਉਹ ਭੈ ਭੀਤ ਹੋਈ ਆਈ। ਕਹਿਣ ਲੱਗੀ ਕਿ ਉਸ ਦੀ ਲੇਡੀ ਡਾਕਟਰ ਨੇ ਉਸ ਨੂੰ ਸਲਾਹ ਦਿਤੀ ਹੈ ਕਿ ਉਹ ਬੱਚੇਦਾਨੀ ਦੇ ਮੂੰਹ ਤੇ ਟਾਂਕੇ ਲਵਾ ਲਵੇ ਤਾਂ ਜੋ ਬੱਚਾ ਬਾਹਰ ਨਾ ਨਿਕਲ ਸਕੇ। ਮੈਂ ਉਸ ਨੂੰ ਕਿਹਾ ਕਿ ਇਸ ਦੀ ਲੋੜ ਨਹੀਂ ਕਿਉਂਕਿ ਉਹ ਉਂਜ ਹੀ ਠੀਕ ਰਹੇਗੀ। ਉਸ ਵੇਲੇ ਤਾਂ ਉਹ ਮੇਰੀ ਗੱਲ ਮੰਨ ਕੇ ਚਲੀ ਗਈ ਪਰ ਘਰ ਜਾ ਕੇ ਮਨ ਬਦਲ ਲਿਆ।

ਇਸ ਤੋਂ ਬਾਦ ਉਸ ਦੇ ਸਾਰੇ ਘਰ ਵਾਲੇ ਟਾਂਕਿਆਂ ਬਾਰੇ ਮੇਰੀ ਰਾਏ ਪੁੱਛਣ ਲਈ ਇਕ ਇਕ ਕਰਕੇ ਗੇੜੇ ਮਾਰਨ ਲੱਗੇ। ਮੈਂ ਉਹਨਾਂ ਨੂੰ ਕਿਹਾ ਕਿ ਜਿਵੇਂ ਇੱਛਾ ਹੈ ਕਰੋ, ਉਂਜ ਇਸ ਕੰਮ ਦੀ ਲੋੜ ਕੋਈ ਨਹੀਂ। ਉਹ ਘਰ ਜਾ ਕੇ ਹਰਦੀਪ ਨੂੰ ਸਮਝਾਉਂਦੇ ਰਹੇ ਪਰ ਉਹ ਨਾ ਮੰਨੀ। ਲਿਹਾਜ਼ਾ ਇਸ ਮਸਲੇ ਨੂੰ ਲੈ ਕੇ ਇਕ ਦਿਨ ਉਹ ਸਾਰੇ ਮੇਰੇ ਘਰ

ਚਲੇ ਆਏ। ਉਹਨਾਂ ਲਈ ਇਹ ਅਹਿਮ ਫੈਸਲਾ ਸੀ ਇਸ ਲਈ ਉਹਨਾਂ ਨੇ ਹਰਦੀਪ ਦੇ ਪੇਕੇ ਵੀ ਉੱਥੇ ਸੱਦ ਲਏ। ਉਹਨਾਂ ਦਾ ਇਕੋ ਨੁਕਤਾ ਸੀ ਕਿ ਜਾਂ ਮੈ ਖੁਸ਼ੀ ਨਾਲ ਟਾਂਕਿਆਂ ਲਈ ਦੋ-ਟੁੱਕੀ ਹਾਂ ਕਰ ਦੇਵਾਂ ਜਾਂ ਹਰਦੀਪ ਆਪਣੀ ਜ਼ਿੱਦ ਤੋਂ ਟਲ ਜਾਵੇ ਤੇ ਉਹਨਾਂ ਨੂੰ ਤੰਗ ਨਾ ਕਰੇ। ਮੈਂ ਹਰਦੀਪ ਨਾਲ ਇਕਲਿਆਂ ਬੈਠ ਕੇ ਗੱਲ ਕੀਤੀ। ਉਸ ਨੇ ਦੱਸਿਆ ਕਿ ਉਹ ਮੇਰੇ ਇਲਾਜ਼ ਨਾਲ ਤਾਂ ਸੰਤੁਸਟ ਸੀ ਪਰ ਸਲਾਹ ਨਾਲ ਨਹੀਂ ਕਿਉਂਕਿ ਇਸ ਵਾਰ ਕੋਈ ਉੱਨੀ ਇੱਕੀ ਗੱਲ ਹੋਣ ਨਾਲ ਉਸ ਦੇ ਵਿਆਹੁਤਾ ਜੀਵਨ ਦਾ ਅੰਤ ਹੋ ਜਾਵੇਗਾ। ਮੈਂ ਉਸ ਨੂੰ ਗਰਭਪਾਤ ਦੇ ਡਰ ਤੋਂ ਉਪਜੇ ਇਸ ਸੰਕਟ ਨੂੰ ਸਮਾਪਤ ਕਰਨ ਲਈ **ਓਪੀਅਮ-200** (Opium-200) ਨਾਮਕ ਦਵਾਈ ਦੀ ਇਕ ਖੁਰਾਕ ਦਿੱਤੀ।

ਹਰਦੀਪ ਦੀਆਂ ਗੱਲਾਂ ਨੇ ਮੈਨੂੰ ਧਰਮ ਸੰਕਟ ਵਿਚ ਪਾ ਦਿਤਾ ਜਿਸ ਕਾਰਣ ਮੈਂ ਗੰਭੀਰਤਾ ਨਾਲ ਸੋਚਣ ਲਈ ਮਜ਼ਬੂਰ ਹੋ ਗਿਆ। ਕੁਝ ਵੀ ਕਰਨ ਜਾਂ ਕਹਿਣ ਤੋਂ ਪਹਿਲਾਂ ਮੈਂ ਆਪਣੇ ਮਨ ਵਿਚ ਫਿਰ ਤੋਂ ਦ੍ਰਿੜ ਹੋਣ ਦੀ ਲੋੜ ਸੀ। ਸੋਚਦੇ ਸੋਚਦੇ ਮੈਨੂੰ ਇਕ ਤਿੰਨ ਚਾਰ ਸਾਲ ਪੁਰਾਣੀ ਘਟਨਾ ਯਾਦ ਆ ਗਈ। ਫਰਵਰੀ 2004 ਵਿਚ ਇਕ ਸਵੇਰ ਮੈਨੂੰ ਨਿਊ ਜ਼ਰਸੀ ਅਮਰੀਕਾ ਤੋਂ ਮੇਰੇ ਇਕ ਜਾਣਕਾਰ ਤੇਜਾ ਸਿੰਘ ਦਾ ਫੋਨ ਆਇਆ। ਉਸ ਨੇ ਆਪਣੀ ਬਿਪਤਾ ਦਾ ਇਜ਼ਹਾਰ ਕਰਦਿਆਂ ਕਿਹਾ, "ਪ੍ਰੋਫੈਸਰ ਸਾਹਿਬ, ਮੇਰੀ ਲੜਕੀ ਸੱਤ ਮਹੀਨਿਆਂ ਤੋ ਗਰਭਵਤੀ ਹੈ ਤੇ ਹੁਣ ਉਸ ਨੂੰ ਗਰਭ ਡਿਗਣ ਦੇ ਆਸਾਰ ਪੈਦਾ ਹੋ ਗਏ ਹਨ। ਹਸਪਤਾਲ ਵਾਲਿਆਂ ਨੇ ਦੋ ਹਫਤੇ ਦਾਖਲ ਰੱਖਣ ਤੋਂ ਬਾਦ ਟੈਸਟਾਂ ਦੇ ਆਧਾਰ ਤੇ ਇਹ ਕਹਿ ਕੇ ਛੁੱਟੀ ਦੇ ਦਿੱਤੀ ਹੈ ਕਿ ਇਹ ਗਰਭ ਕਿਸੇ ਤਰ੍ਹਾਂ ਵੀ ਸੰਭਾਲਿਆ ਨਹੀਂ ਜਾ ਸਕਦਾ। ਉਹ ਕਹਿੰਦੇ ਹਨ ਲੜਕੀ ਘਰ ਜਾ ਕੇ ਬੈੱਡ-ਰੈਸਟ ਕਰੇ, ਤਕਲੀਫ ਵਧੇ ਤਾਂ ਫਿਰ ਆ ਜਾਵੇ ਉਹ ਅਬਾਰਸ਼ਨ ਕਰ ਦੇਣਗੇ। ਉਹਨਾਂ ਇਹ ਵੀ ਕਿਹਾ ਕਿ ਜੇ ਕਿਸੇ ਤਰ੍ਹਾਂ ਦੋ ਹਫਤੇ ਸਹੀ ਸਲਾਮਤ ਗੁਜ਼ਰ ਜਾਣ ਤਾਂ ਫਿਰ ਚੰਗੀ ਉਮੀਦ ਹੋ ਸਕਦੀ ਹੈ। ਕੀ ਕੋਈ ਅਜਿਹਾ ਇਲਾਜ਼ ਹੈ ਕਿ ਉਸ ਦੇ ਦੋ ਹਫਤੇ ਠੀਕ ਠਾਕ ਨਿਕਲ ਜਾਣ?"

ਮੈਂ ਆਪਣੇ ਮੈਟੀਰੀਆ ਮੈਡੀਕਾ ਵਿਚ ਅਜਿਹੀਆਂ ਮਰਜ਼ਾਂ ਨਾਲ ਸਬੰਧਤ ਕਈ ਦਵਾਈਆਂ ਤੇ ਧਿਆਨ ਦੁੜਾਇਆ ਤੇ ਕਿਹਾ, "ਤੇਜਾ ਸਿੰਘ ਜੀ ਪਹਿਲਾਂ ਮਰੀਜ਼ ਦੀਆਂ ਅਲਾਮਤਾਂ ਦੱਸੋ ਫਿਰ ਦੋ ਹਫਤੇ ਕੀ ਦੋ ਮਹੀਨੇ ਹੀ ਦੇ ਦਿਆਂਗਾ।" ਉਸ ਨੇ ਲੜਕੀ ਨਾਲ ਮੇਰੀ ਗੱਲ ਕਰਵਾਈ ਤੇ ਉਸ ਨੇ ਆਪਣੀ ਤਕਲੀਫ ਦੀਆਂ ਤਿੰਨ ਨਿਸ਼ਾਨੀਆਂ ਦੱਸੀਆਂ। ਪੇਟ ਵਿਚ ਦਰਦ ਆਉਂਦਾ ਹੈ ਤੇ ਚਲਾ ਜਾਂਦਾ ਹੈ, ਹੇਠਾਂ ਵਲ ਭਾਰ ਪਿਆ ਹੋਇਆ ਹੈ ਜਿਵੇ ਸਭ ਕੁਝ ਹੁਣੇ ਬਾਹਰ ਨਿਕਲ ਜਾਵੇਗਾ। ਭਾਰ ਨੂੰ ਰੋਕਣ ਲਈ ਲੱਤਾਂ ਅੰਦਰ ਨੂੰ ਨੱਪ ਕੇ ਰੱਖਣੀਆਂ ਪੈਂਦੀਆਂ ਹਨ। ਇਹਨਾਂ ਅਲਾਮਤਾਂ ਦੇ ਆਧਾਰ ਤੇ ਮੈਂ ਉਸ ਦੇ ਬਾਪ ਨੂੰ ਕਿਹਾ, "ਇਸ ਨੂੰ ਕਿਸੇ ਫਾਰਮੇਸੀ ਸਟੋਰ ਚੋਂ ਹੋਮਿਓਪੈਥਿਕ ਦਵਾਈ **ਬੈਲਾਡੋਨਾ-30** (Belladona-30) ਲਿਆ ਕੇ ਚਾਰ ਚਾਰ ਗੋਲੀਆਂ ਤਿੰਨ ਤਿੰਨ ਘੰਟੇ ਬਾਦ ਦਿਓ ਤੇ ਤੀਜੇ ਦਿਨ ਕਾਲ ਕਰਕੇ ਇਸ ਦੀ ਹਾਲਤ ਬਾਰੇ ਦਸੋ।" ਚੌਥੇ ਦਿਨ ਲੜਕੀ ਦੇ ਪਿਤਾ ਨੇ ਫੋਨ ਕਰ ਕੇ ਦੱਸਿਆ, "ਦਵਾਈ ਦੇ ਦਿੱਤੀ ਸੀ ਤੇ ਹੁਣ ਉਹ ਬਹੁਤ ਗੁੱਡ ਫੀਲ ਕਰਦੀ ਆ। ਕੱਲ ਡਾਕਟਰ ਕੋਲ ਗਈ ਸੀ ਉਹ ਵੀ ਹੈਰਾਨ ਸੀ ਕਿ ਇਹ ਸਭ ਇੰਨੀ ਜਲਦੀ ਠੀਕ ਕਿੱਦਾਂ ਹੋ

ਗਿਆ।" ਮੈਂ ਉਸ ਨੂੰ ਲੜਕੀ ਨਾਲ ਗੱਲ ਕਰਾਉਣ ਲਈ ਕਿਹਾ, "ਉਹ ਬੋਲਿਆ, ਹੁਣੇ ਸਟੋਰ ਗਈ ਹੋਈ ਆ, ਆਉਂਦੀ ਆ ਤਾਂ ਗੱਲ ਕਰਾਉਨਾ ਆਂ।" ਮੈਂ ਵੀ ਹੈਰਾਨ ਸਾਂ ਜੋ ਲੜਕੀ ਚਾਰ ਦਿਨ ਪਹਿਲਾਂ ਲੱਤ ਹਿਲਾਉਣ ਤੋਂ ਵੀ ਆਹਰੀ ਸੀ, ਹੁਣ ਉਹ ਗੱਡੀ ਚਲਾ ਕੇ ਸਟੋਰਾਂ ਵਿਚ ਫਿਰ ਰਹੀ ਸੀ। ਉਸ ਨੂੰ **ਬੈਲਾਡੋਨਾ** ਜੇਹੀ ਸਾਧਾਰਣ ਦਵਾਈ ਦੇ ਸਹਾਰੇ ਪੂਰੇ ਨੌਂ ਮਹੀਨੇ ਪਾ ਕੇ ਤੰਦਰੁਸਤ ਡਲਿਵਰੀ ਹੋਈ।

ਮੈਂ ਇਸ ਕੇਸ ਦੀ ਸਫਲਤਾ ਦਾ ਅਨੰਦ ਅਨੁਭਵ ਕਰ ਹੀ ਰਿਹਾ ਸਾਂ ਕਿ ਮੈਨੂੰ ਜੂਨ 1974 ਦਾ ਇਕ ਹੋਰ ਵਾਕਿਆ ਯਾਦ ਆ ਗਿਆ। ਮੁਕਤਸਰ ਵਿਚ ਮੇਰੇ ਗਵਾਂਢੀ ਮਨਸ਼ਾ ਰਾਮ ਦੀ ਨਵ-ਵਿਆਹੁਤਾ ਵਹੁਟੀ ਛੇ ਮਹੀਨੇ ਦੀ ਗਰਭਵਤੀ ਸੀ। ਇਕ ਦਿਨ ਕੋਠੇ ਉੱਤੇ ਸੁੱਤੇ ਪਿਆਂ ਰਾਤ ਨੂੰ ਕਹਿਰ ਦੀ ਹਨੇਰੀ ਆਈ ਜਿਸ ਕਾਰਣ ਚਾਰੇ ਪਾਸੇ ਗਰਦੋਗੁਬਾਰ ਫੈਲ ਗਿਆ ਤੇ ਲਾਈਟ ਗੁੱਲ ਹੋ ਗਈ। ਜਦੋਂ ਸਭ ਲੋਕ ਆਪਣੀ ਆਪਣੀ ਛੱਤ ਤੋਂ ਮੰਜੇ ਚੁੱਕ ਕੇ ਹੇਠ ਉਤਰ ਰਹੇ ਸਨ ਤਾਂ ਮਨਸ਼ਾ ਰਾਮ ਦੀ ਪਤਨੀ ਦਾ ਉਤਲੀ ਪੌੜੀ ਤੋ ਹੀ ਪੈਰ ਤਿਲਕ ਗਿਆ। ਜੋਰਦਾਰ ਖੜਕੇ ਨਾਲ ਉਹ ਘੁੱਪ ਹਨੇਰੇ ਵਿਚ ਲੁੜਕਦੀ ਹੇਠ ਆਈ। ਜਦੋਂ ਉਸੇ ਪੌੜੀ ਉਤਰ ਕੇ ਮੈਂ ਉਹਨਾਂ ਦੇ ਘਰ ਉਸ ਹਾਲ ਪੁੱਛਣ ਲਈ ਗਿਆ ਤਾਂ ਉਹ ਦਰਦ ਨਾਲ ਕਰਾਹ ਰਹੀ ਸੀ। ਉਸ ਦੇ ਪੇਟ ਵਿਚਲਾ ਬੱਚਾ ਹਿੱਲ ਗਿਆ ਸੀ ਤੇ ਉਸ਼ ਦੇ ਸ਼ਰੀਰਕ ਅੰਗ ਉੱਭਰ ਕੇ ਬਾਹਰ ਵਲ ਖੜ੍ਹੇ ਹੋ ਗਏ ਸਨ। ਫਿਕਰ ਨਾਲ ਪਤੀ ਪਤਨੀ ਦੋਹਾਂ ਦੀ ਹਾਲਤ ਬਿਆਨ ਕਰਨ ਤੋਂ ਬਾਹਰ ਹੋਈ ਪਈ ਸੀ ਕਿਉਂਕਿ ਇਹ ਉਹਨਾਂ ਦਾ ਪਹਿਲਾ ਬੱਚਾ ਸੀ ਤੇ ਉਹਨਾਂ ਨੂੰ ਇਸ ਦੇ ਬਚਣ ਦੀ ਕਤੱਈ ਉਮੀਦ ਨਹੀਂ ਸੀ। ਮੈਂ ਉਹਨਾ ਨੂੰ ਉੱਥੇ ਹੀ ਛੱਡ ਘਰੋਂ **ਆਰਨੀਕਾ ਮੌਂਨਟਾਨਾ-30** (Arnica Montana-30) ਦੀ ਇਕ ਖੁਰਾਕ ਲੈ ਗਿਆ ਤੇ ਬੀਮਾਰ ਦੇ ਮੂੰਹ ਵਿਚ ਝਾੜ ਦਿੱਤੀ। ਉਸ ਨੂੰ ਆਰਾਮ ਕਰਨ ਦੀ ਸਲਾਹ ਦੇ ਕੇ ਮੈਂ ਸਵੇਰੇ ਹਾਲਤ ਰਿਪੋਰਟ ਕਰਨ ਲਈ ਕਿਹਾ। ਸਵੇਰੇ ਦੋਹਾਂ ਨੇ ਬਾਹਰ ਨਿਕਲ ਕੇ ਸ਼ੁਕਰੀਆ ਕੀਤਾ ਕਿ ਉਹ ਕੁਝ ਚਿਰ ਬਾਦ ਹੀ ਬਿਲਕੁਲ ਠੀਕ ਹੋ ਗਈ ਸੀ। ਮਨਸ਼ਾ ਰਾਮ ਇੰਨਾ ਖੁਸ਼ ਹੋਇਆ ਕਿ ਉਸ ਨੇ ਮੈਨੂੰ ਇਕ ਪੋਰਟੇਬਲ ਟਾਈਪ-ਰਾਈਟਰ ਭੇਂਟ ਕੀਤੀ। ਉਹ ਕਚਿਹਿਰੀਆਂ ਵਿਚ ਅਰਜ਼ੀ-ਨਵੀਸ ਦਾ ਕੰਮ ਕਰਦਾ ਸੀ ਤੇ ਟਾਈਪ-ਰਾਈਟਰਾਂ ਬਾਰੇ ਚੰਗੀ ਜਾਣਕਾਰੀ ਰੱਖਦਾ ਸੀ। ਇਹ ਟਾਈਪ-ਰਾਈਟਰ ਉਸ ਨੇ ਐਮ ਐਲ ਏ ਚੌਧਰੀ ਮਾਤੂ ਰਾਮ ਤੋਂ ਪ੍ਰਾਪਤ ਕੀਤੀ ਸੀ ਜਿਸ ਕੋਲ ਇਹ ਸਰਕਾਰੀ ਗ੍ਰਾਂਟਾਂ ਨਾਲ ਖਰੀਦੀ ਬਿਨਾਂ ਵਰਤੇ ਹੀ ਪਈ ਸੀ। ਸੰਨ 2000 ਵਿਚ ਰਟਾਇਰ ਹੋਣ ਉਪਰੰਤ ਇਸ ਨੂੰ ਮੈਂ ਆਪਣੀ ਇਕ ਸਟੂਡੈਂਟ ਨੂੰ ਦੇ ਦਿਤਾ ਸੀ।

ਇਹਨਾਂ ਦੋ ਕੇਸਾਂ ਦੀ ਸਮ੍ਰਿਤੀ ਨਾਲ ਮੇਰੀ ਸੋਚ ਸਾਫ ਤੇ ਪੱਕੀ ਹੋ ਗਈ। ਮੈਂ ਸੋਚਿਆ ਕਿ ਹੁਣ ਹਰਦੀਪ ਤੇ ਉਸ ਦੇ ਰਿਸ਼ਤੇਦਾਰਾਂ ਨੂੰ ਅਸਲੀ ਗੱਲ ਸਮਝਾਉਣ ਦਾ ਸਮਾਂ ਆ ਚੁੱਕਿਆ ਹੈ ਤਾਂ ਜੋ ਉਹ ਅਸਲੀਅਤ ਤੋਂ ਜਾਣੂ ਹੋ ਕੇ ਸਹੀ ਫੈਸਲਾ ਲੈ ਸਕਣ। ਮੈਂ ਦੋਹਾਂ ਪਰਿਵਾਰਾਂ ਨੂੰ ਬਿਠਾ ਕੇ ਸੰਬੋਧਨ ਕੀਤਾ,"ਸਾਰੇ ਮੇਰੀ ਗੱਲ ਧਿਆਨ ਨਾਲ ਸੁਣੋ। ਹਰੇਕ ਚੀਜ਼ ਦਾ ਕੋਈ ਕਾਰਣ ਹੁੰਦਾ ਹੈ ਤੇ ਕਾਰਣ ਅਨੁਸਾਰ ਹੀ ਉਸ ਦਾ ਇਲਾਜ਼ ਹੁੰਦਾ

ਹੈ। ਹਰਦੀਪ ਦੀ ਸਮਸਿੱਆ ਦਾ ਕਾਰਣ ਕਰੋਨਿਕ ਲੈਡ (ਸਿੱਕਾ) ਪੋਆਇਜ਼ਨਿੰਗ ਸੀ ਜਿਹੜੀ ਇਸ ਨੂੰ ਤੁਹਾਡੇ ਨਵੇਂ ਘਰ ਦੇ ਪਾਈਪਿੰਗ, ਡਿਸਟੈਂਪਰ ਤੇ ਰੰਗ ਰੋਗਨ ਤੋਂ ਹੋਈ ਸੀ। ਇਸ ਨਾਲ ਇਸ ਦੇ ਮਸੂੜ੍ਹੇ ਨੀਲੇ ਹੋ ਗਏ ਸਨ ਤੇ ਇਸ ਨੂੰ ਢਿੱਡ ਪੀੜ ਦੇ ਦੌਰੇ ਪੈਣ ਲੱਗ ਪਏ ਸਨ। ਸਿੱਕੇ ਦੀ ਜ਼ਹਿਰ (lead poisoning) ਨਾਲ ਇਸ ਦੀ ਬੱਚੇਦਾਨੀ ਤੇ ਪੇਟ ਦੀਆਂ ਮਾਸ-ਪੇਸ਼ੀਆਂ ਏਨੀਆਂ ਸਖ਼ਤ ਹੋ ਗਈਆਂ ਸਨ ਕਿ ਇਹਨਾਂ ਦੀ ਕਠੋਰਤਾ ਕਾਰਣ ਬੱਚੇ ਨੂੰ ਵਧਣ ਫੁਲਣ ਦੀ ਥਾਂ ਨਹੀਂ ਸੀ ਮਿਲਦੀ। ਇਸ ਹਾਲਤ ਵਿਚ ਬੱਚਾ ਕੁਝ ਚਿਰ ਤਾਂ ਵਧਦਾ ਰਹਿੰਦਾ ਸੀ ਪਰ ਕਿਉਂਕਿ ਬੱਚੇਦਾਨੀ ਉਸ ਦੇ ਕੱਦ ਮੁਤਾਬਿਕ ਹੋਰ ਨਹੀਂ ਸੀ ਫੈਲਦੀ ਇਸ ਲਈ ਬੱਚਾ ਪੰਜ ਮਹੀਨੇ ਦਾ ਹੋਣ ਉਪਰੰਤ ਬਾਹਰ ਨਿਕਲ ਜਾਂਦਾ ਸੀ। ਗਰਭ ਸਹੀ ਨਾ ਹੋਣ ਦੇ ਲੱਛਣ ਉਲਟੀਆਂ ਰਾਹੀਂ ਪਹਿਲੇ ਦਿਨ ਤੋਂ ਹੀ ਸ਼ੁਰੂ ਹੋ ਜਾਂਦੇ ਸਨ। ਅਜਿਹੀ ਹਾਲਤ ਵਿਚ ਕੋਈ ਟਾਂਕਾ ਬੱਚੇ ਨੂੰ ਘੁੱਟ ਕੇ ਅੰਦਰ ਨਹੀਂ ਰੱਖ ਸਕਦਾ। ਜੇ ਜੋਰ ਜ਼ਬਰ ਕਰਕੇ ਰਖੇਗਾ ਵੀ ਤਾਂ ਮਾਂ ਤੇ ਬੱਚੇ ਦੋਹਾਂ ਦਾ ਨੁਕਸਾਨ ਕਰੇਗਾ। ਸ਼ਾਇਦ ਇਸੇ ਨੂੰ ਹੀ ਤੁਸੀਂ ਮੰਗਲੀਕ ਅਸਰ ਸਮਝਦੇ ਹੋ।

"ਹੁਣ ਹੋਮਿਓਪੈਥਿਕ ਦਵਾਈ ਨੇ ਲੈਂਡ ਦਾ ਇਹ ਮਾਰੂ ਅਸਰ ਖਤਮ ਕਰ ਦਿਤਾ ਹੈ। ਇਸ ਦੇ ਪੇਟ ਦੇ ਸਭ ਮੱਸਲ ਨਰਮ ਹੋ ਗਏ ਹਨ। ਕੁੱਖ ਸਹਿਜੇ ਹੀ ਭਰੀ ਗਈ ਹੈ। ਚਾਰ ਮਹੀਨਿਆਂ ਤੋਂ ਕੋਈ ਪੇਟ ਦਰਦ ਨਹੀਂ ਹੋਇਆ ਹੈ। ਕੋਈ ਉਲਟੀ ਵੀ ਨਹੀਂ ਲੱਗੀ। ਮੈਂ ਰੱਬ ਤਾਂ ਨਹੀਂ ਪਰ ਭਰੋਸੇ ਨਾਲ ਕਹਿ ਸਕਦਾ ਹਾਂ ਕਿ ਇਸ ਵਾਰ ਪਹਿਲਾਂ ਵਾਂਗ ਨਹੀਂ ਹੋਵੇਗਾ। ਜੇ ਫਿਰ ਵੀ ਤੁਹਾਡੀ ਤਸਲੀ ਟਾਂਕੇ ਲਵਾ ਕੇ ਇਸ ਨੂੰ ਪੰਜ ਚਾਰ ਮਹੀਨੇ ਹਸਪਤਾਲ ਲਿਟਾਉਣ ਅਤੇ ਵਾਧੂ ਖਰਚਾ ਕਰਨ ਨਾਲ ਹੀ ਹੁੰਦੀ ਹੈ ਤਾਂ ਕਰੋ। ਇਸ ਦਾ ਕੋਈ ਫਾਇਦਾ ਤਾਂ ਨਹੀਂ ਹੋਵੇਗਾ, ਹਾਂ ਅੰਦਰੂਨੀ ਛੇੜਛਾੜ ਨਾਲ ਨੁਕਸਾਨ ਜਰੂਰ ਹੋ ਸਕਦਾ ਹੈ। ਹੋਣ ਵਾਲੇ ਨੁਕਸਾਨ ਬਾਰੇ ਆਪਣੇ ਡਾਕਟਰ ਨੂੰ ਪੁੱਛੋ।" ਇਹ ਗੱਲ ਸੁਣ ਕੇ ਸਾਰੇ ਕਹਿਣ ਲੱਗੇ," ਤੁਸੀਂ ਤਾਂ ਜੀ ਸਾਡੇ ਲਈ ਰੱਬ ਤੋਂ ਵੀ ਵੱਧ ਹੋ, ਜਿਵੇਂ ਕਹਿੰਦੇ ਹੋ ਅਸੀਂ ਉਦਾਂ ਹੀ ਕਰਾਂਗੇ। ਸਾਡੀਆਂ ਮੁਰਾਦਾਂ ਘਰ ਬੈਠੇ ਹੀ ਪੂਰੀਆਂ ਹੋ ਜਾਣ, ਸਾਨੂੰ ਹੋਰ ਕੀ ਚਾਹੀਦਾ ਹੈ? ਹਸਪਤਾਲ ਵਾਲਿਆਂ ਨੇ ਅੱਗੇ ਕਿਹੜਾ ਸਾਡੀਆਂ ਝੋਲੀਆਂ ਭਰ ਦਿਤੀਆਂ ਐਂ। ਕਿੰਨੇ ਸਾਲ ਹੋ ਗਏ ਬਦੀਨੀ ਕਟਦਿਆਂ ਨੂੰ।" ਇਸ ਤੋਂ ਬਾਦ ਸਭ ਆਮ ਸੰਤੁਸ਼ਟੀ ਨਾਲ ਘਰੋ ਘਰੀ ਪਰਤ ਗਏ।

ਦਸ ਕੁ ਦਿਨ ਬਾਦ ਹਰਦੀਪ ਦਾ ਫੋਨ ਆਇਆ। ਕਹਿਣ ਲੱਗੀ, "ਅੰਕਲ ਜੀ ਮੈਨੂੰ ਤੁਹਾਡੀ ਉਸ ਦਿਨ ਦੀ ਕਹੀ ਗੱਲ ਸਮਝ ਪੈ ਗਈ ਹੈ। ਹੁਣ ਮੈਨੂੰ ਕੋਈ ਡਰ ਨਹੀਂ ਲੱਗਦਾ। ਜਦੋਂ ਉੱਤੇ ਰੱਬ ਤੇ ਹੇਠ ਤੁਸੀਂ ਹੋ ਤਾਂ ਡਰ ਕਾਹਦਾ? ਹੁਣ ਮੈਂ ਟਾਂਕੇ ਨਹੀ ਲਵਾਵਾਂਗੀ ਪਰ ਬਾਕੀ ਦਾ ਸਮਾਂ ਮੰਜੇ ਤੇ ਲੰਮੀ ਜਰੂਰ ਪਵਾਂਗੀ।" ਲੱਗਦਾ ਸੀ ਕਿ ਇਹ **ਓਪੀਅਮ ਹਾਈ** (OP High Potency) ਦਾ ਅਸਰ ਸੀ ਜਿਸ ਨੇ ਉਸ ਨੂੰ ਨਿੱਡਰ ਬਣਾ ਦਿਤਾ ਸੀ। ਮੈਂ ਉਸ ਦੇ ਨਿਰਨੇ ਨਾਲ ਸਹਿਮਤੀ ਪ੍ਰਗਟ ਕੀਤੀ ਤੇ ਵਿਚੋਂ ਉੱਠ ਕੇ ਥੋੜਾ ਘੁੰਮਣ ਫਿਰਨ ਦੀ ਸਲਾਹ ਦਿਤੀ। ਫਿਰ ਸਮੇਂ ਸਮੇਂ ਤੇ ਉਸ ਦੇ ਡਾਕਟਰੀ ਚੈੱਕ-ਅੱਪ ਮੁਤਾਬਿਕ ਠੀਕ ਠਾਕ ਹੋਣ ਬਾਰੇ ਫੋਨ ਆਉਂਦੇ ਰਹੇ ਤੇ ਉਹ ਹਰ ਮਹੀਨੇ ਆਪਣੇ ਪਤੀ ਹੱਥ ਦਵਾਈ ਦੀ ਖ਼ੁਰਾਕ ਮੰਗਵਾਉਂਦੀ ਰਹੀ। ਮਿੱਥੇ ਸਮੇਂ ਤੋਂ ਹਫਤਾ ਪਹਿਲਾਂ ਉਹ ਡਾਕਟਰ ਦੇ ਪ੍ਰਾਈਵੇਟ ਹਸਪਤਾਲ ਵਿਚ ਦਾਖ਼ਲ ਹੋ ਗਈ ਤੇ 23 ਦਸੰਬਰ 2008 ਨੂੰ ਸਵੇਰੇ ਨਾਰਮਲ ਡਿਲਿਵਰੀ ਰਾਹੀਂ ਇਕ ਸਿਹਤਮੰਦ ਬੱਚੇ ਦੀ ਮਾਂ ਬਣ ਗਈ।

ਖਬਰ ਮਿਲਣ ਤੇ ਉਸ ਦਿਨ ਮੈਂ ਉਸ ਨੂੰ ਹਸਪਤਾਲ ਮਿਲਣ ਗਿਆ। ਉਸ ਦੇ ਪੇਕੇ ਤੇ ਸਹੁਰੇ ਦੋਵੇਂ ਪ੍ਰੀਵਾਰ ਆਏ ਹੋਏ ਸਨ। ਉਹਨਾਂ ਦੇ ਚਿਹਰਿਆਂ ਤੇ ਅਨੋਖਾ ਚਾਅ ਤੇ ਖੇੜਾ ਸੀ। ਉਹਨਾਂ ਨੇ ਹੱਥ ਜੋੜ ਮੇਰਾ ਯਾਦਗਾਰੀ ਆਓ-ਭਗਤ ਕੀਤਾ। ਹਰਦੀਪ ਨੇ

ਬੈੱਡ ਤੇ ਲੇਟਿਆਂ ਹੀ ਚੁੰਨੀ ਲਾਹ ਕੇ ਮੇਰੇ ਪੈਰਾਂ ਵੱਲ ਛੁਹਾਈ ਤੇ ਮੇਰਾ ਧੰਨਵਾਦ ਕਰਦੀ ਹੋਈ ਬੋਲੀ,"ਸ਼ੁਕਰੀਆ ਅੰਕਲ ਜੀ। ਇਹ ਤੁਹਾਡਾ ਹੀ ਪ੍ਰਤਾਪ ਹੈ। ਹੁਣ ਤੁਸੀਂ ਹੀ ਇਸ ਦਾ ਨਾਂ ਰਖੋ।" ਮੈਂ ਹੱਸ ਕੇ ਕਿਹਾ, "ਇਹ ਮੰਗਲੀਕ ਮਾਂ ਦਾ ਪੁੱਤਰ ਹੈ, ਸ਼ੇਰ ਹੈ, "ਸ" ਅੱਖਰ ਤੇ ਨਾਂ ਰੱਖ ਦਿਓ।" ਉਹ ਸ਼ਰਮਾਅ ਕੇ ਮੁਸਕਰਾਈ ਜਿਵੇਂ ਪੁੱਛ ਰਹੀ ਹੋਵੇ, "ਕੀ ਮੈਂ ਹਾਲੇ ਵੀ ਮੰਗਲੀਕ ਹਾਂ?"

ਬਾਦ ਵਿਚ ਮੈਨੂੰ ਵਿਚ ਪਤਾ ਚੱਲਿਆ ਕਿ ਉਹਨਾਂ ਨੇ ਬੱਚੇ ਦਾ ਨਾਂ ਉਹਨਾਂ ਦਿਨਾਂ ਵਿਚ ਜ਼ੀ ਟੀਵੀ ਤੇ ਚਲ ਰਹੇ ਇਕ ਸੀਰੀਅਲ ਦੇ ਨੌਜਵਾਨ ਮੁੱਖ-ਪਾਤਰ ਦੇ "ਸ" ਅੱਖਰ ਨਾਲ ਸ਼ੁਰੂ ਹੁੰਦੇ ਨਾਂ ਤੇ ਰਖਿਆ।

ਮੈਂ 20 ਜੁਲਾਈ 2008 ਨੂੰ ਅਮਰੀਕਾ ਵਾਪਸ ਆਉਣਾ ਸੀ। ਮੇਰੇ ਆਉਣ ਤੋਂ ਤਿੰਨ ਦਿਨ ਪਹਿਲਾਂ ਹਰਦੀਪ ਅਗਾਹਾਂ ਬਾਰੇ ਦਵਾਈ ਪਤਾ ਕਰਨ ਆਈ। ਮੈਂ ਰਵਾਜਨ ਹੀ ਉਸ ਨੂੰ ਉਸ ਨਾਲ ਘਰ ਵਿਚ ਹੁੰਦੇ ਮੌਜੂਦਾ ਵਿਵਹਾਰ ਬਾਰੇ ਪੁੱਛ ਲਿਆ। ਹੱਸ ਕੇ ਕਹਿਣ ਲੱਗੀ, "ਜੀ ਬਿਲਕੁਲ ਬਦਲ ਗਿਆ ਹੈ। ਪਹਿਲਾਂ ਰੋਟੀ ਟੁੱਕ ਮੈਂ ਕਰਦੀ ਸਾਂ, ਮਾਤਾ ਮੰਜੇ ਤੇ ਬੈਠੀ ਹੁਕਮ ਝਾੜਦੀ ਸੀ। ਹੁਣ ਸਾਰਾ ਕੁਝ ਉਹ ਆਪ ਕਰਦੀ ਐ, ਮੇਰੀ ਡਿਊਟੀ "ਪੋਤਾ" ਸੰਭਾਲਣ ਤੇ ਲਾਈ ਹੋਈ ਐ। ਹੁਣ ਚੰਗਾ ਮਾੜਾ ਵੀ ਨੀ ਬੋਲਦੀ, ਸਗੋਂ ਇਕ ਪੋਤੀ ਮੰਗਣ ਲੱਗ ਪਈ ਐ!" ਮੈਂ ਖੁਸ਼ ਹੋਇਆ ਕਿ ਘੱਟੋ ਘੱਟ ਇਕ ਸਿੱਖੀ-ਜਿਊੜੇ ਨੂੰ ਤਾਂ "ਸੋ ਕਿਉ ਮੰਦਾ ਆਖੀਐ" ਤੁਕ ਦੀ ਸਮਝ ਪੈ ਗਈ ਹੈ ਤੇ ਪੰਜਾਬ ਦੀ ਘਟੋ ਘੱਟ ਇਕ ਧੀ ਤਾਂ ਹੁਣ ਵਾਰਸ ਸ਼ਾਹ ਨੂੰ ਨਹੀਂ ਪੁਕਾਰੇਗੀ।

ਜਦੋਂ ਵੀ ਮੈਂ ਇਸ ਕੇਸ ਨੂੰ ਯਾਦ ਕਰਦਾ ਹਾਂ ਮੈਨੂੰ ਡਾ: ਹੈਨੀਮੈਨ ਦੀ ਇਹ ਚਿਤਾਵਨੀ ਚੇਤੇ ਆ ਜਾਂਦੀ ਹੈ, "ਸਿਧਾਂਤਾਂ ਵਿਚ ਨਾ ਉਲਝੋ, ਇਹ ਨਿਕੰਮਿਆਂ ਦਾ ਕੰਮ ਹੈ। ਡਾਕਟਰ ਦਾ ਕੰਮ ਮਰੀਜ਼ ਨੂੰ ਸ਼ੀਘਰ, ਸਹਿਲ ਤੇ ਸਦੀਵੀ ਢੰਗ ਨਾਲ ਸਿਹਤਯਾਬ ਕਰਨਾ ਹੈ। ਮਰਜ਼ ਪਿੱਛੇ ਨਾ ਜਾਓ, ਇਹ ਕਾਲਪਨਿਕ ਹੈ, ਛਲਾਵਾ ਹੈ। ਮਰੀਜ਼ ਨੂੰ ਦੇਖੋ ਜੋ ਤਕਲੀਫ਼ ਨਾਲ ਵਲਿਕਦਾ ਤੁਹਾਡੇ ਕੋਲ ਚਲ ਕੇ ਆਇਆ ਹੈ। ਕਾਹਲ ਨਾ ਕਰੋ, ਹਰ ਤਰਾਂ ਨਾਲ ਵੇਖੋ, ਵੇਖੋ ਕਿ ਉਸ ਦੀ ਸਮੁਚੀ ਸਿਹਤ ਵਿਚ ਕੀ ਵਿਕਾਰ ਹੈ ਤੇ ਉਸ ਵਿਚ ਕੀ ਦਰੁਸਤ ਕਰਨਯੋਗ ਹੈ। ਜਿੰਨੀ ਕੁਸ਼ਲਤਾ ਤੇ ਨਿਰਪੱਖਤਾ ਨਾਲ ਤੁਸੀਂ ਇਸ ਤੱਥ ਦਾ ਪਤਾ ਕਰ ਸਕੋਗੇ, ਓਨੇ ਹੀ ਸਫਲ ਸਿਹਤਦਾਤਾ ਤੁਸੀਂ ਹੋਵੋਗੇ।"

ਇਸ ਕਥਨ ਦੀ ਰੋਸ਼ਨੀ ਵਿਚ ਹੀ ਮੈਂ ਉਪ੍ਰੋਕਤ ਕੇਸ ਵਿਚ "ਪ੍ਰੀ-ਮਿਚਿਓਰ ਅਬੋਰਸ਼ਨ" ਦੀ ਬੀਮਾਰੀ ਪਿੱਛੇ ਨਾ ਜਾ ਕੇ ਮਰੀਜ਼ ਦੀ ਸਿਹਤ ਵਿਚ ਪਿਆ "ਠੀਕ ਕਰਨਯੋਗ" ਵਿਕਾਰ ਲੱਭ ਸਕਿਆ ਸਾਂ ਅਤੇ ਉਸ ਨੂੰ ਬਿਨਾਂ ਛੂਹੇ ਅਲਾਮਤਾਂ ਅਨੁਸਾਰ ਕੇਵਲ ਇਕੋ ਦਵਾਈ ਦੀਆਂ ਕੁਝ ਖੁਰਾਕਾਂ ਨਾਲ ਉਲਟੀ-ਚੱਕਰਾਂ ਸਮੇਤ ਸਾਰੇ ਗਰਭ-ਰੋਗਾਂ ਤੋਂ ਛੁਟਕਾਰਾ ਦਿਵਾ ਸਕਿਆ ਸਾਂ। ਗੱਲ ਕੀ, ਇਸੇ ਕਥਨ ਦੀ ਅਸਲੀਅਤ ਰਾਹੀਂ ਮੈਂ ਇਕ ਪ੍ਰੀਵਾਰ ਨੂੰ ਸੰਤਾਨ ਸੁਖ ਦੇ ਕੇ ਉਸ ਨੂੰ ਘਰੇਲੂ ਕਲੇਸ਼ ਤੋਂ ਮੁਕਤ ਕਰਵਾ ਸਕਿਆ ਸਾਂ।

ਮੇਰੀ "ਫੱਕੀ" ਤੋਂ ਡਰਨ ਫਰੇਸ਼ਤੇ

ਦੁਨੀਆਂ ਵਿਚ ਹੋਰ ਅਨੁਭਵ ਸਭ ਨੂੰ ਹੋ ਸਕਦੇ ਹਨ ਪਰ ਮੌਤ ਦਾ ਕਿਸੇ ਨੂੰ ਨਹੀਂ ਹੁੰਦਾ। ਇਸ ਦਾ ਕਾਰਣ ਇਹ ਹੈ ਕਿ ਜਿਹੜੇ ਮੌਤ ਦੇ ਮੂੰਹ ਵਿਚ ਚਲੇ ਜਾਂਦੇ ਹਨ ਉਹ ਆਪਣੇ ਅਨੁਭਵ ਦੱਸਣ ਲਈ ਵਾਪਸ ਨਹੀਂ ਮੁੜਦੇ। ਇਹ ਮੌਤ ਦਾ ਮੂੰਹ ਹੀ ਹੈ ਕਿ ਕਿਸੇ ਨੂੰ ਬਹੁਤ ਉੱਚੀ ਇਮਾਰਤ ਤੋਂ ਪੱਟਕ ਦਿਤਾ ਗਿਆ ਹੋਵੇ ਤੇ ਉਹ ਹਵਾ ਵਿਚ ਲੋਟਦਾ ਹੇਠ ਆ ਰਿਹਾ ਹੋਵੇ। ਉਸ ਨੂੰ ਕਿਸੇ ਤਰ੍ਹਾਂ ਵੀ ਉੱਪਰ ਨਹੀਂ ਖਿੱਚਿਆ ਜਾ ਸਕਦਾ ਤੇ ਉਹ ਉਦੋਂ ਤੀਕਰ ਹੀ ਜੀਵਤ ਹੁੰਦਾ ਹੈ ਜਦੋਂ ਤੀਕਰ ਹਵਾ ਵਿਚ ਹੈ। ਅਜਿਹੇ ਮੌਤ ਦੇ ਮੂੰਹ ਚੋਂ ਕੋਈ ਵਿਰਲਾ ਹੀ ਬਚ ਕੇ ਨਿਕਲਦਾ ਹੈ। ਜੇ ਕੋਈ ਬਚ ਜਾਵੇ ਤਾਂ ਉਹ ਜੀਵਨ ਭਰ ਅਵਾਕ ਹੀ ਰਹਿੰਦਾ ਹੈ। ਜਿਹੜੇ ਇਸ ਤਰਾਂ ਦਾ ਕੌਤਕ ਵੇਖ ਵੀ ਲੈਂਦੇ ਹਨ ਉਹ ਵੀ ਆਪਣੇ ਅਨੁਭਵਾਂ ਦੇ ਵਿਰਤਾਂਤ ਲਈ ਸਾਰੀ ਉਮਰ ਸ਼ਬਦ ਢੂੰਡਦੇ ਰਹਿੰਦੇ ਹਨ।

ਇਸ ਕਹਾਣੀ ਵਿਚ ਇਕ ਅਜਿਹੀ ਹੀ ਸੱਚੀ ਘਟਨਾ ਦਾ ਜ਼ਿਕਰ ਕਰ ਰਿਹਾ ਹਾਂ ਜਿਸ ਨੂੰ ਯਾਦ ਕਰ ਕੇ ਰੂਹ ਕੰਬ ਜਾਂਦੀ ਹੈ ਤੇ ਇਸ ਸੁਹਣੇ ਲੱਗਦੇ ਸੰਸਾਰ ਦੇ ਫ਼ਾਨੀ ਹੋਣ ਦੀ ਖ਼ੌਫ਼ਨਾਕ ਹਕੀਕਤ ਬੜੇ ਨੇੜੇ ਤੋਂ ਦਿਖਾਈ ਦੇਣ ਲੱਗਦੀ ਹੈ। ਜਿਉਂ ਜਿਉਂ ਇਹ ਘਟਨਾ ਪੁਰਾਣੀ ਹੁੰਦੀ ਜਾਂਦੀ ਹੈ ਤਿਉਂ ਤਿਉਂ ਇਸ ਦੀਆਂ ਰੱਹਸਮਈ ਗੰਢਾਂ ਹੋਰ ਪੀਡੀਆਂ ਹੁੰਦੀਆਂ ਜਾਂਦੀਆਂ ਹਨ। ਅਜਿਹੀਆਂ ਘਟਨਾਵਾਂ ਦੇ ਛੱਡੇ ਇਸ਼ਾਰਿਆਂ ਨੂੰ ਸਮਝਣਾ ਮੁਸ਼ਕਿਲ ਹੈ। ਰਹੱਸ ਦੇ ਇਹ ਸੰਕੇਤ ਕਿਸੇ ਤਰ੍ਹਾਂ ਵੀ ਗਿਆਨ ਦੀ ਪਕੜ ਵਿਚ ਨਹੀਂ ਆਉਂਦੇ ਕਿ ਕੁਦਰਤ ਦੀਆਂ ਬਹੁ-ਪਰਤੀ ਸ਼ਕਤੀਆਂ ਓੱਤੋਂ ਹੀ ਉੱਤੇ ਕਿਵੇਂ ਕੰਮ ਕਰੀ ਜਾਂਦੀਆਂ ਹਨ?

ਜੂਨ ਸੰਨ 2002 ਦੀ ਗੱਲ ਹੈ। ਸੈਨ ਹੋਜ਼ੇ ਸਟੇਟ ਯੂਨੀਵਰਸਿਟੀ ਦਾ ਸਮੈਸਟਰ ਖ਼ਤਮ ਕਰ ਕੇ ਮੈਂ ਇੰਡੀਆ ਜਾਣ ਦੀ ਸਲਾਹ ਬਣਾਈ। ਮੌਕੇ ਤੇ ਆਣ ਕੇ ਮੇਰੀ ਪਤਨੀ ਨੇ ਵੀ ਉੱਥੇ ਰਹਿੰਦੇ ਸਾਡੇ ਛੋਟੇ ਲੜਕੇ ਨੂੰ ਮਿਲਣ ਜਾਣ ਦਾ ਮਨ ਬਣਾ ਲਿਆ। ਅਸੀਂ ਇੱਕਠਿਆਂ ਹੀ 25 ਜੂਨ ਦੀਆਂ ਏਸ਼ੀਆਨਾ ਏਅਰਲਾਈਨ ਦੀਆਂ ਟਿਕਟਾਂ ਲੈ ਲਈਆਂ। ਸਾਡੇ ਇੱਥੇ ਰਹਿੰਦੇ ਬੱਚੇ ਛੁੱਟੀਆਂ ਮਨਾਉਣ ਲਈ ਕਰੂਜ਼ ਲੈ ਕੇ ਅਲਾਸਕਾ ਗਏ ਹੋਏ ਸਨ ਇਸ ਲਈ ਸਾਰੀ ਤਿਆਰੀ ਸਾਨੂੰ ਆਪ ਹੀ ਕਰਨੀ ਪਈ। ਰਾਤ ਦੀ ਉਡਾਨ ਸੀ ਤੇ ਸ਼ਾਮ ਨੂੰ ਅਸੀਂ ਟੈਕਸੀ ਰਾਹੀਂ ਸੈਨ-ਫਰਾਂਸਿਸਕੋ ਏਅਰ ਪੋਰਟ ਤੇ ਪਹੁੰਚ ਗਏ।

ਚੱਲਣ ਤੋਂ ਪਹਿਲਾਂ ਉਸ ਦਿਨ ਅਸੀਂ ਸਵੇਰ ਤੋਂ ਹੀ ਸਾਮਾਨ ਬੰਨ-ਬਨਾਈ ਦੀ ਪ੍ਰਕ੍ਰਿਆ ਵਿਚ ਜੁਟੇ ਰਹੇ। ਇਕ ਇਕ ਵੱਡਾ ਅਟੈਚੀ ਪਿੱਛੇ ਬੁੱਕ ਕਰਾਉਣ ਲਈ ਪੈਕ ਕਰ ਕੇ ਇਕ ਇਕ ਹੈਂਡ ਬੈਗ ਜਹਾਜ਼ ਵਿਚ ਨਾਲ ਲਿਜਾਣ ਲਈ ਤਿਆਰ ਕਰ ਲਿਆ। ਮੇਰੀ ਪਤਨੀ ਦਾ ਹੈਂਡ ਬੈਗ ਹਲਕਾ ਫੁਲਕਾ ਸੀ ਇਸ ਲਈ ਵੀਹ ਪੌਂਡ ਦੇ ਭਾਰ ਵਿਚ ਉਸ ਨੇ ਆਪਣੇ ਜਰੂਰੀ ਸਾਮਾਨ ਨਾਲ ਕਈ ਵਾਧੂ ਸੂਟ ਵੀ ਭਰ ਲਏ। ਮੇਰੇ ਖਾਲੀ ਬੈਗ ਦਾ ਹੀ ਭਾਰ 9 ਪੌਂਡ ਸੀ ਤੇ ਇਸ ਵਿਚ 8 ਪੌਂਡ ਦਾ 2000 ਮਾਡਲ ਸੋਨੀ ਲੈਪਟਾਪ ਪੈ ਕੇ ਹੀ ਸਤਾਰਾਂ ਪੌਂਡ ਬਣ ਗਏ। ਦੋ ਤਿੰਨ ਪੌਂਡ ਦੀਆਂ ਤਾਰਾਂ ਤੇ ਚਾਰਜ਼ਰ ਪਾ ਕੇ ਇਸ ਵਿਚ ਹੋਰ ਕੁਝ ਪਾਉਣ ਦੀ ਗੁੰਜਾਇਸ਼ ਨਾ ਰਹੀ। ਕੈਮਰਾ, ਡਾਇਰੀ, ਟਿਕਟ, ਕਿਤਾਬਾਂ, ਸੈਲ-ਫੋਨ ਆਦਿ ਤਾਂ ਮੈਂ ਪਰਸ-ਨੁਮਾ ਮੋਢੇ ਵਾਲੇ ਬੈਗ ਵਿਚ ਪਾ ਲਏ ਪਰ ਮੇਰਾ ਚਾਰ ਪੌਂਡ ਦਾ ਹੋਮਿਓਪੈਕਿ ਦਵਾਈਆਂ ਦਾ ਡੱਬਾ, ਜੋ ਮੈਂ ਹਰ ਸਫ਼ਰ ਵਿਚ ਨਾਲ ਰੱਖਦਾ ਹਾਂ, ਪਾਉਣ ਲਈ ਕਿਤੇ ਕੋਈ ਥਾਂ ਨਾ ਬਚੀ।

ਮੈਂ ਅਪਣੀ ਪਤਨੀ ਨੂੰ ਕਿਹਾ ਕਿ ਕੁਝ ਕਪੜੇ ਕੱਢ ਕੇ ਇਹ ਡੱਬਾ ਆਪਣੇ ਹੈਂਡਬੈਗ ਵਿਚ ਪਾ ਲਵੇ। ਉਸ ਨੇ ਇਸ ਦਾ ਜੋਰਦਾਰ ਸ਼ਬਦਾਂ ਵਿਚ ਵਿਰੋਧ ਕੀਤਾ। ਮੈਨੂੰ ਹੀ ਸਮਝਾਉਂਦੀ ਹੋਈ ਬੋਲੀ, "ਜੀ! ਇਥੇ ਇਸ ਘਰ ਵਿਚ ਇੰਨੀਆਂ ਦਵਾਈਆਂ ਹਨ ਤੇ ਉੱਥੇ ਉਹ ਘਰ ਦਵਾਈਆਂ ਨਾਲ ਭਰਿਆ ਹੋਇਆ ਹੈ। ਸਫ਼ਰ ਵਿਚ ਵੀ ਡੱਬਾ ਨਾਲ ਚੁੱਕ ਲੈਂਦੇ ਹੋ।ਕਦੇ ਲੋੜ ਪਈ ਐ ਇਸ ਦੀ? ਸਾਰੀਆਂ ਬੀਮਾਰੀਆਂ ਸਫਰ 'ਚ ਈ ਤਾਂ ਨੀ ਆਉਣੀਆਂ। ਜਿਸ ਦਵਾਈ ਦੀ ਲੋੜ ਹੈ ਇਥੋਂ ਖਾ ਕੇ ਚਲੋ ਤੇ ਬਾਕੀ ਉੱਥੇ ਜਾ ਕੇ ਖਾ ਲੈਣਾ। ਰਸਤੇ ਲਈ ਪਲਸਾਟਿੱਲਾ ਮੈਂ ਪਰਸ ਵਿਚ ਪਾ ਲਈ ਐ। ਐਡਾ ਡੱਬਾ ਨਾਲ ਜਰੂਰੀ ਚੁੱਕਣਾ ਐ?"

ਤਰਕ ਨਾਲ ਗੱਲ ਘੜਨ ਤੇ ਜਤਾਉਣ ਵਿਚ ਉਹ ਤਰਕਸ਼ੀਲ ਸੋਸਾਇਟੀ ਵਾਲਿਆਂ ਨੂੰ ਵੀ ਮਾਤ ਪਾ ਸਕਦੀ ਹੈ। ਹਮੇਸ਼ਾ ਦੀ ਤਰਾਂ ਮੈਨੂੰ ਲੱਗਿਆ ਉਹ ਠੀਕ ਹੀ ਕਹਿੰਦੀ ਹੈ। ਮੈਂ ਡੱਬਾ ਵਾਪਸ ਉੱਪਰ ਰੱਖਣ ਚਲਾ ਗਿਆ। ਪਰ ਰਾਹ ਵਿਚ ਜਾਂਦਿਆਂ ਮੈਂ ਕਲਪਨਾ ਕੀਤੀ, "ਜੇ ਕਿਤੇ ਰਸਤੇ ਵਿਚ ਠੰਡ ਲੱਗ ਗਈ ਜਾਂ ਗਰਮ ਸਰਦ ਹੋ ਗਏ, ਜਾਂ ਮੂੰਹ ਵਿਚ ਛਾਲੇ ਪੈ ਗਏ ਜਾਂ ਨਕਸੀਰ ਫੁੱਟ ਗਈ, ਜਾਂ ਖਾਣ ਪੀਣ ਦੀ ਖਰਾਬੀ ਹੋ ਗਈ, ਤਾਂ ਕੀਹਦੀ ਮਾਂ ਨੂੰ ਮਾਂ ਕਹਾਂਗੇ? ਇਸ ਲਈ ਕੁਝ ਦਵਾਈਆਂ ਤਾਂ ਨਾਲ ਲੈ ਹੀ ਚਲਦਾ ਹਾਂ।" ਇਹ ਸੋਚ ਕੇ ਮੈਂ ਪੰਜ ਸੱਤ ਮੁੱਖ ਦਵਾਈਆਂ ਇਕ 9X4 ਦੇ ਖਾਲੀ ਲਿਫਾਫੇ ਵਿਚ ਖੜ੍ਹੀਆਂ ਕਰ ਲਈਆਂ। ਅੱਧੇ ਤੋਂ ਜਿਆਦਾ ਲਿਫਾਫਾ ਖਾਲੀ ਵੇਖ ਕੇ ਕੁਝ ਹੋਰ ਦਵਾਈਆਂ ਪਾ ਲਈਆਂ ਤੇ ਫਿਰ ਕੁਝ ਹੋਰ। ਇੱਦਾਂ ਕਰਦੇ ਲਿਫਾਫਾ ਭਰ ਗਿਆ। ਪਰ ਬੰਦ ਕਰਨ ਵੇਲੇ ਉਪਰ ਇਕ ਉਂਗਲ ਥਾਂ ਖਾਲੀ ਦਿਖਾਈ ਦਿਤੀ। ਡੱਬੇ ਵਿਚ ਉੱਤੋਂ ਹੇਠਲੀ ਲਾਈਨ ਤੀਕਰ ਨਜ਼ਰ ਦੁੜਾ ਕੇ ਮੈਂ ਚਾਰ ਪੰਜ ਹੋਰ ਸ਼ੀਸ਼ੀਆਂ ਕੱਢੀਆਂ ਤੇ ਲਿਫਾਫੇ ਵਿਚਲੀਆਂ ਸ਼ੀਸ਼ੀਆਂ ਉੱਤੇ ਲੰਮੀਆਂ ਲਿਟਾ ਕੇ ਇਸ ਨੂੰ ਟੇਪ ਨਾਲ ਬੰਦ ਕਰ ਦਿਤਾ। ਪਤਨੀ ਤੋਂ ਨਜ਼ਰ ਬਚਾ ਕੇ ਇਹ ਲਿਫਾਫਾ ਮੈਂ ਆਪਣੇ ਹੈਂਡਬੈਗ ਦੀ ਜੇਬ ਵਿਚ ਰੱਖ ਲ਼ਿਆ।

ਏਅਰ ਪੋਰਟ ਤੇ ਪਹੁੰਚ ਕੇ ਮੈਂ ਦੇਖਿਆ ਮੇਰੀ ਪਤਨੀ ਦਾ ਚਿਹਰਾ ਉਦਾਸ ਸੀ। ਪਹਿਲੀਆਂ ਵਤਨ ਫੇਰੀਆਂ ਵੇਲੇ ਤਾਂ ਉਹ ਭਾਰਤ ਵਿਚ ਆਪਣੇ ਲੜਕੇ ਨੂੰ ਮਿਲਣ ਦੇ ਚਾਅ ਨਾਲ ਪੂਰੇ ਖੇੜੇ ਵਿਚ ਹੋਇਆ ਕਰਦੀ ਸੀ ਪਰ ਅੱਜ ਉਸ ਨੂੰ ਪਿੱਛੇ ਛੱਡੇ ਤਿੰਨ ਸਾਲ ਦੇ ਪੋਤੇ ਦੀ ਯਾਦ ਸਤਾ ਰਹੀ ਸੀ। ਦੋਹਾਂ ਵਿਚ ਬੇਪਨਾਹ ਲਗਾਉ ਸੀ ਤੇ ਮੋਹ-ਵਸ ਦੋਵੇਂ ਇਕ ਦੂਜੇ ਤੋਂ ਪਲ ਭਰ ਵੀ ਵੱਖ ਨਹੀਂ ਸਨ ਹੁੰਦੇ। ਵੈਕੇਸ਼ਨ ਤੇ ਜਾਣ ਵੇਲੇ ਵੀ ਉਸ ਦੇ ਮਾਪਿਆਂ ਨੇ ਉਸ ਨੂੰ "ਗ੍ਰੈਮਾ" ਦੀਆਂ ਬਾਹਾਂ ਵਿਚੋਂ ਰੋਂਦੇ ਨੂੰ ਧੂਅ ਕੇ ਹੀ ਵੈਨ ਵਿਚ ਸੁੱਟਿਆ ਸੀ। ਉਸ ਦ੍ਰਿਸ਼ ਨੂੰ ਯਾਦ ਕਰ ਕੇ ਉਸ ਦਾ ਦਿਲ ਡੋਬੇ ਖਾਈ ਜਾਂਦਾ ਸੀ। ਘੜੀ ਮੁੜੀ ਇਹੀ ਸੁਣਾਈ ਜਾ ਰਹੀ ਸੀ ਕਿ ਜਦੋਂ "ਮੁੰਡਾ" ਆ ਕੇ ਵੇਖੇਗਾ ਗ੍ਰੈਮਾ ਨਹੀਂ ਹੈ ਤਾਂ ਉਸ ਦੇ ਮਨ ਤੇ ਕੀ ਬੀਤੇਗੀ। ਮੈਂ ਉਸ ਨੂੰ ਸਮਝਾਇਆ ਕਿ ਬੱਚੇ ਦਾ ਚੇਤਾ ਛਿੰਨ-ਭੰਗਰਾ ਹੀ ਹੁੰਦਾ ਹੈ, ਹੁਣ ਤੀਕਰ ਤਾਂ ਉਹ ਸਭ ਕੁਝ ਭੁੱਲ ਵੀ ਗਿਆ ਹੋਣਾ ਐ। ਪਰ ਫਿਰ ਉਹ ਇਸ ਗੱਲ ਦਾ ਗ਼ਮ ਖਾਣ ਲੱਗੀ ਕਿ ਵਾਪਸ ਆਉਣ ਤੇ ਉਹ ਉਸ ਨੂੰ ਪਹਿਚਾਣੇਗਾ ਵੀ ਕਿ ਨਹੀਂ। ਅਸੀਂ ਪੋਤੇ ਨਾਲ ਗੱਲ ਕਰਨ ਲਈ ਫੋਨ ਮਿਲਾਉਂਦੇ ਰਹੇ ਪਰ ਦੂਰ ਸਾਗਰ ਵਿਚ ਸਾਡਾ ਫੋਨ ਨਾ ਲੱਗਿਆ।

ਅਖ਼ੀਰ ਰਾਤੀਂ ਇਕ ਵਜੇ ਅਸੀਂ ਜਹਾਜ਼ ਚੜ੍ਹ ਗਏ। ਉਹਨਾਂ ਦਿਨਾਂ ਵਿਚ ਏਸ਼ੀਆਨਾ ਏਅਰਲਾਈਨ ਵਾਲੇ ਆਪਣੇ ਮੁਸਾਫਰਾਂ ਨੂੰ ਉਡਾਣ ਉਪਰੰਤ ਰਾਤ ਦਾ ਖਾਣਾ ਦਿਆ ਕਰਦੇ ਸਨ। ਦਿਨ ਦੇ ਥੱਕੇ ਤੇ ਅੱਤ ਦੇ ਉਨੀਂਦਰੇ ਅਸੀਂ ਭੋਜਨ ਛੱਕਣ ਸਾਰ ਸੌਂ ਗਏ। ਮੈਂ ਕੁਝ ਵਧੇਰੇ ਹੀ ਗੂਹੜੀ ਨੀਂਦ ਵਿਚ ਸੌਂ ਗਿਆ ਸਾਂ ਕਿਉਂਕਿ ਮੈਂ ਨਾਲ ਦੋ

ਬੀਅਰਾਂ ਵੀ ਲਾ ਲਾਈਆਂ ਸਨ। ਤਿੰਨ ਸੀਟਾਂ ਵਾਲੀ ਕਤਾਰ ਵਿਚ ਮੈਂ ਵਿਚਕਾਰ ਵਾਲੀ ਸੀਟ ਤੇ ਸਾਂ ਤੇ ਮੇਰੀ ਪਤਨੀ ਮੇਰੇ ਖੱਬੇ ਆਇਲ ਪਾਸੇ ਦੀ ਸੀਟ ਤੇ।

ਸਾਨੂੰ ਸੁੱਤਿਆਂ ਅਜੇ ਘੰਟਾ ਵੀ ਨਹੀਂ ਸੀ ਹੋਇਆ ਹੋਣਾ ਕਿ ਮੈਨੂੰ ਲੱਗਿਆ ਜਿਵੇਂ ਕਿਸੇ ਨੇ ਮੇਰਾ ਪੱਲਾ ਖਿੱਚਆ ਹੋਵੇ। ਇਹ ਖਿੱਚ ਏਨੀ ਪੋਲੀ ਸੀ ਕਿ ਇਸ ਦਾ ਮੈਨੂੰ ਫ਼ੌਰੀ ਤੌਰ ਤੇ ਕੋਈ ਪਤਾ ਨਾ ਚੱਲਿਆ। ਜਦੋਂ ਕੁਝ ਕੁ ਛਿਨਾਂ ਬਾਦ ਇਸ ਦਾ ਅਹਿਸਾਸ ਦਿਮਾਗ਼ ਨੂੰ ਹੋਇਆ ਤਾਂ ਮੇਰੀ ਜਾਗ ਖੁਲ੍ਹ ਗਈ। ਪਹਿਲਾਂ ਤਾਂ ਰਾਤ ਦੇ ਥਕੇਵੇਂ ਤੇ ਬੀਅਰ ਦੀ ਘੁਮੇਰ ਕਾਰਣ ਮੈਨੂੰ ਸਮਝ ਹੀ ਨਾ ਪਈ ਕਿ ਮੈਂ ਕਿੱਥੇ ਹਾਂ। ਸੁਰਤ ਪਰਤਣ ਤੇ ਹੌਲੀ ਹੌਲੀ ਅਹਿਸਾਸ ਹੋਇਆ ਕਿ ਜਹਾਜ਼ ਦੇ ਸਫ਼ਰ ਵਿਚ ਹਾਂ। ਫਿਰ ਸੁਪਨੇ ਵਾਂਗ ਯਾਦ ਆਇਆ ਕਿ ਕਿਸੇ ਨੇ ਮੇਰੀ ਕਮੀਜ਼ ਖਿੱਚੀ ਸੀ। ਜਦੋਂ ਮੈਂ ਉਨੀਂਦਰੇ ਜਿਹੇ ਵਿਚ ਅੱਖਾਂ ਖੋਹਲੀਆਂ ਤਾਂ ਦੇਖਿਆ ਕਿ ਮੇਰੀ ਪਤਨੀ ਆਪਣੀ ਸੀਟ ਉੱਤੇ ਖੱਬੇ ਪਾਸੇ ਵੱਲ ਲੁੜ੍ਹਕੀ ਪਈ ਸੀ। ਉਸ ਦਾ ਸੱਜਾ ਹੱਥ ਹੁਣ ਵੀ ਮੇਰਾ ਪੱਲਾ ਪਕੜੀਂ ਪਿਆ ਸੀ। ਖ਼ੱਬੇ ਹੱਥ ਨਾਲ ਉਸ ਨੇ ਪਰਸ ਫੜਿਆ ਹੋਇਆ ਸੀ ਜਿਹਦੀ ਜ਼ਿੱਪ ਖੁਲੀ ਹੋਈ ਸੀ।

ਇਹ ਸਭ ਦੇਖ ਕੇ ਮੈਂ ਹੌਲਿਆ ਤੇ ਧੁੰਦਲਾ ਜਿਹਾ ਹਿਸਾਬ ਲਾਇਆ ਕਿ ਕੋਈ ਇਸ ਦਾ ਪਰਸ ਖੋਹਣ ਆਇਆ ਹੋਣਾ ਐ ਜੋ ਇਸ ਨੇ ਦਿੱਤਾ ਨਹੀਂ। ਮਦਦ ਲਈ ਇਸ ਨੇ ਮੇਰਾ ਪੱਲਾ ਖਿੱਚਿਆ ਹੋਣਾ ਐ ਤੇ ਖਿੱਚ ਧੂਅ ਵਿਚ ਪਰਸ ਖੋਹਲ ਕੇ ਉਹ ਇਸ ਦਾ ਮਾਲ ਲੈ ਕੇ ਭੱਜ ਗਿਆ। ਮੈਂ ਸੋਚਿਆ ਲੁਟੇਰਾ ਜਾਣ ਲੱਗਿਆਂ ਇਸ ਦੇ ਕੋਈ ਸੱਟ ਮਾਰ ਗਿਆ ਹੋਣਾ ਐ ਜਾਂ ਕੁਝ ਸੁੰਘਾ ਗਿਆ ਹੋਣਾ ਐ, ਤਦੇ ਇਸ ਦੀ ਇਹ ਹਾਲਤ ਹੋਈ ਹੈ। ਮੈਨੂੰ ਇਹ ਵੀ ਲੱਗਿਆ ਕਿ ਇਹ ਕਾਰਾ ਕਰ ਕੇ ਉਹ ਹਾਲੇ ਬਹੁਤੀ ਦੂਰ ਨਹੀਂ ਗਿਆ ਹੋਣਾ ਇਸ ਲਈ ਉਸ ਨੂੰ ਹੁਣੇ ਦਬੋਚਿਆ ਜਾਣਾ ਚਾਹੀਦਾ ਹੈ। ਅੰਦਰੋਂ ਉੱਠੀ ਲਲਕਾਰ ਨਾਲ ਮੈਂ ਖੜ੍ਹਾ ਹੋ ਗਿਆ।

ਕਾਹਲੀ ਨਾਲ ਚੁਫੇਰੇ ਨਜ਼ਰ ਮਾਰੀ, ਪਰ ਕੁਝ ਨਾ ਦਿਖਿਆ। ਜਹਾਜ਼ ਦੀਆਂ ਲਾਈਟਾਂ ਬੰਦ ਸਨ ਤੇ ਲੋਕ ਘੂਕ ਸੁੱਤੇ ਪਏ ਸਨ। ਸੰਨਾਟਾ ਛਾਇਆ ਹੋਇਆ ਸੀ। ਮੈਂ ਸੋਚਿਆ ਸ਼ਾਇਦ ਮੈਨੂੰ ਭੁਲੇਖਾ ਲੱਗਿਆ ਹੈ। ਇਹ ਵੀ ਬਾਕੀ ਸਵਾਰੀਆਂ ਵਾਂਗੂੰ ਸੌਂ ਹੀ ਰਹੀ ਹੈ। ਪਰ ਖੁੱਲੇ ਪਰਸ ਦੀ ਸਮਝ ਨਾ ਆਈ। ਮੈਂ ਉਸ ਨੂੰ ਜਗਾ ਕੇ ਪੁੱਛਣਾ ਚਾਹਿਆ। ਮੋਢਾ ਥੱਪ-ਥਪਾਇਆ, ਆਵਾਜ਼ ਮਾਰੀ ਤੇ ਬਾਂਹ ਤੋਂ ਫੜ ਕੇ ਖਿੱਚਿਆ ਪਰ ਕਿਸੇ ਤਰਾਂ ਵੀ ਉਹ ਟੱਸ ਤੋਂ ਮੱਸ ਨਾ ਹੋਈ। ਸਗੋਂ ਉਸ ਦੀ ਸੱਜੀ ਬਾਂਹ ਘਿਸਰ ਕੇ ਹੇਠਾਂ ਲਟਕ ਗਈ ਤੇ ਖ਼ੱਬੀ ਵਿਚੋਂ ਪਰਸ ਵੀ ਨਿਕਲ ਕੇ ਹੇਠ ਡਿੱਗ ਪਿਆ। ਮੇਰਾ ਮੱਥਾ ਠੱਣਕਿਆ। ਮੈਨੂੰ ਲੱਗਿਆ ਕਿ ਜਰੂਰ ਕੋਈ ਡੂੰਘਾ ਭਾਣਾ ਵਰਤ ਗਿਆ ਹੈ।

ਮੈਂ ਅੱਗੇ ਝੁਕ ਕੇ ਉਸ ਨੂੰ ਚੁੱਕਿਆ ਤੇ ਸੀਟ ਵਿਚ ਸਿੱਧਾ ਪਾਇਆ। ਫਿਰ ਝੰਜੋੜ ਕੇ ਉਸ ਦੇ ਨਾਂ ਦੀਆਂ ਉੱਚੀਆਂ ਆਵਾਜ਼ਾਂ ਲਾਈਆਂ। ਜਵਾਬ ਵਿਚ ਉਸ ਨੇ ਜੋਰ ਲਾ ਕੇ ਇੰਨਾ ਹੀ ਕਿਹਾ, "ਜੀ ਮੈਂ ਗਈ।" ਮੇਰੇ ਬਹੁਤ ਜਤਨਾਂ ਦੇ ਬਾਵਜੂਦ ਵੀ ਉਹ ਅੱਗੇ ਕੁਝ ਨਾ ਬੋਲੀ। ਮੈਂ ਲਾਈਟ ਜਲਾ ਕੇ ਵੇਖਿਆ ਉਸ ਦੇ ਚੇਹਰੇ ਤੇ ਪਿੱਲਤਣ ਛਾਈ ਹੋਈ ਸੀ। ਮੈਂ ਨਬਜ਼ ਟੋਹਣ ਦੀ ਕੋਸ਼ਿਸ ਕੀਤੀ ਪਰ ਕਿਤੇ ਕੋਈ ਹਰਕਤ ਨਾ ਮਿਲੀ। ਬਾਂਹ ਇੰਨੀ ਠੰਡੀ ਤੇ ਗਿੱਲੀ ਜਿਵੇਂ ਫ਼ਰਿਜ਼ ਚੋਂ ਕੱਢੀ ਬੂੰਦਾਂ ਭਰੀ ਪਾਣੀ ਦੀ ਬੋਤਲ। ਮੱਥੇ ਤੇ ਹੱਥ ਲਾਇਆ ਉਹ ਵੀ ਬਰਫ਼ ਵਾਂਗ ਠੰਡਾ ਤੇ ਪਸੀਨੇ ਨਾਲ ਤਰ। ਮੇਰੀ ਪਤਨੀ ਨੂੰ ਦਿਲ ਦਾ ਦੌਰਾ ਪੈ ਚੁੱਕਿਆ ਸੀ। ਮੇਰੀਆਂ ਅੱਖਾਂ ਅੱਗੇ ਹਨੇਰਾ ਛਾ ਗਿਆ।

ਇਹ ਸੋਚ ਕੇ ਕਿ ਤੁਰੰਤ ਦਵਾਈ ਬਿਨਾਂ ਇਹ ਦੌਰਾ ਘਾਤਕ ਹੋ ਸਕਦਾ ਹੈ, ਮੈਂ ਦਵਾਈਆਂ ਦਾ ਡੱਬਾ ਕੱਢਣ ਦੀ ਸੋਚੀ। ਪਰ ਫਿਰ ਇਕ ਦਮ ਖਿਆਲ ਅਇਆ ਕਿ ਡੱਬਾ ਤਾਂ ਇਸ ਨੇ ਲਿਆਉਣ ਤੋਂ ਮਨ੍ਹਾ ਕਰ ਦਿੱਤਾ ਸੀ। ਮੈਂ ਮੱਥੇ ਤੇ ਹੱਥ ਮਾਰਿਆ।

ਜਿਸ ਚੀਜ਼ ਦੀ ਅੱਜ ਲੋੜ ਸੀ ਉਹੀ ਕੋਲ ਨਹੀਂ ਸੀ। ਮੈਂ ਸਮਝ ਗਿਆ ਕਿ ਮੇਰੀ ਪਤਨੀ ਮੌਤ ਦੇ ਮੂੰਹ ਵਿਚ ਚਲੀ ਗਈ। ਹੁਣ ਉਸ ਨੂੰ ਉੱਥੋਂ ਕੋਈ ਨਹੀਂ ਕੱਢ ਸਕਦਾ। ਉਸ ਦੀ ਨਬਜ਼ ਜਾ ਚੁੱਕੀ ਸੀ। ਹੋਸ਼ ਜਾ ਚੁੱਕੀ ਸੀ। ਖ਼ੂਨ ਦਾ ਦੌਰਾ ਲੱਗ ਭਗ ਖ਼ਤਮ ਹੋ ਚੁੱਕਾ ਸੀ। ਇੰਨੇ ਠੰਡੇ ਤੇ ਭਿੱਜੇ ਸ਼ਰੀਰ ਨੂੰ ਗਰਮਾਉਣ ਲਈ ਹਜ਼ਾਰਾਂ ਕੈਲੋਰੀਜ਼ ਦੀ ਫੌਰੀ ਲੋੜ ਸੀ। ਕਿਥੋਂ ਆਵੇਗੀ ਇੰਨੀ ਗਰਮੀ? ਨਾ ਦਵਾ ਨਾ ਦਾਰੂ। ਇਹ ਸੋਚ ਕੇ ਮੇਰੇ ਅੰਦਰ ਭੈ ਦੀ ਝਰਨਾਹਟ ਫਿਰ ਗਈ।

ਮੈਂ ਸਹਾਇਤਾ ਲਈ ਏਅਰ ਹੋਸਟੈਸ ਸੱਦਣ ਲਈ ਬਟਨ ਦਬਾਇਆ। ਬੇਚੈਨੀ ਨਾਲ ਇੰਤਜ਼ਾਰ ਕਰਦਿਆਂ ਮੇਰੇ ਲਈ ਪਲ ਪਲ ਭਾਰੀ ਹੋ ਰਿਹਾ ਸੀ। ਜੇ ਕੁਝ ਹੋ ਸਕਦਾ ਸੀ ਉਹ ਉਸੇ ਪੱਲ ਹੀ ਹੋ ਸਕਦਾ ਸੀ ਨਹੀਂ ਤਾਂ ਉਮਰ ਭਰ ਦਾ ਸੋਗ ਪੱਲੇ ਪੈ ਜਾਣਾ ਸੀ। ਘਬਰਾਹਟ ਨਾਲ ਮੈਨੂੰ ਤ੍ਰੇਲੀਆਂ ਤੇ ਤਾਓ ਆ ਰਹੇ ਸਨ। ਆਉਣ ਵਾਲੀ ਹੋਣੀ ਦੀ ਤਸਵੀਰ ਸਾਹਮਣੇ ਫਿਰ ਰਹੀ ਸੀ। ਸੋਚ ਰਿਹਾ ਸਾਂ ਕਿ ਜਿਸ ਨੂੰ ਨਾਲ ਲੈ ਕੇ ਚੱਲਿਆ ਸੀ ਹੁਣ ਉਸ ਦੀ ਲਾਸ਼ ਲੈ ਕੇ ਜਾਣੀ ਪਵੇਗੀ। ਅਪਣੇ ਪੁੱਤਰ ਨੂੰ ਜਾ ਕੇ ਕਿਵੇਂ ਦੱਸਾਂਗਾ ਕੇ ਤੇਰੀ ਮੰਮੀ ਨਹੀਂ ਉਸ ਦੀ ਮਿਰਤਕ ਦੇਹ ਲੈ ਕੇ ਆਇਆ ਹਾਂ। ਕੀ ਬੀਤੇਗੀ ਉਸ ਦੇ ਮਨ ਤੇ ਜਦੋਂ ਉਸ ਦੇ ਚਾਅ ਅੱਖਾਂ ਥਾਣੀ ਹੰਝੂ ਬਣ ਕੇ ਨੁੱਚੜਨਗੇ? ਪਿੱਛੇ ਵਾਲੇ ਬਚਿੱਆਂ ਨੂੰ ਕਿਵੇਂ ਖ਼ਬਰ ਕਰਾਂਗਾ ਜਿਨ੍ਹਾਂ ਕੋਲ ਹਾਲੇ ਫੋਨ ਵੀ ਨਹੀਂ ਜਾਂਦਾ? ਜਦੋਂ ਪਤਾ ਲੱਗੇਗਾ ਉਹਨਾਂ ਤੇ ਬਿਪਤਾ ਟੁੱਟ ਪਵੇਗੀ। ਇਸ ਦਾ ਪੋਤਰਾ ਹੁਣ ਇਸ ਨੂੰ ਮਿਲਣ ਲਈ ਹਮੇਸ਼ਾ ਹੀ ਵਿਲਕਦਾ ਰਹੇਗਾ। ਤੇ ਇਸ ਦੀ ਧੀ ਦੀ ਤਾਂ ਸੁਣ ਕੇ ਜਾਨ ਹੀ ਨਿਕਲ ਜਾਵੇਗੀ। ਅਜਿਹੇ ਕਈ ਸਵਾਲ ਮੇਰੇ ਅਗੋਂ ਦੀ ਨਿਕਲ ਗਏ। ਮੈਂ ਕਦੇ ਨਹੀਂ ਸੀ ਕਿਆਸਿਆ ਕਿ ਅਚਨਚੇਤ ਮੇਰੇ ਨਾਲ ਇੱਦਾਂ ਵਾਪਰੇਗੀ। ਮੈਨੂੰ ਇਸ ਹੋਣੀ ਤੋਂ ਭੱਜਣ ਦਾ ਕੋਈ ਰਾਹ ਨਹੀਂ ਸੀ ਮਿਲ ਰਿਹਾ। ਮਨ ਚਿਹਾੜ ਕੇ ਕਹਿ ਰਿਹਾ ਸੀ "ਕਾਸ਼! ਇਹ ਇਕ ਸੁਪਨਾ ਹੀ ਹੋਵੇ!"

ਮੈਂ ਏਅਰ ਹੋਸਟੈਸ ਲਈ ਇਕ ਵਾਰ ਫਿਰ ਬਟਨ ਦਬਾਇਆ। ਉਸ ਨੇ ਆ ਕੇ ਸੇਵਾ ਪੁੱਛੀ। ਮੈਂ ਕਿਹਾ, "ਮੇਰੀ ਪਤਨੀ ਮਰ ਰਹੀ ਹੈ। ਇਸ ਨੂੰ ਹਾਰਟ ਅਟੈਕ ਹੋ ਗਿਆ ਹੈ। ਇਸ ਦਾ ਸ਼ਰੀਰ ਬਰਫ਼ ਬਣ ਗਿਆ ਹੈ। ਜਲਦੀ ਡਾਕਟਰ ਸੱਦੋ ਪਲੀਜ਼।" ਉਸ ਨੇ ਝੁਕ ਕੇ ਬੀਮਾਰ ਵੱਲ ਤੱਕਿਆ ਤੇ ਕਿਹਾ, "ਜਹਾਜ਼ ਵਿਚ ਤਾਂ ਕੋਈ ਡਾਕਟਰ ਨਹੀਂ ਹੈ। ਹਾਂ, ਮੈਂ ਅਨਾਉਂਸਮੈਂਟ ਕਰ ਦਿੰਦੀ ਹਾਂ। ਜੇ ਸਵਾਰੀਆਂ ਵਿਚ ਕੋਈ ਡਾਕਟਰ ਹੋਇਆ ਉਹ ਭਾਵੇਂ ਇਸ ਦੀ ਸਹਾਇਤਾ ਕਰ ਦੇਵੇ।" ਇੰਨਾ ਕਹਿ ਕੇ ਉਹ ਪਾਣੀ ਦਾ ਗਿਲਾਸ ਦੇ ਕੇ ਚਲੀ ਗਈ। ਮੈਂ ਸੋਚਿਆ ਅਜੀਬ ਫਸੇ। ਕੋਈ ਡਾਕਟਰ ਹੋਇਆ ਵੀ ਤਾਂ ਉਹ ਸੌਂ ਰਿਹਾ ਹੋਵੇਗਾ। ਪਰ ਜੇ ਜਾਗਦਾ ਵੀ ਹੋਇਆ ਤਾਂ ਦਵਾਈ ਬੂਟੀ ਤੋਂ ਬਿਨਾ ਉਹ ਵੀ ਕੀ ਕਰੇਗਾ? ਹਵਾ ਵਿਚ ਲਟਕੇ ਹੋਏ ਹਾਂ। ਹੇਠਾਂ ਅਥਾਹ ਸਾਗਰ ਹੈ। ਪਿੱਛੇ ਮੁੜਨਾ ਅਸੰਭਵ ਹੈ। ਅੱਗੇ ਦਸ ਘੰਟੇ ਦਾ ਸਫ਼ਰ ਹੈ। ਜੇ ਹਾਲਾਂ ਇਹ ਜਿਉਂਦੀ ਹੋਈ ਵੀ ਤਾਂ ਕੁਝ ਮਿੰਟਾਂ ਤੋਂ ਵੱਧ ਸਮਾਂ ਨਹੀਂ ਕੱਢੇਗੀ। ਬੇਵਸੀ ਨਾਲ ਮੇਰਾ ਸ਼ਰੀਰ ਪੱਥਰਾ ਗਿਆ।

ਪਲ ਦੀ ਪਲ ਮੇਰੇ ਗਮਗੀਨ ਮਨ ਤੇ ਇਕ ਪੁਰਾਣੀ ਯਾਦ ਉੱਭਰ ਆਈ। ਇਕ ਵਾਰ ਉਸ ਨੇ ਮੈਨੂੰ ਮਜ਼ਾਕ ਵਿਚ ਕਿਹਾ ਸੀ, "ਤੁਸੀਂ ਦਸ ਦਸ ਵਜੇ ਤੀਕ ਬੈਡ ਤੋਂ ਹੇਠ ਪੈਰ ਨਹੀਂ ਲਾਹੁੰਦੇ। ਬੈਠੇ ਬਿਠਾਇਆਂ ਨੂੰ ਕਿੰਨੀ ਵਾਰ ਚਾਹ ਦਿੰਨੀ ਆਂ। ਜੂਠਾ ਕੱਪ ਚੁੱਕਦੀ ਆਂ। ਮੰਜਾ ਬਿਸਤਰਾ ਠੀਕ ਕਰ ਕੇ ਦਿੰਨੀ ਆਂ। ਜਿਸ ਦਿਨ ਮਰ ਗਈ ਤਾਂ ਕੀ ਕਰੋਗੇ?" ਮੈਂ ਉੱਤਰ ਦਿੱਤਾ ਸੀ, "ਮੈਂ ਤੈਨੂੰ ਮਰਨ ਹੀ ਨਹੀਂ ਦਿਆਂਗਾ।" ਉਹ ਬੋਲੀ ਸੀ, "ਮੌਤ ਦੇ ਫਰਿਸ਼ਤੇ ਅਗੇ ਕੀ ਟੰਗ ਅੜਾਓਗੇ? ਉਸ ਨੇ ਲਿਜਾਣ ਲੱਗਿਆਂ ਤੁਹਾਨੂੰ ਪੁੱਛਣਾ ਵੀ ਨਹੀਂ।" ਮੈ ਆਪਣੇ ਇਲਮ ਤੇ ਮਾਣ ਕਰਦਿਆਂ ਕਿਹਾ ਸੀ, "ਮੈਂ ਉਸ ਤੇ ਅਜਿਹਾ

ਬਾਣ ਚਲਾਵਾਂਗਾ ਕਿ ਦਿਨੇ ਤਾਰੇ ਦਿਖਾ ਦਿਆਂਗਾ। ਉਹ ਤੈਨੂੰ ਡਰ ਨਾਲ ਛੱਡ ਕੇ ਭੱਜ ਜਾਵੇਗਾ।" ਹੁਣ ਮੈਨੂੰ ਆਪਣੀ ਕਹੀ ਉਹ ਗੱਲ ਨਿਰੀ ਫੜ੍ਹ ਜਾਪ ਰਹੀ ਸੀ। ਮੈਂ ਠੰਡਾ ਸਾਹ ਲੈ ਕੇ ਸੋਚਿਆ, "ਅੱਜ ਇਸ ਦੇ ਮੌਤ ਦੇ ਫ਼ਰਿਸ਼ਤੇ ਨੇ ਮੇਰੇ ਨਾਲ ਕਪਟ ਖੇਡਿਆ ਹੈ। ਮੈਨੂੰ ਨਿੱਹਥਾ ਕਰ ਕੇ ਧੋਖੇ ਨਾਲ ਮੇਰੀ ਪਤਨੀ ਤੇ ਵਾਰ ਕੀਤਾ ਹੈ। ਕਾਸ਼! ਮੇਰੀ ਪਤਨੀ ਨੇ ਆਪ ਹੀ ਮੇਰੇ ਤਰਕਸ਼ ਜੰਡ ਤੇ ਟੰਗਵਾ ਕੇ ਮੈਨੂੰ ਬੇਵੱਸ ਨਾ ਕੀਤਾ ਹੁੰਦਾ ਤੇ ਖ਼ੁਦ ਹੀ ਆਪਣੇ ਆਪ ਨੂੰ ਮੌਤ ਦੇ ਮੂੰਹ ਵਿਚ ਨਾ ਪਾਇਆ ਹੁੰਦਾ!"

ਸੋਚਾਂ ਵਿਚ ਡੁੱਬੇ ਨੇ ਮੈਂ ਇਕ ਵਾਰ ਫਿਰ ਉਸ ਦੀ ਹਾਲਤ ਤੇ ਨਜ਼ਰ ਮਾਰੀ। ਉਹ ਨਿੱਘਰਦੀ ਜਾ ਰਹੀ ਸੀ। ਪਸੀਨਾ ਤੇ ਪਿੱਲਤਣ ਵਧ ਰਹੇ ਸਨ। ਚਿਹਰੇ ਦੇ ਨਕਸ਼ ਡਰਾਵਣੇ ਹੋ ਗਏ ਸਨ। ਉਸ ਦੇ ਸ਼ਰੀਰ ਦੇ ਕਿਸੇ ਹਿੱਸੇ ਵਿਚ ਜਾਨ ਦੇ ਆਸਾਰ ਨਹੀਂ ਸਨ। ਉਸ ਨੂੰ ਵੇਖ ਮੈਂ ਆਪਣਾ ਧਿਆਨ ਐਲਨ ਦੇ ਕੀਨੋਟਸ (Allen's Keynotes) ਵੱਲ ਘੁਮਾਇਆ। ਮੇਰੇ ਦਿਮਾਗ਼ ਵਿਚ **ਕਾਰਬੋ ਵੈਜ** (Carbo Veg.), **ਆਰਸੈਨਿਕਮ ਐਲਬਮ** (Arsenicum Album), **ਕੈਂਫਰ** (Camphor), **ਟੈਬਾਕਮ** (Tabacum), **ਐਸਟਕਿ ਐਸਿਡ** (Acetic Acid), **ਨਾਜਾ** (Naja), **ਡਿਜੀਟੈਲਿਸ** (Digitalis) ਤੇ **ਵਿਰੈਟਰਮ ਐਲਬਮ** (Veratrum Album) ਵਰਗੀਆਂ ਕਈ ਦਵਾਈਆਂ ਆਈਆਂ ਜੋ ਉਸ ਦੀ ਹਾਲਤ ਦੇ ਅਨੁਕੂਲ ਲੱਗਦੀਆਂ ਸਨ। ਅਸੀਂ ਹੋਮਿਓਪੈਥ ਬੀਮਾਰ ਦੀਆਂ ਅਲਾਮਤਾਂ ਦੇਖ ਕੇ ਹੀ ਸਹੀ ਦਵਾਈ ਦੀ ਪਛਾਣ ਕਰ ਲੈਂਦੇ ਹਾਂ, ਬੀਮਾਰੀ ਦੇ ਨਾਂ ਪਿੱਛੇ ਨਹੀਂ ਜਾਂਦੇ। ਅਚਨਚੇਤ ਬੇਹੋਸ਼ੀ, ਠੰਡਾ ਪਸੀਨਾ, ਗ਼ਾਇਬ ਨਬਜ਼, ਜ਼ਰਦ ਭਾਅ, ਬਦਲੇ ਹੋਏ ਨਕਸ਼ ਆਦਿ ਸਭ ਫ਼ੌਰੀ ਨਿਘਾਰ (Sudden Collapse) ਦੀਆਂ ਨਿਸ਼ਾਨੀਆਂ ਸਨ। ਇਨ੍ਹਾਂ ਨੂੰ ਪਰਖ਼ ਕੇ ਮੈਂ ਅੱਟੇ-ਸੱਟੇ ਰਾਹੀ ਇਕ ਢੁੱਕਵੀਂ ਦਵਾਈ ਲੱਭ ਲਈ। ਫਿਰ ਤੱਕੜੀ-ਵੱਟ ਵਹੀਣ ਬਾਣੀਏਂ ਵਾਂਗ ਮੈਂ ਹੱਥ ਤੇ ਹੱਥ ਧਰ ਕੇ ਸੋਚਣ ਲੱਗਿਆ, "ਜੇ ਅੱਜ ਮੇਰਾ ਡੱਬਾ ਮੇਰੇ ਕੋਲ ਹੁੰਦਾ ਤਾਂ ਮੈਂ ਹੁਣੇ ਇਸ ਨੂੰ **ਵਿਰੈਟਰਮ ਐਲਬਮ** (Veratrum Album) ਦੇ ਕੇ ਬਚਾ ਲੈਣਾ ਸੀ।" ਇਸ ਪਛਤਾਵੇ ਦੀ ਤਿੱਖੀ ਹੂਕ ਨੇ ਮੇਰੇ ਦਿਮਾਗ ਦਾ ਇਕ ਬੰਦ ਕਿਵਾੜ ਖੋਲ੍ਹ ਦਿਤਾ ਜੋ ਬੀਅਰਾਂ ਦੇ ਨਸ਼ੇ ਤੇ ਰਾਤ ਦੇ ਉਨੀਂਦਰੇ ਨੇ ਬੰਦ ਕਰ ਰੱਖਿਆ ਸੀ। **ਵਿਰੈਟਰਮ ਐਲਬਮ** ਦਾ ਨਾਂ ਦਿਮਾਗ ਵਿਚ ਆਉਂਦੇ ਹੀ ਮੈਨੂੰ ਲਿਫ਼ਾਫੇ ਵਿਚ ਪਾ ਕੇ ਲਿਆਂਦੀਆਂ ਦਵਾਈਆਂ ਦਾ ਚੇਤਾ ਆਇਆ। ਮੈਨੂੰ ਲਗਿਆ ਸ਼ਾਇਦ ਇਸ ਦਵਾਈ ਦੀ ਸ਼ੀਸ਼ੀ ਵੀ ਮੈਂ ਨਾਲ ਪਾ ਕੇ ਲਿਆਇਆ ਹਾਂ!" ਇਹ ਸੋਚ ਕੇ ਮੈਂ ਝੱਟ ਉੱਪਰ ਪਏ ਬੈਗ ਵੱਲ ਲਪਕਿਆ ਤੇ ਇਸ ਦੀ ਜੇਬ ਵਿਚੋਂ ਲਿਫ਼ਾਫ਼ਾ ਕੱਢਿਆ। **ਵਿਰੈਟਰਮ ਐਲਬਮ** ਲੱਭਣ ਵਿਚ ਮੈਨੂੰ ਦੇਰ ਨਾ ਲੱਗੀ। "ਵ" ਅੱਖਰ ਨਾਲ ਸ਼ੁਰੂ ਹੋਣ ਕਰਕੇ ਇਹ ਸਭ ਤੋਂ ਅਖੀਰਲੀ ਦਵਾਈ ਸੀ ਤੇ ਸਭ ਤੋਂ ਉੱਤੇ ਲੇਟਵੀਂ ਕਤਾਰ ਵਿਚ ਹੀ ਪਈ ਸੀ।

ਅਪਾਰ ਖ਼ੁਸ਼ੀ ਨਾਲ ਮੈਨੂੰ ਲੱਗਿਆ ਜਿਵੇਂ ਮੇਰੇ ਤੀਰ ਤਰਕਸ਼ ਮੈਨੂੰ ਮਿਲ ਗਏ ਹੋਣ। ਮੈਂ ਸੋਚਿਆ ਕਿ ਜੇ ਮੇਰੀ ਪਤਨੀ ਹਾਲੇ ਜਿਉਂਦੀ ਹੋਈ ਤਾਂ ਹੁਣ ਮਰਨ ਨਹੀਂ ਦਿਆਂਗਾ। ਮੈਂ ਤੁਰੰਤ ਸ਼ੀਸ਼ੀ ਵਿਚੋਂ ਦਵਾਈ ਦੀ ਇਕ ਖ਼ੁਰਾਕ ਕੱਢੀ ਤੇ ਉਸ ਦਾ ਹੇਠਲਾ ਬੁਲ੍ਹ ਖਿੱਚ ਕੇ ਅੰਦਰ ਝਾੜ ਦਿਤੀ। ਉੱਤੋਂ ਪੰਜ ਸਤ ਬੂੰਦਾਂ ਪਾਣੀ ਦੀਆਂ ਪਾ ਦਿੱਤੀਆਂ ਤਾਂ ਜੋ ਇਹ ਮੂੰਹ ਵਿਚ ਫੈਲ ਕੇ ਸਭ ਪਾਸੇ ਲੱਗ ਜਾਵੇ। ਹੰਗਾਮੀ ਹਾਲਤ ਵਿਚ ਹੋਮਿਓਪੈਥੀ ਦੀ ਖ਼ੁਰਾਕ ਪੰਜ ਪੰਜ ਮਿੰਟਾਂ ਬਾਦ ਵੀ ਦਿੱਤੀ ਜਾ ਸਕਦੀ ਹੈ। ਇਸ ਲਈ ਪੰਜਾਂ ਮਿੰਟਾਂ ਬਾਦ ਮੈਂ ਉਸ ਨੂੰ ਇਕ ਹੋਰ ਖ਼ੁਰਾਕ ਉਵੇਂ ਦੇ ਦਿੱਤੀ। ਇੰਨੇ ਵਿਚ ਏਅਰ ਹੋਸਟੈਸ ਆਈ ਤੇ ਕਹਿਣ ਲੱਗੀ ਕਿ ਜਹਾਜ਼ ਚੋਂ ਕਿਸੇ ਦੇ ਡਾਕਟਰ ਹੋਣ ਦਾ ਕੋਈ ਹੁੰਘਾਰਾ ਨਹੀਂ ਆਇਆ। ਉਸ ਨੇ ਸੁਝਾ ਦਿਤਾ ਕਿ ਮਰੀਜ਼ ਨੂੰ ਸੀਟ ਤੋਂ ਲਾਹ ਕੇ ਹੇਠਾਂ

ਪਾ ਦਿਤਾ ਜਾਵੇ। ਲਿਹਾਜ਼ਾ ਅਸੀਂ ਦੋਹਾਂ ਨੇ ਚੁੱਕ ਕੇ ਉਸ ਨੂੰ ਐਮਰਜੈਂਸੀ ਬੂਹੇ ਅਗੇ ਪਈ ਖਾਲੀ ਥਾਂ ਤੇ ਲਿਟਾ ਦਿਤਾ ਤੇ ਜਹਾਜ਼ ਵਾਲਾ ਕੰਬਲ ਉੱਤੇ ਪਾ ਦਿਤਾ। "ਭੂਇੰਏਂ ਲਾਹੁਣ" ਵਰਗੀ ਕਿਰਿਆ ਦੇਖ ਕੇ ਮੈਨੂੰ ਗੱਚ ਭਰ ਆਇਆ।

ਹੋਸਟੈਸ ਲੜਕੀ ਤੇ ਮੈਂ ਉਸ ਦੇ ਕੋਲ ਹੀ ਬੈਠ ਗਏ। ਉਹ ਉਸ ਦੇ ਪੈਰ ਮਲਦੀ ਰਹੀ। ਕੁਝ ਚਿਰ ਬਾਦ ਮੈਂ ਜੇਬ ਚੋਂ ਦਵਾਈ ਦੀ ਸ਼ੀਸ਼ੀ ਕੱਢ ਕੇ ਇਕ ਤੀਜੀ ਖ਼ੁਰਾਕ ਉਸ ਦੇ ਬੁੱਲ੍ਹ ਅੰਦਰ ਪਾ ਦਿਤੀ। ਮੇਰੀ ਉਮੀਦ ਕੱਚੇ ਧਾਗੇ ਤੇ ਲਟਕ ਰਹੀ ਸੀ। ਹੱਥ ਤੇ ਹੱਥ ਧਰੀ ਬੈਠੇ ਦੇ ਮੇਰੇ ਮਨ ਵਿਚ ਕਈ ਉਤਾਰ ਚੜ੍ਹਾਅ ਆ ਰਹੇ ਸਨ। ਮਨ ਨਾਲ ਕੌਲ ਕਰਾਰ ਕਰ ਰਿਹਾ ਸਾਂ ਕਿ ਇਕ ਵਾਰ ਜੀਵਤ ਹੋ ਜਾਵੇ ਸਹੀ, ਇਸ ਦੀ ਹਰ ਰੀਝ ਪੂਰੀ ਕਰਾਂਗਾ। ਜ਼ਿੰਦਗੀ ਦੇ ਉਸ ਪੜਾਅ ਤੇ ਖੜੇ ਨੂੰ ਜੀਵਨ ਦੇ ਸਭ ਪਿਛਲੇ ਤਕਰਾਰ ਅਤੇ ਹਉਮੈ-ਗ੍ਰਸਤ ਵਿਵਹਾਰ ਨਿਰਾਰਥਕ ਜਾਪ ਰਹੇ ਸਨ। ਜ਼ਿੰਦਗੀ ਦੀ ਤੁੱਛਤਾ ਤੇ ਇਸ ਦੀ ਮੌਤ ਨਾਲ ਗੂਹੜੀ ਨੇੜਤਾ ਸਾਫ ਨਜ਼ਰ ਆ ਰਹੀ ਸੀ। ਖਿਡੌਣੇ ਵਾਂਗ ਟੁੱਟ ਜਾਣ ਵਾਲੇ ਇਸ ਸੰਸਾਰ ਉੱਤੇ ਪੱਕੀ ਟੇਕ ਲਾਉਣ ਦੀ ਮੂਰਖ਼ਤਾ ਤੇ ਅਫ਼ਸੋਸ ਹੋ ਰਿਹਾ ਸੀ। ਇਕ ਨਵਾਂ ਅਨੁਭਵ ਕਿਸੇ ਪੂਰਵ-ਗਿਆਨ ਦੀ ਪ੍ਰੋੜਤਾ ਕਰ ਰਿਹਾ ਸੀ।

ਵਿਚਾਰਾਂ ਦੀਆਂ ਢਾਹਾਂ ਭੰਨਾਂ ਵਿਚ ਪਤਾ ਨਾ ਚੱਲਿਆ ਕਦੋਂ ਦਸ ਮਿੰਟ ਨਿਕਲ ਗਏ। ਮੈਂ ਤ੍ਰੱਭਕ ਕੇ ਉਠਿਆ ਤੇ ਸਹਿਮ ਨਾਲ ਉਸ ਦੇ ਮੱਥੇ ਤੇ ਹੱਥ ਫੇਰਿਆ। ਮੱਥਾ ਖ਼ੁਸ਼ਕ ਸੀ ਪਰ ਗਰਮ ਨਹੀਂ ਸੀ। ਮੈਂ ਸੋਚਿਆ ਜਾਂ ਤਾਂ ਪੂਰੀ ਹੋ ਚੁੱਕੀ ਹੈ ਤੇ ਜਾਂ ਬਚ ਗਈ ਹੈ। ਉਤਸੁਕਤਾ ਨਾਲ ਨਬਜ਼ ਟੋਹਣ ਲਈ ਮੈਂ ਉਸ ਦੀ ਕਲਾਈ ਫੜੀ। ਬਾਂਹ ਵੀ ਖੁਸ਼ਕ ਸੀ ਪਰ ਨਬਜ਼ ਕਿਤੇ ਦਿਖਾਈ ਨਹੀਂ ਸੀ ਦੇ ਰਹੀ। ਮੈਂ ਜੋਰ ਲੱਗਾ ਕੇ ਉਂਗਲਾਂ ਇੱਧਰ ਉੱਧਰ ਖੁਭੋਈਆਂ। ਕਾਫੀ ਕੋਸ਼ਿਸ਼ ਬਾਦ ਮੈਨੂੰ ਬੜੀ ਡੂੰਘਾਈ ਤੋਂ ਇਕ ਮੱਧਮ ਜਿਹੀ ਟੱਸ ਮਹਿਸੂਸ ਹੋਈ ਜੋ ਨਾਲ ਦੀ ਨਾਲ ਗ਼ਾਇਬ ਹੋ ਗਈ। ਕੰਬਦੇ ਹੱਥੀਂ ਕੰਬਲ ਲਾਹ ਕੇ ਚੇਹਰਾ ਵੇਖਿਆ। ਚਿਹਰਾ ਪੀਲੇ ਦੀ ਥਾਂ ਘਸਮੈਲਾ ਜਿਹਾ ਹੋ ਗਿਆ ਸੀ। ਕੋਲ ਹੋ ਕੇ ਮੈਂ ਉਸ ਨੂੰ ਉਸ ਦੇ ਨਾਂ ਨਾਲ ਬੁਲਾਇਆ। ਨਾ ਬੋਲਣ ਤੇ ਦੁਬਾਰਾ ਫਿਰ ਜੋਰ ਨਾਲ ਬੁਲਾਇਆ। ਤੇ ਇਕ ਵਾਰ ਫਿਰ। ਜਵਾਬ ਵਿਚ ਉਸ ਦੇ ਬੁਲ੍ਹ ਫਰਫਰਾਏ। ਫਿਰ ਬੁਲਾਇਆ ਤਾਂ ਉਸ ਨੇ ਹਵਾ ਦੀ ਰੁਮਕ ਵਾਂਗ ਉੱਤਰ ਦਿਤਾ, "ਹਾਂ ਜੀ।"

ਮੇਰੇ ਮਨ ਨੇ ਆਕਾਸ਼ ਜਿੰਨੀ ਉੱਚੀ ਛਾਲ ਮਾਰੀ ਜਿਵੇਂ ਕਹਿ ਰਿਹਾ ਹੋਵੇ "ਹੁਰੇਰੇਰੇਰੇ....।" ਮੈਂ ਸੱਚ ਮੁੱਚ ਮੌਤ ਦਾ ਫਰਿਸ਼ਤਾ ਪ੍ਰਾਜਿਤ ਕਰ ਕੇ ਭਜਾ ਦਿਤਾ ਸੀ ਤੇ ਉਸ ਕੋਲੋਂ ਆਪਣੀ ਪਤਨੀ ਨੂੰ ਛੁਡਾ ਲਿਆ ਸੀ। ਮੈਂ ਉਸ ਨੂੰ ਮੌਤ ਦੇ ਮੂੰਹ ਚੋਂ ਕੱਢ ਕੇ ਆਪਣਾ ਬਚਨ ਪੂਰਾ ਕਰ ਲਿਆ ਸੀ। ਮੈਂ ਖੁਸ਼ ਸਾਂ ਕਿ ਮੈਂ "ਘਰ ਕੀ ਗੀਹਨਿ ਚੰਗੀ। ਜਨ ਧੰਨਾ ਲੇਹੈ ਮੰਗੀ" ਦੀ ਅੱਭੁਲ ਤੁੱਕ ਅਨੁਸਾਰ ਆਪਣੀ ਪਤਨੀ ਨੂੰ ਕੁਦਰਤ ਤੋਂ ਧੱਕੇ ਨਾਲ ਵਾਪਸ ਲੈ ਆਇਆ ਸਾਂ। ਮੈਂ ਹੋਸਟੈਸ ਲੜਕੀ ਨੂੰ ਖੁਸ਼ੀ ਨਾਲ ਦੱਸਿਆ,"ਹੁਣ ਇਹ ਓਕੇ ਹੈ।" ਉਹ ਵੀ ਪ੍ਰਸੰਨਤਾ ਨਾਲ ਮੁਸਕਰਾਈ। ਮੇਰੇ ਗਮ ਦੇ ਬੱਦਲ ਉਡ ਗਏ। ਚੜ੍ਹਦੀ ਕਲਾ ਵਿਚ ਮੇਰੀ ਖ਼ੁਸ਼ੀ ਦੂਹਰੀ ਚੌਹਰੀ ਹੋ ਗਈ। ਭਵਿੱਖ ਬਾਰੇ ਮੈ ਫਿਰ ਹਾਂ-ਪੱਖੀ ਰੌਂਅ ਵਿਚ ਸੋਚਣ ਲੱਗਿਆ।

ਕੁਝ ਦੇਰ ਬਾਦ ਏਅਰ ਹੋਸਟੈਸ ਨੇ ਕਿਹਾ ਕਿ ਜੇ ਇਹ ਠੀਕ ਹੈ ਤਾਂ ਸੀਟ ਤੇ ਬਿਠਾ ਦੇਈਏ। ਅਸੀਂ ਸਹਾਰਾ ਦੇ ਕੇ ਉਸ ਨੂੰ ਖੜ੍ਹਾ ਕੀਤਾ ਤੇ ਵਾਪਸ ਸੀਟ ਤੇ ਲੈ ਗਏ। ਕੁਦਰਤ ਨੇ ਇਕ ਘੰਟੇ ਵਿਚ ਹੀ ਕੀ ਕੀ ਰੰਗ ਵਿਖਾ ਦਿੱਤੇ ਸਨ। ਇਸ ਅਲੌਕਿਕ ਅਵਸਥਾ ਵਿਚ ਮੈਨੂੰ ਮੁਕੇਸ਼ ਦੇ ਗਾਏ ਬੋਲ ਇਉਂ ਯਾਦ ਆ ਗਏ, "ਹੋ ਗਏ ਦੋ ਰੋਜ਼ ਮੇਂ ਬਰਬਾਦ ਭੀ ਆਬਾਦ ਭੀ।"

ਹੋਸਟੈਸ ਨੇ ਮੇਰੀ ਬੇਨਤੀ ਤੇ ਮੇਰੀ ਪਤਨੀ ਨੂੰ ਦੁੱਧ ਵਾਲੀ ਗਰਮ ਚਾਹ ਲਿਆ ਕੇ ਪਿਲਾਈ। ਜਦੋਂ ਉਹ ਕੰਡੇ ਤੇ ਹੋ ਗਈ ਤਾਂ ਮੈਂ ਉਸ ਨੂੰ ਪੁੱਛਿਆ,"ਇਹ ਦੱਸ ਤੈਨੂੰ ਹੋਇਆ ਕੀ ਸੀ?" ਉਸ ਨੇ ਦੱਸਿਆ ਕਿ ਨੀਂਦ ਵਿਚ ਪਹਿਲਾਂ ਉਸ ਦਾ ਜੀਅ ਕੱਚਾ ਹੋਇਆ ਤੇ ਹੱਥ ਪੈਰ ਝੂਠੇ ਪੈ ਗਏ। ਇਹ ਸੋਚ ਕੇ ਕਿ ਖਾਣ ਪੀਣ ਦੀ ਖਰਾਬੀ ਹੋਣੀ ਐ, ਉਸ ਨੇ ਪਲਸਾਟਿਲਾ ਦਵਾਈ ਕੱਢਣ ਲਈ ਪਰਸ ਖੋਹਲਿਆ। ਸ਼ੀਸ਼ੀ ਲੱਭ ਤਾਂ ਲਈ ਪਰ ਚੁੱਕੀ ਨਾ ਗਈ। ਫਿਰ ਇਕ ਦਮ ਭਾਰ ਜਿਹਾ ਪੈ ਕੇ ਦਿਲ ਘਟ ਗਿਆ ਤੇ ਤਾਕਤ ਚਲੀ ਗਈ। ਉਸ ਨੇ ਮੈਨੂੰ ਆਵਾਜ਼ਾਂ ਮਾਰੀਆਂ ਪਰ ਉਸ ਦੀ ਕਮਜ਼ੋਰ ਆਵਾਜ਼ ਮੇਰੇ ਤੀਕਰ ਨਾ ਪਹੁੰਚ ਸਕੀ। ਫਿਰ ਉਸ ਨੇ ਹੱਥ ਨਾਲ ਖਿੱਚ ਕੇ ਉਠਾਉਣ ਦੀ ਕੋਸ਼ਿਸ਼ ਕੀਤੀ ਜੋ ਵੀ ਕਾਮਯਾਬ ਨਾ ਰਹੀ। ਇਸ ਤੋਂ ਬਾਦ ਉਸ ਨੂੰ ਕੁਝ ਪਤਾ ਨਾ ਰਿਹਾ। ਮੇਰੇ ਬਾਰ ਬਾਰ ਪੁੱਛਣ ਤੇ ਵੀ ਉਹ ਮੈਨੂੰ ਆਪਣੇ ਗਵਾਚੇ ਪਲਾਂ ਬਾਰੇ ਕੁਝ ਨਾ ਦੱਸ ਸਕੀ। ਮੈਂ ਉਸ ਨੂੰ ਢਾਰਸ ਦੇਂਦਿਆਂ ਕਿਹਾ, "ਕੋਈ ਗੱਲ ਨਹੀਂ। ਤੂੰ ਮੈਨੂੰ ਠੀਕ ਸਮੇਂ ਤੇ ਜਗਾ ਦਿਤਾ ਸੀ ਤੇ ਮੈਂ ਤੈਨੂੰ ਜਿਦਾਂ ਕਿਦਾਂ ਸੰਭਾਲ ਲਿਆ ਸੀ। ਹੁਣ ਤੂੰ ਬਿਲਕੁਲ ਠੀਕ ਐਂ। ਫਿਕਰ ਨਾ ਕਰ, ਮੈਂ ਤੇਰੇ ਨਾਲ ਹਾਂ।" ਫਿਰ ਮੈਂ ਉਸ ਨੂੰ ਸਾਰੀ ਕਹਾਣੀ ਸੁਣਾਈ ਕਿ ਮੈਂ ਉਸ ਨੂੰ ਕਿਵੇਂ ਬਚਾਇਆ। ਪੂਰੀ ਗੱਲ ਸੁਣ ਕੇ ਮੇਰੀ ਪਤਨੀ ਨੇ ਸ਼ੁਕਰਾਨੇ ਵਜੋਂ ਮੇਰਾ ਹੱਥ ਘੁਟ ਲਿਆ। ਉਸ ਨੇ ਪਲਸਾਟਿਲਾ ਦੀ ਸ਼ੀਸ਼ੀ ਕੱਢ ਕੇ ਮੈਨੂੰ ਦੇ ਦਿਤੀ ਤੇ **ਵਿਰੈਟਰਮ ਐਲਬਮ** ਦੀ ਸ਼ੀਸ਼ੀ ਮੈਥੋਂ ਲੈ ਕੇ ਆਪਣੇ ਪਰਸ ਵਿਚ ਰੱਖ ਲਈ। ਇਹ ਹਾਲੇ ਤੀਕਰ ਉੱਥੇ ਹੀ ਪਈ ਹੈ।

ਪਟਿਆਲੇ ਪਹੁੰਚ ਕੇ ਸਭ ਬਚਿੱਆਂ ਦੇ ਕਹਿਣ ਤੇ ਅਸੀਂ ਉਸ ਨੂੰ ਰਾਜਿੰਦਰਾ ਹਸਪਤਾਲ ਵਿਚ ਚੈੱਕ ਕਰਵਾਇਆ। ਸਾਰੀ ਗੱਲ ਸੁਣ ਕੇ ਡਾਕਟਰ ਨੇ ਦੱਸਿਆ ਕਿ ਇਹ ਮੇਜਰ ਹਾਰਟ ਅਟੈਕ ਸੀ। ਨੀਂਦ ਵਿਚ ਆਵੇ ਤਾਂ ਬੰਦਾ ਸੁੱਤਾ ਹੀ ਰਹਿ ਜਾਂਦਾ ਹੈ। ਸੁਣ ਕੇ ਮੇਰੀ ਪਤਨੀ ਘਬਰਾ ਗਈ ਕਿ ਕਿਤੇ ਫਿਰ ਨਾ ਆ ਜਾਵੇ। ਘਰ ਜਾ ਕੇ ਉਸ ਨੇ ਜੋਤਸ਼ੀ ਦੀ ਸਲਾਹ ਲੈਣ ਦੀ ਜਿੱਦ ਫੜ ਲਈ। ਅਸੀਂ ਉਸ ਦੀ ਜਨਮ-ਪੱਤਰੀ ਲੈ ਕੇ ਮੇਰੇ ਪੁਰਾਣੇ ਸਹਿਕਰਮੀ ਪ੍ਰੋ: ਐੱਨ ਕੇ ਤ੍ਰਿਪਾਠੀ, ਜੋ ਮਹਿੰਦਰਾ ਕਾਲਜ ਦੇ ਸੰਸਕ੍ਰਿਤ ਦੇ ਰਿਟਾਇਰਡ ਪ੍ਰੋਫੈਸਰ ਸਨ ਤੇ ਜੋਤਿਸ਼ ਇਲਮ ਦੇ ਧਨੀ ਸਨ, ਕੋਲ ਚਲੇ ਗਏ। ਬਹੁਤ ਹੀ ਘਟ ਬੋਲਣ ਵਾਲੇ ਤ੍ਰਿਪਾਠੀ ਸਹਿਬ ਨੂੰ ਕੁੰਡਲੀ ਵੇਖ ਕੇ ਅਚੰਭਾ ਹੋਇਆ ਕਿ ਜਾਤਕ "ਜੀਵਿਤ" ਹੈ। ਪੁੱਛਣ ਤੇ ਉਹਨਾਂ ਕਿਹਾ, "ਇਹਨਾਂ ਤੇ ਜੂਨ ਵਿਚ ਸ਼ਨੀ ਦੀ ਮਹਾ ਦਸ਼ਾ ਵਿਚ ਰਾਹੂ ਦੀ ਅੰਤਰਦਸ਼ਾ ਸੀ। ਉਸੇ ਵੇਲੇ ਗੋਚਰ ਦਾ ਸ਼ਨੀ ਖੁਦ ਮੰਗਲ ਨਾਲ ਅੱਠਵੇਂ ਚੋਂ ਗੁਜਰ ਰਿਹਾ ਸੀ। ਕੁੰਡਲੀ ਵਿਚ ਅੱਠਵਾਂ ਘਰ ਪਹਿਲਾਂ ਹੀ ਮੰਗਲ ਦੀ ਚੌਥੀ ਦ੍ਰਿਸ਼ਟੀ ਵਿਚ ਆਇਆ ਹੋਇਆ ਸੀ। ਕਸ਼ਟ ਘਾਤਕ ਸੀ।" ਮੇਰੀ ਪਤਨੀ ਦੇ ਹੋਰ ਪੁੱਛਣ ਤੇ ਉਹਨਾਂ ਦੱਸਿਆ ਕਿ ਰਾਹੂ ਤੋਂ ਧੋਖਾਧੜੀ , ਘੁਸਪੈਠ ਤੇ ਅਚਨਚੇਤੀ ਹਮਲਾ; ਮੰਗਲ ਤੋਂ ਰਕਤ-ਦਬਾਵ, ਖੂਨ-ਸੰਚਾਰ ਤੇ ਦਿਲ ਦਾ ਦੌਰਾ ਅਤੇ ਸ਼ਨੀ ਤੋਂ ਲੋਹ-ਧਾਤ, ਹਨੇਰਾ, ਪ੍ਰਦੇਸ਼ ਤੇ ਸਫਰ ਦੇ ਚਿੰਨ ਸਪਸ਼ਟ ਹੁੰਦੇ ਹਨ। ਇਹਨਾਂ ਤੱਤਾਂ ਅਨੁਸਾਰ ਵਿਦੇਸ਼ ਦੇ ਸਫ਼ਰ ਦੌਰਾਨ ਰਾਤ ਦੇ ਹਨੇਰੇ ਵਿਚ, ਜਾਂ ਗੂਹੜੀ ਨੀਂਦ ਵਿਚ ਕਿਸੇ ਫ਼ਰੇਬੀ ਚਾਲ ਨਾਲ ਗੋਲੀ ਜਾਂ ਛੁਰੇ ਦਾ ਘਾਤਕ ਵਾਰ ਜਾਂ ਅਚਨਚੇਤ ਖ਼ੂਨੀ ਸੜਕ ਦੁਰਘਟਨਾ ਜਾਂ ਅਚਾਨਕ ਦਿਲ ਦਾ ਦੌਰਾ ਜਾਂ ਬ੍ਰੇਨ-ਹੈਮਰੇਜ਼ ਆਦਿ ਦੇ ਸੰਕੇਤ ਹੁੰਦੇ ਹਨ। ਇਹਨਾਂ ਦਾ ਕੋਈ ਪੱਕਾ ਇਲਾਜ਼ ਨਹੀਂ ਹੈ, ਜੇ ਹੋਇਆ ਉਹ ਵੀ ਇਹਨਾਂ ਵਾਂਗ ਅਕਸਮਾਤੀ ਤੇ ਗੁੱਝਾ ਹੀ ਹੋਵੇਗਾ। ਉਹਨਾਂ ਅੱਗੇ ਕਿਹਾ,"ਪਰ ਹੁਣ ਸਭ ਕੁਝ ਟੱਲ ਚੁੱਕਾ ਹੈ।" ਇਹ ਸੁਣ ਕੇ ਜੋਤਿਸ਼ ਦੇ ਪਖੰਡ ਹੋਣ ਬਾਰੇ ਮੇਰੀ ਪੱਕੀ ਧਾਰਨਾ ਕੱਚ ਵਾਂਗ ਤਿੜਕ ਗਈ।

ਕਸ਼ਟ ਦੇ ਬੱਦਲ ਤਾਂ ਜਿਵੇਂ ਕਿਵੇਂ ਬਿੱਖਰ ਗਏ ਪਰ ਇਹ ਘਟਨਾ ਮੇਰੇ ਲਈ ਕਈ ਸਦੀਵੀ ਅੜਾਉਣੀਆਂ ਪਾ ਗਈ। ਹੁਣ ਮੈਂ ਬਾਰ ਬਾਰ ਸੋਚਦਾ ਹਾਂ ਕਿ ਇਹ ਕੇਹੀ ਵਿਡੰਬਨਾ ਹੈ ਕਿ ਇਕ ਪਾਸੇ ਤਾਂ ਕੁਦਰਤ ਨੇ ਮੇਰੀ ਪਤਨੀ ਨੂੰ ਮਾਰਨ ਲਈ ਦਵਾਈਆਂ ਦਾ ਡੱਬਾ ਘਰੇ ਰਖਵਾ ਕੇ ਸਭ ਸਹੂਲਤਾਂ ਤੋਂ ਵਾਂਝੀ ਹਵਾਈ ਜਹਾਜ਼ ਵਰਗੀ ਅਪਹੁੰਚ ਥਾਂ ਚੁਣੀ ਤੇ ਦੂਜੇ ਪਾਸੇ ਲੋੜੀਂਦੀਆਂ ਦਵਾਈਆਂ ਨਾਲ ਚੁੱਕ ਲੈਣ ਦੀ ਉੱਕਤ ਦੇ ਕੇ ਉਸ ਨੂੰ ਸਮੇਂ ਸਿਰ ਬਚਵਾ ਵੀ ਲਿਆ? ਮੇਰੀ ਸਮਝ ਵਿਚ ਨਹੀਂ ਆਉਂਦਾ ਕਿ ਕੀ ਕੁਦਰਤ ਤੋਂ ਉੱਤੇ ਵੀ ਕੋਈ ਹੋਰ ਕੁਦਰਤ ਹੈ ਜੋ ਹੇਠਲੀ ਕੁਦਰਤ ਦੀਆਂ ਵਿਉਂਤਾਂ ਵਿਚ ਰੱਦੋ-ਬਦਲ ਕਰਨ ਦੀ ਸਮਰੱਥਾ ਰੱਖਦੀ ਹੈ? ਜੇ ਕੁਦਰਤ ਇਕ ਹੀ ਹੈ ਤਾਂ ਫਿਰ ਕੀ ਇਹ ਵੀ ਆਮ ਇਨਸਾਨਾਂ ਵਾਂਗ ਆਪਣੇ ਫੈਸਲਿਆਂ ਵਿਚ ਖੁਦ ਹੀ ਫੇਰ-ਬਦਲ ਕਰਦੀ ਰਹਿੰਦੀ ਹੈ? ਦੂਜਾ ਮਹਤਵਪੂਰਣ ਸਵਾਲ ਇਹ ਕਿ ਕੀ ਅਟੱਲ ਸਮਝੀਆਂ ਜਾਣ ਵਾਲੀਆਂ ਕੁਦਰਤੀ ਹੋਣੀਆਂ ਨੂੰ ਹੋਮਿਓਪੈਥੀ ਵਰਗੇ ਮੱਨੁਖੀ ਉਪਚਾਰ ਰਾਹੀਂ ਵੀ ਟਾਲਿਆ ਸਕਦਾ ਹੈ? ਤੇ ਤੀਜਾ ਇਹ ਕਿ ਜੇ ਕੁਦਰਤ ਦੇ ਅੱਟਲ ਫੈਸਲੇ ਸਿੱਧੇ ਮੱਨਖੀ ਅਹੁੜ-ਪਹੁੜਾਂ ਨਾਲ ਬਦਲੇ ਜਾ ਸਕਦੇ ਹਨ ਤਾਂ ਫਿਰ ਸਾਰੀ ਲੁਕਾਈ ਧਰਮਿਕ ਤੇ ਜੋਤਿਸ਼ ਦੇ ਉਪਾਵਾਂ ਪਿੱਛੇ ਕਿਉਂ ਲੱਗੀ ਹੋਈ ਹੈ? ਇਹਨਾਂ ਪ੍ਰਸਨਾਂ ਦੇ ਉੱਤਰ ਤਾਂ ਇਸ ਘਟਨਾ ਦੇ ਬਿਰਤਾਂਤ ਤੋਂ ਇਕ ਤਰ੍ਹਾਂ ਨਾਲ ਸਪਸ਼ਟ ਹੀ ਹਨ ਪਰ ਮੈਂ ਇਹਨਾਂ ਪ੍ਰਤੀ ਅੰਧਵਿਸ਼ਵਾਸ-ਰਹਿਤ ਇਕ ਪੱਕੀ ਮਾਨਸਿਕ ਪ੍ਰਤੀਬੱਧਤਾ ਬਨਾਉਣ ਦੀ ਕੋਸ਼ਿਸ਼ ਕਰ ਰਿਹਾ ਹਾਂ।

ਅਬ ਕੀ ਬਾਰ ਬਖਸਿ ਬੰਦੇ ਕਉ

ਗਿਆਨ ਪ੍ਰਾਪਤੀ ਲਈ ਕਈ ਸਾਲਾਂ ਤੋਂ ਮੈਂ ਜਪੁਜੀ ਸਾਹਿਬ ਦਾ ਅਧਿਐਨ ਕਰ ਰਿਹਾ ਸਾਂ ਤੇ ਇਸ ਬਾਰੇ ਇਕ ਖੋਜ਼ ਪੁਸਤਕ ਲਿਖ ਰਿਹਾ ਸਾਂ। ਇਹ ਪੁਸਤਕ ਮੈਂ ਫਰਵਰੀ 2013 ਵਿਚ ਪੰਜਾਬ ਜਾ ਕੇ ਪਬਲਿਸ਼ ਕਰਵਾਈ। ਪ੍ਰਕਾਸ਼ਕ ਰਾਹੀਂ ਦਿੱਤੀਆਂ ਕਾਪੀਆਂ ਨੂੰ ਜਦੋਂ ਮੈਂ ਚੰਡੀਗੜ੍ਹੋਂ ਵੈਨ ਵਿਚ ਰੱਖ ਕੇ ਪਟਿਆਲੇ ਲਿਆ ਰਿਹਾ ਸਾਂ ਤਾਂ ਰਾਹ ਵਿਚ ਗੁਰਮੁਖ ਦਿੱਖ ਵਾਲਾ ਵੈਨ ਦਾ ਡਰਾਈਵਰ ਗੱਲਾਂ ਬਾਤਾਂ ਕਰਦਾ ਕਹਿਣ ਲੱਗਿਆ, "ਸਰਦਾਰ ਜੀ, ਤੁਸੀਂ ਮੈਨੂੰ ਸੌ ਰੁਪੈ ਘੱਟ ਦੇਣਾ।" ਅਚਨਚੇਤ ਉਸ ਦੀ ਇਹ ਅਨੋਖੀ ਪੇਸ਼ਕਸ਼ ਸੁਣ ਕੇ ਮੈਨੂੰ ਹੈਰਾਨੀ ਹੋਈ ਕਉਂਕਿ ਵੈਨ ਦਾ ਭਾੜਾ ਤਹਿ ਕਰਨ ਵੇਲੇ ਤਾਂ ਉਹ ਇਕ ਦੁਆਨੀ ਵੀ ਨਹੀਂ ਸੀ ਘਟਿਆ। ਮੈਂ ਉਸ ਨੂੰ ਪੁੱਛਿਆ, "ਕਿਉਂ ਬਈ, ਹੁਣ ਤੈਨੂੰ ਸਮਝ ਆਉਣ ਲੱਗੀ ਹੈ ਕਿ ਤੂੰ ਧਰਮ ਦਾ ਕੰਮ ਕਰਨ ਜਾ ਰਿਹਾ ਐਂ?" ਉਹ ਬੋਲਿਆ, "ਨਹੀਂ ਜੀ। ਦਰਅਸਲ ਉੱਥੇ ਅਰਬਨ ਐਸਟੇਟ ਵਿਚ ਮੇਰੀ ਮਾਸੀ ਰਹਿੰਦੀ ਹੈ। ਤੁਹਾਡੇ ਕੰਮ ਦੇ ਪੱਜ ਨਾਲ ਉਸ ਨੂੰ ਵੀ ਮਿਲ ਆਵਾਂਗਾ। ਉਚੇਚਾ ਜਾਵਾਂਗਾ ਤਾਂ ਪੰਜ ਸੌ ਦਾ ਤੇਲ ਲਗੇਗਾ।" ਮੈਨੂੰ ਯਕੀਨ ਹੋਇਆ ਕਿ ਹਰ ਬੰਦਾ ਮੇਰੇ ਵਰਗਾ ਧਰਮੀ ਨਹੀਂ ਹੈ।

ਵੈਨ ਮੇਰੇ ਘਰ ਅੱਗੇ ਲਾਉਂਦਿਆਂ ਹੀ ਉਹ ਗੁਰੂ ਪਿਆਰਾ ਪਿੱਛੇ ਵਲ ਟਿੱਭ ਗਿਆ। ਮੈਂ ਇਕਲੇ ਨੇ ਹੀ ਕਿਤਾਬਾਂ ਦੇ ਛੇ ਸੱਤ ਬੰਡਲ ਲਾਹ ਕੇ ਅੰਦਰ ਰੱਖੇ। ਉਹ ਕੁਝ ਦੇਰ ਬਾਅਦ ਆ ਪਰਤਿਆ ਤੇ ਕਹਿਣ ਲੱਗਿਆ, "ਮੇਰੀ ਮਾਸੀ ਦਾ ਘਰ ਪਿੱਛਲੀ ਗਲੀ ਵਿਚ ਹੀ ਹੈ। ਮੈਂ ਸੋਚਿਆ ਦੇਖ ਆਵਾਂ ਘਰੇ ਵੀ ਨੇ ਕਿ ਨਹੀਂ।" ਉਹ ਆਪਣੇ ਨਾਲ ਇਕ ਗੱਭਰੂ ਵੀ ਲਿਆਇਆ ਜਿਸ ਬਾਰੇ ਉਸ ਨੇ ਦੱਸਿਆ ਕਿ ਉਹ ਉਸ ਦੀ ਮਾਸੀ ਦਾ ਲੜਕਾ ਹੈ। ਨਾਲ ਆਏ ਨੌਜਵਾਨ ਨੇ ਅੱਗੇ ਵਧ ਕੇ ਸਤਿਕਾਰ ਭਰੀ ਗਰਮਜੋਸ਼ੀ ਨਾਲ ਮੇਰੇ ਗੋਡੀਂ ਹੱਥ ਲਾਏ। ਮੈਂ ਉਸ ਨੂੰ ਪੁੱਛਿਆ, 'ਹੁਣ ਕਿਵੇਂ ਐਂ ਗੁਰਿੰਦਰ?" ਉਸ ਨੇ ਸਤਿਕਾਰ ਭਾਵ ਨਾਲ ਉੱਤਰ ਦਿਤਾ, "ਅੰਕਲ ਜੀ, ਤੁਹਾਡੀ ਕਿਰਪਾ ਨਾਲ ਹਾਲੇ ਤੀਕਰ ਵੀ ਠੀਕ ਠਾਕ ਹੀ ਹਾਂ।" ਗੁਰਿੰਦਰ ਦੇ ਚਿਹਰੇ ਤੇ ਕ੍ਰਿਤੱਗਤਾ ਦੇ ਭਾਵ ਪੜ੍ਹ ਕੇ ਵੈਨ ਵਾਲੇ ਸਰਦਾਰ ਨੇ ਉਸ ਵਲ ਅਚੰਭੇ ਨਾਲ ਇੰਜ ਤੱਕਿਆ ਜਿਵੇਂ ਪੁੱਛ ਰਿਹਾ ਹੋਵੇ, "ਤੂੰ ਜਾਣਦਾ ਐਂ ਇਹਨੂੰ?" ਤੇ ਫਿਰ ਜਿਵੇਂ ਮਸੇਰੇ ਦੀਆਂ ਅੱਖਾਂ ਵਿਚੋਂ ਉਸ ਨੂੰ ਜਵਾਬ ਮਿਲਿਆ ਹੋਵੇ, "ਮੈਥੋਂ ਕੀ ਪੁੱਛਦਾ ਐਂ? ਜਾਹ ਜਾ ਕੇ ਆਪਣੀ ਮਾਸੀ ਤੋਂ ਪੁੱਛ।"

ਮੈਨੂੰ ਪਤਾ ਨਹੀਂ ਕਿ ਜੇ ਡਰਾਈਵਰ ਗੁਰਿੰਦਰ ਦੀ ਮਾਂ ਤੋਂ ਇਸ ਬਾਰੇ ਕੁਝ ਪੁੱਛਦਾ ਤਾਂ ਉਹ ਉਸ ਨੂੰ ਸਭ ਕੁਝ ਸੱਚ ਸੱਚ ਦੱਸਦੀ ਵੀ ਕਿ ਨਾ। ਪਰ ਇਸ ਲੇਖ ਰਾਹੀਂ ਮੈਂ ਆਪ ਇਸ ਨਾਲ ਜੁੜੀ ਸੱਚੀ ਘਟਨਾ ਦਾ ਖੁਲਾਸਾ ਕਰ ਰਿਹਾ ਹਾਂ ਤਾਂ ਜੋ ਇਕ ਨਵੇਂ ਸਮਾਜਕ

ਕਹਿਰ ਬਾਰੇ ਜਾਣਕਾਰੀ ਸਾਂਝੀ ਹੋ ਸਕੇ। ਇਸ ਵਿਚ ਕੇਵਲ ਪਾਤਰਾਂ ਦੇ ਨਾਂ ਤੇ ਪਤੇ ਹੀ ਬਦਲੇ ਹੋਏ ਹਨ।

ਸੰਨ 2007 ਨਵੰਬਰ ਦੀ ਇਕ ਸ਼ਾਮ ਨੂੰ ਇਕ ਪੰਜਾਹ ਕੁ ਸਾਲ ਦੀ ਮਹਿਲਾ ਮੇਰੀ ਕਲੀਨਿਕ ਦੇ ਗੇਟ ਅੱਗੇ ਆਈ ਤੇ ਕਹਿਣ ਲੱਗੀ, "ਮੈਂ ਤੁਹਾਨੂੰ ਮਿਲਣਾ ਚਾਹੁੰਦੀ ਹਾਂ, ਹੁਣ ਟਾਈਮ ਹੈਅ ਤੁਹਾਡੇ ਕੋਲ?" ਉਸ ਨੂੰ ਅੰਦਰ ਬਿਠਾ ਕੇ ਮੈਂ ਕਿਹਾ "ਹਾਂ ਦੱਸੋ ਜੀ।" ਉਹ ਕਹਿਣ ਲਗੀ, "ਮੈਂ ਨੇੜੇ ਹੀ ਰਹਿੰਦੀ ਹਾਂ ਤੇ ਇਕਲਿਆਂ ਮਿਲਣ ਲਈ ਬਾਹਰ ਗਲੀ ਵਿਚ ਕਦੋਂ ਦੀ ਗੇੜੇ ਮਾਰ ਰਹੀ ਹਾਂ। ਮਰੀਜ਼ ਬੈਠੇ ਸੀ ਤੁਹਾਡੇ ਕੋਲ ਇਸ ਲਈ ਤੁਹਾਡੇ ਵਿਹਲੇ ਹੋਣ ਦੀ ਉਡੀਕ ਵਿਚ ਸਾਂ। ਦਰ-ਅਸਲ ਮੈਂ ਆਪਣੇ ਲੜਕੇ ਬਾਰੇ ਗੱਲ ਕਰਨੀ ਸੀ।" ਬੀਬੀ ਦੇ ਚੇਹਰੇ ਤੇ ਸੰਕੋਚ ਤੇ ਗੰਭੀਰਤਾ ਦੇ ਮਿਲੇ ਜੁਲੇ ਭਾਵ ਸਨ। ਉਸ ਨੂੰ ਇਕਾਂਤ ਦਾ ਅਹਿਸਾਸ ਦੁਆਉਣ ਲਈ ਮੈਂ ਬੂਹੇ ਦੇ ਪਰਦੇ ਤਾਣ ਦਿਤੇ ਤੇ ਅਗਾਹਾਂ ਵੱਲ ਝੁਕ ਕੇ ਬੈਠ ਗਿਆ। ਬਿਨਾ ਕੋਈ ਲੰਮੀ ਭੂਮਿਕਾ ਬੰਨ੍ਹੇ ਉਹ ਬੋਲੀ, "ਮੇਰਾ ਛੱਬੀ ਸਾਲਾਂ ਦਾ ਇਕਲੌਤਾ ਲੜਕਾ ਹੈ। ਹਰ ਵੇਲੇ ਕਹਿੰਦਾ ਰਹਿੰਦਾ ਹੈ ਮੈਂ ਮਰ ਜਾਣਾ ਐ, ਮੈਂ ਮਰ ਜਾਣਾ ਐ। ਰਾਤ ਬਰਾਤ ਘਰੋਂ ਨਿਕਲ ਜਾਂਦਾ ਹੈ। ਅਸੀਂ ਲੱਭ ਕੇ ਵਾਪਸ ਲਿਆਉਂਦੇ ਹਾਂ। ਸਾਨੂੰ ਡਰ ਹੈ ਕਿ ਕਿਤੇ ਉਸ ਦੇ ਇਸ ਗਲਤ ਕਦਮ ਕਾਰਨ ਕਿਸੇ ਦਿਨ ਸਾਡੇ ਘਰ ਦਾ ਦੀਵਾ ਨਾ ਬੁਝ ਜਾਵੇ।" ਇਹ ਕਹਿੰਦੀ ਉਹ ਸਿਸਕੀਆਂ ਭਰ ਕੇ ਰੋਣ ਲਗੀ।

ਮੈਂ ਉਸ ਨੂੰ ਪੀਣ ਲਈ ਪਾਣੀ ਦਿਤਾ ਤੇ ਖਾਮੋਸ਼ੀ ਦਾ ਮਾਹੌਲ ਬਣਾਇਆ। ਸ਼ਾਂਤ ਹੋ ਕੇ ਉਹ ਬੋਲੀ, " ਸਾਡੇ ਕੋਲ ਰੱਬ ਦਾ ਦਿੱਤਾ ਸਭ ਕੁਝ ਹੈ। ਕਿਸੇ ਚੀਜ਼ ਦੀ ਕਮੀ ਨਹੀਂ। ਫਿਰ ਵੀ ਪਤਾ ਨਹੀਂ ਉਸ ਨੂੰ ਕੀ ਦੁੱਖ ਹੈ ਜੋ ਉਹ ਜੀਵਨ ਤੋਂ ਨਿਰਾਸ਼ ਹੈ। ਅਸੀਂ ਉਸ ਨੂੰ ਡਾਕਟਰਾਂ ਹਕੀਮਾਂ ਕੋਲ ਦਿਖਾਇਆ ਹੈ, ਘਰ ਵਿਚ ਸਮਝਾਇਆ ਹੈ, ਉਸ ਦੇ ਮਿੱਤਰਾਂ ਦੋਸਤਾਂ ਤੇ ਅਧਿਆਪਕਾਂ ਤੋ ਵੀ ਅਖਵਾਇਆ ਹੈ ਤੇ ਟੇਵੇ ਵੀ ਲਵਾਏ ਹਨ। ਕਿਤੋਂ ਕੋਈ ਸੁਧਾਰ ਨਹੀਂ ਹੋਇਆ। ਦੋ ਮਹੀਨੇ ਪਹਿਲਾਂ ਬਾਬੇ ਵਡਭਾਗ ਸਿੰਘ ਦੇ ਡੇਰੇ ਵੀ ਹਫ਼ਤਾ ਲਾ ਆਏ ਹਾਂ। ਪਰ ਕੋਈ ਫਰਕ ਨਹੀਂ ਪਿਆ। ਸਗੋਂ ਉਥੋਂ ਆਉਣ ਤੋਂ ਤੀਜੇ ਹੀ ਦਿਨ ਸੌਣ ਵੇਲੇ ਡਿਪ੍ਰੈਸ਼ਨ ਨਾਲ ਘਰੋਂ ਨਿਕਲ ਗਿਆ। ਵਕਤ ਸਿਰ ਪਤਾ ਲੱਗ ਜਾਣ ਕਰਕੇ ਰਾਤ ਨੂੰ ਦਸ ਵਜੇ ਭਾਖੜਾ ਨਹਿਰ ਵਲ ਜਾਂਦੇ ਨੂੰ ਮੋੜ ਕੇ ਲਿਆਏ। ਥੋੜੀ ਦੇਰ ਹੋ ਜਾਂਦੀ ਤਾਂ ਉਸ ਦਿਨ ਅਸੀਂ ਨਿਪੁੱਤੇ ਹੋ ਜਾਣਾ ਸੀ। ਬੀਬੀ ਦੀਆਂ ਅੱਖਾਂ ਵਿਚੋਂ ਫਿਰ ਹੰਝੂ ਵਹਿਣ ਲਗੇ।

ਥੋੜੀ ਦੇਰ ਬਾਦ ਉਹ ਤਰਲਾ ਪਾ ਕੇ ਬੋਲੀ, "ਮੇਰੀ ਦਰਾਣੀ, ਜਿਸ ਦੇ ਸਕੂਟਰ ਦਾ ਸਨੌਰ ਰੋਡ ਤੇ ਐਕਸੀਡੈਂਟ ਹੋ ਗਿਆ ਸੀ ਤੇ ਤੁਸੀਂ ਦਵਾਈ ਦਿੱਤੀ ਸੀ, ਨੇ ਤੁਹਾਡੀ ਦੱਸ ਪਾਈ ਹੈ। ਕਹਿੰਦੀ ਸੀ ਹੋਮਿਓਪੈਥੀ ਵਿਚ ਵੀ ਇਸ ਤਰਾਂ ਦੇ ਇਲਾਜ਼ ਹੁੰਦੇ ਹਨ। ਤੁਹਾਡੇ ਕੋਲ ਹੈ ਕੋਈ ਦਵਾਈ ਜੋ ਉਸ ਨੂੰ ਠੀਕ ਕਰ ਸਕੇ?"

ਬੀਬੀ ਦੇ ਪ੍ਰਸ਼ਨ ਨੇ ਮੈਨੂੰ ਸੋਚੀ ਪਾ ਦਿਤਾ। ਮੈਂ ਉਸ ਨੂੰ ਕਿਵੇਂ ਸਮਝਾਉਂਦਾ ਕਿ ਹੋਮਿਓਪੈਥੀ ਵਿਚ ਮਰਜ਼ ਦੀ ਨਹੀਂ ਮਰੀਜ਼ ਦੀ ਦਵਾਈ ਹੁੰਦੀ ਹੈ। ਮਰੀਜ਼ ਦੇ ਸੰਧਰਭ ਤੋਂ

ਬਾਹਰ ਜਾ ਕੇ ਕਦੇ ਵੀ ਕੁਝ ਕਹਿਣਾ ਸੰਭਵ ਨਹੀਂ ਹੈ। ਕੁਝ ਸਾਲ ਪਹਿਲਾਂ ਪੰਜਾਬੀ ਯੂਨੀਵਰਸਿਟੀ ਦੇ ਪ੍ਰੋਫੈਸਰ ਮੇਰੇ ਮਿੱਤਰ ਡਾ: ਸਤਨਾਮ ਸਿੰਘ ਸੰਧੂ ਨੇ ਆਪਣੇ ਆਨ-ਲਾਈਨ ਰਸਾਲੇ, "ਪੰਜਾਬ ਹੈਰੀਟੇਜ਼" ਦਾ 'ਸੂਈ-ਸਾਈਡ' ਵਿਸ਼ੇ ਤੇ ਵਿਸ਼ੇਸ਼ ਅੰਕ ਕੱਢਣਾ ਸੀ। ਉਨ੍ਹਾਂ ਨੇ ਮੈਨੂੰ ਆਤਮ-ਹੱਤਿਆ ਸਿਰਲੇਖ ਨਾਲ ਇਕ ਅਰਟੀਕਲ ਲਿਖਣ ਲਈ ਕਿਹਾ। ਪ੍ਰੋਤਸਾਹਨ ਦੇਣ ਲਈ ਉਨ੍ਹਾਂ ਨੇ ਮੈਨੂੰ ਆਪਣੇ ਰਸਾਲੇ ਦੇ ਸਲਾਹਕਾਰੀ ਬੋਰਡ ਦਾ ਮੈਂਬਰ ਵੀ ਨਿਯੁਕਤ ਕਰ ਦਿਤਾ। ਉਨ੍ਹਾਂ ਦੀ ਗੱਲ ਰਖੱਣ ਲਈ ਮੈਂ ਲੇਖ ਸ਼ੁਰੂ ਤਾਂ ਕਰ ਦਿਤਾ ਪਰ ਪੂਰਾ ਨਾ ਕਰ ਸਕਿਆ। ਮੇਰਾ ਨਿਸ਼ਚਾ ਸੀ ਕਿ ਹਵਾ ਵਿਚ ਤਲਵਾਰਾਂ ਮਾਰਨ ਨਾਲ ਕਿਸੇ ਦਾ ਵੀ ਭਲਾ ਨਹੀਂ ਸੀ ਹੋਣਾ। ਹੋਮਿਓਪੈਥੀ ਕੋਲ ਫਿਲਾਸਫੀ ਦਾ ਇਕ ਧਨਾਡ ਵਿਰਸਾ ਜਰੂਰ ਹੈ ਪਰ ਇਹ ਇਕ ਅਮਲੀ ਸਾਇੰਸ ਹੈ। ਇਹ ਸਥੂਲ ਕੇਸ ਸਾਹਮਣੇ ਆਉਣ ਤੇ ਹੀ ਉਸ ਦਾ ਨਿਸ਼ਾਨੀਆਂ ਮੁਤਾਬਕ ਨਿਪਟਾਰਾ ਕਰਦੀ ਹੈ। ਮੇਰੇ ਕੋਲ ਹਾਲੇ ਕਦੇ ਆਤਮ-ਹੱਤਿਆ ਦਾ ਕੋਈ ਕੇਸ ਨਹੀਂ ਸੀ ਆਇਆ ਇਸ ਲਈ ਮੈਂ ਲੇਖ ਲਿਖਣ ਤੋਂ ਅਸਮਰਥ ਸਾਂ। ਲਿਹਾਜ਼ਾ ਪ੍ਰੋਫੈਸਰ ਸਾਹਿਬ ਨੇ ਨਾਰਾਜ਼ਗੀ ਨਾਲ ਮੇਰਾ ਨਾਂ ਬੋਰਡ ਵਿਚੋਂ ਕੱਢ ਦਿਤਾ। ਮੈਂ ਖ਼ੁਦ ਨੂੰ ਅਜੇ ਤੀਕਰ ਉਨ੍ਹਾਂ ਦਾ ਗੁਨਾਹਗਾਰ ਸਮਝਦਾ ਹਾਂ। ਬਾਅਦ ਵਿਚ ਜਦੋਂ ਇਹ ਕਹਾਣੀ ਪੰਜਾਬ ਟਾਈਮਜ਼ ਵਿਚ ਛੱਪੀ, ਮੈਂ ਪਛਤਾਵੇ ਦੀ ਭਾਵਨਾ ਨਾਲ ਸੋਚਿਆ ਕਿ ਜੇ ਅੱਜ ਸੰਧੂ ਸਾਹਿਬ ਨੇ ਆਪਣਾ ਅਨ-ਲਾਈਨ ਮੈਗ਼ਜ਼ੀਨ ਬੰਦ ਨਾ ਕਰ ਦਿੱਤਾ ਹੁੰਦਾ ਤਾਂ ਇਸ ਉੱਤੇ ***ਪੰਜਾਬ ਟਾਈਮਜ਼*** ਦੀ ਥਾਂ ***ਪੰਜਾਬ ਹੈਰੀਟੇਜ਼*** ਦਾ ਵਧੇਰੇ ਹੱਕ ਬਣਨਾ ਸੀ।

ਖੈਰ, ਮੈਂ ਬੀਬੀ ਨੂੰ ਕਿਹਾ ਕਿ ਉਹ ਆਪਣੇ ਮੁੰਡੇ ਬਾਰੇ ਕੁਝ ਹੋਰ ਦੱਸੇ। ਉਹ ਉਤਸ਼ਾਹ ਨਾਲ ਬੋਲੀ, "ਬੱਸ ਜੀ, ਉਂਜ ਸਾਡਾ ਗੁਰੀ ਸਿਆਣਾ ਬਹੁਤ ਐ। ਕੋਈ ਗੁੱਸਾ ਨਹੀਂ ਉਸ ਵਿਚ, ਕੋਈ ਉੱਚਾ ਨਹੀਂ ਬੋਲਦਾ। ਪਰ ਕਿਸੇ ਚੀਜ਼ ਵਿਚ ਕੋਈ ਰੁਚੀ ਵੀ ਨਹੀਂ ਰੱਖਦਾ। ਕਿਸੇ ਦੋਸਤ-ਮਿੱਤਰ ਨੂੰ ਮਿਲਣ ਨਹੀਂ ਜਾਂਦਾ। ਵਧੇਰੇ ਸਮਾਂ ਆਪਣੇ ਕਮਰੇ ਵਿਚ ਹੀ ਰਹਿੰਦਾ ਹੈ। ਬੀ-ਕਾਮ ਕੀਤੀ ਹੋਈ ਹੈ। ਉਸ ਦੇ ਡੈਡੀ ਨੌਕਰੀ ਲਵਾ ਕੇ ਦੇ ਰਹੇ ਹਨ ਪਰ ਹਾਂ ਈ ਨਹੀਂ ਕਰਦਾ। ਕਹਿੰਦਾ ਹੈ ਮੈਂ ਨੌਕਰੀ ਕੀ ਕਰਨੀ ਹੈ। ਰਿਸ਼ਤੇਦਾਰਾਂ ਨੇ ਕਿਹਾ ਵਿਆਹ ਕਰਨ ਨਾਲ ਠੀਕ ਹੋ ਜਾਵੇਗਾ। ਅਸੀਂ ਜੋਰ ਪਾ ਕੇ ਸਾਲ ਪਹਿਲਾਂ ਸ਼ਾਦੀ ਵੀ ਕਰ ਦਿੱਤੀ ਸੀ। ਸੁੰਦਰ ਵੁਹਟੀ ਹੈ, ਇਕ ਬੱਚੀ ਵੀ ਹੋ ਗਈ ਹੈ, ਪਰ ਉਸ ਦੇ ਸੁਭਾਅ ਵਿਚ ਕੋਈ ਤਬਦੀਲੀ ਨਹੀਂ ਆਈ। ਆਪਣੀ ਪਤਨੀ ਨੂੰ ਵੀ ਕਹਿੰਦਾ ਰਹਿੰਦਾ ਹੈ ਕਿ ਮਰ ਜਾਣਾ ਐ। ਸੁਣਕੇ ਉਸ ਦਾ ਵੀ ਦਿਲ ਪ੍ਰੇਸ਼ਾਨ ਹੁੰਦਾ ਹੈ।" ਇੰਨਾ ਦੱਸ ਕੇ ਉਸ ਨੇ ਸੱਖਣੀਆਂ ਅੱਖਾਂ ਨਾਲ ਮੇਰੇ ਵਲ ਤੱਕਿਆ।

ਮੈਂ ਸੋਚ ਰਿਹਾ ਸਾਂ ਕਿ ਅੱਜ ਤੀਕਰ ਦੁਨੀਆਂ ਆਤਮ-ਹੱਤਿਆ ਨੂੰ ਇਕ ਵਿਅਕਤੀਗਤ ਸੱਮਸਿਆ ਹੀ ਸਮਝਦੀ ਆਈ ਹੈ ਪਰ ਇਸ ਕੇਸ ਨੂੰ ਵੇਖ ਕੇ ਇਹ ਸਮਾਜ਼ਿਕ ਸੱਮਸਿਆ ਵਧੇਰੇ ਪ੍ਰਤੀਤ ਹੋ ਰਹੀ ਹੈ। ਦੁਰਖ਼ਾਈਮ, ਫ਼ਰਾਈਡ ਤੇ ਕਾਰਲ ਜੰਗ

ਜਿਹੇ ਪੱਛਮੀ ਵਿਦਵਾਨਾਂ ਨੇ ਇਸ ਦਾ ਡੂੰਘਾ ਚਿੰਤਨ ਕਰਨ ਉਪਰੰਤ ਇਸ ਦਾ ਕਾਰਣ ਮਨੁੱਖੀ ਮਨ ਦੀਆਂ ਅੰਤਰੀਵ ਪਰਤਾਂ ਵਿਚ ਛੁੱਪੀ ਜੀਵਨ-ਪਲਾਇਣ ਦੀ ਰੁਚੀ ਦੱਸਿਆ ਹੈ। ਫ਼ਰਾਈਡ ਇਸ ਨੂੰ 'ਡੈੱਥ ਇੰਸਟਿੰਕਟ' ਦਾ ਨਾਂ ਦਿੰਦਾ ਹੈ ਜੋ ਦੂਜੀਆਂ ਰੁਚੀਆਂ ਵਾਂਗ ਹੀ ਮੱਨੁਖੀ ਮਨ ਵਿਚ ਪੱਕਾ ਵਾਸ ਕਰਦੀ ਹੈ। ਕਾਰਲ ਮਾਰਕਸ ਇਸ ਦਾ ਕਾਰਣ ਸ਼ਰਮਾਏਦਾਰੀ ਨਿਜ਼ਾਮ ਮੰਨਦਾ ਹੈ ਜੋ ਮੱਨੁਖ ਨੂੰ ਉਤਪਾਦਨ ਪ੍ਰਕ੍ਰਿਆ ਨਾਲੋਂ ਵਿਜੋਗ ਕੇ ਉਸ ਦਾ ਕਾਰਜਸ਼ੀਲ ਜੀਵਨ ਖੋਹ ਲੈਂਦਾ ਹੈ ਤੇ ਉਸ ਨੂੰ ਬੇਰੁਚੀ ਤੇ ਨਿਰਾਸ਼ਾ ਦੀ ਦਲਦਲ ਵਿਚ ਧਕੇਲ ਦੇਂਦਾ ਹੈ। ਪਰ ਇਹ ਤਾਂ ਮਹਿਜ਼ ਗੱਲਾਂ ਹਨ, ਇਲਾਜ਼ ਨਹੀਂ। ਰੋਗ਼ ਦਾ ਹੱਲ ਤਾਂ ਰੋਗੀ ਦੇ ਚਿੰਨ੍ਹਾਂ ਦੀ ਪਹਿਚਾਣ ਵਿਚ ਹੁੰਦਾ ਹੈ।

ਮੈਂ ਬੀਬੀ ਤੋਂ ਪੁੱਛਿਆ, "ਕਿੰਨੀ ਦੇਰ ਤੋਂ ਐਂ ਤੇਰੇ ਮੁੰਡੇ ਨੂੰ ਇਹ ਤਕਲੀਫ਼?"

ਉਹ ਬੋਲੀ, "ਤਿੰਨ ਕੁ ਸਾਲ ਤੋਂ।"

"ਕੀ ਹੋਇਆ ਸੀ ਉਸ ਨੂੰ ਉਸ ਵੇਲੇ?' ਮੈਂ ਪੁੱਛਿਆ।

"ਹੋਇਆ ਕੁਝ ਵੀ ਨਹੀਂ ਸੀ, ਬੱਸ ਸਹਿਜੇ ਹੀ।" ਉਸ ਨੇ ਸੋਚ ਕੇ ਦੱਸਿਆ।

ਬੀਬੀ ਦੀਆਂ ਗੱਲਾਂ ਵਿਚ ਫਿਕਰ ਵਧੇਰੇ ਸੀ ਤੱਥ ਘੱਟ। ਇਸ ਲਈ ਉਸ ਦੀ ਗੱਲ ਸੁਣ ਕੇ ਮੈਂ ਕਿਹਾ, "ਮੈਂ ਤੇਰੇ ਪੁੱਤਰ ਨੂੰ ਮਿਲਣਾ ਚਾਹਾਂਗਾ, ਉਸ ਦੀ ਵ੍ਹਹਟੀ ਨੂੰ ਵੀ। ਦੋਹਾਂ ਨੂੰ ਅਲੱਗ ਅਲੱਗ।" ਅਗਲੇ ਦਿਨ ਆਉਣ ਦਾ ਵਾਹਦਾ ਕਰ ਕੇ ਉਹ ਚਲੀ ਗਈ।

ਬੀਬੀ ਦੇ ਜਾਣ ਤੋਂ ਬਾਦ ਉਸ ਰਾਤ ਮੈਂ ਆਤਮ-ਹੱਤਿਆ ਸਬੰਧੀ ਕਈ ਪੁਸਤਕਾਂ ਦਾ ਅਧਿਐਨ ਕੀਤਾ। ਰੈਪਰਟਰੀ ਵਿਚ ਕੋਈ ਢਾਈ ਸੌ ਦੇ ਕਰੀਬ ਦਵਾਈਆਂ ਮਾਨਸਿਕ ਡਿਪ੍ਰੈਸ਼ਨ ਲਈ ਦਰਜ਼ ਸਨ (ਜੋ ਹੁਣ ਵੀ ਹਨ) ਤੇ ਸੱਤਰ ਦੇ ਲੱਗ ਭੱਗ ਸੂਈ-ਸਾਈਡ ਦੀਆਂ। ਅਲਾਮਤਾਂ ਦੇ ਵੇਰਵੇ ਤੋਂ ਬਿਨਾ ਇਹਨਾਂ ਵਿਚੋਂ ਇਕ ਦਵਾਈ ਚੁਣਨਾ ਅਸੰਭਵ ਸੀ। ਇਸ ਲਈ ਮੈਂ ਕਿਸੇ ਸਿੱਟੇ ਤੇ ਨਾ ਪਹੁੰਚ ਸਕਿਆ। ਅਗਲੀ ਸ਼ਾਮ ਬੀਬੀ ਨੂੰਹ-ਪੁੱਤਰ ਦੋਹਾਂ ਨੂੰ ਲੈ ਕੇ ਆਈ। ਮੈਂ ਤਿੰਨਾਂ ਨੂੰ ਇਕ ਇਕ ਕਰ ਕੇ ਸੱਦਿਆ ਤੇ ਪੜਤਾਲ ਕੀਤੀ।

ਸਭ ਤੋਂ ਪਹਿਲਾਂ ਮੈਂ ਬੀਮਾਰ ਨੂੰ ਬੁਲਾਇਆ ਤੇ ਕਈ ਪ੍ਰਸ਼ਨ ਪੁੱਛੇ। ਉਹ ਬੜੀ ਮੁਸ਼ਕਲ ਨਾਲ ਖੁਲ੍ਹਿਆ। ਮੇਰੇ ਪੁੱਛੇ ਸਵਾਲਾਂ ਦੇ ਜਵਾਬ ਵਿਚ ਉਸ ਨੇ ਕਬੂਲ ਕੀਤਾ ਕਿ ਉਸ ਦੇ ਮਨ ਵਿਚ ਆਤਮਘਾਤੀ ਵਿਚਾਰ ਹਰ ਵੇਲੇ ਮੌਜੂਦ ਰਹਿੰਦੇ ਸਨ ਪਰ ਇਹਨਾਂ ਦਾ ਤੇਜ ਹੜ੍ਹ ਮਹੀਨੇ ਵਿਚ ਇਕ ਅੱਧ ਵਾਰ ਹੀ ਉੱਠਦਾ ਸੀ। ਆਮ ਦਿਨਾਂ ਵਿਚ ਉਹ ਆਪਣੇ ਅੰਦਰ ਦੀ ਉਦਾਸੀ ਵਿਚ ਡੁੱਬਿਆ ਰਹਿੰਦਾ ਸੀ। ਉਸ ਅੰਦਰ ਪੁਰਾਣੀਆਂ ਯਾਦਾਂ ਦੀ ਇਕ ਲੜੀ ਚਲਦੀ ਰਹਿੰਦੀ ਸੀ ਜਿਹਨਾਂ ਵਿਚੋਂ ਪਛਤਾਵਾ ਤੇ ਆਤਮ ਗਿਲਾਨੀ ਦੀਆਂ ਤਰੰਗਾਂ ਉੱਠਦੀਆਂ ਰਹਿੰਦੀਆਂ ਸਨ। ਇਹਨਾਂ ਦੇ ਚਲਦਿਆ ਉਸਨੂੰ ਕੁਝ ਚੰਗਾ ਨਹੀਂ ਸੀ ਲਗਦਾ। ਫਿਰ ਜਦੋਂ ਉਪਰਾਮਤਾ ਦਾ ਉਬਾਲ ਹੌਲੀ ਹੌਲੀ ਵਧ ਜਾਂਦਾ ਸੀ ਤਾਂ ਉਹ ਜੀਵਨ ਲੀਲਾ ਖਤਮ ਕਰਨਾ ਹੀ ਠੀਕ ਸਮਝਦਾ। ਮੈਂ ਉਸ ਨੂੰ ਪੁੱਛਿਆ ਕਿ ਕੀ ਉਹ ਕਦੇ ਕਿਸੇ ਸਦਮੇ ਦਾ ਸ਼ਿਕਾਰ ਤਾਂ ਨਹੀਂ ਹੋਇਆ। ਉਸ ਨੇ ਤਸਲੀਮ ਕੀਤਾ ਕਿ ਉਸ ਦੇ ਦਿਲ ਨੂੰ

ਇਕ ਡੂੰਘੀ ਚੋਟ ਲੱਗੀ ਹੋਈ ਹੈ ਪਰ ਇਸ ਦਾ ਕੋਈ ਵੇਰਵਾ ਨਹੀਂ ਦਿਤਾ। ਇਹ ਪੁੱਛਣ ਤੇ ਕਿ ਉਹ ਆਤਮ-ਹਤਿੱਆ ਕਿਸ ਢੰਗ ਨਾਲ ਕਰਨਾ ਪਸੰਦ ਕਰਦਾ ਹੈ ਉਸ ਨੇ ਕਿਹਾ ਪਾਣੀ ਵਿਚ ਡੁੱਬ ਕੇ। ਤੰਦਰੁਸਤੀ ਦੀ ਉਮੀਦ ਬਾਰੇ ਦੱਸਦਿਆ ਉਸ ਨੇ ਕਿਹਾ ਕਿ ਉਸ ਨੂੰ ਆਪਣੀ ਮੌਜੂਦਾ ਸਥਿਤੀ ਚੋਂ ਬਾਹਰ ਆਉਣ ਦਾ ਕੋਈ ਰਸਤਾ ਨਜ਼ਰ ਨਹੀਂ ਆਉਂਦਾ। ਲੜਕੇ ਨੇ ਗਲ ਵਿਚ ਤਾਵੀਜ਼ ਤੇ ਉਂਗਲਾਂ ਵਿਚ ਨਗ੍ਹਾਂ ਵਾਲੇ ਛੱਲੇ ਪਾਏ ਹੋਏ ਸਨ। ਸ਼ਾਇਦ ਉਸ ਦੀ ਮਾਂ ਨੇ ਕਿਸੇ ਜੋਤਸ਼ੀ ਦੀ ਸਲਾਹ ਨਾਲ ਪੁਆਏ ਹੋਣ।

ਫਿਰ ਮੈਂ ਉਸ ਦੀ ਪਤਨੀ ਨੂੰ ਸੱਦ ਕੇ ਕੁਝ ਸਵਾਲ ਕੀਤੇ। ਉਸ ਨੇ ਆਪਣੇ ਪਤੀ ਬਾਰੇ ਦੱਸਦਿਆਂ ਕਿਹਾ, "ਮੈਂ ਜਦੋਂ ਤੋਂ ਇਹਨਾਂ ਨੂੰ ਵੇਖਿਆ ਹੈ ਇਹ ਡਿਪਰੈਸਡ ਹੀ ਰਹਿੰਦੇ ਹਨ। ਉਂਜ ਇਹ ਠੀਕ ਠਾਕ ਹਨ, ਕੁਝ ਬੋਲਦੇ ਵੀ ਹਨ ਪਰ ਇਹਨਾਂ ਨੂੰ ਆਪ ਕਿਸੇ ਚੀਜ਼ ਦੀ ਦਿਲੀ ਚਾਹਨਾ ਨਹੀਂ ਹੁੰਦੀ। ਮੈਂ ਇਹਨਾਂ ਨੂੰ ਕਿਸੇ ਮਾੜੀ ਥਾਂ ਜਾਂਦੇ ਨਹੀਂ ਵੇਖਿਆ ਤੇ ਕੋਈ ਮਾੜੀ ਚੀਜ਼ ਖਾਂਦੇ ਪੀਂਦੇ ਨਹੀਂ ਵੇਖਿਆ। ਕਦੇ ਬਹੁਤਾ ਗੁੱਸਾ ਵੀ ਨਹੀਂ ਕਰਦੇ ਪਰ ਚਿੜਚਿੜੇ ਜਰੂਰ ਰਹਿੰਦੇ ਹਨ। ਪਤਾ ਲੱਗਿਆ ਐ ਜਿਸ ਲੜਕੀ ਨਾਲ ਇਹਨਾਂ ਨੂੰ ਪਿਆਰ ਸੀ ਉਸ ਦੇ ਮਾਪੇ ਉਸ ਦੀ ਸ਼ਾਦੀ ਕਿਤੇ ਹੋਰ ਕਰਨਾ ਚਾਹੁੰਦੇ ਸਨ। ਕੁੜੀ ਨਹਿਰ ਵਿਚ ਛਾਲ ਮਾਰ ਕੇ ਮਰ ਗਈ ਸੀ। ਸ਼ਾਇਦ ਉਸੇ ਨੂੰ ਦਿਲ ਨਾਲ ਲਾਈ ਬੈਠੇ ਹੋਣ। ਮੇਰੀ ਇਹ ਗੱਲ ਇਹਨਾਂ ਨਾਲ ਨਾ ਕਰਨਾ।" ਮੈਂ ਝੱਟ ਟੋਕਿਆ ਤੇ ਕਿਹਾ, "ਤੈਨੂੰ ਕਿਵੇਂ ਪਤਾ ਐ ਇਸ ਦੇ ਦਿਲ ਨੂੰ ਇਹ ਸਦਮਾ ਲੱਗਿਆ ਐ?" ਕਹਿਣ ਲਗੀ, "ਅੰਕਲ ਜੀ, ਇਹ ਗੱਲ ਤਾਂ ਇਹਨਾਂ ਸਭਨਾਂ ਨੂੰ ਵੀ ਪਤਾ ਐ ਪਰ ਇਹ ਸ਼ਰਮ ਦੇ ਮਾਰੇ ਇਸ ਦਾ ਜਿਕਰ ਨੀ ਕਰਦੇ ਕਿਉਂਕਿ ਲੜਕੀ ਇਹਨਾਂ ਦੀ ਨੇੜੇ ਦੀ ਰਿਸ਼ਤੇਦਾਰੀ ਵਿਚੋਂ ਸੀ। ਉਂਜ ਇਸ ਬਾਰੇ ਕੁਝ ਚਿੱਠੀਆਂ ਵੀ ਲੱਗੀਆਂ ਹਨ ਮੇਰੇ ਹੱਥ। ਇਹਨਾਂ ਦੀਆਂ ਕਰਨੀਆਂ ਵਿਚ ਫਸ ਮੈਂ ਗਈ ਆਂ। ਮੈਨੂੰ ਤਾਂ ਆਪਣੇ ਭਵਿੱਖ ਦੀ ਚਿੰਤਾ ਖਾਈ ਜਾਂਦੀ ਹੈ।" ਗੱਲ ਸਮਾਪਤ ਕਰਨ ਦੇ ਪੱਜ ਮੈਂ ਕਿਹਾ, "ਤੂੰ ਚਿੰਤਾ ਨਾ ਕਰ, ਤੇਰੇ ਭਵਿੱਖ ਨੂੰ ਕੁਝ ਨਹੀਂ ਹੋਣ ਲੱਗਿਆ।" ਉਹ ਪਤਾ ਨਹੀਂ ਕੀ ਸਮਝੀ, ਉਸ ਦੇ ਚੇਹਰੇ ਦੀ ਉਦਾਸੀ ਇਕ ਸ਼ਰਮੀਲੀ ਜਿਹੀ ਮੁਸਕਾਨ ਵਿਚ ਬਦਲ ਗਈ।

ਉਸ ਤੋਂ ਬਾਦ ਮੈ ਉਸ ਦੀ ਸੱਸ ਨੂੰ ਸੱਦਿਆ ਤੇ ਪੁੱਛਿਆ, "ਤੁਹਾਨੂੰ ਯਾਦ ਹੈ ਕਿਹੜੀ ਤਾਰੀਖ ਨੂੰ ਲਿਆਏ ਸੀ ਤੁਸੀਂ ਗੁਰਿੰਦਰ ਨੂੰ ਨਹਿਰ ਤੋਂ ਮੋੜ ਕੇ?" ਉਸ ਨੇ ਹਿਸਾਬ ਲਾ ਕੇ ਦੋ ਕੁ ਮਹੀਨੇ ਪਹਿਲਾਂ ਦੀ ਕੋਈ ਮਿਤੀ ਦੱਸੀ। ਮੈਂ ਕੰਪਿਊਟਰ ਨਾਲ ਚੈਕ ਕਰ ਕੇ ਵੇਖਿਆ ਉਸ ਰਾਤ ਪੂਰਨਮਾਸ਼ੀ ਸੀ। ਮੈਂ ਉਸ ਤੋਂ ਗੁਰਿੰਦਰ ਦਾ ਜਨਮ ਵੇਰਵਾ ਲਿਆ ਤੇ ਦੂਜੇ ਕਮਰੇ ਵਿਚ ਬੈਠਣ ਲਈ ਕਿਹਾ। ਦਵਾਈ ਤਿਆਰ ਕਰਨ ਲਈ ਵੀਹ ਕੁ ਮਿੰਟ ਦਾ ਸਮਾਂ ਲਗਣਾ ਸੀ।

ਦਵਾਈ ਲੱਭਣ ਲਈ ਜਿਹਨਾਂ ਅਲਾਮਤਾਂ ਦੀ ਮੈਂ ਮਦਦ ਲਈ ਉਹ ਇਹ ਸਨ: ਪਿਆਰ ਦਾ ਦਿਵਾਨਾਪਨ, ਦਿਲ-ਟੁਟਣ ਕਾਰਨ ਮਾਨਸਿਕ ਉਦਾਸੀ, ਮਾਨਸਿਕ ਸਦਮੇ

ਕਾਰਣ ਦਿਲ ਦੀ ਉਦਾਸੀ (ਡਿਪ੍ਰੈਸ਼ਨ), ਆਤਮਘਾਤੀ ਰੁਝਾਨ, ਪਾਣੀ ਵਿਚ ਡੁੱਬ ਕੇ ਮਰਨ ਦੀ ਇੱਛਾ, ਤੇ ਪੂਰਨਮਾਸ਼ੀ ਵਾਲੇ ਦਿਨ ਰੋਗ ਦਾ ਉੱਗਰ (ਤੀਬਰ) ਹੋਣਾ। ਇਹਨਾਂ ਨਿਸ਼ਾਨੀਆਂ ਦੇ ਆਧਾਰ ਤੇ ਉਸ ਲਈ **ਐਂਟਿਮ ਕਰੂਡਮ** (Antim Crudum) ਨਾਂ ਦੀ ਦਵਾਈ ਉੱਭਰ ਕੇ ਸਾਹਮਣੇ ਆਈ ਜਿਸ ਦੀ ਪੋਟੈਸੀ ਉਂਜ ਅੱਖਾਂ ਵਿਚ ਪਾਉਣ ਵਾਲੇ ਸੁਰਮੇ ਤੋਂ ਬਣਦੀ ਹੈ। ਇਹ ਲੰਮੇ ਸਮੇਂ ਤੀਕਰ ਡੂੰਘਾਈ ਨਾਲ ਅਸਰ ਕਰਨ ਵਾਲੀ ਦਵਾਈ ਹੈ।

ਸਭ ਹੋਮਿਓਪੈਥ ਜਾਣਦੇ ਹਨ ਕਿ ਐਂਟਿਮ ਕਰੂਡ ਕਵੀਆਂ ਤੇ ਆਸ਼ਕਾਂ ਦੀ ਦਵਾਈ ਹੈ। ਇਹ ਲੋਕ ਕਿਸੇ ਦੇ ਇਸ਼ਕ ਵਿਚ ਮਸਤ ਹੋ ਕੇ ਰਾਤ ਭਰ ਕਵਿਤਾਵਾਂ ਜਾਂ ਸ਼ੇਅਰ ਆਦਿ ਲਿਖਦੇ ਰਹਿੰਦੇ ਹਨ ਜਿਹਨਾਂ ਨੂੰ ਉਹ ਪ੍ਰੇਮ-ਪੱਤਰ ਸਮਝਦੇ ਹਨ। ਠੁਕਰਾਏ ਜਾਣ ਤੇ ਇਹਨਾਂ ਦੇ ਦਿਲ ਬੜੀ ਜਲਦੀ ਟੁੱਟ ਜਾਂਦੇ ਹਨ ਜਿਸ ਨਾਲ ਪਹਿਲਾਂ ਇਹਨਾਂ ਦੇ ਸੁਭਾਅ ਵਿਚ ਤਲਖੀ ਆਉਂਦੀ ਹੈ, ਫਿਰ ਉਪਰਾਮਤਾ ਤੇ ਫਿਰ ਨਿਰਾਰਥਿਕਤਾ। ਇਸ ਤੋਂ ਅੱਗੇ ਇਹਨਾਂ ਨੂੰ ਇਸ ਹਰਜਾਈ ਸੰਸਾਰ ਨੂੰ ਅਲਵਿਦਾ ਕਹਿਣ ਦਾ ਹੀ ਕੰਮ ਬਚਦਾ ਹੈ ਜਿਸ ਨੂੰ ਇਹ ਜਲ ਪ੍ਰਵਾਹ ਹੋ ਕੇ ਅੰਜਾਮ ਲਿਆਉਣ ਦੀ ਕੋਸ਼ਿਸ਼ ਕਰਦੇ ਹਨ। ਕਾਰਣ ਇਹ ਕਿ ਪਾਣੀ ਦੀ ਤਰਲਤਾ ਤੇ ਨਿਰਮਲਤਾ ਦੇ ਗੁਣ ਇਹਨਾਂ ਦੇ ਕੋਮਲ ਮਨ ਦੀ ਪ੍ਰਤੀਨਿੱਧਤਾ ਕਰਦੇ ਹਨ ਤੇ ਇਹ ਇਹਨਾਂ ਦੀ ਰੂਹ ਵਿਚ ਮੋਹ-ਮੰਮਤਾ ਦੇ ਜ਼ਜ਼ਬੇ ਉਭਾਰ ਕੇ ਪ੍ਰਾਣ ਤਿਆਗਣ ਲਈ ਪ੍ਰੇਰਦੇ ਹਨ। ਪਰ ਅਚੰਭੇ ਦੀ ਗੱਲ ਇਹ ਹੈ ਕਿ ਅਸਲ ਜੀਵਨ ਵਿਚ ਇਹਨਾਂ ਕਵੀਜਨਾਂ ਨੂੰ ਪਾਣੀ ਰਾਸ ਨਹੀਂ ਆਉਂਦਾ ਕਿਉਂਕਿ ਝੀਲ, ਤਾਲਾਬ, ਨਹਿਰ ਤੇ ਟਿਊਬਵੈਲ ਤੇ ਬਿਮਾਰ ਹੋਏ ਬਿਨਾਂ ਇਹ ਨਹਾ ਨਹੀਂ ਸਕਦੇ। ਕਾਰਲ ਮਾਰਕਸ ਅਨੁਸਾਰ ਜੋ ਕੁਝ ਅਸਲੀ ਜੀਵਨ ਵਿਚ ਪ੍ਰਾਪਤ ਨਹੀਂ ਹੁੰਦਾ ਉਹ ਤਮੰਨਾ ਬਣ ਕੇ ਤਸਵੁਰ ਵਿਚ ਪ੍ਰਗਟ ਹੁੰਦਾ ਹੈ। ਫ਼ਰਾਇਡ ਕਹਿੰਦਾ ਹੈ ਕਿ ਜੀਵਨ ਵਿਚ ਜਿਸ ਚੀਜ਼ ਦੀ ਤੋਟ ਹੋਵੇ ਉਹ ਅਚੇਤ ਮਨ ਵਿਚ ਥਾਂ ਲੈ ਲੈਂਦੀ ਹੈ।

ਖੈਰ ਜੋ ਵੀ ਹੋਵੇ, ਇਹਨਾਂ ਸਭ ਗੱਲਾਂ ਨੂੰ ਧਿਆਨ ਵਿਚ ਰੱਖ ਕੇ ਮੈਂ ਇਸ ਦਵਾਈ ਦੀ ਇਕ ਖ਼ੁਰਾਕ ਗੁਰਿੰਦਰ ਦੇ ਮੂੰਹ ਵਿਚ ਝਾੜ ਦਿੱਤੀ ਤੇ ਉਸ ਦੇ ਪ੍ਰੀਵਾਰ ਨੂੰ ਰੁਖ਼ਸਤ ਕੀਤਾ।

ਜਾਣ ਵੇਲੇ ਉਸ ਦੀ ਮਾਂ ਨੇ ਪੁੱਛਿਆ, "ਹੁਣ ਫੇਰ ਕਦੋਂ ਆਈਏ ਜੀ?"

"ਜਦੋਂ ਇਹ ਫਿਰ ਮਰਨ ਦਾ ਨਾਂ ਲਵੇ, ਉਦੋਂ।"

ਤੇ ਉਹ ਫਿਰ ਕਦੇ ਨਹੀਂ ਆਏ। ਉਹ ਦਿਨ ਤੇ ਅੱਜ, ਗੁਰਿੰਦਰ ਨੇ ਇਕ ਵਾਰੀ ਵੀ ਮਰਨ ਦੀ ਗੱਲ ਨਹੀਂ ਕੀਤੀ। ਇਕ ਵਾਰ ਅਚਾਨਕ ਮਿਲਣ ਤੇ ਹਾਲ ਪੁੱਛਿਆ ਤਾਂ ਬੋਲਿਆ, "ਅੰਕਲ ਜੀ, ਇਨਸਾਨ ਤੋਂ ਗਲਤੀਆਂ ਹੋ ਜਾਂਦੀਆਂ ਹਨ। ਮੈਂ ਹੁਣ ਉਹਨਾਂ ਗੱਲਾਂ ਤੇ ਮਿੱਟੀ ਪਾ ਦਿੱਤੀ ਹੈ।" ਉਸ ਦੀ ਮਾਂ ਹੁਣ ਹਮੇਸ਼ਾ ਖ਼ੁਸ਼ ਰਹਿੰਦੀ ਹੈ। ਉਹ ਮੈਨੂੰ ਅਕਸਰ ਸ਼ੁਕਰਗੁਜ਼ਾਰ ਹੋ ਕੇ ਦੱਸਦੀ ਹੈ ਕਿ ਉਸ ਦਵਾ ਦੀ ਇਕ ਖ਼ੁਰਾਕ ਨਾਲ ਉਸ ਦਾ ਘਰ

ਖ਼ੁਸ਼ੀਆਂ ਨਾਲ ਭਰ ਗਿਆ ਹੈ। ਉਸ ਦਾ ਲੜਕਾ ਆਪਣੇ ਕੰਮ ਵਿਚ ਰੁਚੀ ਲੈਣ ਲਗ ਪਿਆ ਹੈ। ਉਸ ਦੇ ਪਿਤਾ ਨੇ ਉਸ ਨੂੰ ਮੰਡੀ ਗੋਬਿੰਦਗੜ ਵਿਚ ਅਕਾਉਂਟੈਂਟ ਦੀ ਨੌਕਰੀ ਲਵਾ ਦਿੱਤੀ ਹੈ ਜਿੱਥੇ ਉਹ ਹਰ ਰੋਜ਼ ਬੱਸ ਰਾਹੀਂ ਆਉਂਦਾ ਜਾਂਦਾ ਹੈ। ਉਸ ਦੇ ਦੋ ਬੱਚੇ ਵੀ ਹੋ ਗਏ ਹਨ। ਸ਼ਾਮ ਨੂੰ ਅਰਬਨ ਐਸਟੇਟ ਵਿਚ ਬੀਵੀ ਬੱਚਿਆਂ ਨਾਲ ਸੈਰ ਕਰਦਾ ਉਹ ਆਮ ਹੀ ਮਿਲ ਜਾਂਦਾ ਹੈ।

ਗੁਰਿੰਦਰ ਦੀ ਬੀਮਾਰੀ, ਅਤੇ ਹੋਮਿਓਪੈਥਿਕ ਰੈਪਰਟਰੀ ਅਨੁਸਾਰ ਲੱਭੀ ਗਈ ਉਸ ਦੀ ਦਵਾਈ, ਦੋਹਾਂ ਵਿਚ ਬਹੁਤ ਸਾਰੀਆਂ ਸਾਂਝੀਆਂ ਗੱਲਾਂ ਦੀ ਝਲਕ ਮਿਲਦੀ ਸੀ। ਇਹੀ ਸਹੀ ਤੇ ਨਿਸ਼ਚਤ ਇਲਾਜ਼ ਦੀ ਕਸੌਟੀ ਸੀ।

ਇਸ ਕੇਸ ਦਾ ਇਕ ਦੂਜਾ ਪਾਸਾ ਵੀ ਹੈ। ਕਹਿੰਦੇ ਹਨ ਚੰਦਰਮਾ ਮਨ ਅਤੇ ਖ਼ੂਬਸੂਰਤੀ ਦੇ ਸੰਬੰਧਾਂ ਦਾ ਪ੍ਰਤੀਕ ਹੈ। ਅੰਦਰੂਨੀ ਖਿੱਚ ਦੇ ਇਸ ਪ੍ਰਗਟਾਵੇ ਨੂੰ ਮੋਹ, ਮੰਮਤਾ ਜਾਂ ਪਿਆਰ ਵੀ ਕਹਿੰਦੇ ਹਨ। ਇਹੀ ਚੰਦਰਮਾ ਦਿਲ, ਖ਼ੂਨ, ਜਲ ਤੇ ਮਾਂ ਦਾ ਪ੍ਰੀਤੀਨਿਧੀ ਵੀ ਮੰਨਿਆ ਜਾਂਦਾ ਹੈ। ਪੂਰਨਮਾਸ਼ੀ ਵਾਲੇ ਦਿਨ ਚੰਦਰਮਾ ਪੂਰੇ ਜਲੌਅ ਵਿਚ ਹੁੰਦਾ ਹੈ। ਪੂਰਨਮਾਸ਼ੀ ਵਾਲੀ ਰਾਤ ਨੂੰ ਹੀ ਇਸ ਦੇ ਪਾਣੀ ਉਤੇ ਖਿੱਚਅ ਕਾਰਣ ਸਮੁੰਦਰ ਵਿਚ ਜਵਾਰਭਾਟਾ ਆਉਂਦਾ ਹੈ। ਇਸੇ ਰਾਤ ਨੂੰ ਹੀ ਪ੍ਰੇਮ ਕਰਨ ਵਾਲਿਆਂ ਦੇ ਮਨ ਵਿਚ ਜਜ਼ਬਾਤੀ ਤਰੰਗਾਂ ਉੱਠਦੀਆਂ ਹਨ ਤੇ ਦੀਵਾਨਗੀ ਦੇ ਦੌਰੇ ਪੈਂਦੇ ਹਨ। ਮਿਰਗੀ ਵਾਲਿਆਂ ਨੂੰ ਮਿਰਗੀ ਵੀ ਪੂਰਨ ਚੰਦਰਮਾ ਵਾਲੀ ਰਾਤ ਹੀ ਵਧੇਰੇ ਉੱਠਦੀ ਹੈ। ਹੱਥ-ਰੇਖਾ ਗਿਆਨੀ ਜਾਤਕ ਦੀ ਹਥੇਲੀ ਵਿਚ ਦਿਮਾਗ਼ ਦੀ ਰੇਖਾ ਚੰਦਰਮਾ ਦੇ ਮੌਂਡ ਵਲ ਜਾਂਦੀ ਵੇਖ ਕੇ ਉਸ ਦੇ ਆਤਮ-ਘਾਤ ਕਰਨ ਦੀ ਪੇਸ਼ੀਨਗੋਈ ਕਰਦੇ ਹਨ। ਜਯੋਤਿਸ਼ ਵਾਲੇ ਚੰਦਰਮਾ ਨੂੰ ਮਨ ਤੇ ਜਲ ਦਾ ਸਵਾਮੀ ਮੰਨਦੇ ਹਨ। ਜਿਹਨਾਂ ਦਾ ਚੰਦਰਮਾ ਲਗਨ ਦਾ ਮਾਲਕ ਹੋ ਕੇ ਅਠੱਵੇ ਘਰ ਵਿਚ ਬੈਠਾ ਹੋਵੇ ਉਹ ਉਨਾਂ ਦੀ ਮੌਤ ਡੁੱਬ ਕੇ ਜਾਂ ਆਤਮਘਾਤ ਰਾਹੀਂ ਤੇ ਜਾਂ ਪਾਗ਼ਲਪਣ ਨਾਲ ਹੋਣੀ ਨਿਸ਼ਚਿਤ ਦੱਸਦੇ ਹਨ। ਮੈਨੂੰ ਗੁਰਿੰਦਰ ਦਾ ਕੇਸ ਵੀ ਕੁਝ ਇੱਦਾਂ ਦਾ ਹੀ ਲੱਗਿਆ।

ਜੁਗਿਆਸਾ ਵਸ ਮੈਂ ਕੁਝ ਮਹੀਨਿਆਂ ਬਾਦ ਉਸ ਦਾ ਜਨਮ ਬਿਊਰਾ ਆਪਣੇ ਪੁਰਾਣੇ ਸਹਿਯੋਗੀ ਪ੍ਰੋਫੈਸਰ ਨਵਲ ਕਿਸ਼ੋਰ ਤ੍ਰਿਪਾਠੀ ਨੂੰ ਫੋਨ ਤੇ ਦੱਸ ਕੇ ਉਹਨਾਂ ਦੀ ਰਾਏ ਲੀਤੀ। ਉਹਨਾਂ ਦੱਸਿਆ, "ਇਨ ਕਾ ਕਰਕ ਲਗਨ ਕਾ ਚੰਦਰਮਾ ਆਠਵੇਂ ਮੇਂ ਹੈ। ਪਾਣੀ ਔਰ ਪ੍ਰੇਮ ਸੇ ਬਚੇਂ। ਸੋਮਵਾਰ ਕੋ ਸੁੱਚਾ ਮੋਤੀ ਪਹਿਨੇਂ ਔਰ ਚੰਦਰ-ਮੰਤਰ ਕਾ ਜਾਪ ਕਰੇਂ।" ਉਹਨਾਂ ਦੀ ਰਿਪੋਟ ਸੁਣ ਕੇ ਮੇਰੀ ਹੈਰਾਨੀ ਦੀ ਹੱਦ ਨਾ ਰਹੀ। ਪਰ ਗੁਰਿੰਦਰ ਦੇ ਕਰਨ ਲਈ ਹੁਣ ਇਸ ਵਿਚ ਕੁਝ ਨਹੀਂ ਸੀ ਕਿਉਂਕਿ ਉਸ ਨੂੰ ਜੀਵਨ ਭਰ ਲਈ ਸੁੱਚੇ ਮੋਤੀ ਤੇ ਚੰਦਰ-ਮੰਤਰ ਦਾ ਜਾਪ ਹੋਮਿਓਪੈਥਿਕ ਦੀ ਇਕ ਖੁਰਾਕ ਨੇ ਪਹਿਲਾਂ ਹੀ ਕਰਵਾ ਦਿਤਾ ਸੀ!

ਗੁਰੂ ਨਾਨਕ ਦੇਵ ਨੇ ਲਿਖਿਆ ਹੈ, "ਜੇਤੀ ਸਿਰਠਿ ਉਪਾਈ ਵੇਖਾ ਵਿਣੁ ਕਰਮਾ ਕਿ ਮਿਲੈ ਲਈ।" ਗ੍ਰੰਥੀ ਲੋਕ ਇਸ ਤੁਕ ਦਾ ਭਾਵੇਂ ਜੋ ਅਰਥ ਕਰਨ ਪਰ ਗੁਰੂ ਜੀ ਇਸ ਵਿਚ

ਆਪਣੇ ਸੰਸਾਰ ਭਰ ਦੇ ਸਰਵੇਖਣ ਦਾ ਨਿਚੋੜ ਪੇਸ਼ ਕਰਦੇ ਹੋਏ ਦੱਸਦੇ ਕਿ ਹਰ ਖੇਤਰ ਵਿਚ ਕੰਮ ਨਾਲ ਹੀ ਫਲ ਮਿਲਦਾ ਹੈ। ਇਸ ਲਈ ਸਹੀ ਜਾਂ ਢੁੱਕਵੇਂ (appropriate) ਕੰਮਾਂ ਤੋਂ ਬਿਨਾਂ ਕੋਈ ਵੀ ਚਿੱਤਵਿਆ ਸਿੱਟਾ ਪ੍ਰਾਪਤ ਨਹੀਂ ਹੁੰਦਾ। ਭਾਵ ਅੰਬ ਪ੍ਰਾਪਤ ਕਰਨ ਲਈ ਅੰਬ ਦਾ ਬੂਟਾ ਹੀ ਲਾਉਣਾ ਉਪਯੁਕਤ ਹੋਵੇਗਾ ਕਿੱਕਰ ਦਾ ਨਹੀ। ਇਕ ਵਾਰ ਮੈਂ ਆਪਣੇ ਸ਼ਹਿਰ ਦੇ ਗੁਰਦਵਾਰੇ ਵਿਚ ਇਕ ਗੋਰੀ ਲੜਕੀ ਸਟਾਲ ਲਾ ਕੇ ਚੰਦਾ ਮੰਗਦੀ ਵੇਖੀ। ਉਸ ਨਾਲ ਇਕ ਪੰਜਾਬੀ ਡਾਕਟਰ ਕੁੜੀ ਵੀ ਸੀ ਜੋ ਉਸ ਦੀ ਬੇਨਤੀ ਦਾ ਪੰਜਾਬੀ ਵਿਚ ਤਰਜਮਾ ਕਰ ਕੇ ਦੱਸ ਰਹੀ ਸੀ। ਪੁਛੱਣ ਤੇ ਉਸ ਗੋਰੀ ਨੇ ਰੋ ਕੇ ਦੱਸਿਆ ਕਿ ਇਹ ਚੰਦਾ ਉਸ ਨੂੰ ਪੂਰਬੀ ਤੱਟ ਸਥਿੱਤ ਕਿਸੇ ਸ਼ਹਿਰ ਵਿਚ ਲੱਗਣ ਵਾਲੀ ਕਿਸੇ ਆਤਮ-ਘਾਤ ਵਿਰੋਧੀ ਕੌਮੀ ਦੌੜ ਵਿਚ ਭਾਗ ਲੈਣ ਲਈ ਚਾਹੀਦਾ ਸੀ ਕਿਉਂਕਿ ਉਸ ਦਾ (ਪੰਜਾਬੀ ਸਿੱਖ) ਪਤੀ ਆਤਮ-ਹਤਿੱਆ ਕਰ ਕੇ ਮਰ ਗਿਆ ਸੀ। ਮੈਨੂੰ ਉਸ ਪ੍ਰਤੀ ਹਮਦਰਦੀ ਤਾਂ ਹੋਈ ਹੀ ਪਰ ਦੌੜ ਦੀ ਗੱਲ ਸੁਣ ਕੇ ਹੈਰਾਨੀ ਵੀ ਬਹੁਤ ਹੋਈ। ਕਿੱਥੇ ਆਤਮ-ਹਤਿੱਆ ਕਿੱਥੇ ਦੌੜ। ਮੈਂ ਸੋਚਿਆ ਜੇ ਅਮਰੀਕਾ ਦੇ ਬੁੱਧੀਜੀਵੀ ਵੀ ਦੌੜਾਂ ਆਯੋਜਤ ਕਰ ਕੇ ਆਤਮ-ਹੱਤਿਆ ਦੇ ਰੋਕ ਥਾਮ ਦੀ ਗੱਲ ਕਰਦੇ ਹਨ ਤਾਂ ਉਹ ਉਹਨਾਂ ਭਾਰਤੀ ਪੰਡਿਆਂ ਤੋਂ ਕਿਤੇ ਅਗੇ ਲੰਘ ਗਏ ਹਨ ਜੋ ਮੰਗਲ, ਸ਼ਨੀ ਆਦਿ ਦਾ ਇਲਾਜ਼ ਰਤਨਾਂ ਤੇ ਮੰਤਰਾਂ ਨਾਲ ਕਰਨ ਦੀ ਕੋਸ਼ਿਸ਼ ਕਰਦੇ ਹਨ। ਆਤਮ-ਹੱਤਿਆ ਦਾ ਕਾਰਣ ਮਾਨਸਿਕ ਵਿਗਾੜ ਹੈ ਜੋ "ਢੁੱਕਵੇਂ" (appropriate) ਇਲਾਜ਼ ਨਾਲ ਹੀ ਦਰੁਸਤ ਹੋ ਸਕਦਾ ਹੈ।

ਇਸ ਬਿਰਤਾਂਤ ਤੋਂ ਆਖ਼ਰ ਇਹ ਗੱਲ ਸਪਸ਼ਟ ਹੁੰਦੀ ਹੈ ਕਿ ਆਤਮ-ਘਾਤ ਦੇ ਪਸਰਦੇ ਸਮਾਜਕ ਕੋਹੜ ਦਾ ਸਮਾਧਾਨ ਵਿਅਕਤੀਗਤ ਪੱਧਰ ਤੇ ਕੀਤੇ ਯੋਗ ਇਲਾਜ਼ ਰਾਹੀਂ ਹੀ ਸੰਭਵ ਹੋ ਸਕਦਾ ਹੈ। ਗੁਰਿੰਦਰ ਜਿਹੇ ਅਨੇਕਾਂ ਨੌਜਵਾਨ ਹਨ ਜੋ ਕਿਸੇ ਨਾ ਕਿਸੇ ਕਾਰਣ ਸਮਾਜਕ ਰੁਚੀਆਂ ਦਾ ਪ੍ਰੀਤਿਆਗ ਕਰ ਕੇ ਅਲਗਾਓਵਾਦ ਦਾ ਸ਼ਿਕਾਰ ਹੋ ਜਾਂਦੇ ਹਨ। ਉਹ ਉਮਰ ਭਰ ਡਾਕਟਰਾਂ ਤੇ ਜੋਤਸ਼ੀਆਂ ਦਾ ਇਲਾਜ਼ ਕਰਵਾਉਂਦੇ ਰਹਿੰਦੇ ਹਨ ਪਰ ਸਵੈ-ਸੰਘਾਰ ਰਹੀਂ ਫਿਰ ਵੀ ਮੌਤ ਦੀ ਗੋਦ ਵਿਚ ਜਾ ਬੈਠਦੇ ਹਨ। ਜੇ ਅਜਿਹੇ ਵਿਅਕਤੀਆਂ ਦੀਆਂ ਅਲਾਮਤਾਂ ਦਾ ਸਮੇਂ ਸਿਰ ਪਤਾ ਲਗ ਜਾਵੇ ਤਾਂ ਹੋਮਿਓਪੈਥੀ ਰਾਹੀਂ ਨਿਸ਼ਚਿਤ ਰੂਪ ਵਿਚ ਉਹਨਾਂ ਦਾ ਇਸ ਕਹਿਰ ਤੋਂ ਬਚਾਉ ਹੋ ਸਕਦਾ ਹੈ।

ਦੁਖੁ ਦਾਰੂ ਸੁਖੁ ਰੋਗ ਭਇਆ

ਕੋਈ ਭਾਵੇਂ ਇਸ ਗੱਲ ਨਾਲ ਸਹਿਮਤ ਹੋਵੇ ਜਾਂ ਨਾ ਹੋਵੇ ਪਰ ਤਜ਼ਰਬਾ ਇਹੀ ਕਹਿੰਦਾ ਹੈ ਕਿ ਗੁਰਬਾਣੀ ਵਿਗਿਆਨਕ ਤੱਥਾਂ ਦਾ ਖ਼ਜ਼ਾਨਾ ਹੈ। ਹਾਂ, ਕਈ ਕਾਰਣਾਂ ਕਰਕੇ ਕਈ ਵਾਰ ਅਸੀਂ ਅਸਲੀਅਤ ਤੋਂ ਦੂਰ ਚਲੇ ਜਾਂਦੇ ਹਾਂ ਤੇ ਵਡੇ ਤੋਂ ਵਡੇ ਮਹਾਂ ਵਾਕ ਦੇ ਅਰਥ ਵੀ ਸੌੜੇ ਜਿਹੇ ਕੱਢ ਲੈਂਦੇ ਹਾਂ। "ਦੁਖੁ ਦਾਰੂ ਸੁਖੁ ਰੋਗ ਭਇਆ" ਵਾਲੀ ਤੁੱਕ ਨੂੰ ਹੀ ਲੈ ਲਓ। ਧਾਰਮਿਕ ਭਾਵ ਵਾਲੇ ਸਭ ਵਿਅਕਤੀ ਇਸ ਦਾ ਅਰਥ ਇਹੀ ਦੱਸਦੇ ਹਨ ਕਿ ਪ੍ਰਭੂ-ਭਗਤੀ ਲਈ ਦੁੱਖ ਇਕ ਦਵਾਈ ਦਾ ਕੰਮ ਕਰਦਾ ਹੈ ਕਿਉਂਕਿ ਦੁੱਖ ਵਿਚ ਹੀ ਮਨੁੱਖ ਪ੍ਰਮਾਤਮਾ ਨੂੰ ਯਾਦ ਕਰਦਾ ਹੈ। ਦੂਜੇ ਪਾਸੇ ਸੁਖ ਇਕ ਰੋਗ ਹੈ ਕਿਉਂਕਿ ਸੁਖ ਵਿਚ ਪ੍ਰਮਾਤਮਾ ਵਿੱਸਰ ਜਾਂਦਾ ਹੈ। ਤਾਂ ਫਿਰ ਇਸ ਦਾ ਮਤਲਬ ਇਹ ਹੋਇਆ ਕਿ ਗੁਰਬਾਣੀ ਅਨੁਸਾਰ ਮਨੁੱਖਤਾ ਦੀ ਹੋਣੀ ਦੁੱਖ ਤਕਲੀਫ਼ ਦੇ ਸਾਗਰ ਵਿਚ ਡੁੱਬੇ ਰਹਿਣਾ ਹੀ ਹੈ। ਭਾਵ ਦੁਖੀ ਅਵਸਥਾ ਤੋਂ ਬਿਨਾ ਨਾਮ ਕਮਾਉਣਾ ਸੰਭਵ ਨਹੀਂ ਤੇ ਜੇ ਅਜਿਹਾ ਕਰਦਿਆਂ ਸੁਖ ਦੀ ਕਾਮਨਾ ਕੀਤੀ ਜਾਵੇ ਤਾਂ ਉਹ ਵੀ ਰੋਗ ਬਣ ਕੇ ਹੀ ਟੱਕਰਦਾ ਹੈ। ਅਰਥਾਤ ਪ੍ਰਮਾਤਮਾ ਤੋਂ ਬੇਮੁੱਖ ਹੋਏ ਬਿਨਾਂ ਮਨੁੱਖ ਸੁਖ ਦਾ ਸੁਪਨਾ ਵੀ ਨਹੀਂ ਲੈ ਸਕਦਾ। ਪਰ ਇਹ ਅਰਥ ਸਹੀ ਨਹੀਂ ਹਨ ਕਿਉਂਕਿ ਗੁਰੂ ਸਾਹਿਬ ਤਾਂ ਸਹਿਜ ਧਾਰਨਾ ਤੇ ਚੜ੍ਹਦੀ ਕਲਾ ਦੇ ਸਮਰਥਕ ਸਨ। ਇਸ ਲਈ ਉਹ ਕਸ਼ਟ ਤੇ ਰੋਗ ਦੀ ਅਵਸਥਾ ਵਿਚ ਪੈ ਕੇ ਕਿਸੇ ਕੰਮ ਨੂੰ ਸੰਪੰਨ ਕਰਨ ਦੀ ਕਲਪਨਾ ਵੀ ਨਹੀਂ ਸਨ ਕਰ ਸਕਦੇ।

ਸੋ ਇਸ ਤੁੱਕ ਦੇ ਸਹੀ ਅਰਥ ਇਹ ਹਨ ਕਿ ਜੇ ਦੁੱਖ ਨੂੰ ਦਵਾ ਦੇ ਤੌਰ ਤੇ ਵਰਤਿਆ ਜਾਵੇ ਤਾਂ ਮਨੁੱਖ ਦਾ ਦੁੱਖ ਸੁਖ ਵਿਚ ਤਬਦੀਲ ਹੋ ਜਾਂਦਾ ਹੈ। ਭਾਵ ਰੋਗ ਦਾ ਇਲਾਜ਼ ਰੋਗ ਨਾਲ ਕੀਤਿਆਂ ਹੀ ਮਰਜ਼ ਤੋਂ ਪੱਕਾ ਛੁਟਕਾਰਾ ਪ੍ਰਾਪਤ ਕੀਤਾ ਜਾ ਸਕਦਾ ਹੈ। ਇਹ ਸੱਚ ਇੰਨਾ ਵਿਗਿਆਨਕ ਹੈ ਕਿ ਇਸ ਨੂੰ ਕਈ ਅਧੁਨਿਕ ਡਾਕਟਰੀ ਪ੍ਰਣਾਲੀਆਂ ਨੇ ਅਪਣਾਇਆ ਹੋਇਆ ਹੈ। ਚੇਚਕ ਦੇ ਜਰਮਾਂ ਦੇ ਟੀਕਿਆਂ ਰਾਹੀਂ ਮਾਤਾ (Small Pox) ਤੋਂ ਮੁਕਤੀ ਇਸੇ ਵਿਗਿਆਨਕ ਸਚਾਈ ਅਨੁਸਾਰ ਪ੍ਰਾਪਤ ਹੋਈ ਹੈ। ਇਹ ਵੀ ਸਭ ਜਾਣਦੇ ਹਨ ਕਿ ਅੱਗ ਨਾਲ ਸੜਨ ਵਾਲੇ ਅੰਗ ਨੂੰ ਗਰਮ ਸੇਕ ਦੇਣ ਨਾਲ ਆਰਾਮ ਆਉਂਦਾ ਹੈ, ਕਾਂਬੇ ਦੀ ਠੰਡ ਵਿਚ ਠੰਡੇ ਪਾਣੀ ਦਾ ਗਿਲਾਸ ਪੀਣ ਨਾਲ ਗਰਮੀ ਦੇ ਪਸੀਨੇ ਛੁੱਟ ਜਾਂਦੇ ਹਨ ਤੇ ਠੰਡੇ ਪਾਣੀ ਨਾਲ ਨਹਾਉਣ ਨਾਲ ਸਰਦੀ ਦੀਆਂ ਕਈ ਬੀਮਾਰੀਆਂ ਨੇੜੇ ਨਹੀਂ ਲੱਗਦੀਆਂ। ਇਸ ਸਿਧਾਂਤ ਦਾ ਘੇਰਾ ਇਹਨਾਂ ਟੋਟਕਿਆਂ ਤੀਕਰ ਹੀ ਸੀਮਤ ਨਹੀਂ ਸਗੋਂ ਸਮੂਚੀ ਹੋਮਿਓਪੈਥਿਕ ਪੱਧਤੀ ਇਸੇ ਸਿਧਾਂਤ ਤੇ ਉੱਸਰੀ ਹੋਈ ਹੈ। ਇਸੇ ਲਈ ਇਹ ਇਲਾਜ਼ ਮਨੁੱਖੀ ਸਿਹਤ ਦੀਆਂ ਜਟਲ ਤੋਂ ਜਟਲ ਗੁੰਝਲਾਂ ਨੂੰ ਵੀ ਸਹਿਜੇ ਹੀ ਸੁਲਝਾ ਦੇਣ ਦੇ ਸਮਰੱਥ ਹੈ। ਇਸ ਕਥਨ ਦੇ ਸਮਰਥਨ ਵਿਚ ਇਕ ਸੱਚੀ ਘਟਨਾ ਬਿਆਨ ਕਰਨੀ

ਬਣਦੀ ਹੈ, ਜਿਸ ਵਿਚ ਮਰਿਆਦਾ ਦੇ ਬੰਧੇਜ ਕਾਰਣ ਕੇਵਲ ਨਾਮ ਤੇ ਸਥਾਨ ਹੀ ਬਦਲੇ ਹੋਏ ਹਨ।

ਸੰਨ 2007 ਦੇ ਸਤੰਬਰ ਦੀ ਇਕ ਸ਼ਾਮ ਮੈਂ ਪਟਿਆਲੇ ਆਪਣੀ ਕਲੀਨਿਕ ਵਿਚ ਬੈਠਾ ਸਾਂ ਕਿ ਬਾਹਰ ਇਕ ਕਾਰ ਆ ਕੇ ਰੁਕੀ। ਉਸ ਵਿਚੋਂ ਇਕ ਅੱਧਖੜ ਉਮਰ ਦਾ ਮਨੁੱਖ, ਇਕ ਔਰਤ ਤੇ ਇਕ ਨੌਜਵਾਨ ਲੜਕੀ ਉੱਤਰ ਕੇ ਅਗਾਹਾਂ ਵਲ ਵਧੇ। ਪੁਰਸ਼ ਤਾਂ ਔਰਤਾਂ ਨੂੰ ਦਵਾਈ ਲੈਣ ਲਈ ਕਹਿ ਕੇ ਗੇਟ ਤੋਂ ਹੀ ਵਾਪਸ ਪਰਤ ਗਿਆ ਪਰ ਤ੍ਰੀਮਤਾਂ ਅੰਦਰ ਆ ਗਈਆਂ। ਮੈਂ ਸਮਝ ਗਿਆ ਕਿ ਮਸਲਾ ਇਹਨਾਂ ਦੋਹਾਂ ਵਿਚੋਂ ਇਕ ਦੀ, ਖਾਸ ਕਰਕੇ ਲੜਕੀ ਦੀ, ਕਿਸੇ ਜਨਾਨਾ ਸਮੱਸਿਆ ਦਾ ਹੈ, ਤਦੇ ਮਾਪੇ ਇਸ ਨੂੰ ਨਾਲ ਲਿਆਏ ਹਨ ਤੇ ਪਿਓ ਅੰਦਰ ਨਹੀਂ ਆਇਆ ਹੈ। ਉਹੀ ਗੱਲ ਨਿਕਲੀ। ਜਦੋਂ ਮੈਂ ਕੰਪਿਊਟਰ ਅੱਗੇ ਬੈਠ ਕੇ ਉਹਨਾਂ ਨੂੰ ਆਉਣ ਦਾ ਸੱਬਬ ਪੁੱਛਿਆ ਤਾਂ ਔਰਤ ਬੋਲੀ, "ਜੀ ਇਹ ਮੇਰੀ ਲੜਕੀ ਹੈ, ਇਸ ਦੀ ਦਵਾਈ ਲੈਣੀ ਐ। ਇਸ ਨੂੰ ਪੀਰੀਅਡ ਨਹੀਂ ਆਉਂਦੇ। ਇਸ ਦਾ ਰੰਗ ਵੀ ਕਾਲਾ ਪੈ ਗਿਆ ਹੈ।" "ਕੀ ਨਾਂ ਹੈ ਬੇਟੀ ਦਾ?" ਮੈਂ ਪੁੱਛਿਆ। "ਜੀ, ਸਪਨਦੀਪ", ਔਰਤ ਨੇ ਦੱਸਿਆ। ਉਸ ਬਾਰੇ ਹੋਰ ਪ੍ਰਸ਼ਨ ਪੁੱਛਣ ਤੋਂ ਪਹਿਲਾਂ ਮੈਂ ਲੜਕੀ ਨੂੰ ਨਿਹਾਰਿਆ। ਕੋਈ 16-17 ਸਾਲਾਂ ਦੀ ਸਾਂਵਲੇ ਜਿਹੇ ਰੰਗ ਤੇ ਇਕਹਿਰੇ ਸ਼ਰੀਰ ਦੀ ਲੜਕੀ ਸੀ ਉਹ ਜੋ ਸਾਡੀ ਗੱਲ ਬਾਤ ਵਲ ਵਧੇਰੇ ਧਿਆਨ ਨਹੀਂ ਸੀ ਦੇ ਰਹੀ। ਉਸ ਦਾ ਨੱਕ ਇੰਜ ਚੜ੍ਹਿਆ ਹੋਇਆ ਸੀ ਜਿਵੇ ਉਹ ਹਰ ਚੀਜ਼ ਪ੍ਰਤੀ ਨਫ਼ਰਤ ਨਾਲ ਭਰੀ ਹੋਵੇ। ਇਹੀ ਕਾਰਣ ਸੀ ਕਿ ਉਹ ਚੰਗੀ ਸ਼ਕਲ ਦੀ ਹੋਣ ਦੇ ਬਾਵਜ਼ੂਦ ਬਹੁਤੀ ਚੰਗੀ ਨਹੀਂ ਸੀ ਲਗ ਰਹੀ। "ਪੜ੍ਹਦੀ ਐਂ, ਸਪਨਦੀਪ?" ਮੈਂ ਪੁੱਛਿਆ। ਉਸ ਨੇ ਹਾਂ ਵਿਚ ਸਿਰ ਹਿਲਾਇਆ। "ਕੌਨ ਸੀ ਕਖਸ਼ਾ ਮੇਂ?" ਮੈਂ ਉਸ ਦੇ ਮਿਆਰ ਤੇ ਉਤਰ ਕੇ ਪੁੱਛਿਆ। ਕੁੜੀ ਟੱਸ ਤੋਂ ਮੱਸ ਨਾ ਹੋਈ ਪਰ ਉਸ ਦੀ ਮਾਂ ਨੇ ਉਸ ਦੀ ਜਮਾਤ ਪੱਲਸ-ਟੂ ਦੱਸੀ।

ਲੜਕੀ ਨੂੰ ਮੈਂ ਉਸ ਦੀ ਤਕਲੀਫ ਸਬੰਧੀ ਕਈ ਸਵਾਲ ਪੁੱਛੇ। ਪਰ ਉਸ ਦੇ ਨਾ-ਮਿਲਵਰਤਨ ਕਾਰਨ ਕਿਸੇ ਸਿੱਟੇ ਤੇ ਨਾ ਪਹੁੰਚ ਸਕਿਆ। ਉਸ ਦੀ ਮਾਂ ਤੋਂ ਬੱਸ ਇੰਨਾ ਹੀ ਮਾਲੂਮ ਹੋਇਆ ਕਿ ਉਸ ਨੂੰ ਪਿਛਲੇ ਦੋ ਕੁ ਸਾਲਾਂ ਤੋਂ ਹਰ ਵੇਲੇ ਸਿਰ-ਦਰਦ ਹੁੰਦਾ ਰਹਿੰਦਾ ਸੀ ਜੋ ਉਸ ਵੇਲੇ ਮੇਰੇ ਕੋਲ ਬੈਠੇ ਹੋਇਆਂ ਵੀ ਹੋ ਰਿਹਾ ਸੀ। ਇਹ ਵੀ ਪਤਾ ਲੱਗਿਆ ਕਿ ਉਹ ਸਿਰ-ਦਰਦ ਕਾਰਣ ਪੜ੍ਹਾਈ ਵਿਚ ਪਿੱਛੇ ਰਹਿ ਗਈ ਸੀ ਤੇ ਉਸ ਦਾ ਰੰਗ ਵੀ ਕਾਲਾ ਪੈ ਗਿਆ ਸੀ। ਮਾਸਿਕ ਧਰਮ ਦੀ ਰੁਕਾਵਟ ਬਾਰੇ ਮਾਂ ਧੀ ਕਿਸੇ ਨੇ ਵੀ ਖੁਲ੍ਹ ਕੇ ਕੁਝ ਨਹੀਂ ਦੱਸਿਆ। ਇੰਨਾ ਹੀ ਪਤਾ ਚੱਲਿਆ ਕਿ ਕਈ ਮਹੀਨਿਆ ਬਾਦ ਹੀ ਦਾਗ਼ ਲਗਦਾ ਸੀ। ਕਈ ਅਧੁਨਿਕ ਹੋਮਿਓਪੈਥਿਕ ਵਿਦਵਾਨ ਤਾਂ ਅਜਿਹੇ ਗੁੰਮ ਸੁੰਮ ਕੇਸਾਂ ਵਿਚ ਵੀ ਵਾਲ ਦੀ ਖੱਲ ਉਤਾਰਨ ਵਾਂਗ ਮਾਨਸਿਕ ਅਲਾਮਤਾਂ ਲੱਭਣ ਦਾ ਹੀ ਸੁਝਾਅ ਦੇਂਦੇ ਹਨ ਪਰ ਮੈਂ ਉਹਨਾਂ ਨਾਲ ਕਦੇ ਬਹੁਤਾ ਸਹਿਮਤ ਨਹੀਂ ਹੋਇਆ ਕਿਉਂਕਿ ਮੈਂ ਕੇਸ ਨੂੰ ਸਾਰੇ ਪਹਿਲੂਆਂ ਤੋਂ ਵਿਚਾਰਨ ਦਾ ਸਮਰਥਕ ਹਾਂ।

ਮੁਢਲੇ ਵਿਸ਼ਲੇਸ਼ਣ ਤੋਂ ਮੈਨੂੰ ਉਸ ਦੀਆਂ ਸਭ ਸਮੱਸਿਆਵਾਂ ਦਾ ਕਾਰਣ ਉਸ ਦੀ ਪੜ੍ਹਾਈ ਦਾ ਬੋਝ ਲੱਗਿਆ। ਹੋਮਿਓਪੈਥੀ ਵਿਚ ਕੁਝ ਦਵਾਈਆਂ ਮਰੀਜ਼ਾਂ ਦੇ ਕਿੱਤਿਆਂ ਅਨੁਸਾਰ ਮਸ਼ਹੂਰ ਹਨ ਜਿਵੇਂ ਸਟੋਵ ਤੇ ਖਾਣਾ ਬਨਾਉਣ ਵਾਲੀ ਔਰਤ ਦੀ ਦਵਾਈ, ਕਪੜੇ ਪ੍ਰੈਸ ਕਰਨ ਵਾਲੀ ਦੀ ਦਵਾਈ, ਕਪੜੇ ਧੋਣ ਵਾਲੀ (ਧੋਬਣ) ਦੀ ਦਵਾਈ, ਕਸੀਦਾ ਕੱਢਣ ਵਾਲੀ ਦੀ ਦਵਾਈ, ਸੁਨਿਆਰੇ ਦੀ ਦਵਾਈ, ਕਲਰਕ ਦੀ ਦਵਾਈ, ਅਧਿਆਪਕਾ ਦੀ ਦਵਾਈ ਤੇ ਸਕੂਲ-ਗਰਲ ਦੀ ਦਵਾਈ ਆਦਿ। ਮੈਂ ਆਪਣੀ ਪ੍ਰੈਕਟਿਸ ਵਿਚ ਇਹਨਾਂ ਕਿੱਤਾ ਦਵਾਈਆਂ ਦੇ ਸੱਚ ਨੂੰ ਕਈ ਵਾਰ ਅਜਮਾ ਚੁੱਕਿਆ ਸਾਂ। ਮੈਨੂੰ ਯਾਦ ਹੈ, 1986 ਵਿਚ ਮੇਰੇ ਕੋਲ ਪਟਿਆਲਾ ਸਥਿੱਤ ਸੈਂਟਰਲ ਗੌਰਮਿੰਟ ਹੋਮਿਓਪੈਥਿਕ ਰਿਸਰਚ ਸੈਂਟਰ ਦਾ ਇੰਚਾਰਜ਼ ਆਇਆ ਤੇ ਕਿਸੇ ਮਿੱਤਰ ਦਾ ਹਵਾਲਾ ਦੇ ਕੇ ਕਹਿਣ ਲੱਗਿਆ, "ਸਰ ਜੀ, ਮੈਨੂੰ ਤੁਹਾਡੇ ਕੋਲੋਂ ਇਕ ਅੜੇ ਹੋਏ ਕੇਸ ਬਾਰੇ ਸਲਾਹ ਚਾਹੀਦੀ ਹੈ।" ਮੈਂ ਕਿਹਾ, "ਦੱਸੋ।" ਕਹਿਣ ਲੱਗਿਆ, "ਇਕ ਸਾਧ ਦਾ ਜ਼ੁਕਾਮ ਤੇ ਲੱਤਾਂ ਦਾ ਸੋਜ਼ਾ ਠੀਕ ਨਹੀਂ ਹੋ ਰਿਹਾ। ਕਈ ਦਵਾਈਆਂ ਦੇ ਕੇ ਦੇਖ ਲਈਆਂ ਹਨ।" ਮੈਂ ਕਿਹਾ, "ਸਾਧ ਦੇ ਜ਼ੁਕਾਮ ਤੇ ਲੱਤਾਂ ਬਾਰੇ ਨਾ ਦੱਸੋ, ਸਾਧ ਬਾਰੇ ਕੁਝ ਦੱਸੋ।" ਉਹ ਬੋਲਿਆ, "ਉਹ ਪੰਜਾਹ ਕੁ ਸਾਲ ਦਾ ਭਰਵੀਂ ਗਲੇਟ ਦਾ ਇਨਸਾਨ ਹੈ। ਬੜੀ ਕਰਨੀ ਵਾਲਾ ਮਹਾਂਪੁਰਸ਼ ਹੈ। ਸਵੇਰੇ ਚਾਰ ਵਜੇ ਉੱਠ ਕੇ ਦੋ ਘੰਟੇ ਲਈ ਚਲਦੀ ਨਦੀ ਵਿਚ ਖਲੋ ਕੇ ਤੱਪਸਿਆ ਕਰਦਾ ਹੈ ਤੇ ਘਰ ਬਾਰ ਤਿਆਗ ਕੇ ਡੇਰੇ ਵਿਚ ਰਹਿੰਦਾ ਹੈ।" ਮੈਂ ਉਸ ਨੂੰ ਟੋਕਦਿਆਂ ਬੋਲਿਆ, "ਡਾਕਟਰ ਸਾਹਿਬ, ਦਵਾਈ ਐਚ ਸੀ **ਐਲਨ ਦੇ ਕੀ-ਨੋਟਜ਼** (Allen's Keynotes) ਵਿਚ ਮੋਟੇ ਅੱਖਰਾਂ ਵਿਚ ਦਰਜ਼ ਹੈ। ਜਾਓ ਲੱਭ ਕੇ ਦੇ ਦਿਓ।" ਕਹਿਣ ਲੱਗਿਆ, "ਜੇ ਆਪ ਹੀ ਦੱਸ ਦੇਂਦੇ ਤਾਂ ਠੀਕ ਸੀ।" ਮੈਂ ਉਸ ਨੂੰ ਕਿਹਾ, "ਡਾਕਟਰ ਸਾਹਿਬ, ਮੇਰਾ ਅਸੂਲ ਨਾ ਤੁੜਵਾਓ। ਤੁਹਾਨੂੰ ਜ਼ਿਆਦਾ ਮਿਹਨਤ ਨਹੀਂ ਕਰਨੀ ਪਵੇਗੀ। ਜੇ ਨਾ ਪਤਾ ਲੱਗਿਆ ਤਾਂ ਦੱਸ ਵੀ ਦਿਆਂਗਾ।" ਉਹ ਚਲਾ ਗਿਆ ਤੇ ਤੀਜੇ ਦਿਨ ਫਿਰ ਆ ਕੇ ਕਹਿਣ ਲੱਗਿਆ, "ਪ੍ਰੋਫੈਸਰ ਸਾਹਿਬ, ਮੈਂ ਸਾਰਾ "ਐਲਨ" ਛਾਣ ਮਾਰਿਆ ਹੈ, ਸਾਧ ਦੇ ਸੋਜੇ ਤੇ ਜ਼ੁਕਾਮ ਨੂੰ ਕਵਰ ਕਰਦੀ ਮੈਨੂੰ ਤਾਂ ਕੋਈ ਦਵਾਈ ਨਹੀਂ ਮਿਲੀ।" ਮੈਂ ਉਸ ਨੂੰ ਕਿਹਾ, "ਜਨਾਬ, ਸਾਧ ਤੇ ਧੋਬਣ ਵਿਚ ਕੀ ਫਰਕ ਹੈ? ਦੋਵੇਂ ਸਵੇਰੇ ਸਵੇਰੇ ਪਾਣੀ ਵਿਚ ਹੀ ਤਾਂ ਖੜ੍ਹਦੇ ਹਨ। ਜਾਓ ਉਸ ਨੂੰ "ਵਾਸ਼ਰ-ਵੋਮੈਨ ਰੈਮੇਡੀ" (Washer Woman's Remedy) ਦੇ ਦਿਓ।" ਇਹ ਸੁਣ ਕੇ ਡਾਕਟਰ ਗੱਦ ਗੱਦ ਹੋ ਉੱਠਿਆ ਤੇ ਵਿਸਮਾਦ ਨਾਲ ਪੁਕਾਰਿਆ, "ਸੀਪੀਆ!" **ਸੀਪੀਆ** (Sepia) ਦਵਾਈ ਦੀ ਪੋਟੈਂਸੀ ਡੂੰਘੇ ਸਮੁੰਦਰ ਵਿਚ ਰਹਿੰਦੀ ਤਾਰਾ-ਮੱਛਲੀ (Star Fish) ਦੇ ਢਿੱਡ ਵਿਚ ਬਣਦੇ ਨੀਲੇ ਰੰਗ ਦੇ ਜ਼ਹਿਰ ਤੋਂ ਤਿਆਰ ਹੁੰਦੀ ਹੈ। ਇਸ ਦੀ ਇਕ ਖੁਰਾਕ ਨਾਲ ਸਾਧ ਹਮੇਸ਼ਾ ਲਈ ਜ਼ੁਕਾਮ ਤੇ ਸੋਜੇ ਤੋਂ ਮੁਕਤ ਹੋ ਗਿਆ। ਅਜਿਹੇ ਹੀ ਕਈ ਹੋਰ ਕੇਸਾਂ ਵਲ ਧਿਆਨ ਧਰ ਕੇ ਤੇ ਮਰੀਜ਼ ਦੀ ਅਨੀਮਿਕ ਹਾਲਤ ਨੂੰ ਮੁੱਖ ਰੱਖਕੇ ਮੈਂ ਲੜਕੀ ਨੂੰ

"ਸਕੂਲ ਗਰਲਜ਼ ਰੈਮੇਡੀ" ਭਾਵ **ਨੈਟਰਮ ਮਿਊਰ**-30 (Natrum Muriaticum-30) ਦੀ ਇਕ ਖੁਰਾਕ ਤੇ ਕੁਝ ਪਲੈਸੀਬੋ ਪੁੜੀਆਂ ਦੇ ਕੇ ਹਫਤੇ ਬਾਅਦ ਆਉਣ ਲਈ ਕਿਹਾ।

ਹਫ਼ਤੇ ਬਾਦ ਦੋਵੇਂ ਮਾਵਾਂ ਧੀਆਂ ਫਿਰ ਆਈਆਂ। ਮਾਂ ਨੇ ਦੱਸਿਆ ਕਿ ਲੜਕੀ ਨੂੰ ਕਿਸੇ ਪਖੋਂ ਵੀ ਕੋਈ ਆਰਾਮ ਨਹੀਂ ਆਇਆ। ਲੜਕੀ ਪਹਿਲਾਂ ਵਾਂਗ ਹੀ ਗੁਸੈਲੀ ਜਿਹੀ ਮੁਦਰਾ ਵਿਚ ਬੈਠੀ ਹੋਈ ਸੀ। ਮੈਂ ਫਾਈਲ ਦੇਖ ਕੇ ਕਿਹਾ, "ਮੈਨੂੰ ਕੇਸ ਬਾਰੇ ਹੋਰ ਜਾਣਕਾਰੀ ਦੀ ਲੋੜ ਜਾਪਦੀ ਹੈ। ਇਹ ਦੱਸੋ ਕਿ ਇਸ ਨੂੰ ਇਹ ਤਕਲੀਫ਼ ਕਿਸ ਕਾਰਣ ਸ਼ੁਰੂ ਹੋਈ ਸੀ?" ਮੇਰਾ ਸਵਾਲ ਸੁਣ ਕੇ ਲੜਕੀ ਦੀ ਮਾਂ ਉੱਤਾਹਾਂ ਵਲ ਅੱਖਾਂ ਘੁਮਾ ਕੇ ਸੋਚਣ ਲਗੀ। ਫਿਰ ਥੋੜੀ ਦੇਰ ਬਾਦ ਬੋਲੀ, "ਜੀ ਇਹ ਉਦੋਂ ਬੀਮਾਰ ਹੋ ਗਈ ਸੀ ਪਰ ਪਤਾ ਨਹੀਂ ਉਸ ਬੀਮਾਰੀ ਦਾ ਇਸ ਤਕਲੀਫ ਨਾਲ ਕੋਈ ਤਾੱਲੁਕ ਵੀ ਹੈ ਜਾਂ ਨਹੀਂ।" ਮੈਂ ਪੁੱਛਿਆ, "ਕੀ ਉਸ ਤੋਂ ਪਹਿਲਾਂ ਇਹ ਠੀਕ ਠਾਕ ਸੀ?" ਜਵਾਬ ਵਿਚ ਉਸ ਦੀ ਮਾਂ ਨੇ ਹਾਂ ਪੱਖੀ ਹੁੰਗਾਰਾ ਭਰਿਆ। "ਫਿਰ ਦਸੋ ਕਿ ਬੀਮਾਰ ਕਦੋਂ ਤੇ ਕਿਵੇਂ ਹੋਈ ਸੀ?" ਮੈ ਪੁੱਛਿਆ। ਇਸ ਪ੍ਰਸ਼ਨ ਦੇ ਉੱਤਰ ਵਿਚ ਉਸ ਦੀ ਮਾਂ ਫਿਰ ਕੁਝ ਯਾਦ ਕਰਨ ਲੱਗੀ ਤੇ ਅੰਤ ਉਸ ਨੇ ਇਹ ਵਾਰਤਾ ਸੁਣਾਈ:

"ਅੱਜ ਤੋਂ ਤਿੰਨ ਸਾਲ ਪਹਿਲਾਂ ਇਸ ਨੂੰ ਅਪੈਂਡੇਸਾਈਟਸ (Appendicitis)) ਦਾ ਅਟੈਕ ਹੋਇਆ ਸੀ। ਦਵਾਈ ਦਵਾਉਣ ਨਾਲ ਉਹ ਟਲ ਗਿਆ ਸੀ ਪਰ ਦਰਦ ਪੂਰੀ ਤਰਾਂ ਠੀਕ ਨਾ ਸੀ ਹੋਇਆ। ਸਮਾਂ ਪਾ ਕੇ ਫਿਰ ਉਸ ਤੋਂ ਵੀ ਵੱਡਾ ਅਟੈਕ ਹੋ ਗਿਆ। ਉਦੋਂ ਇਸ ਦੇ ਪਿਤਾ ਜੀ ਸਾਨੂੰ ਪਿੰਡ ਛੱਡ ਕੇ ਦੋ ਤਿੰਨ ਦਿਨਾਂ ਲਈ ਬਾਹਰ ਗਏ ਹੋਏ ਸਨ। ਅਸੀਂ ਇਸ ਨੂੰ ਹਸਪਤਾਲ ਨਾ ਲਿਜਾ ਸਕੇ। ਬੱਸ ਪਿੰਡ ਦੇ ਡਾਕਟਰ ਤੋਂ ਹੀ ਦਰਦ ਦੀ ਦਵਾਈ ਲੈ ਕੇ ਦੇਈ ਗਏ। ਸਰਦਾਰ ਜੀ ਦੇ ਆਉਂਦਿਆਂ ਤੀਕਰ ਬੁਖਾਰ ਤੇ ਪੀੜਾ ਨਾਲ ਇਸ ਦਾ ਬੁਰਾ ਹਾਲ ਹੋ ਚੁੱਕਾ ਸੀ। ਹਸਪਤਾਲ ਲੈ ਕੇ ਗਏ ਤਾਂ ਐਮਰਜੈਂਸੀ ਵਿਚ ਡਾਕਟਰਾਂ ਨੇ ਤੁਰੰਤ ਅਪ੍ਰੇਸਨ ਕਰਨ ਦੀ ਸਲਾਹ ਦਿਤੀ ਤੇ ਅੰਦਰ ਲੈ ਗਏ। ਅਸੀਂ ਬਾਹਰ ਬੈਠ ਕੇ ਉਡੀਕਣ ਲੱਗੇ। ਅਪ੍ਰੇਸਨ ਤੋਂ ਬਾਦ ਡਾਕਟਰ ਨੇ ਆ ਕੇ ਉਲਾਂਭੇ ਨਾਲ ਕਿਹਾ ਕਿ ਅਸੀਂ ਆਉਣ ਵਿਚ ਬੜੀ ਦੇਰ ਕਰ ਦਿੱਤੀ ਸੀ। ਭਰਤੀ ਕਰਾਉਣ ਤੋਂ ਪਹਿਲਾਂ ਹੀ ਇਸ ਦਾ ਅਪੈਂਡਿਕਸ ਫੋੜਾ ਅੰਦਰ ਫੱਟ ਗਿਆ ਸੀ ਜਿਸ ਦਾ ਜ਼ਹਿਰ ਉਸ ਦੇ ਸ਼ਰੀਰ ਵਿਚ ਚਲਾ ਗਿਆ ਸੀ। ਅਪ੍ਰੇਸ਼ਨ ਤਾਂ ਡਾਕਟਰਾਂ ਨੇ ਕਰ ਦਿਤਾ ਸੀ ਪਰ ਲੜਕੀ ਬੇਹੋਸ਼ੀ ਦੀ ਹਾਲਤ ਵਿਚ ਚਲੀ ਗਈ ਸੀ। ਡਾਕਟਰ ਨੇ ਕਿਹਾ ਕਿ ਉਹ ਆਪਣੀ ਵਾਹ ਤਾਂ ਲਾ ਰਹੇ ਹਨ ਪਰ ਕਹਿ ਕੁੱਝ ਨਹੀਂ ਸਕਦੇ। ਜੇ ਬੱਹਤਰ ਘੰਟੇ ਦੇ ਵਿਚ ਹੋਸ਼ ਨਾ ਆਈ ਤਾਂ ਫਿਰ ਇਸ ਦੀ ਕੋਈ ਆਸ ਨਹੀਂ।"

ਉਸ ਵੇਲੇ ਨੂੰ ਯਾਦ ਕਰ ਕੇ ਤ੍ਰੀਮਤ ਦੇ ਗਲੇਡੂ ਭਰ ਆਏ। ਫਿਰ ਰੁਕ ਕੇ ਬੋਲੀ, "ਸਰਦਾਰ ਜੀ ਨੂੰ ਹਸਪਤਾਲ ਛੱਡ ਮੈਂ ਘਰ ਆ ਕੇ ਬਾਬਾ ਜੀ ਦੀ ਬੀੜ ਅੱਗੇ ਰੋਂਦੀ ਹੋਈ ਪੂਰੇ ਤਿੰਨ ਦਿਨ ਲਗਾਤਾਰ ਅਰਦਾਸ ਕਰਦੀ ਰਹੀ। ਮੇਰੀ ਨੀਂਦ-ਭੁੱਖ ਸਭ ਚਲੀ ਗਈ।

ਤੀਜੇ ਦਿਨ ਇਹਨਾਂ ਦਾ ਫੋਨ ਆਇਆ ਕਿ ਸਪਨਾ ਨੂੰ ਹੋਸ਼ ਆ ਗਈ ਹੈ। ਸਤਿਗੁਰ ਦੇ ਸ਼ੁਕਰਾਨੇ ਨਾਲ ਭਰੀ ਮੈਂ ਹਸਪਤਾਲ ਜਾ ਕੇ ਆਪਣੀ ਬੱਚੀ ਨੂੰ ਮਿਲੀ। ਦੋ ਕੁ ਦਿਨਾਂ ਬਾਦ ਅਸੀਂ ਇਸ ਨੂੰ ਘਰ ਲੈ ਆਏ। ਇਸ ਨੂੰ ਨਵੀਂ ਜਿੰਦਗੀ ਤਾਂ ਮਿਲ ਗਈ ਸੀ ਪਰ ਉਸ ਤੋਂ ਬਾਦ ਇਸ ਦੀ ਇਹ ਹਾਲਤ ਹੋ ਗਈ। ਤੰਦਰੁਸਤੀ ਫਿਰ ਕਦੇ ਇਸ ਦੇ ਨੇੜੇ ਨਹੀਂ ਫੱਟਕੀ।"

ਜਦੋਂ ਬੀਬੀ ਚੁੱਪ ਹੋਈ ਮੈਂ ਮਨੋ ਮਨ ਅਪੈਂਡਿਕਸ ਦੇ ਜ਼ਹਿਰ ਬਾਰੇ ਸੋਚ ਰਿਹਾ ਸਾਂ। ਅਸਲ ਵਿਚ ਸਰੀਰ ਦਾ ਕੋਈ ਗਲਿਆ ਸੜਿਆ ਮਾਦਾ (putrefied animal matter) ਜਾਂ ਪੀਕ ਪ੍ਰਦਾਹ ਆਦਿ ਜੇ ਕਿਸੇ ਅਰੋਗ ਵਿਅਕਤੀ ਦੇ ਸ਼ਰੀਰ ਵਿਚ ਚਲਾ ਜਾਵੇ ਤਾਂ ਇਹ ਇਕ ਘਾਤਕ ਜ਼ਹਿਰ ਦਾ ਕੰਮ ਕਰਦਾ ਹੈ ਤੇ ਤੜਫਾ ਕੇ ਮਾਰਦਾ ਹੈ। ਸੰਨ 1963 ਵਿਚ ਮੈਂ ਰੂਸੀ ਲੇਖਕ ਈਵਾਨ ਤੁਰਗਨੇਵ ਦਾ ਨਾਵਲ ***ਫਾਦਰਸ ਐਂਡ ਸੰਨਜ਼*** (***Fathers and Sons***) ਪੜ੍ਹਿਆ ਸੀ। ਬਾਦ ਵਿਚ ਨਾਨਕ ਸਿੰਘ ਨੇ ਵੀ ਇਸ ਦੀ ਕਹਾਣੀ ਤੇ ਆਧਾਰਿਤ "***ਪੱਥਰ ਕਾਂਬਾ***" ਨਾਂ ਦਾ ਨਾਵਲ ਲਿਖਿਆ ਸੀ। ਇਹ ਇਕ ਨੌਜਵਾਨ ਡਾਕਟਰ ਲੜਕੇ ਦੀ ਦਰਦਨਾਕ ਮੌਤ ਦੀ ਕਹਾਣੀ ਹੈ ਜਿਸ ਦੇ ਹੱਥ ਤੇ ਕਿਸੇ ਮੁਰਦੇ ਦਾ ਪੋਸਟ-ਮਾਰਟਮ ਕਰਦੇ ਹੋਏ ਜਖ਼ਮ ਹੋ ਜਾਂਦਾ ਹੈ। ਜਖ਼ਮ ਰਾਹੀ ਉਸਦੇ ਸ਼ਰੀਰ ਵਿਚ ਲਾਸ਼ ਦੇ ਗਲੇ ਪਦਾਰਥ ਦਾਖਲ ਹੋ ਜਾਂਦੇ ਹਨ। ਕੁਝ ਕੁ ਦਿਨਾਂ ਬਾਦ ਜਦੋਂ ਉਹ ਜ਼ਹਿਰ ਉਸ ਦੇ ਅੰਦਰ ਰਸ ਜਾਂਦਾ ਹੈ ਤਾਂ ਉਸ ਦਾ ਜਖਮ ਦਰਦਨਾਕ ਫੋੜੇ ਦਾ ਰੂਪ ਧਾਰਣ ਕਰ ਲੈਂਦਾ ਹੈ। ਉਸ ਨੂੰ ਤੇਜ਼ ਕਾਂਬੇਦਾਰ ਬੁਖਾਰ ਚੜ੍ਹ ਜਾਂਦਾ ਹੈ ਤੇ ਉਹ ਛੁੱਟੀ ਲੈ ਕੇ ਅਪਣੇ ਪਿਤਾ ਕੋਲ ਘਰ ਚਲਾ ਜਾਂਦਾ ਹੈ। ਬਾਕੀ ਸਾਰਾ ਨਾਵਲ ਉਸ ਲੜਕੇ ਦੀ ਆਪਣੇ ਪਿਤਾ ਸਾਹਮਣੇ ਦਰਦਨਾਕ ਮੌਤ ਨੂੰ ਬਿਆਨ ਕਰਦਾ ਹੈ। ਦੋ ਹਫ਼ਤੇ ਅਕਹਿ ਪੀੜਾ ਝੇਲਦਾ ਉਹ ਤਿਲ ਤਿਲ ਕਰਕੇ ਮੌਤ ਦੇ ਗਲੇ ਲਗ ਜਾਂਦਾ ਹੈ। ਸੁਣਨ ਵਿਚ ਆਇਆ ਹੈ ਕਿ ਇਸ ਨਾਵਲ ਦੇ ਕਈ ਪਾਠਕ ਸਦਮਾ-ਗ੍ਰਸਤ ਹੋ ਕੇ ਕਈ ਕਈ ਹਫਤੇ ਮੰਜੇ ਨਾਲ ਲੱਗੇ ਰਹੇ। ਇਸ ਦਾ ਮੇਰੇ ਤੇ ਵੀ ਕੁਝ ਦਿਨ ਡੂੰਘਾ ਅਸਰ ਹੋਇਆ। ਜਦੋਂ ਮੇਰਾ ਲੜਕਾ ਡਾਕਟਰ ਬਣਿਆ ਮੈਂ ਉਸ ਨੂੰ ਬਾਰ ਬਾਰ ਪੋਸਟ-ਮਾਰਟਮ ਇੰਜਰੀ ਤੋਂ ਬਚਣ ਦੀ ਤਾਕੀਦ ਕਰਦਾ ਰਹਿੰਦਾ। ਮੈਂ ਉਸ ਨੂੰ ਇਸ ਦੇ ਤੋੜ ਵਜੋਂ ਦਵਾਈ ਦੀ ਇਕ ਸ਼ੀਸ਼ੀ ਵੀ ਹਮੇਸ਼ਾ ਕੋਲ ਰਖਣ ਲਈ ਦਿੱਤੀ ਤਾਂ ਜੋ ਉਹ ਲੋੜ ਪੈਣ ਤੇ ਤੁਰੰਤ ਵਰਤ ਸਕੇ।

ਇਹ ਸਭ ਕੁਝ ਸੋਚ ਕੇ ਮੈਨੂੰ ਇਕ ਦਮ ਫੁਰਿਆ ਕਿ ਸਪਨਦੀਪ ਦੇ ਸ਼ਰੀਰ ਵਿਚ ਵੀ ਤਾਂ ਅਪੈਂਡਿਕਸ ਫੁੱਟ ਕੇ ਗਲੇ ਸੜੇ ਪਦਾਰਥ ਹੀ ਸ਼ਾਮਲ ਹੋਏ ਹਨ। ਫਰਕ ਇਹੀ ਹੈ ਕਿ ਇਹ ਬਾਹਰੋਂ ਨਹੀਂ ਸਨ ਗਏ, ਉਸ ਦੇ ਆਪਣੇ ਸਨ। ਜਿਵੇਂ ਮੈਂ ਅਕਸਰ ਦੱਸਦਾ ਹਾਂ ਕਿ ਹੋਮਿਓਪੈਥੀ ਅਲਾਮਤਾਂ ਅਨੁਸਾਰ ਕੰਮ ਕਰਦੀ ਹੈ ਪਰ ਅਲਾਮਤਾਂ ਦੇ ਕਈ ਪੱਧਰ ਹਨ। ਇਹਨਾਂ ਵਿਚ ਸਥਾਨਕ ਅਲਾਮਤਾਂ ਸਭ ਤੋਂ ਹੇਠਲਾ ਤੇ ਕਾਰਕੀ ਅਲਾਮਤਾਂ ਸਭ ਤੋਂ ਉੱਤਲਾ ਪੱਧਰ ਮੰਨੀਆਂ ਜਾਂਦੀਆਂ ਹਨ। ਇਹ ਸੱਚ ਹੈ ਕਿ ਜੋ ਕੋਈ ਹੋਮਿਓਪੈਥ ਰੋਗ ਦੇ

ਸਹੀ ਪੱਧਰ ਤੇ ਜਾ ਕੇ ਹੱਲ ਨਹੀਂ ਲਭੱਦਾ ਤਾਂ ਉਸ ਦੀ ਕਾਮਯਾਬੀ ਦੇ ਮੌਕੇ ਬਹੁਤ ਘੱਟ ਹੁੰਦੇ ਹਨ। ਇਸ ਲਈ ਮੈਂ ਉਸ ਲੜਕੀ ਦੀਆਂ ਸਭ ਅਲਾਮਤਾਂ ਤੋਂ ਉਤੇ ਉੱਠ ਕੇ ਉਸ ਦੀ ਸੱਮਸਿਆ ਦੀ ਥਾਂ ਸਮਸਿਆ ਦੇ ਕਾਰਣ ਵਲ ਵਧੇਰੇ ਧਿਆਨ ਦੇਣ ਲੱਗਿਆ। ਭਾਵ ਮੈਂ ਉਸ ਦੇ ਸਿਰ-ਦਰਦ ਤੇ ਮਹਾਵਾਰੀ ਦੀਆਂ ਤਕਲੀਫਾਂ ਨੂੰ ਨਜ਼ਰ-ਅੰਦਾਜ਼ ਕਰ ਕੇ ਉਸ ਦੇ ਅਪੈਂਡਿਕਸ ਦੀ ਜ਼ਹਿਰ ਬਾਰੇ ਸੋਚਣ ਲੱਗਿਆ। ਮੈਨੂੰ ਉਸ ਦਵਾਈ ਦੀ ਤਾਲਾਸ਼ ਸੀ ਜੋ ਉਸ ਦੇ ਕਾਰਣ ਨਾਲ ਮੇਲ ਖਾਂਦੀ ਹੋਵੇ ਤੇ ਉਸ ਦੇ ਬੁਰੇ ਪ੍ਰਭਾਵਾਂ ਨੂੰ ਖਾਰਜ ਕਰਦੀ ਹੋਵੇ। ਇਹ ਮੈਂ ਸ਼ੀਘਰ ਹੀ ਲੱਭ ਲਈ ਸੀ।

ਮੇਰੇ ਕੰਪਿਊਟਰ ਵਿਚ ਬਣੀ ਉਸ ਲੜਕੀ ਦੀ ਫਾਈਲ ਦੱਸਦੀ ਹੈ ਕਿ ਮੈਂ ਉਸੇ ਵੇਲੇ "ਪ" ਅੱਖਰ ਨਾਲ ਅਰੰਭ ਹੋਣ ਵਾਲੀ **ਪਾਇਰੋਜ਼ਨ** (Pyrogen) ਨਾਂ ਦੀ ਦਵਾਈ ਦੀ ਇਕ ਹਜ਼ਾਰ ਪੋਟੈਂਸੀ ਦੀ ਇਕ ਖੁਰਾਕ ਉਸ ਦੇ ਮੂੰਹ ਵਿਚ ਝਾੜ ਦਿਤੀ। ਇੰਨਾ ਕਰ ਕੇ ਮੈਂ ਉਸ ਦੀ ਮਾਂ ਨੂੰ ਤਾਕੀਦ ਕੀਤੀ ਕਿ ਹੁਣ ਉਹ ਤਿੰਨ ਮਹੀਨਿਆਂ ਬਾਅਦ ਹੀ ਲੜਕੀ ਨੂੰ ਮੇਰੇ ਕੋਲ ਲਿਆਵੇ। ਜਾਣ ਵੇਲੇ ਮੈਂ ਉਸ ਨੂੰ ਇਹ ਵੀ ਹਦਾਇਤ ਕੀਤੀ ਕਿ ਜੇ ਲੜਕੀ ਨੂੰ ਬੁਖਾਰ ਆਦਿ ਕੋਈ ਛੋਟੀ ਮੋਟੀ ਤਕਲੀਫ਼ ਆਵੇ ਤਾਂ ਘਬਰਾਵੇ ਨਾ ਤੇ ਨਾ ਹੀ ਉਸ ਨੂੰ ਕੋਈ ਦਵਾਈ ਦੇਵੇ। ਲੋੜ ਪਵੇ ਤਾਂ ਮੈਨੂੰ ਕਾਲ ਕਰੇ।

ਸਹੀ ਤਿੰਨ ਮਹੀਨਿਆਂ ਬਾਦ ਮਾਂ, ਬੇਟੀ ਤੇ ਪਿਤਾ ਤਿੰਨੇ ਮੇਰੇ ਕੋਲ ਆਏ। ਸਪਨਦੀਪ ਦੀ ਮਾਂ ਪ੍ਰਸੰਨਤਾ ਨਾਲ ਕਹਿਣ ਲੱਗੀ, "ਅਸੀਂ ਬੜੀ ਬੇਤਾਬੀ ਨਾਲ ਉਡੀਕ ਕਰ ਰਹੇ ਸਾਂ ਕਿ ਕਦੋਂ ਨੱਬੇ ਦਿਨ ਪੂਰੇ ਹੋਣ ਤੇ ਕਦੋਂ ਅਸੀਂ ਤੁਹਾਨੂੰ ਆ ਕੇ ਦੱਸੀਏ ਕਿ ਸਾਡੀ ਬੱਚੀ ਅਸਲੋਂ ਹੁਣ ਠੀਕ ਹੋਈ ਹੈ। ਦਵਾਈ ਲੈਣ ਤੋਂ ਹਫ਼ਤਾ ਬਾਦ ਇਸ ਨੂੰ ਸਿਰ ਪੀੜ ਨਾਲ ਤੇਜ਼ ਬੁਖਾਰ ਚੜ੍ਹਿਆ। ਅਸੀਂ ਤੁਹਾਡੇ ਕੋਲ ਆਉਣ ਵੀ ਲੱਗੇ ਸਾਂ ਪਰ ਦੋ ਤਿੰਨ ਦਿਨ ਬਾਦ ਬੁਖਾਰ ਆਪੇ ਮੱਠਾ ਪੈ ਗਿਆ ਤੇ ਸਿਰ-ਦਰਦ ਵੀ ਗਾਇਬ ਹੋ ਗਿਆ। ਡੇਢ ਮਹੀਨੇ ਬਾਦ ਇਸ ਨੂੰ ਖੁਲ੍ਹ ਕੇ ਕਾਲੇ ਰੰਗ ਦੀ ਮਹਾਵਾਰੀ ਆਈ ਤੇ ਫਿਰ ਇਸ ਦਾ ਚਿਹਰਾ ਵੀ ਲਾਲੀ ਪਕੜ ਗਿਆ। ਹੁਣ ਇਹ ਖੁਸ਼ ਰਹਿੰਦੀ ਹੈ ਤੇ ਫਿਰ ਪੜ੍ਹਾਈ ਕਰਨਾ ਚਾਹੂੰਦੀ ਹੈ।" ਸਪਨਦੀਪ ਦੇ ਲਾਲਿਮਾ ਭਰੇ ਚਿਹਰੇ ਤੇ ਖਿੜੀ ਮਿਲਾਪੜੀ ਮੁਸਕਾਨ ਉਸ ਦੀ ਮਾਂ ਦੇ ਕਥਨ ਦੀ ਤਾਈਦ ਕਰ ਰਹੀ ਸੀ। ਮੈਂ ਉਸ ਨੂੰ ਪੁੱਛਿਆ ਕਿ ਹੁਣ ਸਿਰ ਦਰਦ ਹੈ? ਉਸ ਨੇ ਹੱਸ ਕੇ ਸਿਰ ਹਿਲਾਇਆ ਤੇ ਉੱਤਰ ਦਿਤਾ, "ਨਹੀਂ ਜੀ।" ਉਸ ਦੇ ਜਵਾਬ ਤੋਂ ਇੰਜ ਲੱਗ ਰਿਹਾ ਸੀ ਜਿਵੇਂ ਉਹ ਕਹਿ ਰਹੀ ਹੋਵੇ "ਉਹ ਸਿਰ ਦਰਦ ਥੋੜ੍ਹਾ ਸੀ, ਉਹ ਤਾਂ ਮੇਰਾ ਵਹਿਮ ਸੀ।" ਮੈਂ ਉਸ ਨੂੰ ਆਪਣੇ ਇਕ ਮਿੱਤਰ ਦੀ ਪਲੱਸ ਟੂ (ਨਾਨ-ਮੈਡੀਕਲ) ਵਿਚ ਪੜ੍ਹਦੀ ਕੁੜੀ ਮੀਤਾ ਦਾ ਫੋਨ ਦਿਤਾ ਤਾਂ ਜੋ ਉਹ ਪੜ੍ਹਾਈ ਵਿਚ ਉਸ ਤੋਂ ਸਹਾਇਤਾ ਲੈ ਸਕੇ। ਮੈਂ ਉਹਨਾਂ ਨੂੰ ਨੌਂ ਮਹੀਨੇ ਬਾਦ ਆ ਕੇ ਉਸੇ ਦਵਾਈ ਦੀ ਉੱਚ ਪੋਟੈਂਸੀ ਦੀ ਇਕ ਹੋਰ ਖੁਰਾਕ ਲੈਣ ਦੀ ਤਾਕੀਦ ਕਰ ਕੇ ਤੋਰ ਦਿਤਾ।

ਉਹਨਾਂ ਦੇ ਜਾਣ ਤੋਂ ਬਾਦ ਮੈਂ **ਪਾਇਰੋਜ਼ਨ** (Pyrogen) ਦੀ ਸ਼ੀਸ਼ੀ ਨੂੰ ਡੱਬੇ ਚੋਂ ਕੱਢਿਆ ਤੇ ਰੇਸ ਜਿੱਤ ਕੇ ਆਈ ਘੋੜੀ ਵਾਂਗ ਨਿਹਾਰਿਆ। ਇਸ ਨੇ 'ਦੁਖੁ ਦਾਰੂ ਸੁਖੁ ਰੋਗ ਭਇਆ' ਦੇ ਮਹਾਂ ਵਾਕ ਦੀ ਸਚਾਈ ਨੂੰ ਉਜਾਗਰ ਕਰਨ ਦੇ ਨਾਲ ਹੋਮਿਓਪੈਥੀ ਦਾ ਨਾਂ ਵੀ ਉੱਚਾ ਕਰ ਦਿਤਾ ਸੀ। ਰਾਜ਼ ਦੀ ਗੱਲ ਇਹ ਹੈ ਕਿ ਔਸ਼ਧੀ ਰੂਪ ਵਿਚ ਦਰਅਸਲ ਇਹ ਦਵਾਈ ਹੈ "ਘੋੜੀ" ਹੀ ਸੀ ਕਿਉਂਕਿ ਇਸ ਨੋਸੋਡ ਦਵਾਈ ਦੀ ਪੋਟੈਂਸੀ ਮਰੀ ਹੋਈ ਘੋੜੀ ਦੇ ਗਲੇ ਸੜੇ ਮਾਸ ਤੋਂ ਤਿਆਰ ਹੋਈ ਸੀ। ਪੋਟੈਂਸੀ ਅਵਸਥਾ ਵਿਚ ਪਹੁੰਚ ਕੇ ਇਸ ਦੇ ਮਾਸ ਰੂਪੀ ਪਦਾਰਥ ਅਲੋਪ ਹੋ ਚੁੱਕੇ ਸਨ ਤੇ ਇਹ ਇਕ ਨਿਰੋਲ ਰੋਗਨਾਸ਼ਕ ਸ਼ਕਤੀ ਬਣ ਗਈ ਸੀ, ਅਰੋਗਤਾ ਦੀ ਹਾਰਸ ਪਾਵਰ! ਤਦ ਇਹ ਮੱਨੁਖ ਨੂੰ ਬੀਮਾਰ ਕਰਨ ਦੀ ਥਾਂ ਆਪਣੇ ਵਰਗੇ ਗਲੇ ਸੜੇ ਮਾਸ ਦੇ ਵਿਕਾਰਾਂ ਸਮੇਤ ਸ਼ਰੀਰ ਵਿਚ ਪੈਦਾ ਹੋਈਆਂ ਅਨੇਕ ਘਾਤਕ ਬਿਮਾਰੀਆ, ਇਥੋਂ ਤੀਕਰ ਕਿ ਪਲੇਗ ਤੇ ਸੀਵਰ ਗੈਸ ਪੁਆਇਜ਼ਨਿੰਗ, ਤੇਜ਼ ਸੈਪਟਿਕ ਬੁਖਾਰ ਆਦਿ ਦਾ ਵੀ ਸਫਲਤਾ ਪੂਰਵਕ ਇਲਾਜ਼ ਕਰਨ ਦੇ ਕਾਬਲ ਬਣ ਗਈ ਸੀ।

ਇਸ ਦੇ ਪ੍ਰਉਪਕਾਰ ਸਦਕਾ ਸਪਨਦੀਪ ਹੁਣ ਇੰਜਨੀਅਰਿੰਗ ਦੀ ਪੜ੍ਹਾਈ ਪੂਰੀ ਕਰ ਚੁੱਕੀ ਹੈ!

ਜੇ ਹਉ ਜਾਣਾ ਆਖਾ ਨਾਹੀ

ਮਨੁੱਖੀ ਮਨ ਦੀਆਂ ਕਈ ਅਚੇਤ ਸਥਿੱਤੀਆਂ ਅਜਿਹੀਆਂ ਹੁੰਦੀਆਂ ਹਨ ਜਿਹਨਾਂ ਬਾਰੇ ਸਾਡੀ ਜਾਣਕਾਰੀ ਬਹੁਤ ਘੱਟ ਹੈ। ਫ਼ਰਾਇਡ ਤੇ ਜੰਗ ਨੇ ਅਜਿਹੀਆਂ ਅਵਸਥਾਵਾਂ ਬਾਰੇ ਬਹੁਤ ਖ਼ੋਜ ਕੀਤੀ ਹੈ ਪਰ ਇਹਨਾਂ ਸਬੰਧੀ ਉਹਨਾਂ ਦਾ ਅਪਣਾ ਸਿੱਧਾ ਤਜ਼ਰਬਾ ਵੀ ਨਾਂਹ-ਮਾਤਰ ਸੀ। ਮਨੁੱਖੀ ਮਨ ਸਮੁੰਦਰੋਂ ਡੂੰਘਾ ਹੈ ਤੇ ਇਸ ਦੀਆਂ ਅਥਾਹ ਪਰਤਾਂ ਹਨ। ਇਨ੍ਹਾਂ ਦੀ ਗਹਿਰਾਈ ਵਿਚ ਜਾਣਾ ਕਿਸੇ ਦੇ ਵਸ ਦੀ ਗੱਲ ਨਹੀਂ। ਸੰਸਾਰ ਵਿਚ ਮਨ ਹੀ ਇਕ ਅਜਿਹੀ ਧਾਰਾ ਹੈ ਜੋ ਸਮੇਂ ਦੇ ਵਿਪਰੀਤ ਵਹਿ ਸਕਦੀ ਹੈ। ਮਨੁੱਖੀ ਮਨ ਤੇ ਯਾਦ-ਸ਼ਕਤੀ ਆਪਸ ਵਿਚ ਨਹੁੰ ਤੇ ਮਾਸ ਵਾਂਗ ਜੁੜੇ ਹੁੰਦੇ ਹਨ ਤੇ ਇਕ ਦੂਜੇ ਨੂੰ ਪ੍ਰਭਾਵਤ ਕਰਦੇ ਹਨ। ਜਿਹਨਾਂ ਵਿਅਕਤੀਆਂ ਦੀ ਯਾਦਦਾਸ਼ਤ ਕੁਝ ਸਮੇਂ ਲਈ ਚਲੀ ਜਾਂਦੀ ਹੈ ਉਹ ਸਹੀ ਮਾਹਨਿਆਂ ਵਿਚ ਜ਼ਿੰਦਗੀ ਤੋਂ ਵਿਜੋਗੇ ਜਾਂਦੇ ਹਨ। ਉਹਨਾਂ ਤੇ ਇਸ ਦੇ ਪਰਤਣ ਉਪ੍ਰੰਤ ਕੀ ਬੀਤਦਾ ਹੈ, ਇਹ ਉਹੀ ਜਾਣ ਸਕਦੇ ਹਨ। ਆਪਣੇ ਮੁੱਢ ਦਾ ਗਿਆਨ ਨਾ ਹੋਣ ਕਰਕੇ ਇਕ ਤਰ੍ਹਾਂ ਨਾਲ ਸਾਰੀ ਮੱਨੁਖਤਾ ਹੀ ਵਿਜੋਗੀ ਹੋਈ ਮਹਿਸੂਸ ਕਰਦੀ ਹੈ ਤੇ ਦਿਨ ਰਾਤ ਆਪਣੇ ਕਾਦਰ ਦੀ ਭਾਲ ਵਿਚ ਉਸ ਦਾ ਨਾਂ ਸਿਮਰਣ ਕਰਦੀ ਰਹਿੰਦੀ ਹੈ।

ਸਾਰੇ ਲੋਕ ਆਮ ਤੌਰ ਤੇ ਇਹ ਸਮਝਦੇ ਹਨ ਕਿ ਯਾਦਦਾਸ਼ਤ ਦਾ ਜਾਣਾ ਤੇ ਪਰਤਣਾ ਗੂਹੜੀ ਨੀਂਦ ਤੋਂ ਜਾਗਣ ਵਾਂਗ ਹੀ ਇਕ ਸਾਧਾਰਣ ਤੇ ਪੀੜ-ਰਹਿਤ ਕ੍ਰਿਆ ਹੁੰਦੀ ਹੈ। ਪਰ ਅਜਿਹਾ ਨਹੀਂ ਹੈ। ਇਹ ਹਾਲਤ ਧੁਰ ਅੰਦਰੋਂ ਇਕ ਅਸਹਿ ਸਦਮੇ ਦੇ ਕੋਹਣ ਵਰਗੀ ਹੁੰਦੀ ਹੈ ਜਿਸ ਨਾਲ ਮਨ ਗੁਆਚੇ ਪਲਾਂ ਦੀ ਭਾਲ ਵਿਚ ਬਾਰ ਬਾਰ ਤਰਲੋ-ਮੱਛੀ ਹੁੰਦਾ ਰਹਿੰਦਾ ਹੈ। ਉਹ ਤੀਬਰਤਾ ਨਾਲ ਇਸ ਸਥਿੱਤੀ ਵਿਚੋਂ ਨਿਕਲਣਾ ਚਾਹੁੰਦਾ ਹੈ ਪਰ ਅਜਿਹਾ ਨਾ ਕਰ ਸਕਣ ਕਾਰਣ ਉਸ ਦੇ ਦਿਮਾਗੀ ਤੰਤੂ ਫਟਣ ਵਾਲੇ ਹੋ ਜਾਂਦੇ ਹਨ ਤੇ ਉਹ ਅੰਦਰ ਹੀ ਅੰਦਰ ਘੁਟਦਾ ਰਹਿੰਦਾ ਹੈ। ਇਸ ਤੱਥ ਨੂੰ ਉਜਾਗਰ ਕਰਨ ਵਾਲੀ ਇਕ ਆਪ ਬੀਤੀ ਸੱਚੀ ਘਟਨਾ ਬਿਆਨ ਕਰ ਰਿਹਾ ਹਾਂ ਜਿਸ ਬਾਰੇ ਮੈਂ ਆਪ ਵੀ ਬਹੁਤਾ ਨਹੀਂ ਜਾਣਦਾ। ਜੇ ਜਾਣਦਾ ਹੁੰਦਾ ਤਾਂ ਇਸ ਬਾਰੇ ਲਿਖਦਾ ਵੀ ਨਾ ਕਿਉਂਕਿ ਫਿਰ ਇਸ ਵਿਚ ਲਿਖਣ ਲਈ ਬਹੁਤਾ ਕੁਝ ਰਹਿ ਵੀ ਨਾ ਗਿਆ ਹੁੰਦਾ।

ਇਹ ਗੱਲ ਸਤੰਬਰ 1998 ਦੀ ਹੈ। ਉਹਨਾਂ ਦਿਨਾਂ ਵਿਚ ਮੇਰੀ ਪਤਨੀ ਅਮਰੀਕਾ ਵਿਚ ਆਈ ਹੋਈ ਸੀ। ਪ੍ਰੀਵਾਰ ਵਿਚੋਂ ਕੇਵਲ ਮੈਂ ਤੇ ਮੇਰਾ ਛੋਟਾ ਲੜਕਾ ਹੀ ਪਟਿਆਲੇ ਰਹਿ ਰਹੇ ਸਾਂ। ਮੇਰਾ ਲੜਕਾ ਮੈਡੀਕਲ ਕਾਲਜ਼ ਵਿਚ ਦਾਖ਼ਲੇ ਲਈ ਪੀ ਐਮ ਟੀ ਦੀ ਤਿਆਰੀ ਕਰ ਰਿਹਾ ਸੀ। ਉਹ ਹਰ ਰੋਜ਼ ਸਵੇਰੇ ਚਾਰ ਵਜੇ ਅਰਬਨ ਅਸਟੇਟ ਤੋਂ ਪਟਿਆਲੇ ਮਹਿੰਦਰਾ ਕਾਲਜ ਦੀ ਪ੍ਰੋਫੈਸਰ ਰਣਜੀਤ ਕੌਰ ਤੁੱਲੀ ਕੋਲ ਟਿਊਸ਼ਨ ਪੜ੍ਹਨ ਜਾਂਦਾ ਹੁੰਦਾ ਸੀ ਤੇ ਉਸ ਤੋਂ ਬਾਦ ਦੋ ਹੋਰ ਟਿਊਟਰਾਂ ਕੋਲ ਫਿਜ਼ਿਕਸ ਅਤੇ ਕੈਮੀਸਟਰੀ ਦੀਆਂ ਟਿਊਸ਼ਨਾਂ ਲਾ ਕੇ ਨੌਂ ਵਜੇ ਘਰ ਮੁੜਦਾ ਸੀ। ਮੈਂ ਉਸ ਨੂੰ ਪੌਣੇ ਚਾਰ ਵਜੇ ਚਾਹ ਪਿਆ ਕੇ ਪੜ੍ਹਨ ਤੋਰ ਦਿੰਦਾ ਸਾਂ ਤੇ ਆਪ ਆਪਣੇ ਜਪੁਜੀ ਸਾਹਿਬ ਦੀ ਵਿਆਖਿਆ ਦੇ ਪ੍ਰਾਜੈਕਟ ਤੇ ਕੰਮ ਕਰਨ ਬੈਠ ਜਾਂਦਾ ਸਾਂ।

ਰੋਜ਼ ਵਾਂਗ ਘਟਨਾ ਵਾਲੇ ਦਿਨ ਵੀ ਮੈਂ ਉਸ ਨੂੰ ਭੇਜ ਕੇ ਜਦੋਂ ਆਪਣਾ ਚਾਹ ਦਾ ਪਿਆਲਾ ਲੈ ਕੇ ਸਟੱਡੀ ਟੇਬਲ ਤੇ ਗਿਆ ਤਾਂ ਸਾਹਮਣੇ "ਜੇ ਹਉ ਜਾਣਾ ਆਖਾ ਨਾਹੀ ਕਹਣਾ ਕਥਨੁ ਨ ਜਾਈ" ਦੀ ਤੁੱਕ ਵਿਆਖਿਆ ਦੀ ਉਡੀਕ ਕਰ ਰਹੀ ਸੀ। ਇਸ ਤੁੱਕ ਬਾਰੇ ਮੈਂ ਪਿਛਲੇ ਇਕ ਦਿਨ ਤੋਂ ਗੰਭੀਰਤਾ ਨਾਲ ਸੋਚ ਰਿਹਾ ਸਾਂ ਪਰ ਇਸ ਦੀ ਅੜਾਉਣੀ ਹੱਲ ਨਹੀਂ ਸੀ ਹੋ ਰਹੀ। ਇਸ ਨੂੰ ਪੜ੍ਹ ਕੇ ਇੰਜ ਲੱਗਦਾ ਸੀ ਜਿਵੇਂ ਗੁਰੂ ਨਾਨਕ ਸਾਹਿਬ

ਕਹਿ ਰਹੇ ਹੋਣ ਕਿ ਜੇ ਮੈਂ ਜਾਣਦਾ ਵੀ ਹੋਵਾਂ ਤਾਂ ਵੀ ਬਿਆਨ ਨਾ ਕਰ ਸਕਾਂ। ਮੈਂ ਇਸ ਤੁੱਕ ਦਾ ਗੁਰੂ ਸਾਹਿਬ ਦੇ ਲਿਖਣ ਅਨੁਸਾਰ ਇਹ ਸਿੱਧਾ ਸਾਦਾ ਅਰਥ ਕੱਢਦਾ ਸਾਂ ਕਿ ਜੇ ਉਹਨਾਂ ਨੂੰ "ਕਰਤਾਰ" ਦੀ ਪੂਰੀ ਸਿਫਤਿ ਦਾ ਪਤਾ ਵੀ ਹੁੰਦਾ ਤਾਂ ਵੀ ਉਹ ਇਸ ਨੂੰ ਵਰਨਣ ਨਾ ਕਰ ਸਕਦੇ। ਭਾਵ ਜੇ ਉਹਨਾਂ ਨੂੰ ਇਸ ਦੇ ਅਥਾਹ ਪਸਾਰੇ ਦਾ ਕੋਈ ਗਿਆਨ ਹੀ ਨਹੀਂ ਫਿਰ ਵਰਨਣ ਕਿਵੇਂ ਕਰਨ? ਫਿਰ ਸੋਚਦਾ ਕਿ ਇਹ ਅਰਥ ਠੀਕ ਨਹੀਂ ਹਨ ਕਿਉਂਕਿ ਗੁਰੂ ਸਾਹਿਬ ਦੇ ਸਮੂਹ ਸ਼ਰਧਾਲੂ ਤੇ ਸਭ ਮੌਜੂਦਾ ਟੀਕਾਕਾਰ ਤਾਂ ਉਹਨਾਂ ਨੂੰ ਪੂਰੇ ਜਾਣੀ ਜਾਣ ਮੰਨਦੇ ਹਨ। ਇਸ ਲਈ ਇਹ ਕਿਵੇਂ ਹੋ ਸਕਦਾ ਹੈ ਕਿ ਉਹਨਾਂ ਨੂੰ ਕਿਸੇ ਚੀਜ਼ ਦਾ ਪਤਾ ਨਾ ਹੋਵੇ? ਇਸ ਸੋਚ ਵਿਚਾਰ ਵਿਚ ਉਲਝਿਆ ਮੈਂ ਕਈ ਵਾਰ ਗੁਰੂ ਨਾਨਕ ਨੂੰ ਸਹੀ ਮੰਨਦਾ ਤੇ ਬਾਕੀ ਵਿਦਵਾਨਾਂ ਦੇ ਕਥਨਾਂ ਵਿਚ ਦੋਗਲਾਪਣ ਮਹਿਸੂਸ ਕਰਦਾ ਜੋ ਗੁਰੂ ਸਾਹਿਬ ਵਿਚ ਵਿਸ਼ਵਾਸ ਤਾਂ ਜਤਾਉਂਦੇ ਸਨ ਪਰ ਉਹਨਾਂ ਦੀ ਲਿਖੀ ਗੱਲ ਤੇ ਯਕੀਨ ਨਹੀਂ ਸਨ ਕਰਦੇ। ਫਿਰ ਕਈ ਵਾਰ ਮੈਨੂੰ ਆਪਣੇ ਤੇ ਹੀ ਵਿਸ਼ਵਾਸ਼ ਨਾ ਹੁੰਦਾ ਤੇ ਮੈਂ ਸੋਚਦਾ ਕਿ ਕੀ ਇਸ ਤੁੱਕ ਵਿਚ ਕੋਈ ਅਜਿਹਾ ਡੂੰਘਾ ਰੱਹਸ ਤਾਂ ਨਹੀਂ ਛੁੱਪਿਆ ਜੋ ਦੂਜੇ ਵਿਦਵਾਨਾਂ ਦੀ ਸਮਝ ਵਿਚ ਤਾਂ ਆ ਗਿਆ ਹੋਵੇ, ਮੇਰੀ ਵਿਚ ਨਾ ਆਇਆ ਹੋਵੇ? ਇਸ ਭਰਮ ਕਾਰਣ ਮੈਂ ਸਾਰੇ ਉਪਲੱਬਦ ਟੀਕੇ ਫਰੋਲ ਮਾਰੇ ਸਨ ਪਰ ਗੱਲ ਕਿਸੇ ਵੀ ਵਿਦਵਾਨ ਦੀ ਸਮਝ ਵਿਚ ਆਈ ਲੱਗਦੀ ਨਹੀਂ ਸੀ। ਮੇਰਾ ਕੰਮ ਰੁਕਿਆ ਪਿਆ ਸੀ ਤੇ ਮੈਨੂੰ ਇਸ ਬਾਰੇ ਹੋਰ ਖੋਜ ਕਰਨ ਦੀ ਲੋੜ ਮਹਿਸੂਸ ਹੋ ਰਹੀ ਸੀ।

ਅਜਿਹੇ ਦਵੰਧਾਂ ਵੇਲੇ ਮੈਂ ਸਾਰਾ ਜਪੁਜੀ ਸਾਹਿਬ ਮੁੱਢ ਤੋਂ ਫਿਰ ਪੜ੍ਹਦਾ ਸਾਂ ਤੇ ਸਮੂਚੇ ਭਾਵ ਅਨੁਸਾਰ ਅਰਥ ਕੱਢਣ ਦੀ ਕੋਸ਼ਿਸ਼ ਕਰਦਾ ਸਾਂ। ਉਸ ਦਿਨ ਮੇਰੀ ਇੱਛਾ ਹੋਈ ਕਿ ਮੈਂ ਪੜ੍ਹਨ ਦੀ ਥਾਂ ਜਪੁਜੀ ਸਾਹਿਬ ਦੀ ਕੈਸਟ ਸੁਣਾਂ ਤੇ ਨਾਲ ਨਾਲ ਚਾਹ ਦਾ ਇਕ ਹੋਰ ਪਿਆਲਾ ਬਣਾ ਕੇ ਪੀਵਾਂ। ਲਿਹਾਜ਼ਾ ਮੈਂ ਕੈਸਟ ਚਲਾਉਣ ਲਈ ਡਰਾਈਂਗ ਰੂਮ ਦੀ ਇਕ ਨੁੱਕਰੇ ਪਏ ਡੈੱਕ ਕੋਲ ਚਲਾ ਗਿਆ। ਵੇਖਿਆ, ਮੇਜ਼ ਤੇ ਨਵੇਂ ਪੁਰਾਣੇ ਸੌ ਡੇਢ ਸੌ ਕੈਸੇਟਾਂ ਦਾ ਢੇਰ ਲੱਗਾ ਪਿਆ ਸੀ ਜਿਹਨਾਂ ਵਿਚੋਂ ਜਪੁਜੀ ਸਾਹਿਬ ਵਾਲਾ ਟੇਪ ਲੱਭਣਾ ਆਸਾਨ ਕੰਮ ਨਹੀਂ ਸੀ। ਮੇਰਾ ਲੜਕਾ ਫਿਲਮੀ ਤੇ ਪੰਜਾਬੀ ਗਾਣਿਆਂ ਦਾ ਬੜਾ ਸ਼ੋਕੀਨ ਸੀ। ਉਹ ਨਿੱਤ ਨਵੀਆਂ ਕੈਸੇਟਾਂ ਖਰੀਦ ਕੇ ਜਾਂ ਰਿਕਾਰਡ ਕਰਵਾ ਕੇ ਲਿਆਈ ਜਾਂਦਾ ਸੀ ਤੇ ਬਿਨਾ ਸਿਰਲੇਖ ਲਿਖੇ ਸੁਣ ਸੁਣ ਢੇਰ ਲਾਈ ਜਾਂਦਾ ਸੀ। ਜਪੁਜੀ ਸਾਹਿਬ ਤੋਂ ਹਟ ਕੇ ਮੇਰਾ ਧਿਆਨ ਕੈਸੇਟਾਂ ਦੀ ਛਾਂਟ-ਛੰਟਾਈ ਕਰ ਕੇ ਸਿਰਲੇਖ ਲਿਖਣ ਵੱਲ ਚਲਾ ਗਿਆ ਤਾਂ ਜੋ ਹਰ ਰੋਜ਼ ਦੇ ਲੱਭਣ ਲਭਾਉਣ ਦਾ ਝੰਜਟ ਖ਼ਤਮ ਹੋ ਸਕੇ।

ਚਾਹ ਦਾ ਹੱਥਲਾ ਕੱਪ ਇਕ ਪਾਸੇ ਰੱਖ ਕੇ ਮੈਂ ਡੈੱਕ ਕੋਲ ਬੈਠ ਗਿਆ ਤੇ ਇਕ ਇਕ ਕੈਸੇਟ ਵਜਾ ਕੇ ਉਸ ਦਾ ਵਿਸ਼ਾ-ਵਸਤੂ ਪਰਖਣ ਲੱਗਿਆ। ਕੈਸੇਟਾਂ ਤੇ ਟਾਈਟਲ ਲਿਖਣ ਲਈ ਮੈਨੂੰ ਇਕ ਅਜਿਹੇ ਮਾਰਕਰ ਦੀ ਲੋੜ ਪਈ ਜਿਹੜਾ ਪਲਾਸਟਿਕ ਦੇ ਤਲ ਤੇ ਪੱਕੀ ਤਰਾਂ ਉੱਕਰ ਸਕਦਾ ਹੋਵੇ ਤੇ ਜਿਸ ਦੀ ਲਿਖਾਈ ਕਦੇ ਨਾ ਮਿਟੇ। ਉਸੇ ਵੇਲੇ ਮੈਨੂੰ ਇਕ ਸਿਲਵਰ ਰੰਗੇ ਮਾਰਕਰ ਦੀ ਯਾਦ ਆਈ ਜਿਹੜਾ ਮੈਂ ਸਾਲ ਕੁ ਪਹਿਲਾਂ ਆਪਣੀ ਲੜਕੀ ਦੀ ਸ਼ਾਦੀ ਦੇ ਕਾਰਡ ਲਿਖਣ ਲਈ ਖਰੀਦਿਆ ਸੀ। ਮੈਂ ਉਸ ਨੂੰ ਕਾਹਲੀ ਕਾਹਲੀ ਲੱਭਿਆ ਤੇ ਟੈਸਟ ਕੀਤਾ ਕਿ ਚਲਦਾ ਵੀ ਹੈ ਕਿ ਨਹੀਂ। ਇਹ ਮਾਰਕਰ ਨਵੇਂ ਵਾਂਗ ਹੀ ਠੀਕ ਠਾਕ ਪਿਆ ਸੀ। ਇਸ ਦੀ ਲਿਸ਼ਕਦਾਰ ਲਿਖਾਈ ਪਹਿਲਾਂ ਵਾਂਗ ਹੀ ਰੁਪਹਿਲੀ ਭਾ ਮਾਰਦੀ ਸੀ ਤੇ ਮਿਟਦੀ ਵੀ ਨਹੀਂ ਸੀ। ਮੈਂ ਇਸ ਨਾਲ ਕੈਸੇਟਾਂ ਤੇ ਵਿਸ਼ੇ ਅਨੁਸਾਰ ਸਿਰਲੇਖ ਲਿਖਣ ਦਾ ਕੰਮ ਅਰੰਭ ਕਰ ਦਿਤਾ।

ਪਹਿਲੀ ਕੈਸੇਟ ਫ਼ਿਲਮ ਅਨਾਰਕਲੀ ਦੇ ਗਾਣਿਆਂ ਦੀ ਸੀ, ਦੂਜੀ ਇਨਕਮ ਟੈਕਸ ਵਿਭਾਗ ਚੰਡੀਗੜ੍ਹ ਦੇ ਇਕ ਨੌਜਵਾਨ ਕਲਰਕ ਮਹਿੰਦਰ ਕੁਮਾਰ ਦੇ ਵਹਿਮੀ ਕਿਰਦਾਰ ਦੀ

ਅਸਲ ਰਿਕਾਰਡਿੰਗ ਸੀ। ਤੀਜੀ ਕੈਸੇਟ ਵਿਚ ਸਾਲ 1980 ਵਿਚ ਕਾਮਰੇਡ ਸੋਹਨ ਸਿੰਘ ਜੋਸ਼ ਨਾਲ ਦਿੱਲੀ ਵਿਚ ਕੀਤੀ ਤਿੰਨ ਘੰਟੇ ਦੀ ਮੁਲਾਕਾਤ ਅੰਕਿਤ ਸੀ। ਹਰ ਕੈਸੇਟ ਦਾ ਮਜ਼ਮੂਨ ਜਾਨਣ ਦੇ ਨਾਲ ਨਾਲ ਮੈਂ ਉਸ ਦੇ ਕੁਝ ਅੰਸ਼ ਸੁਨਣ ਦਾ ਆਨੰਦ ਵੀ ਲੈ ਰਿਹਾ ਸਾਂ ਜਿਸ ਨਾਲ ਹੌਲੀ ਹੌਲੀ ਅਤੀਤ ਦੀਆਂ ਗਵਾਚੀਆਂ ਰਸਦਾਰ ਯਾਦਾਂ ਵਿਚ ਉੱਤਰਦਾ ਜਾ ਰਿਹਾ ਸਾਂ। ਇਸ ਤੋਂ ਅਗਲੀ ਪੂਰੀ ਦੀ ਪੂਰੀ ਕੈਸੇਟ ਦਲੀਪ ਕੁਮਾਰ ਤੇ ਵਹੀਦਾ ਰਹਿਮਾਨ ਦੀ ਪੁਰਾਣੀ ਫਿਲਮ "ਆਦਮੀ" ਦੇ ਗਾਣੇ "ਆਜ ਪੁਰਾਨੀ ਰਾਹੋਂ ਸੇ ਕੋਈ ਮੁਝੇ ਆਵਾਜ਼ ਨਾ ਦੇ" ਨਾਲ ਭਰੀ ਹੋਈ ਸੀ। ਮੇਰੇ ਲੜਕੇ ਨੇ ਮੇਰੇ ਅਨੁਰੋਧ ਤੇ ਇਸ ਗੀਤ ਨੂੰ ਕਈ ਵਾਰ ਮੁੜ ਮੁੜ ਰਿਕਾਰਡ ਕਰਵਾਇਆ ਹੋਇਆ ਸੀ ਕਿਉਂਕਿ ਮੈਂ ਇਸ ਨੂੰ ਲੱਗਾਤਾਰ ਸੁਣੀ ਜਾਣਾ ਪਸੰਦ ਕਰਦਾ ਸਾਂ। ਦਰਅਸਲ ਇਹ ਗੀਤ ਮੈਨੂੰ ਚੜ੍ਹਦੀ ਕਲਾ ਦਾ ਪ੍ਰਤੀਕ ਲੱਗਦਾ ਸੀ ਜੋ ਭੁੱਲੇ-ਭਟਕੇ ਮਨੁੱਖ ਨੂੰ ਸੁਧਾਰਵਾਦੀ ਰਾਹ ਤੇ ਚਲਣ ਦੀ ਚੇਤਨਾ ਤੇ ਸਾਹਸ ਪ੍ਰਦਾਨ ਕਰਦਾ ਸੀ। ਇਸ ਨੂੰ ਮੈਂ ਹਮੇਸ਼ਾ ਉਹਨਾਂ ਸਭ ਭਾਈ ਭੈਣਾਂ ਨੂੰ ਹਰ ਰੋਜ਼ ਸੁਨਣ ਦੀ ਹਦਾਇਤ ਕਰਦਾ ਸਾਂ ਜੋ ਮੇਰੇ ਕੋਲ ਸ਼ਰਾਬ ਆਦਿ ਨਸ਼ੇ ਤੇ ਹੋਰ ਬੁਰੀਆਂ ਆਦਤਾਂ ਛੱਡਣ ਲਈ ਇਲਾਜ਼ ਕਰਵਾਉਣ ਆਉਂਦੇ ਸਨ। ਇਸ ਕੈਸੇਟ ਨੂੰ ਸੁਣਦੇ ਹੀ ਮੇਰੇ ਮਨ ਵਿਚ ਇਸ ਗੀਤ ਦੀਆਂ ਦਿਲਕਸ਼ ਧੁਨੀਆਂ ਵੱਜਣੀਆਂ ਸ਼ੁਰੂ ਹੋ ਗਈਆਂ ਤੇ ਸਮੁੰਦਰੀ ਬੀਚ ਤੇ ਚਲਦੇ ਦਲੀਪ ਕੁਮਾਰ ਦਾ ਵਿਜਈ ਤੇ ਆਸ਼ਾਵਾਦੀ ਚਿਹਰਾ ਸਾਹਮਣੇ ਫਿਰਨ ਲੱਗਾ। ਮੈਂ ਇਸ ਦੀਆਂ ਸੁਰ-ਲਹਿਰਾਂ ਤੇ ਸਵਾਰ ਹੋ ਅੰਤਰੀਵ ਨੂੰ ਲੁਭਾਉਂਦੇ ਕਿਸੇ ਰੰਗੀਨ ਸਾਗਰੀ ਦਿਸਹੱਦੇ ਵੱਲ ਨਿਕਲ ਗਿਆ ਜਿਸ ਦੀਆਂ ਦੁਰਾਡੀਆਂ ਵਾਟਾਂ ਤੋਂ ਆਸਾਨੀ ਨਾਲ ਪਰਤ ਆਉਣਾ ਸੰਭਵ ਨਹੀਂ ਸੀ।

ਜਦੋਂ ਵਾਪਸ ਪਰਤਿਆ ਤਾਂ ਮੈਨੂੰ ਪਹੁ ਫੁੱਟਣ ਵਾਂਗ ਅਚਾਨਕ ਸੋਝੀ ਆਉਣ ਦਾ ਅਹਿਸਾਸ ਹੋਇਆ। ਮੈਂ ਘਰ ਵਿਚ ਇਕ ਬੈਡਰੂਮ ਤੋਂ ਦੂਜੇ ਵੱਲ ਚੱਕਰ ਲਾ ਰਿਹਾ ਸਾਂ ਤੇ ਭਰੇ ਗਲੇ ਨਾਲ ਆਪਣੇ ਲੜਕੇ ਨੂੰ ਉੱਚੀ ਉੱਚੀ ਅਵਾਜਾਂ ਮਾਰਦਾ ਫਿਰ ਰਿਹਾ ਸਾਂ। ਮੈਨੂੰ ਇੰਜ ਲੱਗ ਰਿਹਾ ਸੀ ਜਿਵੇਂ ਮੇਰਾ ਲੜਕਾ ਹੁਣੇ ਹੁਣੇ ਮੇਰੇ ਨਾਲ ਗੱਲਾਂ ਕਰ ਰਿਹਾ ਹੋਵੇ ਪਰ ਹੁਣ ਇਕ ਦਮ ਅਲੋਪ ਹੋ ਗਿਆ ਹੋਵੇ। ਮੈਂ ਅਜਿਹੇ ਭੈ ਨਾਲ ਕੰਬ ਰਿਹਾ ਸਾਂ ਜਿਵੇਂ ਉਸ ਨਾਲ ਕੋਈ ਦੁਰਘਟਨਾ ਵਾਪਰ ਗਈ ਹੋਵੇ। ਦੁਰਘਟਨਾ ਦੀ ਥਾਂ ਤੇ ਸਮੇਂ ਬਾਰੇ ਬੁਰੇ ਵਿਚਾਰ ਵੀ ਮੇਰੇ ਦਿਮਾਗ ਵਿਚ ਘਰ ਕੀਤੀ ਬੈਠੇ ਸਨ। ਮੈਨੂੰ ਅਚੰਭਾ ਹੋ ਰਿਹਾ ਸੀ ਕਿ ਘਰ ਤੋਂ ਦੋ ਕਿਲੋਮੀਟਰ ਦੀ ਦੂਰੀ ਤੇ ਸਵੇਰੇ ਪੰਜ ਵਜੇ ਦੀ ਹੋਈ ਦੁਰਘਟਨਾ ਦੀ ਖ਼ਬਰ ਮੈਨੂੰ ਹੁਣ ਤੀਕਰ ਮਿਲੀ ਕਿਉਂ ਨਹੀ। ਬਿਨਾ ਰੁਕੇ ਮੈਂ ਉਸ ਨੂੰ ਆਵਾਜ਼ਾਂ ਮਾਰ ਰਿਹਾ ਸਾਂ ਤੇ ਉਸ ਦੀ ਹੈਲਮਟ ਦੀ ਭਾਲ ਕਰ ਰਿਹਾ ਸਾਂ ਤਾਂ ਜੋ ਦਿਲ ਨੂੰ ਕੁਝ ਢਾਰਸ ਮਿਲੇ। ਹੈਲਮਟ ਕਿਧਰੇ ਨਾ ਦਿਖਣ ਤੇ ਮੇਰੀਆਂ ਭੁੱਬਾਂ ਨਿਕਲ ਗਈਆਂ। ਮੈਨੂੰ ਵਿਸ਼ਵਾਸ ਹੋ ਗਿਆ ਸੀ ਕਿ ਹੁਣੇ ਆ ਕੇ ਕੋਈ ਮੈਨੂੰ ਉਸ ਨਾਲ ਹੋਈ ਅਨਹੋਣੀ ਦੀ ਮਨਹੂਸ ਖ਼ਬਰ ਸੁਣਾਵੇਗਾ। ਡਰ ਤੇ ਕਮਜ਼ੋਰੀ ਨਾਲ ਮੇਰੀਆਂ ਲੱਤਾਂ ਕੰਬ ਰਹੀਆਂ ਸਨ। ਅਨਢਾਲ ਹੋ ਕੇ ਮੈਂ ਕੁਰਸੀ ਤੇ ਬੈਠ ਗਿਆ ਤੇ ਭਰੇ ਮਨ ਨਾਲ ਕਰਾਹ ਕਰਾਹ ਕੇ ਦੁਖੀ ਸੁਨੇਹਾ ਲਿਆਉਣ ਵਾਲੇ ਦੀ ਉਡੀਕ ਕਰਨ ਲੱਗ ਪਿਆ।

ਘੜੀ ਤੇ ਨਜ਼ਰ ਮਾਰੀ ਤਾਂ ਸਵੇਰ ਦੇ ਸਾਢੇ ਦਸ ਵਜ ਰਹੇ ਸਨ। ਮੈਨੂੰ ਸਮਝ ਨਾ ਪਈ ਕਿ ਮੈਂ ਯੂਨੀਵਰਸਿਟੀ ਜਾਣ ਦੀ ਬਜਾਏ ਬਿਨਾ ਤਿਆਰ ਹੋਏ ਹੀ ਘਰੇ ਕਿਉਂ ਬੈਠਾ ਸਾਂ।ਇਹ ਸੋਚ ਕੇ ਕਿ ਮੇਰੀ ਤਾਂ ਸਾਢੇ ਨੌਂ ਵਜੇ ਕਲਾਸ ਸੀ, ਮੇਰੇ ਪੈਰਾਂ ਹੇਠੋਂ ਜ਼ਮੀਨ ਨਿਕਲ ਗਈ। ਮੈਨੂੰ ਪਤਾ ਨਹੀਂ ਸੀ ਲੱਗ ਰਿਹਾ ਕਿ ਮੇਰੇ ਨਾਲ ਕੀ ਹੋਇਆ ਹੈ ਅਤੇ ਅੱਗੋਂ ਮੈਨੂੰ ਕੀ ਕਰਨਾ ਚਾਹੀਦਾ ਹੈ। ਯਾਦਦਾਸ਼ਤ ਦੀਆਂ ਨਿਸ਼ਾਨ-ਦੇਹੀਆਂ ਗਵਾਚਨ ਨਾਲ ਮਨ ਸਮੁੰਦਰ ਵਿਚ ਦਿਸ਼ਾ-ਵਿਹੀਨ ਕਿਸ਼ਤੀ ਵਾਂਗ ਡੋਲ ਰਿਹਾ ਸੀ। ਇਸ ਅਕਹਿ

ਸਦਮੇ ਕਾਰਣ ਤੌਰ ਭੌਰ ਹੋਇਆ ਮੈਂ ਉਦਾਸੀ ਦੇ ਵਹਿਣ ਵਿਚ ਵਹਿ ਰਿਹਾ ਸਾਂ ਤੇ ਆਪਣੇ ਲੜਕੇ ਬਾਰੇ ਸੋਚ ਸੋਚ ਕੇ ਹਟਕੋਰੇ ਲੈ ਰਿਹਾ ਸਾਂ।

ਇੰਨੇ ਨੂੰ ਬਾਹਰੋਂ ਗੇਟ ਖੜਕਣ ਦੀ ਆਵਾਜ਼ ਆਈ। ਕਿਸੇ ਬੁਰੀ ਖਬਰ ਦੇ ਆਗਮਨ ਨੂੰ ਆਪਣੇ ਸਮੀਪ ਚਿੱਤਵ ਕੇ ਮੇਰਾ ਰੋਣਾ ਫਿਰ ਉੱਚੀ ਉੱਚੀ ਫੁੱਟ ਆਇਆ। ਹਿਰਦਾ ਕਠੋਰ ਕਰ ਕੇ ਕੰਬਦੇ ਹੱਥਾਂ ਨਾਲ ਬੂਹਾ ਖੋਲ੍ਹਿਆ ਤਾਂ ਵੇਖਿਆ ਕਿ ਐਡਵੋਕੇਟ ਸਰਬਜੀਤ ਸਿੰਘ ਵਿਰਕ ਅੰਦਰ ਵੱਲ ਚਲੇ ਆ ਰਹੇ ਸਨ। ਵਿਰਕ ਸਾਹਿਬ ਯੁਨੀਵਰਸਿਟੀ ਵਿਚ ਮੇਰੇ ਵਿਦਿਆਰਥੀ ਰਹੇ ਸਨ ਤੇ ਹੁਣ ਪਟਿਆਲੇ ਜਿਲ੍ਹਾ ਕਚਿਹਿਰੀਆਂ ਵਿਚ ਵਕਾਲਤ ਕਰਦੇ ਸਨ। ਅਰਬਨ ਅਸਟੇਟ ਨਿਵਾਸੀ ਹੋਣ ਕਰ ਕੇ ਉਹ ਮੇਰੇ ਗਵਾਂਢੀ ਵੀ ਸਨ ਤੇ ਪਰਿਵਾਰਕ ਸਾਂਝ ਵਾਲੇ ਮਿੱਤਰ ਵੀ। ਉਹਨਾਂ ਨੂੰ ਉਸ ਵੇਲੇ ਅਚਾਨਕ ਆਪਣੇ ਬੂਹੇ ਉੱਤੇ ਵੇਖ ਕੇ ਮੇਰਾ ਕਲੇਜਾ ਬੈਠ ਗਿਆ।

ਉਹ ਚੁੱਪ ਚਾਪ ਅੰਦਰ ਲੰਘ ਆਏ। ਉਹਨਾਂ ਦੀ ਖਾਮੋਸ਼ੀ ਕਾਰਣ ਮੈਨੂੰ ਆਪਣੀ ਕਾਲੀ ਸੋਚ ਦੇ ਸੱਚ ਹੋਣ ਬਾਰੇ ਕੋਈ ਸ਼ੱਕ ਨਾ ਰਿਹਾ। ਉਹਨਾਂ ਦੇ ਕੁਝ ਕਹਿਣ ਤੋਂ ਪਹਿਲਾਂ ਹੀ ਮੈਂ ਉਹਨਾਂ ਤੋਂ ਜੋਰ ਨਾਲ ਡੁਸਕ ਕੇ ਪੁੱਛਿਆ, "ਵਿਰਕ ਸਾਹਿਬ ਕਾਕਾ ਕਿੱਥੇ ਐ?" "ਕਾਕਾ? ਕਾਕਾ ਇੱਥੇ ਈ ਹੋਣਾ ਐ ਪ੍ਰੋਫੈਸਰ ਸਾਹਿਬ, ਆਓ ਬੈਠੀਏ। "ਉਹ ਆਸਾਧਾਰਨ ਹਲੀਮੀ ਨਾਲ ਬੋਲੇ ਜਿਵੇਂ ਕੋਈ ਮਨਹੂਸ ਖ਼ਬਰ ਦੱਸਣ ਤੋਂ ਪਹਿਲਾਂ ਦਿਲਾਸਾ ਦੇ ਰਹੇ ਹੋਣ। ਉਹਨਾ ਨੇ ਮੇਰੀ ਗਲੇਡੂਆਂ ਭਰੀ ਆਵਾਜ਼ ਨੂੰ ਵੀ ਨਾ ਗੌਲਿਆ। ਇਸ ਨਾਲ ਮੈਨੂੰ ਇੰਜ ਲੱਗਿਆ ਜਿਵੇਂ ਉਹ ਸੋਚ ਰਹੇ ਹੋਣ ਕਿ ਇਹ ਤਾਂ ਉਸ ਖ਼ਬਰ ਸਾਹਮਣੇ ਕੁਝ ਵੀ ਨਹੀਂ ਜੋ ਉਹ ਹੁਣੇ ਸੁਨਾਉਣਗੇ। ਉਹਨਾਂ ਦੇ ਇਸ ਛੁਪਾਉਣ ਵਾਲੇ ਵਤੀਰੇ ਕਾਰਣ ਮੇਰਾ ਤੌਖ਼ਲਾ ਹੋਰ ਵੀ ਵਧ ਗਿਆ।

"ਵਿਰਕ ਸਾਹਿਬ, ਮੈਨੂੰ ਸਹੀ ਸਹੀ ਦੱਸੋ ਉਸ ਨੂੰ ਕੀ ਹੋਇਆ ਹੈ?" ਮੈਂ ਉਹਨਾਂ ਤੋਂ ਸੱਚ ਉਗਲਾਉਣ ਦੀ ਕਾਹਲ ਨਾਲ ਵਿਲਕਵੀਂ ਅਰਜੋਈ ਕੀਤੀ। "ਕਾਕਾ ਇੱਥੇ ਬਾਹਰ ਈ ਹੈ, ਮੇਰੇ ਨਾਲ ਹੀ ਆਇਆ ਹੈ।" ਉਹਨਾਂ ਮੈਨੂੰ ਰਸਮੀ ਜਿਹੀ ਤੱਸਲੀ ਦਿਤੀ ਜਿਸ ਨੇ ਮੇਰਾ ਭਰਮ ਸਗੋਂ ਹੋਰ ਵੀ ਪੱਕਾ ਕਰ ਦਿਤਾ। "ਝੂਠ ਹੈ। ਜੇ ਨਾਲ ਆਇਆ ਹੈ ਤਾਂ ਉਸ ਨੂੰ ਅੰਦਰ ਕਿਉਂ ਨਹੀਂ ਲਿਆਏ?" ਮੇਰੇ ਗੁਸੈਲੇ ਤਕਾਜ਼ਿਆਂ ਦੀ ਤਾਬ ਨਾ ਝੱਲਦੇ ਹੋਏ ਉਹ ਬੂਹਾ ਖੋਲ ਕੇ ਬਾਹਰ ਨਿਕਲੇ ਤੇ ਆਵਾਜ਼ ਮਾਰ ਕੇ ਕਾਕੇ ਨੂੰ ਅੰਦਰ ਸੱਦ ਲਿਆਏ।

ਕਾਕਾ ਮੇਰੀ ਢਾਹੂ ਸੋਚ ਤੋਂ ਉਲਟ ਬਿਲਕੁਲ ਠੀਕ ਠਾਕ ਸੀ। ਮੈਂ ਉਸ ਨੂੰ ਘੁੱਟ ਕੇ ਗਲੇ ਨਾਲ ਲਾਇਆ ਤੇ ਪੁੱਛਿਆ, "ਬੇਟੇ ਤੂੰ ਕਿੱਥੇ ਚਲਾ ਗਿਆ ਸੀ, ਮੈਂ ਤੈਨੂੰ ਕਦੋਂ ਦਾ ਲੱਭ ਰਿਹਾ ਹਾਂ?" "ਪਾਪਾ, ਤੁਸੀਂ ਸਵੇਰ ਦੇ ਕੀ ਕਰੀ ਜਾਨੇ ਓਂ ਜੀ? ਆਪੇ ਤਾਂ ਤੁਸੀਂ ਮੈਨੂੰ ਵਿਰਕ ਅੰਕਲ ਕੋਲ ਭੇਜਿਆ ਸੀ ਤੇ ਨਾਲੇ ਹੁਣ ਵਾਰ ਵਾਰ ਪੁੱਛੀ ਜਾਨੇ ਓਂ ਕਿੱਥੇ ਗਿਆ ਸੀ।" ਉਸ ਨੇ ਗੁੱਸੇ ਤੇ ਪ੍ਰੇਸ਼ਾਨੀ ਨਾਲ ਉੱਤਰ ਦਿਤਾ। "ਜੇ ਮੈਂ ਭੇਜਿਆਂ ਹੁੰਦਾ ਤਾਂ ਮੈਂ ਇੱਥੇ ਬੈਠਾ ਤੇਰੇ ਫਿਕਰ ਵਿਚ ਰੋਂਦਾ ਕਿਉਂ ਫਿਰਦਾ?" ਮੈਂ ਆਪਣਾ ਸੱਚ ਦ੍ਰਿੜਾਇਆ। "ਤੁਹਾਨੂੰ ਪਤਾ ਕੀ ਲੱਗਣਾ ਸੀ ਜੀ, ਘੜੀ ਮੁੜੀ ਤਾਂ ਤੁਸੀਂ ਉਹੀ ਗੱਲਾਂ ਪੁੱਛੀ ਜਾਂਦੇ ਸੀ। ਯਾਦ ਤਾਂ ਤੁਹਾਨੂੰ ਕੁਝ ਰਹਿੰਦਾ ਨਹੀਂ।" ਉਸ ਨੇ ਛਿੱਥਾ ਪੈ ਕੇ ਕਿਹਾ। ਇਹ ਸੁਣ ਕੇ ਵਿਰਕ ਸਾਹਿਬ ਨੇ ਉਂਗਲ ਦੀ ਸੈਨਤ ਨਾਲ ਉਸ ਨੂੰ ਅੱਗੇ ਹੋਰ ਕੁਝ ਕਹਿਣ ਤੋਂ ਵਰਜ ਦਿੱਤਾ ਤੇ ਚਾਹ ਬਨਾਉਣ ਲਈ ਰਸੋਈ ਵਿਚ ਭੇਜ ਦਿਤਾ।

ਆਪਣੀ ਸਮ੍ਰਿਣ-ਸਕਤੀ ਤੇ ਉੱਠੇ ਪ੍ਰਸ਼ਨ ਚਿੰਨ੍ਹ ਦੇ ਬਾਵਜੂਦ ਮੈਨੂੰ ਲੱਗਿਆ ਕਿ ਮੇਰੀ ਯਾਦਦਾਸ਼ਤ ਤਾਂ ਠੀਕ ਹੈ ਪਰ ਫਿਰ ਵੀ ਕੋਈ ਭਾਣਾ ਜਰੂਰ ਵਰਤਿਆ ਹੈ। ਮੈਂ ਠੱਗਿਆ ਠੱਗਿਆ ਜਿਹਾ ਮਹਿਸੂਸ ਕਰ ਰਿਹਾ ਸਾਂ ਜਿਵੇਂ ਮੇਰੇ ਨਾਲ ਕੋਝੀ ਚਾਲ ਖੇਡ ਕੇ

ਕੋਈ ਅਲੋਪ ਹੋ ਗਿਆ ਹੋਵੇ। ਮੈਂ ਦਿਮਾਗ਼ ਤੇ ਬੋਝ ਪਾ ਕੇ ਘਟਨਾਵਾਂ ਦੀਆਂ ਟੁੱਟੀਆਂ ਕੜੀਆਂ ਲੱਭਣ ਦੀ ਕੋਸ਼ਿਸ਼ ਕਰਨ ਲੱਗਾ। ਜਿਉਂ ਹੀ ਕੁਝ ਸੋਚਣ ਦਾ ਯਤਨ ਕਰਦਾ ਸਿਰ ਵਿਚ ਡੂੰਘੀਆਂ ਚੀਸਾਂ ਪੈਂਦੀਆਂ ਤੇ ਕਲੇਜਾ ਫਟਣ ਲੱਗਦਾ। ਵਿਰਕ ਸਾਹਿਬ ਮੈਨੂੰ ਟਿੱਕਟਿਕੀ ਲੱਗਾ ਕੇ ਵੇਖ ਰਹੇ ਸਨ ਜਿਵੇਂ ਮੇਰੇ ਵਿਵਹਾਰ ਨੂੰ ਤਾੜ ਰਹੇ ਹੋਣ। ਅੱਜ ਮੈਨੂੰ ਉਹ ਕੁਝ ਓਪਰੇ ਓਪਰੇ ਲੱਗ ਰਹੇ ਸਨ। ਮੈਨੂੰ ਸੱਖਣਾ ਜਿਹਾ ਬੈਠਾ ਦੇਖ ਕੇ ਬੋਲੇ, "ਪ੍ਰੋਫੈਸਰ ਸਾਹਿਬ, ਕੀ ਟਾਈਮ ਹੋਇਆ ਹੈ?" "ਪੌਣੇ ਗਿਆਰਾਂ।" ਮੈਂ ਘੜੀ ਦੇਖ ਕੇ ਕਿਹਾ। "ਉਹ, ਮੈਂ ਤਾਂ ਕਚਿਹਿਰੀ ਜਾਣਾ ਐ! ਤੁਸੀਂ ਵੀ ਯੁਨੀਵਰਸਿਟੀ ਨੀ ਗਏ ਅੱਜ?" ਉਹਨਾਂ ਨੇ ਆਪਣੇ ਬਹਾਨੇ ਮੈਨੂੰ ਖ਼ੁਫੀਆ ਅੰਦਾਜ਼ ਨਾਲ ਪ੍ਰੁੱਛਿਆ। "ਐਵੇਂ ਈ।" ਮੈਂ ਕੋਈ ਠੋਸ ਜਵਾਬ ਨਾ ਦੇ ਸਕਿਆ। ਵਿਰਕ ਸਾਹਿਬ ਇਕ ਤੋਂ ਬਾਦ ਦੂਜਾ ਸਵਾਲ ਪੁੱਛਦੇ ਗਏ ਤੇ ਮੈਂ ਆਪਣੀ ਖਿੰਡੀ ਪੁੰਡੀ ਸਮਝ ਮੁਤਾਬਿਕ ਜਵਾਬ ਦਿੰਦਾ ਗਿਆ।

ਇੰਨੇ ਨੂੰ ਕਾਕਾ ਚਾਹ ਬਣਾ ਕੇ ਲੈ ਆਇਆ। ਚਾਹ ਪੀਂਦੇ ਹੋਏ ਮੇਜ਼ ਤੇ ਪਈ ਇਕ ਹੋਮਿਓਪੈਥਿਕ ਦਵਾਈ ਦੀ ਸ਼ੀਸ਼ੀ ਵੱਲ ਵੇਖ ਕੇ ਵਿਰਕ ਸਾਹਿਬ ਬੋਲੇ, "ਪ੍ਰੋਫੈਸਰ ਸਾਹਿਬ, ਆਹ ਮੇਜ਼ ਤੇ ਦਵਾਈ ਕਿੱਹੀ ਪਈ ਐ?" ਮੈਂ ਦਵਾਈ ਦੀ ਸ਼ੀਸ਼ੀ ਵੱਲ ਤੱਕਿਆ ਹੀ ਸੀ ਕਿ ਉਹਨਾਂ ਫਿਰ ਪੁੱਛਿਆ,"ਤੁਸੀਂ ਆਪ ਲੈਣ ਲਈ ਰੱਖੀ ਐ ਇੱਥੇ?" ਮੈਂ ਨਾਂਹ ਵਿਚ ਸਿਰ ਹਿਲਾਇਆ। "ਪਰ ਇਹ ਦਵਾਈ ਹੈ ਕਿਹੜੀ ਜੀ?" ਉਹਨਾਂ ਘੋਖ ਕੇ ਪੁੱਛਿਆ। "ਕੈਨੇਬਿਸ ਇੰਡੀਕਾ।" **ਕੈਨੇਬਿਸ ਇੰਡੀਕਾ** (Cannabis Indica) ਨਾਮਕ ਇਸ ਦਵਾਈ ਦੀ ਸ਼ੀਸ਼ੀ ਦਾ ਲੇਬਲ ਪੜ੍ਹ ਕੇ ਮੈਂ ਨਾਂ ਦੱਸ ਦਿਤਾ। "ਇਹ ਦਵਾਈ ਕਾਹਦੀ ਐ ਜੀ, ਮੇਰਾ ਭਾਵ ਕਾਹਦੇ ਲਈ ਦਈਦੀ ਐ?" ਉਹਨਾਂ ਸ਼ੀਸ਼ੀ ਹੱਥ ਵਿਚ ਚੁੱਕ ਕੇ ਰਵਾਜਨੀ ਲਹਿਜੇ ਵਿਚ ਪ੍ਰਸ਼ਨ ਕੀਤਾ। "ਜਿਹਦੀ ਯਾਦਦਾਸ਼ਤ ਖੋ ਜਾਵੇ, ਉਸ ਨੂੰ ਦਈਦੀ ਐ।" ਮੈਂ ਦੱਸਿਆ। ਮੇਰਾ ਉੱਤਰ ਸੁਣਨ ਸਾਰ ਵਿਰਕ ਸਾਹਿਬ ਉੱਠ ਖੜੇ ਹੋਏ ਤੇ "ਸੰਝ ਨੂੰ ਫਿਰ ਗੇੜਾ ਮਾਰਨ" ਦਾ ਆਸ਼ਵਾਸ਼ਨ ਦੇ ਕੇ ਬਾਹਰ ਨਿਕਲ ਗਏ। ਜਾਂਦੇ ਜਾਂਦੇ ਉਹ ਕਾਕੇ ਨੂੰ ਬਾਹਰ ਬੁਲਾ ਕੇ ਕੋਈ ਪਰਦੇ ਦੀ ਗੱਲ ਕਰ ਗਏ ਤੇ "ਪਾਪਾ ਲਈ ਨਾਸ਼ਤੇ ਦਾ ਪ੍ਰਬੰਧ" ਕਰਨ ਲਈ ਉੱਚੀ ਜਿਹੀ ਹਦਾਇਤ ਕਰ ਗਏ।

ਵਿਰਕ ਸਾਹਿਬ ਦੇ ਜਾਣ ਤੋਂ ਬਾਅਦ ਮੈਂ ਆਪਣੇ ਲੜਕੇ ਨੂੰ ਕੋਲ ਬੁਲਾ ਕੇ ਪੁੱਛਿਆ, "ਤੂੰ ਮੁੱਢ ਤੋਂ ਦੱਸ ਬੇਟੇ ਮੈਂਨੂੰ ਕੀ ਹੋਇਆ ਸੀ? ਇਹ ਮਸਲਾ ਕੀ ਹੈ?" ਉਹ ਕਹਿਣ ਲੱਗਾ, "ਮੈਂ ਘੜੀ ਘੜੀ ਹੁਣ ਕੀ ਦੱਸੀ ਜਾਵਾਂ ਜੀ? ਜਦੋਂ ਮੈਂ ਨੌਂ ਵਜੇ ਆਇਆ, ਤੁਸੀਂ ਬਾਰ ਬਾਰ ਇਕੋ ਗੱਲ ਪੁੱਛੀ ਜਾਂਦੇ ਸੀ ਕਿ ਮੈਂ ਕਿੱਥੇ ਗਿਆ ਸੀ ਜਿਵੇਂ ਤੁਹਾਨੂੰ ਕੁਝ ਪਤਾ ਹੀ ਨਾ ਹੋਵੇ। ਮੈਂ ਜੋ ਤੁਹਾਨੂੰ ਦੱਸਦਾ ਤੁਸੀਂ ਨਾਲ ਦੀ ਨਾਲ ਭੁੱਲੀ ਜਾਂਦੇ ਸੀ। ਫਿਰ ਮੈਂ ਮੰਮਾ ਤੇ ਭਰਾ ਨੂੰ ਕਾਲ ਕਰ ਕੇ ਤੁਹਾਡੀ ਹਾਲਤ ਬਾਰੇ ਦੱਸਿਆ। ਉਹਨਾਂ ਨੇ ਦਸ ਵਾਰ ਕਾਲਾਂ ਕਰ ਕੇ ਤੁਹਾਡੇ ਨਾਲ ਗੱਲ ਕਰਨ ਦੀ ਕੋਸਿਸ਼ ਕੀਤੀ। ਤੁਸੀਂ ਉਹਨਾਂ ਨਾਲ ਗੱਲ ਸ਼ੁਰੂ ਤਾਂ ਕਰ ਲੈਂਦੇ ਪਰ ਥੋੜੀ ਦੇਰ ਬਾਦ ਭੁੱਲ ਜਾਂਦੇ ਤੇ ਫਿਰ ਪੁੱਛਣ ਲੱਗ ਜਾਂਦੇ, "ਕੌਣ ਬੋਲ ਰਿਹਾ ਹੈ ਬਈ? ਕੀ ਹਾਲ ਐ ਬਈ?" ਅਖੀਰ ਉਹਨਾਂ ਨੇ ਮੈਨੂੰ ਕਿਹਾ ਕਿ ਇਹਨਾਂ ਨੂੰ ਕੁਝ ਯਾਦ ਨਹੀਂ ਰਹਿੰਦਾ। ਇਹਨਾਂ ਦੀ ਮੈਮਰੀ ਫੇਲ ਹੋ ਗਈ ਹੈ, ਕਿਸੇ ਨੂੰ ਸੱਦ ਕੇ ਤੁਰੰਤ ਹਸਪਤਾਲ ਲੈ ਜਾ।"

"ਫੇਰ?" ਮੈਂ ਉੱਤਸੁਕਤਾ ਨਾਲ ਪੁਛਿੱਆ।

"ਫਿਰ ਮੈਂ ਸੋਚਿਆ ਵਿਰਕ ਅੰਕਲ ਨੂੰ ਨਾਲ ਲੈ ਕੇ ਤੁਹਾਨੂੰ ਹਸਪਤਾਲ ਲੈ ਜਾਵਾਂ। ਪਰ ਉਹਨਾਂ ਦੇ ਘਰੋਂ ਪਤਾ ਲੱਗਿਆ ਕਿ ਉਹ ਕਚਿਹਿਰੀਆਂ ਚਲੇ ਗਏ ਸਨ। ਮੈਨੂੰ ਉਹਨਾਂ ਦਾ ਉੱਥੋਂ ਦਾ ਪਤਾ ਮਾਲੂਮ ਨਹੀਂ ਸੀ। ਮੈਂ ਤੁਹਾਨੂੰ ਪਤਾ ਪੁੱਛਣ ਆਇਆ। ਤੁਸੀਂ ਪਤਾ ਤਾਂ ਠੀਕ ਦੱਸ ਦਿਤਾ ਪਰ ਨਾਲ ਦੀ ਨਾਲ ਹੀ ਭੁੱਲ ਗਏ ਤੇ ਪੁੱਛਣ ਲੱਗੇ, "ਕਿੱਥੇ

ਚੱਲਿਆਂ ਐਂ?" ਮੈਂ ਤੁਹਾਨੂੰ ਦੱਸਿਆ ਕਿ ਤੁਹਾਡੀ ਮੈਮਰੀ ਫੇਲ ਹੋ ਗਈ ਹੈ। ਤੁਹਾਨੂੰ ਹੁਣੇ ਤਾਂ ਦੱਸਿਆ ਹੈ ਕਿ ਵਿਰਕ ਅੰਕਲ ਨਾਲ ਤੁਹਾਨੂੰ ਹਸਪਤਾਲ ਲੈ ਕੇ ਜਾਣਾ ਹੈ। ਤੁਸੀਂ ਕਿਹਾ ਜੇ ਮੈਮਰੀ ਫੇਲ ਹੋ ਗਈ ਹੈ ਤਾਂ ਮੈਨੂੰ **ਕੈਨੇਬਿਸ ਇੰਡੀਕਾ** (Cannabis Indica) ਦੇ ਦੇ। ਮੈਂ ਤੁਹਾਨੂੰ ਇਸ ਦੀ ਇਕ ਖ਼ੁਰਾਕ ਦੇ ਕੇ ਅੰਕਲ ਨੂੰ ਸੱਦਣ ਕਚਿਹਿਰੀਆਂ ਚਲਾ ਗਿਆ। ਜੇ ਨਹੀਂ ਯਕੀਨ ਆਉਂਦਾ ਔਹ ਵੇਖ ਲੋ ਸ਼ੀਸ਼ੀ ਹਾਲੇ ਵੀ ਮੇਜ਼ ਤੇ ਹੀ ਪਈ ਐ। ਅਸੀਂ ਆਏ ਤਾਂ ਤੁਸੀਂ ਠੀਕ ਗੱਲਾਂ ਕਰ ਰਹੇ ਸੀ।"

ਕੈਨੇਬਿਸ ਇੰਡੀਕਾ ਹੋਮਿਓਪੈਥਿਕ ਮੈਟੀਰੀਆ ਮੈਡੀਕਾ ਦੀ ਇਕ ਮਹਤੱਵਪੂਰਣ ਦਵਾਈ ਹੈ। ਇਹ ਮਨੁੱਖੀ ਦਿਮਾਗ਼ ਤੇ ਇਸ ਦੇ ਅਨੁਭਵਾਂ ਦੇ ਅਨੇਕਾਂ ਵਿਗਾੜਾਂ ਨੂੰ ਦੂਰ ਕਰਨ ਦੀ ਸਮਰੱਥਾ ਰੱਖਦੀ ਹੈ। ਸਭ ਅਲਾਮਤਾਂ ਸਹੀ ਬੈਠਣ ਤੇ ਗੁਆਚੀ ਯਾਦਦਾਸ਼ਤ ਨੂੰ ਸ਼ੀਘਰ ਵਾਪਸ ਵੀ ਲੈ ਆਉਂਦੀ ਹੈ। ਇਸ ਦਵਾਈ ਨਾਲ ਸਭ ਤੋਂ ਪਹਿਲਾਂ ਮੇਰਾ ਨੇੜੇ ਦਾ ਵਾਸਤਾ 1991 ਵਿਚ ਪਿਆ ਸੀ ਜਦੋਂ ਅਰਬਨ ਐਸਟੇਟ ਨੇੜੇ ਪੈਂਦੇ ਪਿੰਡ ਨੂਰਖੇੜੀਆਂ ਦਾ ਇਕ ਨੌਜਵਾਨ ਆਪਣੇ ਬਾਪ ਮੱਘਰ ਸਿੰਘ ਨੂੰ ਸਾਇਕਲ ਤੇ ਬਿਠਾ ਕੇ ਮੇਰੇ ਕੋਲ ਦਵਾਈ ਦਿਵਾਉਣ ਲਿਆਇਆ ਸੀ। ਪੁੱਛਣ ਤੇ ਉਸ ਨੇ ਦੱਸਿਆ, "ਜੀ ਇਸ ਨੂੰ ਕੋਈ ਚੀਜ਼ ਯਾਦ ਨਹੀਂ ਰਹਿੰਦੀ। ਸਭ ਕੁਛ ਭੁੱਲ ਜਾਂਦਾ ਐ।" ਮੈਂ ਉਸ ਨੂੰ ਕਿਹਾ, "ਐਸ ਵੇਲੇ ਕੁਝ ਯਾਦ ਹੈ ਇਸ ਨੂੰ?" ਮੁੰਡਾ ਕਹਿਣ ਲੱਗਿਆ, "ਨਹੀਂ ਜੀ, ਸਭ ਭੁੱਲਿਆ ਪਿਆ ਐ।" ਮੈਂ ਉਸ ਦੇ ਬਾਪ ਨੂੰ ਕਿਹਾ, "ਬਜ਼ੁਰਗੋ ਕੀ ਨਾਂ ਹੈ ਤੁਹਾਡਾ?" ਜਵਾਬ ਦੀ ਭਾਲ ਵਿਚ ਉਹ ਇੱਧਰ ਉੱਧਰ ਦੇਖਣ ਲੱਗਿਆ ਤੇ ਚਿਹਰੇ ਤੇ ਸੱਖਣੇ ਭਾਵ ਲਿਆ ਕੇ ਚੁੱਪ ਚਾਪ ਬੈਠ ਗਿਆ। ਮੈਂ ਉਸ ਦੇ ਪੁੱਤਰ ਵਲ ਇਸ਼ਾਰਾ ਕਰ ਕੇ ਕਿਹਾ, "ਬਾਬੇ ਇਹ ਕੌਣ ਐ ਤੇਰਾ?" ਬੁੱਢਾ ਬੋਲਿਆ, "ਮੈਨੂੰ ਕਿਆ ਪਤਾ?" ਮੁੰਡਾ ਕਹਿਣ ਲੱਗਿਆ, "ਇਹ ਨਹੀਂ ਪਹਿਚਾਣਦਾ ਜੀ ਕਿਸੇ ਨੂੰ। ਇਹ ਤਾਂ ਮੈਨੂੰ ਤੇ ਮੇਰੀ ਘਰ ਵਾਲੀ ਨੂੰ ਓਪਰੇ ਸਮਝ ਕੇ ਗਾਲਾਂ ਕੱਢਦਾ ਰਹਿੰਦਾ ਹੈ ਤੇ ਡੰਡਾ ਚੁੱਕ ਕੇ ਘਰੋਂ ਕੱਢਣ ਨੂੰ ਜਾਂਦਾ ਹੈ।" ਕੁਝ ਹੋਰ ਘੋਖ ਪੜਤਾਲ ਤੋਂ ਬਾਅਦ ਮੈਂ ਸਮਝ ਗਿਆ ਕਿ ਉਸ ਦੀ ਪੁਰਾਣੀ ਯਾਦ ਸ਼ਕਤੀ ਤਾਂ ਠੀਕ ਹੈ ਪਰ ਤੱਤਕਾਲੀਨ ਖਤਮ ਹੈ। ਇਸ ਲਈ **ਕੈਨਾਬਿਸ ਇੰਡੀਕਾ-200** ਦੀ ਇਕ ਖੁਰਾਕ ਉਸ ਦੇ ਮੂੰਹ ਵਿਚ ਪਾ ਕੇ ਮੈਂ ਉਹਨਾਂ ਨੂੰ ਹਫਤੇ ਬਾਅਦ ਆਉਣ ਲਈ ਕਿਹਾ। ਅੱਠਾਂ ਦਿਨਾਂ ਬਾਅਦ ਪਿਓ ਪੁੱਤਰ ਫਿਰ ਆਏ ਤੇ ਮੁੰਡੇ ਨੇ ਦੱਸਿਆ, "ਜੀ ਹੁਣ ਇਹ ਠੀਕ ਐ।" ਤੱਸਲੀ ਕਰਨ ਲਈ ਮੈਂ ਬੁੱਢੇ ਨੂੰ ਪੁੱਛਿਆ, "ਕੀ ਨਾਂ ਐ ਤੇਰਾ?" ਉਹ ਬੋਲਿਆ, "ਮੱਘਰ।" ਮੈਂ ਫਿਰ ਮੁੰਡੇ ਬਾਰੇ ਪੁੱਛਿਆ, "ਇਹ ਕੌਣ ਐ?" ਬੁੱਢਾ ਬੋਲਿਆ, "ਮੇਰਾ ਛੋਕਰਾ।" ਉਸ ਦੇ ਉੱਤਰ ਤਾਂ ਠੀਕ ਸਨ ਪਰ ਮੇਰੀ ਪੂਰੀ ਸੰਤੁਸ਼ਟੀ ਨਾ ਹੋਈ। ਮੈਂ ਮੁੰਡੇ ਨੂੰ ਕਿਹਾ, "ਯਾਰ ਕੋਈ ਹੋਰ ਗੱਲ ਨਹੀਂ ਪੁੱਛ ਸਕਦੇ ਆਪਾਂ ਇਸ ਨੂੰ?" ਮੁੰਡਾ ਕਹਿਣ ਲੱਗਿਆ, "ਹਾਂ ਜੀ ਹੋਰ ਪੁੱਛ ਲੋ। ਪੁੱਛੋ ਅੱਜ ਥੋਡੇ ਘਰ ਕੌਣ ਆਏ ਸੀ?" ਇਹੀ ਪ੍ਰਸ਼ਨ ਦੁਹਰਾਉਂਦੇ ਹੋਏ ਮੈਂ ਬੁੱਢੇ ਨੂੰ ਪੁੱਛਿਆ, "ਬਾਬੇ, ਕੌਣ ਆਏ ਸੀ ਅੱਜ ਤੁਹਾਡੇ ਘਰ?" ਬੁੱਢਾ ਬਿਨਾ ਝਿੱਜਕ ਬੋਲਿਆ, "ਬਿਜਲੀ ਆਲੇ ਆਏ ਤੇ।" ਮੁੰਡਾ ਤਾਈਦ ਕਰਦਾ ਕਹਿਣ ਲੱਗਿਆ, "ਹਾਂ ਜੀ ਠੀਕ ਐ, ਅੱਜ ਸਵੇਰੇ ਸਾਡੇ ਘਰ

ਬਿਜਲੀ ਵਾਲੇ ਮੀਟਰ ਚੈਕ ਕਰਨ ਆਏ ਸੀ।" ਮੈਂ ਬਜ਼ੁਰਗ ਨੂੰ **ਕੈਨਾਬਿਸ ਇੰਡੀਕਾ** 1M ਦੀ ਇਕ ਖੁਰਾਕ ਦੇ ਕੇ ਹਮੇਸ਼ਾ ਲਈ ਦਵਾ-ਮੁਕਤ ਕਰ ਦਿਤਾ। ਇਸ ਦਵਾਈ ਰਾਹੀਂ ਮੈਂ ਬੁਢਾਪੇ ਦੀ ਯਾਦਦਾਸ਼ਤ ਗਵਾਚਣ (ਐਲਜ਼ਾਈਮਰ) ਦੇ ਕਈ ਹੋਰ ਕੇਸ ਵੀ ਠੀਕ ਕਰ ਚੁੱਕਾ ਸਾਂ।

ਮੈਨੂੰ ਜਿੰਨਾ ਭਰੋਸਾ ਇਸ ਦਵਾਈ ਤੇ ਸੀ ਉੱਨਾਂ ਹੀ ਭਰੋਸਾ ਮੈਂ ਆਪਣੇ ਲੜਕੇ ਦੀਆਂ ਗੱਲਾਂ ਤੇ ਕਰ ਰਿਹਾ ਸਾਂ। ਦਵਾਈ ਮੇਰੀ ਮੇਜ਼ ਤੇ ਪਈ ਸੀ ਤੇ ਬੇਸ਼ੱਕ ਉਸ ਨੇ ਇਹ ਮੈਨੂੰ ਦਿੱਤੀ ਵੀ ਸੀ, ਜਿਸ ਕਰਕੇ ਮੇਰੀ ਯਾਦ ਪਰਤ ਆਈ ਸੀ। ਪਰ ਕੁਝ ਨੁਕਤੇ ਹਾਲੇ ਵੀ ਵਿਚਾਰਨ ਲਈ ਰਹਿੰਦੇ ਸਨ ਜੋ ਮੈਨੂੰ ਤੜਫਾ ਰਹੇ ਸਨ। ਮੈਂ ਆਪਣੀ ਸਮਝ ਦੀ ਕੜੀ ਜੋੜਨ ਲਈ ਆਪਣੇ ਲੜਕੇ ਨੂੰ ਫਿਰ ਪੁੱਛਿਆ, "ਪੁੱਤਰ, ਪਰ ਵਿਰਕ ਸਾਹਿਬ ਆਉਣ ਲੱਗੇ ਤੈਨੂੰ ਬਾਹਰ ਕਿਉਂ ਛੱਡ ਆਏ ਸਨ ਤੇ ਜਾਂਦੇ ਹੋਏ ਤੇਰੇ ਨਾਲ ਬਾਹਰ ਕੀ ਘੁਸਰ ਮੁਸਰ ਕਰ ਰਹੇ ਸਨ?" ਕਾਕੇ ਨੇ ਸਪਸ਼ਟ ਕਰਦਿਆਂ ਦੱਸਿਆ, "ਪਾਪਾ, ਜਦੋਂ ਮੈਂ ਉਹਨਾਂ ਨੂੰ ਤੁਹਾਡੀ ਹਾਲਤ ਬਾਰੇ ਦੱਸਿਆ ਤਾਂ ਉਹਨਾਂ ਨੇ ਯਕੀਨ ਨਹੀਂ ਕੀਤਾ। ਉਹਨਾਂ ਸਲਾਹ ਦਿੱਤੀ ਕਿ ਤੂੰ ਬਾਹਰ ਖੜੀਂ, ਪਹਿਲਾਂ ਮੈਂ ਆਪਣੇ ਤੌਰ ਤੇ ਅੰਦਰ ਜਾ ਕੇ ਪਤਾ ਲੱਗਾਵਾਂਗਾ ਕਿ ਕਿਤੇ ਕੋਈ ਡਰਾਮਾ ਤਾਂ ਨਹੀਂ ਕਰ ਰਹੇ। ਹੁਣ ਜਾਂਦੇ ਹੋਏ ਕਹਿ ਗਏ ਹਨ ਕਿ ਹਾਲ ਦੀ ਘੜੀ ਤਾਂ ਉਹਨਾਂ ਨੂੰ ਸਭ ਕੁਝ ਠੀਕ ਲੱਗਿਆ ਐ ਪਰ ਜੇ ਕੋਈ ਗੱਲ ਹੋਈ ਤਾਂ ਫਿਰ ਸੱਦ ਲਈਂ।"

ਉਸ ਦੀ ਗੱਲ ਸੁਣ ਕੇ ਮੈਂ ਸੋਫੇ ਤੇ ਪਿੱਠ ਲਾ ਕੇ ਬੈਠ ਗਿਆ। ਮੈਂ ਦਿਮਾਗ਼ ਤੇ ਬੋਝ ਪਾ ਕੇ ਸੋਚਣ ਲੱਗਾ ਪ੍ਰੰਤੂ ਕਾਕੇ ਦੇ ਦੱਸਣ ਅਨੁਸਾਰ ਹੋਰ ਕੁਝ ਵੀ ਯਾਦ ਨਾ ਆਉਣ ਕਰ ਕੇ ਮੇਰਾ ਮਨ ਕਾਹਲਾ ਪੈਣ ਲੱਗ ਪਿਆ। ਮੈਂ ਬਾਰ ਬਾਰ ਯਾਦ ਕਰਨ ਦੀ ਕੋਸ਼ਿਸ਼ ਕਰਦਾ ਪਰ ਮੇਰੇ ਖਿਆਲਾਂ ਦੀ ਪੈੜ ਮੇਰੇ ਹੋਸ਼ ਪਰਤਣ ਤੇ ਉਸ ਦੀ ਹੈਲਮਟ ਲੱਭਣ ਦੀ ਕ੍ਰਿਆ ਤੇ ਜਾ ਕੇ ਮੁੱਕ ਜਾਂਦੀ। ਸੋਚ ਸੋਚ ਕੇ ਮੇਰਾ ਸਿਰ ਫਟਣ ਲੱਗ ਪਿਆ। ਮੈਂ ਕਾਕੇ ਨੂੰ ਆਖ ਕੇ ਚਾਹ ਦਾ ਇਕ ਕੱਪ ਲਿਆ। ਮਗਰੋਂ ਖਾਣਾ ਖਾ ਕੇ ਸੌਂ ਗਿਆ।

ਦੁਪਹਿਰ ਬਾਦ ਉੱਠਿਆ ਤਾਂ ਸਿਰ ਪੀੜ ਥੋੜੀ ਘੱਟ ਸੀ ਤੇ ਖਿਆਲ ਵੀ ਬਦਲੇ ਹੋਏ ਸਨ। ਹੁਣ ਮੈਂ ਘਟਨਾਵਾਂ ਦੀ ਲੜੀ ਬਾਰੇ ਨਾ ਸੋਚ ਕੇ ਇਹ ਜਾਨਣ ਦੀ ਕੋਸਿਸ਼ ਕਰਨ ਲੱਗ ਪਿਆ ਕਿ ਮੈਨੂੰ ਇਹ ਇੱਦਾਂ ਹੋਇਆ ਕਿਉਂ ਸੀ ਤੇ ਕਿਵੇਂ ਹੋਇਆ ਸੀ। ਮੇਰਾ ਧਿਆਨ ਸਵੇਰ ਦੀ ਚਾਹ ਤੇ ਗਿਆ ਜਿਸ ਨੂੰ ਪੀਂਦੇ ਪੀਂਦੇ ਮੈਂ ਚਿੱਤ ਹੋਇਆ ਸੀ। ਮੈਂ ਸੋਚਿਆ ਕਿ ਹੋ ਸਕਦਾ ਹੈ ਚਾਹ ਵਿਚ ਕੋਈ ਜਹਿਰੀਲੀ ਚੀਜ਼ ਪੈ ਗਈ ਹੋਵੇ ਜਿਸ ਨਾਲ ਮੇਰੇ ਹੋਸ਼ੋ-ਹਵਾਸ਼ ਗ਼ੁਮ ਹੋ ਗਏ ਹੋਣ। ਇਹ ਸੋਚ ਕੇ ਮੇਰਾ ਸਭ ਤੋਂ ਪਹਿਲਾ ਸ਼ੱਕ ਉਸ ਡੇਅਰੀ ਵਾਲੇ ਤੇ ਗਿਆ ਜਿੱਥੋਂ ਮੈਂ ਦੁੱਧ ਲਿਆਉਂਦਾ ਹੁੰਦਾ ਸਾਂ। ਮੈਂ ਉਸ ਨੂੰ ਕਈ ਵਾਰ ਟੋਕਿਆ ਸੀ ਕਿ ਉਹ ਆਪਣਾ ਦੁੱਧ ਵਾਲਾ ਢੋਲ ਬਿਜਲੀ ਦੇ ਬਲਬ ਹੇਠ ਨਾ ਰੱਖਿਆ ਕਰੇ ਕਿਉਂਕਿ ਇਸ ਉਤਲੀ ਕੰਧ ਤੇ ਛਿੱਪਕਲੀਆਂ ਮੰਡਰਾਉਂਦੀਆਂ ਰਹਿੰਦੀਆਂ ਸਨ। ਪਰ ਉਸ ਨੇ ਮੇਰੀ ਇਕ ਨਹੀਂ ਸੀ ਸੁਣੀ। ਮੈਂ ਕਾਕੇ ਨੂੰ ਕਿਹਾ ਕਿ ਉਹ ਫਟਾ-ਫੱਟ ਮੈਨੂੰ ਡੇਅਰੀ ਵਾਲੇ ਬੁੱਢੇ ਕੋਲ ਲੈ ਚਲੇ। ਉੱਥੇ ਪਹੁੰਚਣ ਉਪਰੰਤ ਮੈਂ ਲੋਹਾ ਲਾੱਖਾ ਹੋ ਕੇ ਉਸ ਨੂੰ ਉਸ ਦੀ ਕੁਤਾਹੀ ਬਾਰੇ ਫਿਟਲਾਣਤੀ ਪਾਈ ਤੇ ਆਪਣੀ ਵਿੱਥਿਆ ਸੁਣਾਈ। ਉਸ ਨੇ ਘਬਰਾਏ ਹੋਏ ਨੇ ਹਲੀਮੀ ਨਾਲ ਕਿਹਾ, "ਮੇਰੇ ਦੋ ਸੌ ਗਾਹਕਾਂ ਵਿਚੋਂ ਹੋਰ ਕਿਸੇ ਦੀ ਤਾਂ ਜੀ ਕੋਈ ਅਜਿਹੀ ਸ਼ਿਕਾਇਤ ਨਹੀਂ ਆਈ। ਤੇ ਕਾਕਾ ਜੀ ਨੇ ਵੀ ਤਾਂ ਉਸੇ ਦੁੱਧ ਦੀ ਚਾਹ ਪੀਤੀ ਹੋਣੀ ਐ? ਇਹ ਤਾਂ ਠੀਕ ਠਾਕ ਹਨ। ਫਿਰ ਵੀ ਮੈ ਤੁਹਾਡਾ ਕਿਹਾ ਮੰਨ ਕੇ

ਢੋਲ ਹੁਣੇ ਦੂਜੇ ਪਾਸੇ ਰੱਖ ਦਿੰਦਾ ਹਾਂ।" ਮੈਨੂੰ ਉਸ ਦੀ ਗੱਲ ਵਿਚ ਥੋੜਾ ਤਰਕ ਲੱਗਿਆ ਤੇ ਮੈਂ ਗੁੱਸਾ ਪੀ ਕੇ ਘਰ ਮੁੜ ਆਇਆ।

ਸ਼ਾਮ ਹੋਣ ਨਾਲ ਮੇਰਾ ਸਿਰ-ਦਰਦ ਪਰਤ ਆਇਆ ਤੇ ਮੈਂ ਕੈਨੇਬਿਸ ਇੰਡੀਕਾ ਦੀ ਇਕ ਹੋਰ ਖ਼ੁਰਾਕ ਲੈ ਕੇ ਲੇਟ ਗਿਆ। ਰਾਤ ਨੂੰ ਸਰਬਜੀਤ ਵਿਰਕ ਹਾਲ ਪੁੱਛਣ ਆਇਆ ਤੇ ਸਵੇਰੇ ਹਸਪਤਾਲ ਦਿਖਾਉਣ ਦੀ ਸਲਾਹ ਦੇ ਕੇ ਚਲਾ ਗਿਆ। ਅਮਰੀਕਾ ਤੋਂ ਫਿਰ ਵੱਡੇ ਬਚਿੱਆਂ ਦੇ ਫੋਨ ਆਏ, ਉਹਨਾਂ ਨੇ ਵੀ ਇਸੇ ਗੱਲ ਤੇ ਜੋਰ ਦਿਤਾ। ਸਵੇਰੇ ਮੈਂ ਉਂਜ ਠੀਕ ਸਾਂ ਪਰ ਸਭ ਦੀ ਰਾਏ ਦਾ ਲਿਹਾਜ਼ ਕਰ ਕੇ ਕਾਕੇ ਨਾਲ ਹਸਪਤਾਲ ਚਲਾ ਗਿਆ। ਉੱਥੇ ਡਾਕਟਰਾਂ ਨੇ ਮੈਨੂੰ ਸਾਰਾ ਦਿਨ ਕਈ ਵਿਭਾਗਾਂ ਵਿਚ ਘੁਮਾ ਕੇ ਸਾਇਕੈਟਰੀ ਵਿਭਾਗ ਵਿਚ ਭੇਜ ਦਿਤਾ। ਸਾਇਕੈਟਰੀ ਵਾਲਿਆਂ ਨੇ ਇਸ ਨੂੰ ਬੇਹੋਸ਼ੀ ਦਾ ਦੌਰਾ ਦੱਸ ਕੇ ਸੀ ਟੀ ਸਕੈਨ ਕਰਾਉਣ ਲਈ ਕਿਹਾ ਤੇ ਚਿੰਤਾ-ਮੁਕਤ ਰਹਿਣ ਦੀ ਸਲਾਹ ਦਿੱਤੀ। ਮੈਨੂੰ ਉਹਨਾਂ ਤੋਂ ਏਹੀ ਉਮੀਦ ਸੀ।

ਦਰਅਸਲ ਮਨੁੱਖੀ ਮਨ ਦੀਆਂ ਸੂਖ਼ਮ ਪੇਚੀਦਗੀਆਂ ਉਹਨਾਂ ਦੀ ਪਹੁੰਚ ਤੋਂ ਬਾਹਰ ਸਨ। ਮੇਰਾ ਕੋਈ ਸਾਧਾਰਣ ਬੇਹੋਸ਼ੀ ਦਾ ਦੌਰਾ ਨਹੀਂ ਸੀ। ਇਸ ਵਿਚ ਮੈਂ ਤੁਰ ਫਿਰ ਰਿਹਾ ਸਾਂ, ਗੱਲਾਂ ਬਾਤਾਂ ਕਰ ਰਿਹਾ ਸਾਂ, ਠੀਕ ਐਡਰੈਸ ਦੱਸ ਰਿਹਾ ਸਾਂ ਤੇ ਆਪਣੀ ਸੱਹੀ ਦਵਾਈ ਆਪ ਦੱਸ ਰਿਹਾ ਸਾਂ। ਪਰ ਹਰ ਗੱਲ ਨਾਲ ਦੀ ਨਾਲ ਭੁੱਲ ਜਾਂਦਾ ਸਾਂ। ਇਸ ਬੇਹੋਸ਼ੀ ਵਿਚ ਮੈਂ ਕੋਈ ਫ਼ੈਸਲਾ ਲੈ ਕੇ ਅਮਲ ਨਹੀਂ ਸੀ ਕਰ ਸਕਦਾ ਕਿਉਂਕਿ ਯਾਦਦਾਸ਼ਤ ਦੀ ਲਕੀਰ ਨਾਲ ਦੀ ਨਾਲ ਮਿਟ ਜਾਂਦੀ ਸੀ। ਇਸ ਦਾ ਸਭ ਰੰਗ ਢੰਗ ਤਾਂ ਅੱਜ ਕੱਲ ਦੇ ਐਲਜ਼ਾਈਮਰ ਰੋਗ ਵਰਗਾ ਸੀ ਜਿਸ ਨੂੰ ਕੋਈ ਡਾਕਟਰ ਜਾਂ ਮਨੋ-ਵਿਗਿਆਨੀ ਵੀ ਠੀਕ ਨਹੀ ਸੀ ਕਰ ਸਕਿਆ। ਪਰ ਮੈਂ ਤਾਂ ਠੀਕ ਹੋ ਚੁੱਕਾ ਸਾਂ। ਇਸ ਲਈ ਮੈਂ ਡਾਕਟਰੀ ਸਲਾਹ ਅਨਸੁਣੀ ਕਰ ਕੇ ਇਸ ਦੇ ਅਸਲੀ ਕਾਰਣ ਦੀ ਖੋਜ਼ ਜਾਰੀ ਰੱਖੀ।

ਦੋ ਤਿੰਨ ਦਿਨ ਦੀ ਭਾਲ ਮਗਰੋਂ ਵੀ ਜਦੋਂ ਮੇਰੇ ਹੱਥ ਪੱਲੇ ਕੁਝ ਨਾ ਲੱਗਿਆ ਤਾਂ ਮੈਂ ਸਾਈਮੂਲੇਸ਼ਨ ਖੋਜ਼ ਵਿਧੀ ਦਾ ਸਹਾਰਾ ਲਿਆ। ਇਸ ਵਿਧੀ ਦਾ ਮੇਰਾ ਗਿਆਨ 1973 ਵੇਲੇ ਦਾ ਸੀ ਜਦੋਂ ਮੈਂ ਸਰ ਆਰਥਰ ਕਾਨੰਨ ਡਾਇਲ ਦੇ ਲਿਖੇ ਸਭ ਨਾਵਲ ਤੇ ਕਹਾਣੀਆਂ ਉਪਰੋਥਲੀ ਕਈ ਵਾਰ ਪੜ੍ਹੇ ਸਨ। ਇਹਨਾਂ ਵਿਚ ਉਸ ਦੇ ਸਿਰਜੇ ਵਿਸ਼ਵ-ਪ੍ਰਸਿੱਧ ਨਾਇਕ ਸ਼ਾਰਲਕ ਹੋਮਜ਼ ਨੇ ਇਸ ਵਿਧੀ ਰਾਹੀਂ ਕਈ ਕੇਸ ਸੁਲਝਾਏ ਸਨ ਜਿਹਨਾਂ ਵਿਚੋਂ "ਸਕੈਂਡਲ ਇਨ ਬੋਹੇਮੀਆ" ਨਾਮਕ ਕਹਾਣੀ ਵਿਚ ਉਸ ਨੇ ਇਸ ਦੀ ਬੇਮਿਸਾਲ ਵਰਤੋਂ ਕੀਤੀ ਸੀ। ਉਦੋਂ ਤੋਂ ਮੈਂ ਵੀ ਇਸ ਤੇ ਅਮਲ ਕਰਦਾ ਆ ਰਿਹਾ ਸਾਂ ਤੇ ਕਈ ਉਲਝੀਆਂ ਗੁੱਥੀਆਂ ਸੁਲਝਾ ਚੁੱਕਾ ਸਾਂ। ਅਸਲ ਵਿਚ ਇਹ ਇਕ ਕੁਦਰਤੀ ਵਿਧੀ ਹੈ ਜਿਸ ਦਾ ਨਿੱਕ-ਮੰਤਰ ਹੈ "ਅੱਖਾਂ ਖੋਹਲੋ, ਫਿਰ ਕਰੋ"। ਸ਼ਾਰਲਕ ਹੋਮਜ਼ ਦਾ ਮੰਨਣਾ ਸੀ ਕਿ ਅਸੀਂ ਆਮ ਹਾਲਤਾਂ ਵਿਚ ਦੇਖਦੇ ਤਾਂ ਹਾਂ ਪਰ ਨੀਝਦੇ ਨਹੀਂ ਭਾਵ ਗਹੁ ਨਾਲ ਵੇਖਦੇ (observe) ਨਹੀਂ। ਇਸ ਕਰ ਕੇ ਅਸਲ ਸਚਾਈ ਸਾਡੇ ਕੋਲੋਂ ਖੁੰਝ ਜਾਂਦੀ ਹੈ। ਜੇ ਅਸੀਂ ਪੂਰੇ ਧਿਆਨ ਨਾਲ ਵੇਖਦੇ ਹੋਏ ਕਿਸੇ ਉਲਝੀ ਘੱਟਨਾ ਨੂੰ ਮੁੱਢ ਤੋਂ ਫਿਰ ਦੁਹਰਾਈਏ ਤਾਂ ਇਸ ਦੇ ਛੁੱਪੇ ਰਾਜ਼ ਉੱਘੜ ਕੇ ਸਾਡੇ ਸਾਹਮਣੇ ਆ ਜਾਂਦੇ ਹਨ। ਅਕਸਰ ਵਕੀਲ ਤੇ ਜਾਸੂਸ ਵੀ, ਖਾਸ ਕਰਕੇ ਫਿਲਮਾਂ ਵਿਚ, ਆਪਣੇ ਕੇਸ ਹੱਲ ਕਰਨ ਲਈ ਇਸੇ ਢੰਗ ਦੀ ਵਰਤੋਂ ਕਰਦੇ ਹਨ।

ਇਸ ਸੂਤਰ ਤੇ ਅਮਲ ਕਰਨ ਲਈ ਮੈਂ ਐਤਵਾਰ ਦਾ ਦਿਨ ਚੁਣਿਆਂ ਤਾਂ ਜੋ ਕਾਕਾ ਘਰ ਹੋਵੇ ਤੇ ਮੇਰੇ ਨਾਲ ਰਹੇ। ਮੈਂ ਉਸ ਨੂੰ ਤਾਕੀਦ ਕੀਤੀ ਕਿ ਉਹ ਮੇਰੇ ਉੱਤੇ ਦੂਰ ਤੋਂ ਨਜ਼ਰ ਰਖੇ ਤੇ ਕੁਝ ਗਲਤ ਹੋਣ ਦੀ ਹਾਲਤ ਵਿਚ ਮੈਨੂੰ ਸੰਭਾਲ ਲਵੇ। ਮੈਂ ਉਸ ਨੂੰ

ਕੈਨੇਬਿਸ ਇੰਡੀਕਾ ਦੀ ਸ਼ੀਸ਼ੀ ਵੀ ਫੜਾ ਦਿਤੀ ਤਾਂ ਕਿ ਉਹ ਲੋੜ ਪੈਣ ਤੇ ਇਸ ਦੀ ਖ਼ੁਰਾਕ ਮੇਰੇ ਮੂੰਹ ਵਿਚ ਪਾ ਦੇਵੇ। ਉਸ ਨੂੰ ਸਭ ਸਮਝਾ ਕੇ ਮੈਂ ਇੰਨ ਬਿੰਨ ਉਵੇਂ ਕਰਨ ਲੱਗਾ ਜਿਵੇ ਘਟਨਾ ਵਾਲੀ ਸਵੇਰ ਹੋਇਆ ਸੀ। ਮਿੱਥੇ ਪ੍ਰੋਗਰਾਮ ਅਨੁਸਾਰ ਪਹਿਲਾਂ ਉੱਠ ਕੇ ਮੈਂ ਉਸ ਨੂੰ ਚਾਹ ਦਿਤੀ ਫਿਰ ਆਪਣਾ ਕੱਪ ਲੈਕੇ ਲਿਖਣ ਮੇਜ਼ ਤੇ ਪੁੱਜਾ ਜਿੱਥੇ "ਜੇ ਹਉ ਜਾਣਾ ਆਖਾ ਨਾਹੀ" ਵਾਲਾ ਵਰਕਾ ਹਾਲੇ ਵੀ ਖੁਲ੍ਹਿਆ ਪਿਆ ਸੀ। ਇਸ ਤੁਕ ਬਾਰੇ ਵਿਚਾਰ ਕਰਦਾ ਹੋਇਆ ਮੈਂ ਕੱਪ ਹੱਥ ਵਿਚ ਫੜੀ ਡੈੱਕ ਵੱਲ ਵਧਿਆ। ਮੈਨੂੰ ਕੁਝ ਵੀ ਆਸਾਧਾਰਣ ਵਿਖਾਈ ਨਾ ਦਿਤਾ।

ਉੱਥੇ ਉਵੇਂ ਬੈਠ ਕੇ ਮੈਂ ਜਪੁਜੀ ਸਾਹਿਬ ਦੀ ਕੈਸਟ ਲੱਭਣ ਦੀ ਪ੍ਰੀਕ੍ਰਿਆ ਦੁਹਰਾਈ ਤੇ ਉਹ ਸਭ ਟੇਪ ਮੁੜ ਵਜਾ ਕੇ ਵੇਖੇ ਜਿਹੜੇ ਘਟਨਾ ਵਾਲੇ ਦਿਨ ਵਜਾਏ ਸਨ। "ਆਜ ਪੁਰਾਣੀ ਰਾਹੋਂ ਸੇ ਕੋਈ ਮੁਝੇ ਆਵਾਜ਼ ਨਾ ਦੇ" ਵਾਲਾ ਗਾਣਾ ਵੀ ਦੋ ਵਾਰ ਸੁਣਿਆਂ। ਹਰ ਕੈਸਟ ਘੁਮਾ ਫਿਰਾ ਕੇ ਚਾਰੇ ਪਾਸਿਓਂ ਘੋਖੀ ਤੇ ਸੁੰਘੀ, ਪਰ ਬੇਹੋਸ਼ੀ ਵਾਲੀ ਕੋਈ ਚੀਜ਼ ਨਾ ਲੱਭੀ। ਅਖੀਰ ਨੂੰ ਮੈਂ ਰਹਿੰਦੇ ਟੇਪਾਂ ਨੂੰ ਵਜਾਉਣ ਦੀ ਸੋਚੀ ਤੇ ਉਹਨਾਂ ਤੇ ਸਿਰਲੇਖ ਲਿਖਣ ਲਈ ਚਾਂਦੀ ਰੰਗਾ ਮਾਰਕਰ ਉਠਾਇਆ। ਖੋਹਲਣ ਤੋਂ ਪਹਿਲਾਂ ਇਸ ਰੁਪਹਿਲੇ ਮਾਰਕਰ ਦਾ ਵੀ ਪੂਰਾ ਮੁਆਇਨਾ ਕੀਤਾ। ਇਸ ਦੇ ਚਾਰੇ ਪਾਸੇ ਸੁਨਹਿਰੀ ਡੱਬੀਆਂ ਵਿਚ ਵੱਖ ਵੱਖ ਰੰਗਾਂ ਨਾਲ ਅੰਗਰੇਜ਼ੀ ਭਾਸ਼ਾ ਵਿਚ ਇਸ ਦੀਆਂ ਖ਼ੂਬੀਆਂ ਦਾ ਵਰਨਣ ਕੀਤਾ ਹੋਇਆ ਸੀ। ਮੈਂ ਸਰਵੇਖਣ ਦੇ ਨਿਯਮ ਮੁਤਾਬਿਕ ਸਭ ਡੱਬੀਆਂ ਪੜ੍ਹੀਆਂ ਪਰ ਕੁਝ ਪੱਲੇ ਨਾ ਪਿਆ। ਅੰਤ ਇਸ ਨੂੰ ਲੰਬਾਈ ਵਾਲੇ ਰੁਖ ਫੜਿਆ। ਮੈਨੂੰ ਇਕ ਪਾਸੇ ਇਕ ਅਤਿ-ਮਹੀਨ ਲਾਈਨ ਲਿਖੀ ਮਿਲੀ ਜਿਹੜੀ ਮੇਰੇ ਕੋਲੋਂ ਪੜ੍ਹੀ ਨਾ ਗਈ। ਮੈਂ ਕਾਕੇ ਨੂੰ ਵਡਦਰਸ਼ੀ ਸ਼ੀਸ਼ਾ ਫੜਾਉਣ ਲਈ ਕਿਹਾ।

ਇਹ ਮਹੀਨ ਲਾਈਨ ਪੜ੍ਹ ਕੇ ਮੈਂ ਦੰਗ ਰਹਿ ਗਿਆ। ਲਿਖਿਆ ਸੀ, "ਖ਼ਬਰਦਾਰ: ਇਸ ਦੇ ਵਾਸ਼ਪ ਬੇਹੋਸ਼ ਕਰ ਦੇਂਦੇ ਹਨ।" ਮੈਂ ਹੱਕਾ-ਬੱਕਾ ਰਹਿ ਗਿਆ। ਮੇਰੀ ਬੇਹੋਸ਼ੀ ਦਾ ਰਾਜ਼ ਖੁਲ੍ਹ ਚੁੱਕਾ ਸੀ। ਮੈਂ ਬੰਦ ਕਮਰੇ ਦੇ ਇਕ ਕੋਨੇ ਵਿਚ ਪਏ ਮੇਜ਼ ਤੇ ਬਾਰ ਬਾਰ ਝੁਕ ਕੇ ਕੈਸਟਾਂ ਦੇ ਨਾਮ ਲਿਖਦਾ ਰਿਹਾ ਸਾਂ ਤੇ ਖੁੱਲਾ ਪੈਨ ਅੱਗੇ ਰੱਖਿਆਂ ਹੀ ਬਹੁਤ ਦੇਰ ਟੇਪਾਂ ਚਲਾਉਂਦਾ ਰਿਹਾ ਸਾਂ। ਇਸ ਨਾਲ ਬਹੁਤ ਸਾਰੇ ਜ਼ਹਿਰੀਲੇ ਵਾਸ਼ਪ ਮੇਰੇ ਅੰਦਰ ਚਲੇ ਗਏ ਸਨ ਜਿਨ੍ਹਾਂ ਨੇ ਮੈਨੂੰ ਬੇਹੋਸ਼ ਕਰ ਦਿਤਾ ਸੀ। ਕਿੰਨੀ ਦੇਰ ਮੈਂ ਮਨ ਹੀ ਮਨ ਹੋਮਿਓਪੈਥੀ ਦਾ ਧੰਨਵਾਦ ਕਰਦਾ ਰਿਹਾ ਜਿਸ ਨੇ ਮੈਨੂੰ ਮੇਰੀ ਯਾਦ-ਦਾਸ਼ਤ ਬਖ਼ਸ਼ ਕੇ ਬੜੀ ਕਸੂਤੀ ਸਥਿੱਤੀ ਵਿਚੋਂ ਕੱਢਿਆ ਸੀ। ਮੈਂ ਕਾਕੇ ਨੂੰ ਵੀ ਸਾਬਾਸ਼ ਦਿਤੀ ਜੋ ਆਪਣਾ ਕੰਮ ਛੱਡ ਕੇ ਮੇਰੀ ਪੜਚੋਲ ਕ੍ਰਿਆ ਵਿਚ ਸ਼ਾਮਲ ਹੋਇਆ ਸੀ।

ਮੇਰੀ ਖ਼ੋਜ਼ ਮੁਕੰਮਲ ਹੋ ਚੁੱਕੀ ਸੀ। ਮੈਂ ਮਾਰਕਰ ਨੂੰ ਬਿਨਾ ਖੋਹਲੇ ਉੱਥੇ ਹੀ ਰੱਖ ਦਿਤਾ। ਸ਼ਾਮ ਨੂੰ ਵਿਰਕ ਸਾਹਿਬ ਆਏ। ਮੈਂ ਉਹਨਾਂ ਨੂੰ ਸਾਰੀ ਵਿਥਿਆ ਸੁਣਾਈ ਤੇ ਖ਼ੁਦ ਪੜ੍ਹਨ ਲਈ ਮਾਰਕਰ ਉਹਨਾਂ ਅੱਗੇ ਕੀਤਾ। ਉਹ ਇਕ ਦਮ ਤ੍ਰੱਭਕ ਕੇ ਪਿੱਛੇ ਹਟ ਗਏ ਜਿਵੇਂ ਇਹ ਮਾਰਕਰ ਨਾ ਹੋ ਕੇ ਕੋਈ ਸੱਪ ਦਾ ਬੱਚਾ ਹੋਵੇ। ਇਹੀ ਹਾਲ ਉਹਨਾਂ ਸਭਨਾਂ ਦਾ ਹੋਇਆ ਜਿਹਨਾਂ ਨੂੰ ਮੈਂ ਬਾਦ ਵਿਚ ਆਪਣੀ ਵਿਥਿਆ ਦੱਸ ਕੇ ਇਹ ਮਾਰਕਰ ਦਿਖਾਇਆ। ਇਹ ਮਾਰਕਰ ਹਾਲੇ ਵੀ ਸਾਡੇ ਡਰਾਇੰਗ ਰੂਮ ਦੀ ਨਿੱਚ ਵਿਚ ਰੱਖਿਆ ਪਿਆ ਹੈ। ਭਾਵੇ ਕਿ ਦਹਾਕਿਆਂ ਦੀ ਗਰਮੀ ਕਾਰਨ ਹੁਣ ਇਸ ਦੇ ਸਭ ਵਾਸ਼ਪ ਸੁੱਕ ਗਏ ਹੋਣਗੇ ਪਰ ਜਦੋਂ ਵੀ ਮੈਂ ਸਾਲ ਬਾਦ ਪਟਿਆਲੇ ਜਾ ਕੇ ਬੰਦ ਬੂਹਾ ਖੋਹਲਦਾ ਹਾਂ, ਤਾਂ ਘਰ ਵਿਚ ਛਿੱਪੇ ਸੱਪ, ਬਿੱਛੂਆਂ, ਠੂਹਿਆਂ ਆਦਿ ਦੇ ਨਾਲ ਨਾਲ ਇਸ ਦਾ ਲੱਗਿਆ ਕੈਪ ਵੀ ਜਰੂਰ ਚੈੱਕ ਕਰਦਾ ਹਾਂ। ਬਾਅਦ ਵਿਚ ਤਾਂ ਮੇਰੀ ਪਤਨੀ ਨੇ ਕੈਨੇਬਿਸ ਇੰਡੀਕਾ ਦੀ ਇਕ ਸ਼ੀਸ਼ੀ ਵੀ ਇਸ ਪੈਨ ਦੇ ਕੋਲ ਹੀ ਰੱਖ ਦਿਤੀ ਤਾਂ ਜੋ ਜੇ ਕਦੇ ਇਸ ਦੇ ਸੁੱਕੇ ਵਾਸ਼ਪ

ਵੀ ਮੁੜ-ਸੁਰਜੀਤ ਹੋ ਕੇ ਖੋਹਲਣ ਵਾਲੇ ਤੇ ਅਚਨਚੇਤ ਹਮਲਾ ਕਰ ਦੇਣ ਤਾਂ ਇਹਨਾਂ ਦੇ ਯਾਦਦਾਸ਼ਤ ਵਿਹੂਣੇ ਸ਼ਿਕਾਰ ਦਾ ਫੌਰੀ ਇਲਾਜ਼ ਹੋ ਸਕੇ!

ਮੇਰਾ ਇਹ ਤਜ਼ਰਬਾ ਬਾਅਦ ਵਿਚ ਯਾਦਦਾਸ਼ਤ ਸਬੰਧੀ ਕਈ ਪੇਚੀਦਾ ਕੇਸ ਹੱਲ ਕਰਨ ਵਿਚ ਸਹਾਈ ਹੋਇਆ।

ਸਾਈਂ ਹੱਥ ਦੇਹ ਬਚਾਈਂ

ਅੱਜ ਚਾਰੇ ਪਾਸੇ ਮਾਰ ਕਾਟ ਦਾ ਜ਼ਮਾਨਾ ਹੈ। ਹਰ ਪਾਸੇ ਕੋਈ ਨਾ ਕੋਈ ਕਿਸੇ ਨਾ ਕਿਸੇ ਨੂੰ ਕਿਸੇ ਨਾ ਕਿਸੇ ਬਹਾਨੇ ਮਾਰਨ ਦਾ ਕੰਮ ਕਰ ਰਿਹਾ ਹੈ। ਕਈ ਅਪਣੇ ਆਪਣਿਆ ਨੂੰ ਮਾਰ ਰਹੇ ਹਨ, ਕਈ ਦੁਸ਼ਮਨੀਆਂ ਕਢੱਣ ਲਈ ਦੂਜਿਆਂ ਨੂੰ ਗੋਲੀ ਦਾ ਨਿਸ਼ਾਨਾ ਬਣਾ ਰਹੇ ਹਨ। ਕਈ ਇਸ ਮੰਤਵ ਲਈ ਭਾੜੇ ਦੇ ਕਾਤਲਾਂ ਤੋਂ ਕੰਮ ਲੈ ਰਹੇ ਹਨ। ਕਈ ਡਰੱਗ ਮਾਫੀਏ ਤੇ ਗੈਂਗ ਆਪਸੀ ਖਹਿਬਾਜ਼ੀ ਕਾਰਣ ਜਿੰਦਗੀ ਦਾ ਘਾਣ ਕਰੀ ਜਾ ਰਹੇ ਹਨ। ਕਈਆਂ ਦੀ ਜਾਨ ਪੁਲਸ ਮੁਕਾਬਲਿਆਂ ਜਾਂ ਜੰਗੀ ਗੋਲਾ ਬਾਰੀਆਂ ਵਿਚ ਜਾ ਰਹੀ ਹਨ। ਕਈ ਕੁੱਖ ਵਿਚ ਮਰ ਰਹੇ ਹਨ, ਕਈ ਭੁੱਖ ਨਾਲ ਤੇ ਕਈ ਦੁਖ ਨਾਲ। ਕਈ ਵਿਚਾਰੇ ਤਾਂ ਆਤਮਘਾਤ ਕਰ ਕੇ ਆਪਣੀ ਜਾਨ ਆਪ ਹੀ ਲੈ ਰਹੇ ਹਨ। ਇੰਜ ਲੱਗਦਾ ਹੈ ਜਿਵੇਂ ਚਾਰੇ ਪਾਸੇ ਮੌਤ ਦਾ "ਨੰਗਾ ਤਾਂਡਵ" ਚਲ ਰਿਹਾ ਹੈ ਤੇ ਸਾਰੀ ਦੁਨੀਆਂ ਜ਼ਿੰਦਗੀ ਲੈਣ ਤੇ ਤੁਲੀ ਹੋਈ ਹੈ ਦੇਣ ਤੇ ਕੋਈ ਨਹੀਂ।

ਘਾਤਕ ਸੋਚ ਤੇ ਗਲ-ਵੱਢੀ ਦੇ ਇਸ ਮਾਹੌਲ ਵਿਚ ਕੋਈ ਵਿਰਲਾ ਹੀ ਸੋਚਦਾ ਹੋਵੇਗਾ ਕਿ ਜੀਵਨ ਦਾਨ ਦੇਣਾ ਜਾਂ ਜਾਨ ਬਖ਼ਸ਼ਣਾ ਜੀਵਨ ਲੈਣ ਨਾਲੋਂ ਕਿਤੇ ਵਧੇਰੇ ਮੱਹਤਵਪੂਰਣ, ਗੌਰਵਸ਼ਾਲੀ ਤੇ ਮੁਸ਼ਕਿਲ ਕਾਰਜ ਹੈ। ਇਹ ਪਰਉਪਕਾਰੀ ਕੰਮ ਮਹਾਂ ਕੁੰਭ ਸਮਾਨ ਹੈ ਜਿਸ ਨਾਲ ਆਤਮਾ ਦੀ ਧੁਰ-ਅੰਦਰਲੀ ਮੈਲ ਧੁਲ ਜਾਂਦੀ ਹੈ। ਇਸ ਨਾਲ ਜੀਵਨ ਵਿਚੋਂ ਨਫ਼ਰਤ, ਸਾੜਾ ਤੇ ਦੁਸ਼ਮਨੀ ਸਾਫ ਹੁੰਦੇ ਹਨ ਤੇ ਮਨ ਵਿਚ ਸੁਖਦਾਇਕ ਨਿਰਮਲ ਤ੍ਰੰਗਾਂ ਉਪਜਦੀਆਂ ਹਨ। ਜੀਵਨ ਦਾ ਦਾਨ ਕਠਿਨ ਤਾਂ ਹੈ ਪਰ ਇਹ ਜਿੰਦਗੀ ਭਰ ਆਨੰਦ ਦਾ ਅਹਿਸਾਸ ਦੇਂਦਾ ਹਨ। ਖੁਸ਼ਕਿਸਮਤੀ ਨਾਲ ਇਸ ਕਾਰਜ ਦਾ ਮੌਕਾ ਮੈਨੂੰ ਕਈ ਵਾਰ ਮਿਲਿਆ ਹੈ ਪਰ ਪੁਸ਼ਟੀ ਲਈ ਸਭ ਤੋਂ ਪਹਿਲੀ ਘਟਨਾ ਬਿਆਨ ਕਰ ਰਿਹਾ ਹਾਂ। ਇਸ ਸੱਚੀ ਉਦਾਹਰਣ ਵਿਚ ਕੇਵਲ ਨਾਵਾਂ ਤੇ ਥਾਵਾਂ ਦੇ ਹਵਾਲੇ ਹੀ ਬਦਲੇ ਹੋਏ ਹਨ।

ਸਾਲ 1973 ਦਾ ਅਕਤੂਬਰ ਮਹੀਨਾ ਸੀ। ਮੈਂ ਮੁਕਤਸਰ ਵਿਚ ਖਜੂਰ ਵਾਲੀ ਗਲੀ ਵਿਚ ਲਾਲ ਚੰਦ ਦੋਧੀ ਦੇ ਮਕਾਨ ਵਿਚ ਕਿਰਾਏ ਤੇ ਰਹਿ ਰਿਹਾ ਸਾਂ। ਇਸ ਮਕਾਨ ਵਿਚ ਦੋ ਕਮਰੇ ਹੇਠ ਸਨ ਤੇ ਉਪਰ ਦੋ ਚੁਬਾਰੇ ਬਣੇ ਹੋਏ ਸਨ। ਦੁਪਹਿਰ ਮਗਰੋਂ ਸੌਂ ਕੇ ਉਠਿਆ ਹੀ ਸਾਂ ਕਿ ਕਿਸੇ ਨੇ ਘੰਟੀ ਖੜਕਾਈ। ਉੱਠ ਕੇ ਬੂਹਾ ਖੋਹਲਿਆ ਤਾਂ ਵੇਖਿਆ ਕਿ ਸੁਭਾਸ਼ ਸਕਸੈਨਾ ਉਪਰ ਆ ਕੇ ਬਾਹਰ ਖੜ੍ਹਾ ਸੀ। ਬੂਹੇ ਤੇ ਦੁਆ ਸਲਾਮ ਕਰ ਕੇ ਉਹ ਉੱਥੇ ਹੀ ਰੁਕਿਆ ਰਿਹਾ। ਮੈਂ ਉਸ ਨੂੰ ਅੰਦਰ ਆਉਣ ਨੂੰ ਕਹਿ ਕੇ ਫਿਰ ਲੇਟ ਗਿਆ। ਉਹ ਇਕ ਦੋ ਕਦਮ ਅੰਦਰ ਆਇਆ ਤੇ ਕਹਿਣ ਲਗਾ, "ਪ੍ਰੋਫੈਸਰ ਸਾਹਿਬ ਸੌਂ ਰਹੇ ਹੋ...? ਤੁਹਾਨੂੰ ਇਕ ਤਕਲੀਫ ਦੇਣੀ ਸੀ।" ਉਸ ਦੀਆਂ ਅੱਖਾਂ ਵਿਚ ਮੈਂ ਇਕ ਅਜੀਬ ਜਿਹਾ ਸਵਾਲ ਤਾਂ ਪੜ੍ਹ ਲਿਆ ਸੀ ਪਰ ਸੁਸਤੀ ਅੱਗੇ ਬੇਵਸ ਸਾਂ। ਮੈਂ ਲੇਟੇ ਲੇਟੇ ਹੀ ਉਸ ਨੂੰ ਕਿਹਾ, "ਸੁਭਾਸ਼ ਬਹਿ

ਜਾ, ਚਾਹ ਪੀ ਕੇ ਗੱਲ ਕਰਦੇ ਆਂ।" ਉਸ ਨੇ ਬੇਚੈਨੀ ਨਾਲ ਆਪਣੀ ਆਦਤ ਅਨੁਸਾਰ ਬੁਲ੍ਹਾਂ ਤੇ ਜੀਭ ਫੇਰੀ ਤੇ ਕੁਰਸੀ ਦੇ ਕੰਢੇ ਇਸ ਤਰਾਂ ਬੈਠ ਗਿਆ ਜਿਵੇਂ ਮਾਰ ਕੇ ਭੱਜਣਾ ਹੋਵੇ। ਥੋੜੀ ਦੇਰ ਵਿਚ ਮੇਰੀ ਪਤਨੀ ਚਾਹ ਲੈ ਕੇ ਆਈ ਤੇ ਇਕ ਕੱਪ ਉਸ ਨੂੰ ਵੀ ਦੇਣ ਲੱਗੀ। ਕੱਪ ਫੜਨ ਤੋਂ ਇਨਕਾਰੀ ਹੁੰਦਾ ਉਹ ਬੋਲਿਆ, ਮੈਂ ਚਾਹ ਨਹੀਂ ਜੀ ਪੀਣੀ। ਕਾਹਲ ਵਿਚ ਹਾਂ, ਸਰ ਨੂੰ ਲੈ ਕੇ ਜਾਣਾ ਐ।" ਮੈਂ ਚੁਕੰਨਾ ਜਿਹਾ ਹੋ ਕੇ ਪੁਛਿੱਆ, "ਕਿੱਥੇ ਲੈ ਚਲੇਂਗਾ ਬਈ ਇੰਨੀ ਗਰਮੀ ਵਿਚ?"

ਗੱਲ ਕਹਿਣ ਦਾ ਮੌਕਾ ਮਿਲਦੇ ਸਾਰ ਉਹ ਬੋਲਿਆ, "ਸਰ ਸਾਡਾ ਗਵਾਂਢੀ ਰਾਮੇਸ਼ਵਰ ਮਰ ਰਿਹਾ ਹੈ। ਮੈਂ ਉਸ ਦੀ ਮਦਦ ਲਈ ਤੁਹਾਡੇ ਕੋਲ ਆਇਆ ਹਾਂ। ਜੇ ਤੁਸੀਂ ਉਸ ਨੂੰ ਚੱਲ ਕੇ ਵੇਖ ਲੈਂਦੇ...।" ਉਸ ਦੀ ਗੱਲ ਵਿਚ ਬੇਨਤੀ, ਘਬਰਾਹਟ, ਹਮਦਰਦੀ ਤੇ ਡਰ ਆਦਿ ਕਈ ਭਾਵ ਮਿਲੇ ਹੋਏ ਸਨ।

"ਮੈਂ ਨਹੀਂ ਜਾਣਦਾ ਕੌਣ ਐ ਉਹ, ਕੀ ਹੋਇਆ ਉਸ ਨੂੰ?" ਮੈਂ ਸਰਸਰੀ ਤੌਰ ਤੇ ਪੁੱਛਿਆ।

ਸਕਸੈਨੇ ਨੇ ਹਲੀਮੀ ਨਾਲ ਕਿਹਾ। "ਸਰ, ਉਂਜ ਮੈਂ ਉਸ ਦਾ ਜਿਕਰ ਤੁਹਾਡੇ ਕੋਲ ਪਹਿਲਾਂ ਵੀ ਕੀਤਾ ਹੋਇਆ ਹੈ। ਉਹ ਬਹੁਤ ਹੀ ਨੇਕ ਬੰਦਾ ਹੈ। ਧਾਰਮਿਕ ਵਿਚਾਰਾਂ ਵਾਲਾ ਹੈ। ਰਾਮਲੀਲਾ ਵਿਚ ਹਰ ਸਾਲ ਭਵੀਂਖਣ ਦਾ ਪਾਰਟ ਕਰਦਾ ਹੈ। ਪਰ ਉਸ ਕੋਲੋਂ ਗਲਤੀ ਹੋ ਗਈ। ਪਰਸੋਂ ਉਸ ਨੇ ਦੋਸਤਾਂ ਨਾਲ ਰਲ ਕੇ ਮਾੜੀ ਸ਼ਰਾਬ ਪੀ ਲਈ ਤੇ ਸਾਰੇ ਜਣੇ ਬੀਮਾਰ ਹੋ ਗਏ। ਪੀਣ ਵਾਲੇ ਸੱਤਾਂ ਵਿਚੋਂ ਚਾਰ ਤਾਂ ਮਰ ਗਏ, ਬਾਕੀ ਦੇ ਤਿੰਨਾਂ ਦੀ ਹਾਲਤ ਬਹੁਤ ਗੰਭੀਰ ਹੈ। ਹਸਪਤਾਲ ਵਾਲਿਆਂ ਨੇ ਦੋ ਨੂੰ ਸੀ ਐਮ ਸੀ ਲੁਧਿਆਣੇ ਤੇ ਇਕ ਨੂੰ ਚੰਡੀਗੜ੍ਹ ਪੀ ਜੀ ਆਈ ਵਿਚ ਰੈਫਰ ਕਰ ਦਿੱਤਾ ਹੈ। ਦੂਜੇ ਦੋਹਾਂ ਦੇ ਰਿਸ਼ਤੇਦਾਰ ਤਾਂ ਉਹਨਾਂ ਨੂੰ ਲੈ ਗਏ ਨੇ, ਪਰ ਇਸ ਨੂੰ ਕੋਈ ਲਿਜਾਣ ਵਾਲਾ ਨਹੀਂ ਹੈ। ਜੇ ਤੁਸੀਂ ਚੱਲ ਕੇ ਵੇਖ ਲਓ ਸ਼ਾਇਦ ਉਸ ਦਾ ਭਲਾ ਹੋ ਜਾਵੇ।"

"ਕਿੱਥੇ ਪਿਆ ਐ ਉਹ?" ਮੈਂ ਪੁਛਿੱਆ।

"ਸਿਵਲ ਹਸਪਤਾਲ 'ਚ।" ਉਸ ਨੇ ਉੱਤਰ ਦਿੱਤਾ।

ਸਿਵਲ ਹਸਪਤਾਲ ਦੀ ਗੱਲ ਸੁਣ ਕੇ ਮੈਂ ਸੋਚਿਆ ਕਿ ਜੇ ਹਸਪਤਾਲ ਵਾਲਿਆਂ ਨੇ ਜਵਾਬ ਦੇ ਦਿਤਾ ਹੈ ਤਾਂ ਉਸ ਨੂੰ ਹੁਣ ਕੌਣ ਬਚਾ ਸਕਦਾ ਹੈ। ਹਸਪਤਾਲ ਵਾਲੇ ਜਵਾਬ ਦਿੰਦੇ ਹੀ ਉਦੋਂ ਹਨ ਜਦੋਂ ਬੰਦੇ ਦੇ ਸਾਹ ਸਤ ਖਤਮ ਹੋਣ ਵਾਲੇ ਹੋਣ। ਮੈਨੂੰ ਐਸੇ ਗੰਭੀਰ ਕੇਸ ਵਿਚ ਸਫਲਤਾ ਦੀ ਬੇਆਸ ਲੱਗੀ ਤੇ ਮੈਂ ਟਾਲ ਮਟੋਲ ਕਰਦਿਆਂ ਕਿਹਾ, "ਸਕਸੈਨਾ, ਹਸਪਤਾਲ ਵਿਚ ਭਰਤੀ ਹੋਏ ਮਰੀਜ਼ ਨੂੰ ਆਪਾਂ ਦਵਾਈ ਕਿਵੇਂ ਦੇ ਸਕਦੇ ਹਾਂ?" ਉਸ ਨੇ ਬਥੇਰਾ ਜੋਰ ਲਾਇਆ ਕਿ ਡਾਕਟਰਾਂ ਨੇ ਉਸ ਦਾ ਬੈੱਡ ਖਾਲੀ ਕਰਵਾ ਕੇ ਉਸ ਨੂੰ ਬਾਹਰ ਬਰਾਂਡੇ ਵਿਚ ਕੱਢ ਦਿਤਾ ਹੈ ਜਿੱਥੇ ਦਵਾਈ ਆਸਾਨੀ ਨਾਲ ਦਿੱਤੀ ਜਾ ਸਕਦੀ ਹੈ, ਪਰ ਮੈਂ ਬਹਾਨੇਬਾਜ਼ੀ ਕਰਦਾ ਨਾ ਮੰਨਿਆਂ। ਉਹ ਛੋਟਾ ਜਿਹਾ ਮੂੰਹ ਕਰ ਕੇ ਚਲਾ ਗਿਆ।

ਉਹਨਾਂ ਦਿਨਾਂ ਵਿਚ ਮੈਨੂੰ ਕਲਾਸਾਂ ਦੇ ਲੈਕਚਰ ਤਿਆਰ ਕਰਨ ਵਿਚ ਕਾਫੀ ਸਮਾਂ ਲਾਉਣਾ ਪਿਆ ਕਰਦਾ ਸੀ। ਉਸ ਦੇ ਜਾਂਦੇ ਹੀ ਮੈਂ ਪੁਸਤਕਾਂ ਇੱਕਠੀਆਂ ਕਰ ਕੇ ਪੜ੍ਹਨ ਬੈਠ ਗਿਆ। ਪਰ ਮੇਰੇ ਦਿਲ ਵਿਚ ਬੇਚੈਨੀ ਜਿਹੀ ਲਗੀ ਰਹੀ ਕਿ ਅੱਜ ਸਕਸੈਨੇ ਨਾਲ ਚੰਗਾ ਵਿਵਹਾਰ ਨਹੀਂ ਹੋਇਆ। ਉਹ ਬੜਾ ਹੀ ਮਿਲਣਸਾਰ ਤੇ ਕੰਮ ਆਉਣ ਵਾਲਾ ਬੰਦਾ ਸੀ। ਉਸ ਦਾ ਚਿਹਰਾ ਬਾਰ ਬਾਰ ਮੇਰੇ ਸਾਹਮਣੇ ਆਉਣ ਲੱਗਾ। ਮੈਨੂੰ ਉਹ ਦਿਨ ਵੀ ਯਾਦ ਆਇਆ ਜਿਸ ਦਿਨ ਮੈਂ ਆਪਣੇ ਪਿੰਡ ਦੇ ਡਾਕਟਰ ਚੇਤਨ ਕੁਮਾਰ ਵਰਮਾ, ਜਿਸ ਨੇ ਮੈਨੂੰ ਪਹਿਲੀ ਵਾਰ ਹੋਮਿਓਪੈਥੀ ਦੇ ਰਸਤੇ ਪਾਇਆ ਸੀ, ਨੂੰ ਜਾ ਕੇ ਦੱਸਿਆ ਸੀ ਕਿ ਮੇਰੀ ਨਿਯੁਕਤੀ ਸਰਕਾਰੀ ਕਾਲਜ ਮੁਕਤਸਰ ਵਿਚ ਹੋ ਗਈ ਹੈ। ਉਸ ਨੇ ਬੜੇ ਚਾਅ ਨਾਲ ਕਿਹਾ ਸੀ ਕਿ ਉੱਥੇ ਉਸ ਦੇ ਲੜਕੇ ਦਾ ਜਿਗਰੀ ਮਿੱਤਰ ਸੁਭਾਸ਼ ਸਕਸੈਨਾ ਰਹਿੰਦਾ ਹੈ ਜੋ ਉਸ ਨਾਲ ਮੋਦੀ ਕਾਲਜ ਵਿਚ ਪੜ੍ਹਦਾ ਹੁੰਦਾ ਸੀ। ਨਾਲ ਹੀ ਉਸ ਨੇ ਕਿਹਾ ਸੀ ਕਿ ਜੇ ਕਿਸੇ ਸਹਾਇਤਾ ਦੀ ਲੋੜ ਪਵੇ ਤਾਂ ਮੈਂ ਉਸ ਨੂੰ ਜਾ ਕੇ ਮਿਲ ਲਵਾਂ। ਉਸ ਨੇ ਆਪਣੇ ਲੜਕੇ ਹਰੀਸ਼ ਨੂੰ ਅੰਦਰੋਂ ਸੱਦ ਕੇ ਉਸ ਕੋਲੋਂ ਉਸ ਦੇ ਇਸ ਦੋਸਤ ਦੇ ਨਾਂ ਮੇਰੇ ਬਾਰੇ ਇਕ ਚਿੱਠੀ ਵੀ ਲਿਖਵਾ ਕੇ ਦਿਤੀ ਸੀ। ਕਾਲਜ਼ ਵਿਚ ਨੌਕਰੀ ਸ਼ੁਰੂ ਕਰਨ ਵਾਲੇ ਦਿਨ ਹੀ ਮੈਂ ਕਿਰਾਏ ਲਈ ਮਕਾਨ ਲੱਭਣ ਦੇ ਸਿਲਸਿਲੇ ਵਿਚ ਉਸ ਨੂੰ ਮਿਲਿਆ ਸਾਂ। ਉਸ ਦੇ ਸਾਰੇ ਪਰਿਵਾਰ ਨੇ ਮੈਨੂੰ ਮਜ਼ਬੂਰ ਕਰਕੇ ਉਸ ਦਿਨ ਸ਼ਾਮ ਦਾ ਖਾਣਾ ਖੁਆਇਆ ਸੀ ਤੇ ਆਪਣੇ ਘਰ ਮਹਿਮਾਨ ਰੱਖਿਆ ਸੀ। ਉਸ ਓਪਰੇ ਸ਼ਹਿਰ ਵਿਚ ਇਕਾਂਤ ਦਾ ਸਤਾਇਆ ਮੈਂ ਬਾਦ ਵਿਚ ਵੀ ਉਸ ਨੂੰ ਅਕਸਰ ਮਿਲਦਾ ਰਹਿੰਦਾ ਸਾਂ। ਅੱਜ ਪਹਿਲੀ ਵਾਰ ਉਸ ਨੇ ਮੈਨੂੰ ਕੁਝ ਕਰਨ ਲਈ ਕਿਹਾ ਸੀ ਪਰ ਮੈਂ ਜਵਾਬ ਦੇ ਦਿਤਾ ਸੀ। ਮੈਨੂੰ ਬਹੁਤ ਬੁਰਾ ਲਗ ਰਿਹਾ ਸੀ।

ਇੰਨੇ ਨੂੰ ਫਿਰ ਘੰਟੀ ਵਜੀ ਤੇ ਸੁਭਾਸ਼ ਅਤੇ ਉਸ ਦਾ ਵੱਡਾ ਭਰਾ ਸੁਰੇਸ਼ ਆ ਗਏ। ਸੁਰੇਸ਼ ਬੇਬਾਕ ਹੋ ਕੇ ਕਹਿਣ ਲੱਗਿਆ, "ਪ੍ਰੋਫੈਸਰ ਸਾਹਿਬ ਬੰਦਾ ਮਰ ਰਿਹਾ ਐ ਜੀ। ਮੈਂ ਉਸ ਕੋਲੋਂ ਹੀ ਆ ਰਿਹਾ ਹਾਂ। ਗਲਤੀ ਕਰ ਬੈਠਿਆ ਐ। ਚਾਰ ਛੋਟੇ ਛੋਟੇ ਬੱਚੇ ਹਨ। ਬੀਵੀ ਨੂੰ ਬਾਹਰ ਅੰਦਰ ਦੀ ਸਮਝ ਨਹੀਂ। ਭਰਾ ਲੱਤਾਂ ਤੋਂ ਅਪਾਹਜ ਹੈ। ਘਰ ਵਿਚ ਗਰੀਬੀ ਹੈ। ਉਸ ਦਾ ਕਿਤੇ ਲਿਜਾਣ ਦਾ ਕੋਈ ਪ੍ਰਬੰਧ ਨਹੀਂ ਹੋ ਸਕਦਾ। ਅਸੀਂ ਪੜੌਸੀ ਹੋਣ ਦੇ ਨਾਤੇ ਭੱਜ ਨੱਠ ਕਰ ਰਹੇ ਹਾਂ। ਬੱਸ ਪੁੰਨ ਖੱਟਣ ਵਾਲੀ ਗੱਲ ਹੈ। ਇਕ ਵਾਰ ਚਲ ਕੇ ਦੇਖ ਲਉ।" ਉਸ ਦੀ ਆਵਾਜ਼ ਵਿਚ ਵਿਰਵਾ ਤੇ ਤਰਲਾ ਸੀ। ਉਸ ਦੇ ਚੁੱਪ ਹੁੰਦਿਆਂ ਹੀ ਸੁਭਾਸ਼ ਬੋਲਿਆ, "ਸਾਨੂੰ ਤੁਹਾਡੇ ਤੇ ਪੂਰਾ ਵਿਸ਼ਵਾਸ ਹੈ ਸਰ। ਸ਼ਾਇਦ ਤੁਹਾਡੇ ਹੱਥੋਂ ਈ ਉਸ ਦਾ ਕੋਈ ਜਸ ਹੋ ਜਾਵੇ।"

ਦੋਵਾਂ ਭਰਾਵਾਂ ਦੀਆਂ ਮਿੰਨਤਾਂ ਸੁਣ ਕੇ ਮੈਂ ਸੋਚਾਂ ਵਿਚ ਪੈ ਗਿਆ। ਮੈਂ ਮਨ ਵਿਚ ਵਿਚਾਰ ਕੀਤੀ, "ਇਹ ਸਕਸੈਨੇ ਮੈਨੂੰ ਚੱਲਣ ਲਈ ਕਹਿ ਤਾਂ ਰਹੇ ਹਨ ਪਰ ਉਸ "ਹੂਚ" (hooch) ਦੀ ਮਾਰ ਵਿਚ ਆਏ ਬੇਹੋਸ਼ ਰਾਮੇਸ਼ਵਰ ਦਾ ਮੈਂ ਕੀ ਕਰ ਸਕਦਾ ਹਾਂ। ਜੇ ਸਭ ਸੁਵਿਧਾਵਾਂ ਵਾਲੇ ਹਸਪਤਾਲ ਦੇ ਡਾਕਟਰਾਂ ਨੇ ਉਸ ਨੂੰ ਜਵਾਬ ਦੇ ਦਿਤਾ ਹੈ, ਤਾਂ ਹੋਰ ਐਸਾ

ਕਿਹੜਾ ਸਾਈਂ ਹੈ ਜੋ ਉਸ ਨੂੰ ਹੱਥ ਦੇ ਕੇ ਬਚਾ ਸਕੇ? ਸਰਕਾਰੀ ਡਾਕਟਰਾਂ ਨੇ ਆਪਣੇ ਗਲੋਂ ਜੁਮੇਵਾਰੀ ਲਾਹੁਣ ਲਈ ਉਸ ਨੂੰ ਹੋਰ ਥਾਈਂ ਰੈਫਰ ਕਰ ਦਿੱਤਾ ਹੈ ਤੇ ਇਹ ਦੋਵੇ ਉਸ ਨੂੰ ਮੇਰੇ ਗਲ ਪਾ ਰਹੇ ਹਨ। ਮੈਨੂੰ ਇਸ ਕੰਮ ਵਿਚ ਨਹੀਂ ਪੈਣਾ ਚਾਹੀਦਾ।" ਲਿਹਾਜ਼ਾ ਮੈਂ ਚੁੱਪ ਤੋੜਦਿਆਂ ਦਿਲ ਕਰੜਾ ਜਿਹਾ ਕਰ ਕੇ ਕਿਹਾ, "ਦੇਖੋ ਬਈ ਮੈਂ ਤੁਹਾਡੇ ਤੋਂ ਬਾਹਰ ਨਹੀਂ। ਤੁਸੀਂ ਹੋਰ ਜਿੱਥੇ ਮਰਜੀ ਮੈਨੂੰ ਲੈ ਜਾਓ। ਪਰ ਇਸ ਕੇਸ ਨੂੰ ਦੇਖਣ ਦਾ ਮੈਨੂੰ ਕੋਈ ਲਾਭ ਨਹੀਂ ਲਗਦਾ। ਇਹ ਇੰਨਾ ਹੱਥੋਂ ਨਿਕਲ ਚੁੱਕਾ ਹੈ ਕਿ ਰੱਬ ਦਾ ਭਾਣਾ ਮੰਨਣ ਤੋਂ ਬਿਨਾ ਕੋਈ ਚਾਰਾ ਨਹੀਂ।" ਇਹ ਸੁਣ ਕੇ ਦੋਵੇਂ ਭਰਾ ਕੁਝ ਦੇਰ ਉਂਗਲੀਆਂ ਜਿਹੀਆਂ ਮਲਦੇ ਰਹੇ ਤੇ ਫਿਰ ਇਹ ਕਹਿ ਕੇ ਚਲੇ ਗਏ, "ਹਾਂ ਜੀ, ਜੋ ਈਸ਼ਵਰ ਨੂੰ ਮਨਜ਼ੂਰ ਐ ਉਹ ਤਾਂ ਹੈਈ ਐ!"

ਉਹਨਾਂ ਦੇ ਜਾਣ ਤੋਂ ਬਾਦ ਮੈਨੂੰ ਉਦਾਸੀ ਨੇ ਫਿਰ ਆਣ ਘੇਰਿਆ। ਕਈ ਪਿਛਲੀਆਂ ਗੱਲਾਂ ਮੇਰੇ ਦਿਮਾਗ਼ ਵਿਚ ਤੇਜ਼ੀ ਨਾਲ ਘੁੰਮਣ ਲੱਗੀਆਂ। ਮੈਂ ਸੁਭਾਸ ਕੋਲ ਹੋਮਿਓਪੈਥੀ ਦੀ ਬਹੁਤ ਚਰਚਾ ਕਰ ਰੱਖੀ ਸੀ। ਉਹ ਸਾਇੰਸ ਦਾ ਵਿਦਿਆਰਥੀ ਸੀ। ਉਸ ਨੇ ਬੀ ਐਸ ਸੀ (ਮੈਡੀਕਲ) ਪਾਸ ਕੀਤੀ ਹੋਈ ਸੀ। ਹੋਮਿਓਪੈਥੀ ਦੇ ਮੇਰੇ ਤਜ਼ੁਰਬੇ ਤੋਂ ਬਹੁਤ ਪ੍ਰਭਾਵਤ ਹੋ ਕੇ ਉਸ ਨੇ ਮੈਥੋਂ ਹੋਮਿਓਪੈਥੀ ਸਿੱਖਣੀ ਵੀ ਸ਼ੁਰੂ ਕਰ ਦਿਤੀ ਸੀ। ਉਹ ਮੇਰਾ ਪਹਿਲਾ ਸ਼ਾਗਿਰਦ ਸੀ ਤੇ ਮੈਨੂੰ ਗੁਰੂ ਮੰਨਦਾ ਸੀ। ਇਸ ਕੇਸ ਨੂੰ ਹੱਥ ਨਾ ਪਾ ਕੇ ਮੈਂ ਉਸ ਸਾਹਮਣੇ ਆਪਣੇ ਆਪ ਨੂੰ ਹੋਲਾ ਜਿਹਾ ਮਹਿਸੂਸ ਕਰਨ ਲੱਗ ਪਿਆ ਸਾਂ। ਮੈਨੂੰ ਆਪਣੀ ਹੇਠੀ ਹੋਮਿਓਪੈਥੀ ਦੀ ਹੇਠੀ ਲੱਗ ਰਹੀ ਸੀ। ਲਿਹਾਜ਼ਾ ਕੋਸ਼ਿਸ਼ ਕਰਨ ਦੇ ਇਰਾਦੇ ਨਾਲ ਮੈਂ ਮੈਟੀਰੀਆ ਮੈਡੀਕਾ ਫਰੋਲਣ ਲੱਗ ਪਿਆ ਤਾਂ ਜੋ ਸ਼ਰਾਬ ਦੇ ਰਿਐਕਸ਼ਨ ਬਾਰੇ ਕਿਤੇ ਕੁਝ ਮਿਲ ਜਾਵੇ। ਪਰ ਮੇਰੇ ਹੱਥ ਪੱਲੇ ਕੁਝ ਨਾ ਲੱਗਿਆ। ਦਰਅਸਲ ਹੋਮਿਓਪੈਥੀ ਬਿਮਾਰ ਦੇ ਸਿੰਪਟਮਜ਼ ਮੁਤਾਬਕ ਕੰਮ ਕਰਦੀ ਹੈ ਤੇ ਮੇਰੇ ਕੋਲ ਤਾਂ ਰਮੇਸ਼ਵਰ ਦੀ ਹਾਲਤ ਦਾ ਕੋਈ ਵੀ ਵੇਰਵਾ ਨਹੀਂ ਸੀ। ਅੱਕ ਕੇ ਹੇਠ ਚਾਹ ਦਾ ਇਕ ਹੋਰ ਕੱਪ ਪੀਣ ਗਿਆ ਤਾਂ ਪਤਨੀ ਨਾਲ ਗੱਲ ਸਾਂਝੀ ਕੀਤੀ। ਉਸ ਨੇ ਸਲਾਹ ਦਿਤੀ, "ਦਵਾਈ ਭਾਵੇਂ ਦਿਓ ਨਾ ਦਿਓ, ਦੇਖ ਤਾਂ ਆਓ। ਸਕਸੈਨੇ ਵੀ ਤਾਂ ਏਹੀ ਕਹਿੰਦੇ ਨੇ।" ਮੈਨੂੰ ਉਸ ਦੀ ਸਲਾਹ ਵਿਚ ਵਜ਼ਨ ਲੱਗਿਆ। ਮੈਂ ਕਿਹਾ ਕਿ ਚਲੋ ਜੇ ਫੇਰ ਆਏ ਤਾਂ ਚੱਲਾ ਈ ਜਾਵਾਂਗਾ।

ਮੇਰੇ ਇੰਨਾ ਸੋਚਣ ਦੀ ਦੇਰ ਸੀ ਕਿ ਸੁਭਾਸ਼ ਫਿਰ ਆ ਗਿਆ। ਇਸ ਵਾਰ ਉਸ ਨਾਲ ਰਮੇਸ਼ਵਰ ਦਾ ਅਪਾਹਜ ਭਰਾ ਗੰਗਾ ਰਾਮ ਸੀ ਜਿਹੜਾ ਉਸ ਨਾਲ ਸਾਈਕਲ ਤੇ ਬੈਠ ਕੇ ਆਇਆ ਸੀ। ਅੰਦਰ ਅਉਂਦਿਆਂ ਹੀ ਕਹਿਣ ਲੱਗਿਆ, "ਪ੍ਰੋਫੈਸਰ ਸਾਹਿਬ, ਇਹ ਰਮੇਸ਼ਵਰ ਦਾ ਵੱਡਾ ਭਾਈ ਗੰਗਾ ਰਾਮ ਐ ਜੀ, ਤੁਹਾਨੂੰ ਆਪ ਬੇਨਤੀ ਕਰਨ ਆਇਆ ਹੈ।" ਗੰਗਾ ਰਾਮ ਹੱਥ ਜੋੜ ਕੇ ਰੋਣ ਲਗਿਆ ਤੇ ਫਿਰ ਅੱਖਾਂ ਪੂੰਝ ਕੇ ਬੋਲਿਆ, "ਇਹਨਾਂ ਮੁੰਡਿਆਂ ਨੇ ਦੱਸਿਆ ਐ ਕਿ ਹੁਣ ਰੱਬ ਤੋਂ ਹੇਠਾਂ ਤੁਸੀਂ ਈ ਓਂ। ਇਕ ਵਾਰ ਬਚਾ ਲੋ ਮੇਰੇ ਭਾਈ ਨੂੰ, ਮੁੜ ਐਸੀ ਗਲਤੀ ਨਹੀਂ ਕਰੇਗਾ। ਹਸਪਤਾਲ ਨੇ ਤਾਂ ਉਸ ਨੂੰ ਮਰਨ ਲਈ

ਬਾਹਰ ਸੁੱਟ ਦਿਤਾ ਹੈ ਤੇ ਉਹ ਆਪ ਵੀ ਇਹੀ ਕਹਿ ਰਿਹਾ ਹੈ ਕਿ ਮੈਨੂੰ ਕਿਤੇ ਲੈ ਕੇ ਨਾ ਜਾਇਓ, ਮੈ ਨਹੀਂ ਬਚਣਾ। ਪਰ ਮੈਂ ਭਰਾ ਹਾਂ ਉਸ ਦਾ, ਮੈਥੋਂ ਉਸ ਦੀ ਬੇਵਕਤੀ ਮੌਤ ਜਰ ਨਹੀਂ ਹੁੰਦੀ। ਮੇਰੀ ਪਹੁੰਚ ਤੁਹਾਡੇ ਥਾਈਂ ਈ ਐ। ਜੇ ਇਕ ਵਾਰ ਚੱਲ ਕੇ ਦੇਖ ਲਓ, ਮੈਂ ਸਮਝੂੰ ਮੈਂ ਆਪਣੇ ਵਲੋਂ ਪੂਰੀ ਵਾਹ ਲਾ ਲਈ ਐ।" ਮੈਂ ਹੌਸਲਾ ਦਿੰਦਿਆਂ ਉਸ ਦੀ ਪਿੱਠ ਤੇ ਹੱਥ ਰੱਖਿਆ ਤੇ ਕਿਹਾ, "ਗੰਗਾ ਰਾਮ, ਇਹ ਵੀ ਕੋਈ ਗੱਲ ਐ! ਤੁਸੀਂ ਹਸਪਤਾਲ ਪਹੁੰਚੋ, ਮੈਂ ਆਇਆ।"

ਉਹਨਾਂ ਦੇ ਜਾਣ ਤੋਂ ਬਾਦ ਮੈਂ ਤਿਆਰ ਹੋ ਕੇ ਸਾਈਕਲ ਫੜਿਆ ਤੇ ਸਿਵਿਲ ਹਸਪਤਾਲ ਪਹੁੰਚ ਗਿਆ। ਦੁਪਹਿਰ ਢਲ ਚੁੱਕੀ ਸੀ ਤੇ ਦਿਨ ਛਿੱਪਣ ਵਾਲਾ ਸੀ। ਸੁਭਾਸ਼ ਤੇ ਗੰਗਾ ਰਾਮ ਗੇਟ ਤੇ ਖੜ੍ਹੇ ਮੇਰੀ ਉਡੀਕ ਕਰ ਰਹੇ ਸਨ। ਮੈਨੂੰ ਲੈ ਕੇ ਉਹ ਕਈ ਪਾਸੇ ਦੀ ਹੁੰਦੇ ਇਕ ਹਨੇਰੇ ਬੰਦ ਬਰਾਂਡੇ ਦੇ ਮੋੜ ਤੀਕਰ ਪਹੁੰਚ ਗਏ। ਉੱਥੇ ਰੁਕ ਕੇ ਸੁਭਾਸ਼ ਕਹਿਣ ਲੱਗਿਆ, "ਤੁਸੀਂ ਜਰਾ ਇਥੇ ਠਹਿਰੋ, ਮੈਂ ਦੇਖ ਕੇ ਆਇਆ।" ਮੈਨੂੰ ਲੱਗਿਆ ਕਿ ਉਹ ਇਹ ਦੇਖਣ ਗਿਆ ਹੈ ਕਿ ਮਰੀਜ਼ ਦੇ ਸਾਹ ਚਲ ਵੀ ਰਹੇ ਹਨ ਕਿ ਨਹੀਂ। ਪਰ ਗੰਗਾ ਰਾਮ ਨੇ ਦੱਸਿਆ ਕਿ ਡਾਕਟਰ ਦੇ ਰਾਉਂਡ ਦਾ ਟਾਈਮ ਐ ਤੇ ਉਹ ਇੰਨੇ ਬੰਦਿਆਂ ਦੇ ਵਾਰਡ ਵਿਚ ਵੜਨ ਤੇ ਗੁੱਸੇ ਹੁੰਦਾ ਐ। ਉਹ ਆਪਣੀਆਂ ਅਪਾਹਜ ਟੰਗਾਂ ਸਹਾਰੇ ਘੱਟ ਤੇ ਸੋਟੀ ਸਹਾਰੇ ਵੱਧ ਖੜ੍ਹਿਆ ਸੀ। ਸੁਭਾਸ਼ ਵਾਪਸ ਆਇਆ ਤੇ ਸਾਨੂੰ ਵਰਾਂਡੇ ਦੇ ਅੱਧ ਤੀਕਰ ਲੈ ਗਿਆ। ਉੱਥੇ ਰੁਕ ਕੇ ਉਹ ਦੂਰ ਡਾਹੇ ਮੰਜਿਆਂ ਦੀ ਕਤਾਰ ਵਲ ਸੰਕੇਤ ਕਰ ਕੇ ਕਹਿਣ ਲੱਗਿਆ, "ਉਹ ਪਿਆ ਹੈ ਜੀ, ਰਮੇਸ਼ਵਰ, ਜਿੱਥੇ ਸੁਰੇਸ਼ ਬੈਠਾ ਐ।"

ਉਸ ਦੇ ਦੱਸੇ ਅਨੁਸਾਰ ਅਸੀਂ ਅੱਗੇ ਵਧੇ। ਵੇਖਿਆ ਕਿ ਉਹ ਵਾਰਡ ਦੇ ਬੂਹੇ ਤੋਂ ਬਾਹਰ ਇਕ ਸਾਧਾਰਣ ਮੰਜੇ ਤੇ ਸਿਰ ਤੋਂ ਪੈਰਾਂ ਤੀਕਰ ਸਫੈਦ ਚਾਦਰ ਨਾਲ ਕੱਜਿਆ ਅਡੋਲ ਸਿੱਧਾ ਪਿਆ ਸੀ। ਦੂਰੋਂ ਵੇਖਿਆਂ ਕਫ਼ਨ ਵਿਚ ਲਪੇਟੇ ਮੁਰਦੇ ਵਾਂਗ ਲਗ ਰਿਹਾ ਸੀ ਜਿਸ ਨੂੰ ਸਮਸ਼ਾਨ ਘਾਟ ਦੀ ਤਿਆਰੀ ਵਿਚ ਪੈਕ ਕਰ ਕੇ ਰੱਖਿਆ ਗਿਆ ਹੋਵੇ। ਮੈਂ ਕਿਹਾ, "ਚਲੋ ਨੇੜੇ ਚਲ ਕੇ ਦੇਖਦੇ ਆਂ।"

ਮੰਜੇ ਕੋਲ ਪਹੁੰਚੇ ਤਾਂ ਸੁਰੇਸ਼ ਨੇ ਉਸ ਦਾ ਮੂੰਹ ਨੰਗਾ ਕੀਤਾ। ਮੈਂ ਦੇਖ ਕੇ ਹੈਰਾਨ ਰਹਿ ਗਿਆ ਕਿ ਇਹ ਵਿਅਕਤੀ ਜੀਵਿਤ ਕਿੱਦਾਂ ਹੈ। ਨੀਲੇ ਰੰਗ ਦਾ ਸੁਜਿੱਆ ਚਿਹਰਾ, ਅਖਰੋਟਾਂ ਵਾਂਗ ਬਾਹਰ ਨੂੰ ਉੱਭਰੀਆਂ ਬੰਦ ਅੱਖਾਂ, ਨੱਕ ਤੇ ਕੰਨਾਂ ਦੇ ਅੰਦਰ ਪਾਣੀ ਨਾਲ ਭਰੇ ਵੱਡੇ ਵੱਡੇ ਛਾਲੇ। ਕਾਲੇ ਭਾਰੇ ਸੁੱਜੇ ਬੁਲ੍ਹ ਤੇ ਉਹਨਾਂ ਉਤੇ ਵੀ ਪਾਣੀ ਭਰੇ ਛਾੱਲੇ। ਸੋਜਿਸ਼ ਤੇ ਛਾਲਿਆ ਕਾਰਣ ਉਸ ਦੇ ਚਿਹਰੇ ਦੇ ਨਕਸ਼ ਪਾਰਦਰਸ਼ੀ ਲਗ ਰਹੇ ਸਨ ਤੇ ਉਹਨਾਂ ਨੂੰ ਅੱਡ ਅੱਡ ਪਛਾਨਣਾ ਵੀ ਔਖਾ ਹੋ ਰਿਹਾ ਸੀ। ਸੁੱਜੇ ਤੇ ਪੱਕੇ ਨੱਕ ਰਾਹੀਂ ਉਹ ਕਸਵਾਂ ਸਾਹ ਲੈ ਰਿਹਾ ਸੀ। ਮੈਂ ਸੋਚਿਆ ਜੇ ਬਾਹਰ ਇਹ ਕੁਝ ਹੈ, ਤਾਂ ਇਸ ਦੇ ਅੰਦਰ ਦਾ ਕੀ ਹਾਲ ਹੋਵੇਗਾ? ਮੈਂ ਸੁਰੇਸ਼ ਨੂੰ ਪੁੱਛਿਆ, "ਬੋਲਦਾ ਐ?" ਉਸ ਨੇ ਨਾਂਹ ਵਿਚ ਸਿਰ ਹਿਲਾਇਆ। "ਹਿੱਲਦਾ ਜੁਲਦਾ ਹੈ?" ਮੈਂ ਫਿਰ ਪੁੱਛਿਆ। ਗੰਗਾ ਰਾਮ ਕਹਿਣ ਲਗਾ,

"ਸਿਰ ਪਟਕਦਾ ਐ ਜੀ ਜਦੋਂ ਅੱਚਵੀ ਲਗਦੀ ਐ।" "ਹੋਸ਼ ਵਿਚ ਹੈ?" ਮੈਂ ਪੁੱਛਿਆ। "ਹਾਂ ਜੀ, ਜਦੋਂ ਪਾਣੀ ਪੀਣਾ ਹੋਵੇ ਉੱਚੀ ਉੱਚੀ ਹੰਗੂਰੇ ਵੀ ਮਾਰਦਾ ਐ।" ਸੁਰੇਸ਼ ਨੇ ਦੱਸਿਆ। "ਕਿੰਨੀ ਵਾਰੀ ਪੀਂਦਾ ਐ ਪਾਣੀ?" ਮੈਂ ਸਵਾਲ ਕੀਤਾ। "ਪਾਣੀ ਮੰਗਦਾ ਤਾਂ ਬਹੁਤ ਵਾਰ ਐ, ਪਰ ਪੀਂਦਾ ਪੂੰਦਾ ਨੀ ਜੀ, ਬੱਸ ਮੂੰਹ ਈ ਗਿੱਲਾ ਕਰਦਾ ਐ।" "ਹੋਰ ਕੋਈ ਗੱਲ?" ਮੈਂ ਦਰਿਆਫ਼ਤ ਕੀਤਾ। "ਸਿਰ ਮੂੰਹ ਨਹੀਂ ਢੱਕਣ ਦਿੰਦਾ। ਡਾਕਟਰ ਕਹਿੰਦੇ ਨੇ ਮੱਖੀਆਂ ਤੋਂ ਢੱਕ ਕੇ ਰਖੋ, ਇਹ ਚਾਦਰ ਲਾਹ ਦੇਂਦਾ ਹੈ।" ਸੁਰੇਸ਼ ਨੇ ਸ਼ਿਕਾਇਤੀ ਲਹਿਜ਼ੇ ਵਿਚ ਦੱਸਿਆ।

"ਆਓ ਮੇਰੇ ਨਾਲ!" ਮੈਂ ਜੇਤੂ ਅੰਦਾਜ਼ ਵਿਚ ਸੁਭਾਸ਼ ਨੂੰ ਕਿਹਾ।

ਘਰ ਆ ਕੇ ਮੈਂ ਉਸ ਨੂੰ "ਅ" ਅੱਖਰ ਨਾਲ ਸ਼ੁਰੂ ਹੋਣ ਵਾਲੀ ਦਵਾਈ **ਆਰਸੈਨਿਕ ਐਲਬਮ**- 30 (Arsenicum Album- 30) ਦੀਆਂ ਚਾਰ ਪੁੜੀਆਂ ਦਿੱਤੀਆਂ ਤੇ ਘੰਟੇ ਘੰਟੇ ਬਾਦ ਦਵਾਈ ਉਸ ਦੇ ਹੇਠਲੇ ਬੂਲ੍ਹ ਤੇ ਮਸੂਹੜੇ ਦੇ ਵਿਚਕਾਰ ਝਾੜ ਦੇਣ ਲਈ ਕਿਹਾ। ਨਾਲ ਇਹ ਵੀ ਤਾਕੀਦ ਕੀਤੀ ਕਿ ਸੁੱਤੇ ਪਏ ਨੂੰ ਜਗਾ ਕੇ ਦਵਾਈ ਨਹੀਂ ਦੇਣੀ। ਦਵਾਈ ਜੇਬ ਵਿਚ ਪਾ ਕੇ ਉਸ ਨੇ ਪੁੱਛਿਆ, "ਸਰ, ਕੀ ਉਹ ਠੀਕ ਹੋ ਜਾਵੇਗਾ?" ਮੇਰਾ ਧਿਆਨ ਫੌਰਨ ਡਾ: ਈ ਬੀ ਨੈਸ਼ ਦੀਆਂ ਇਸ ਦਵਾਈ ਬਾਰੇ ਲਿੱਖੀਆਂ ਇਹਨਾ ਸਤਰਾਂ ਵਲ ਗਿਆ: "ਅਤਿ-ਅਧਿੱਕ ਬੇਚੈਨੀ, ਔਖਾ ਸਾਹ, ਮੌਤ ਵਲ ਤੇਜ ਨਿਘਾਰ, ਘੜੀ ਮੁੜੀ ਘੁੱਟ ਘੁੱਟ ਪਾਣੀ ਦੀ ਪਿਆਸ, ਭਿਆਨਕ ਸਾੜੇ ਵਾਲੀ ਪੀੜਾ, ਕਾਲੀ ਰੰਗਤ, ਮੌਤ ਦਾ ਡਰ, ਨਿਸ਼ਚਿਤ ਮੌਤ ਦੇ ਵਿਚਾਰ, ਸ਼ਰੀਰ ਢਕੇ ਪਰ ਸਿਰ ਮੂੰਹ ਨੰਗਾ ਰਖੇ, ਸ਼ਰਾਬ ਦਾ ਪ੍ਰਕੋਪ....।"

ਮੈਂ ਉਸ ਨੂੰ ਭਰੋਸੇ ਨਾਲ ਜਵਾਬ ਦਿਤਾ, "ਹਾਂ ਬਚ ਜਾਵੇਗਾ, ਜੇ ਤੇਰੇ ਪਹੁੰਚਣ ਤੋਂ ਪਹਿਲਾਂ ਹੀ ਪੂਰਾ ਨਾ ਹੋ ਗਿਆ ਹੋਇਆ ਤਾਂ!" ਉਸ ਦੇ ਚਿਹਰੇ ਤੇ ਪਹਿਲਾਂ ਪ੍ਰਸੰਨਤਾ ਤੇ ਫਿਰ ਉਦਾਸੀ ਦੀ ਝਲਕ ਫਿਰੀ ਤੇ ਉਹ ਸਾਈਕਲ ਤੇ ਚੜ੍ਹ ਕੇ ਅਲੋਪ ਹੋ ਗਿਆ।

ਸੁਭਾਸ਼ ਅਗਲੀ ਸਵੇਰ ਆਇਆ। ਉਸ ਦਾ ਮੂੰਹ ਲਟਕਿਆ ਹੋਇਆ ਸੀ। ਮੈਂ ਅੰਦਾਜ਼ਾ ਲਾ ਕੇ ਪੁੱਛਿਆ, "ਨਹੀਂ ਬਣੀ ਗੱਲ?" ਉਸ ਨੇ ਖੁਸ਼ਕ ਸੰਘ ਨਾਲ ਕਿਹਾ, "ਪ੍ਰੋਫੈਸਰ ਸਾਹਿਬ, ਦੂਜੇ ਦੋ ਬੰਦੇ ਜੋ ਬਾਹਰ ਭੇਜੇ ਸੀ, ਰਾਤ ਪੂਰੇ ਹੋ ਗਏ।" "ਰਾਮੇਸ਼ਵਰ ਕਿੱਦਾਂ ਐ?" ਮੈਂ ਸਾਹ ਰੋਕ ਕੇ ਪੁੱਛਿਆ। "ਉਹ ਹੁਣ ਪਹਿਲਾਂ ਨਾਲੋਂ ਠੀਕ ਐ ਜੀ।" ਉਹ ਸੁੱਖ ਦੇ ਭਾਵ ਨਾਲ ਬੋਲਿਆ। ਫਿਰ ਉਸ ਨੇ ਮੁਸਕਰਾ ਕੇ ਦੱਸਿਆ ਕਿ ਦਿਨ ਭਰ ਦਾ ਤੜਪਦਾ ਰਾਮੇਸ਼ਵਰ ਪਹਿਲੀ ਪੁੜੀ ਨਾਲ ਹਸਪਤਾਲ ਵਿਚ ਹੀ ਸੌਂ ਗਿਆ ਸੀ। ਰਾਤ ਨੂੰ ਜਦੋਂ ਉੱਠਿਆ ਤਾਂ ਘਰ ਲੈ ਆਏ। ਘਰ ਆ ਕੇ ਦੂਜੀ ਪੁੜੀ ਦਿੱਤੀ, ਫਿਰ ਸੌਂ ਗਿਆ। ਸਵੇਰੇ ਉੱਠਿਆ ਤਾਂ ਤੀਜੀ ਪੁੜੀ ਦੇ ਦਿੱਤੀ ਸੀ ਤੇ ਹੁਣ ਚੌਥੀ। ਉਹ ਨਾਲ ਹੀ ਕਹਿਣ ਲੱਗਾ," ਜਖਮ ਹੋਰ ਕਾਲੇ ਹੋ ਗਏ ਹਨ ਪਰ ਸੋਜਾ ਘੱਟ ਹੈ। ਹੁਣ ਉਹ ਥੋੜਾ ਬੋਲਦਾ ਵੀ

ਹੈ।" ਮੈਂ ਹੱਸਿਆ ਤੇ ਕਿਹਾ, "ਤੇਰਾ ਬੰਦਾ ਬਚ ਗਿਆ ਹੈ, ਸਕਸੈਨਾ! ਹੁਣ ਉਸ ਨੂੰ ਕੁਝ ਨਹੀਂ ਹੋਵੇਗਾ। ਹਾਲੇ ਹੋਰ ਦਵਾਈ ਦੀ ਲੋੜ ਨਹੀਂ। ਹੁਣ ਕੱਲ ਦੱਸੀਂ।"

ਅਗਲੇ ਦਿਨ ਮੈਂ ਉਸ ਨੂੰ ਸੁਭਾਸ਼ ਹੱਥ **ਆਰਸੈਨਿਕ ਐਲਬਮ**- 30 ਦੀਆਂ ਕੁਝ ਪੁੜੀਆਂ ਹੋਰ ਦਿੱਤੀਆਂ ਤੇ ਤੀਜੇ ਦਿਨ ਰਾਮੇਸ਼ਵਰ ਠੀਕ ਹੋ ਕੇ ਬੈਠ ਗਿਆ। ਸੁਭਾਸ਼ ਆ ਕੇ ਕਹਿਣ ਲਗਾ, "ਉਹ ਥੋਨੂੰ ਮਿਲਣ ਦੀ ਜ਼ਿੱਦ ਕਰ ਰਿਹਾ ਹੈ।" ਕਾਰਣ ਪੁੱਛਣ ਤੇ ਕਹਿਣ ਲੱਗਿਆ ਕਿ ਉਹ ਆਪਣੇ ਸਾਈਂ ਦੇ ਦਰਸ਼ਨ ਕਰਨਾ ਚਾਹੁੰਦਾ ਹੈ। ਜਲਾਲਾਬਾਦ ਦਾ ਹੋਣ ਕਰ ਕੇ ਉਹ ਰਖਿੱਅਕ ਨੂੰ ਸਾਈਂ ਸੱਦਦਾ ਸੀ। ਮੈਂ ਉਸ ਨੂੰ ਹਫਤਾ ਭਰ ਇਹ ਕਹਿ ਕੇ ਟਾਲਦਾ ਰਿਹਾ ਕਿ ਉਸ ਦਾ ਸਾਈਂ ਹੋਮਿਓਪੈਥੀ ਹੈ, ਨਾ ਕਿ ਮੈਂ। ਪਰ ਜਦੋਂ ਉਹ ਨਾ ਟਲਿਆ ਤੇ ਬਹੁਤਾ ਹੀ ਖਹਿੜੇ ਪੈ ਗਿਆ ਤਾਂ ਮੈ ਸੁਭਾਸ਼ ਨਾਲ ਰਾਮੇਸ਼ਵਰ ਦੇ ਘਰ ਗਿਆ। ਉਂਜ ਉਹ ਠੀਕ ਠਾਕ ਸੀ ਪਰ ਪਲਕਾਂ ਅੰਦਰ ਹਾਲੇ ਜਖ਼ਮ ਹੋਣ ਕਾਰਣ ਅੱਖਾਂ ਨਹੀਂ ਸੀ ਖੋਹਲ ਸਕਦਾ। ਮੇਰੇ ਬੈਠਦਿਆਂ ਉਹ ਮੰਜੇ ਤੋਂ ਹੇਠ ਉੱਤਰ ਆਇਆ ਤੇ ਮੇਰੇ ਪੈਰ ਟੋਹ ਕੇ ਉੱਤੇ ਝੁਕ ਗਿਆ। ਕਿੰਨੀ ਦੇਰ ਮੱਥਾ ਰਗੜਦਾ ਰਿਹਾ ਤੇ ਦੁਆਵਾਂ ਦੇਂਦਾ ਰਿਹਾ। ਪਸ਼ਚਾਤਾਪ ਵਜੋਂ ਉਸ ਨੇ ਅਗਾਹਾਂ ਨੂੰ ਸ਼ਰਾਬ ਤੋਂ ਤੌਬਾ ਕੀਤੀ ਤੇ ਅੱਖਾਂ ਠੀਕ ਕਰਨ ਦੀ ਦਵਾਈ ਦੀ ਮੰਗ ਕੀਤੀ। ਕੋਈ ਪੰਦਰਾਂ ਵੀਹ ਦਿਨ ਲਟਕਾ ਕੇ ਮੈਂ ਸੁਭਾਸ਼ ਹੱਥ "ਲ" ਅੱਖਰ ਨਾਲ ਸ਼ੁਰੂ ਹੁੰਦੀ **ਲਾਈਕੋਪੋਡੀਅਮ** (Lycopodium) ਦਵਾਈ ਦੀ 200 ਪੋਟੈਂਸੀ ਦੀ ਇਕ ਖ਼ੁਰਾਕ ਭੇਜ ਦਿਤੀ। ਦੋ ਦਿਨਾਂ ਵਿਚ ਹੀ ਅੱਖਾਂ ਖੋਹਲ ਕੇ ਰਾਮੇਸ਼ਵਰ ਨੇ ਆਪਣੀ ਗੋਲ-ਗੱਪਿਆਂ ਦੀ ਰੇਹੜੀ ਲਾ ਲਈ। ਉਹ ਅੱਜ ਕੱਲ ਵੀ ਜਿਉਂਦਾ ਹੈ ਤੇ ਉਸੇ ਤਰ੍ਹਾਂ ਰਾਮ ਲੀਲਾ ਲਈ ਕੰਮ ਕਰਦਾ ਹੈ।

ਅੱਜ ਤਕ ਮੇਰੇ ਹੱਥਾਂ ਵਿਚ ਹਜਾਰਾਂ ਕੇਸ ਆਏ ਤੇ ਗਏ। ਉਹਨਾਂ ਵਿਚੋਂ ਬਹੁਤ ਸਾਰੇ ਤਾਂ ਮੈਨੂੰ ਉੱਕਾ ਹੀ ਯਾਦ ਨਹੀਂ। ਪਰ ਜਦੋਂ ਮੈਂ ਪਿੱਛੇ ਮੁੜ ਕੇ ਦੇਖਦਾ ਹਾਂ, ਰਾਮੇਸ਼ਵਰ ਦਾ ਨਾਂ ਮੇਰੇ ਜਿਹਨ ਵਿਚ ਸਿਤਾਰੇ ਵਾਂਗ ਚਮਕ ਰਿਹਾ ਹੁੰਦਾ ਹੈ। ਉਸ ਦਾ ਕੇਸ ਮੈਂ ਫ਼ਖ਼ਰ ਨਾਲ ਯਾਦ ਕਰਦਾ ਹਾਂ ਕਿਉਂਕਿ ਇਹ ਉਹਨਾਂ ਸਭ ਕੇਸਾਂ ਵਿਚੋਂ ਪਲੇਠਾ ਹੈ ਜਿਹਨਾਂ ਨਾਲ ਮੇਰਾ ਜੀਵਨ-ਦਾਨ ਦਾ ਨੇੜੇ ਦਾ ਰਿਸ਼ਤਾ ਹੈ! ਉਂਜ ਇਸ ਕੇਸ ਵਿਚ ਮੈਂ ਸਕਸੈਨਿਆਂ ਦੇ ਯੋਗਦਾਨ ਦਾ ਵੀ ਬਹੁਤ ਆਭਾਰੀ ਹਾਂ ਜੋ ਪੈਰਵੀ ਕਰਕੇ ਮੈਨੂੰ ਮਰੀਜ਼ ਕੋਲ ਲੈ ਗਏ ਪਰ ਆਸ਼ਾ ਦੀ ਕਿਰਣ ਹੋਮਿਓਪੈਥੀ ਵਿਚੋਂ ਹੀ ਪੈਦਾ ਹੋਈ ਜਿਸ ਨੇ ਉਸ ਨੂੰ ਮੁੜ-ਸੁਰਜੀਤ ਕੀਤਾ। ਇਸ ਘਟਨਾ ਨੂੰ ਯਾਦ ਕਰਕੇ ਮੈਨੂੰ ਰੁਹਾਨੀ ਖ਼ੁਸ਼ੀ ਮਿਲਦੀ ਹੈ, ਤੇ ਅਜਿਹਾ ਹੀ ਕੁਝ ਹੋਰ ਕਰਨ ਦੀ ਤੌਫ਼ੀਕ ਵੀ। ਮੈਂ ਅਕਸਰ ਕਹਿੰਦਾ ਹਾਂ, "ਜਾਨ ਲੈਣ ਵਾਲਿਓ! ਕਦੇ ਕਿਸੇ ਨੂੰ ਜੀਵਨ ਦੇ ਕੇ ਦੇਖੋ, ਖੁਸ਼ੀ ਦੀ ਅਸਲ ਪ੍ਰੀਭਾਸ਼ਾ ਸਮਝ ਆ ਜਾਵੇਗੀ।"

ਕੇਲ ਕਰੇਦੇ ਹੰਝ ਨੋ

ਅੱਜ ਪੰਜਾਬ ਬਾਰੇ ਛੱਪਦਾ ਕੋਈ ਅਖ਼ਬਾਰ ਪੜ੍ਹ ਕੇ ਵੇਖ ਲਵੋ, ਕੈਂਸਰ ਦੀਆਂ ਖਬਰਾਂ ਨਾਲ ਭਰਿਆ ਪਿਆ ਹੁੰਦਾ ਹੈ। ਇਸ ਨਾਮੁਰਾਦ ਬੀਮਾਰੀ ਨੇ ਸਾਰੇ ਪੰਜਾਬ ਨੂੰ ਆਪਣੀ ਗ੍ਰਿਫਤ ਵਿਚ ਲੈ ਰੱਖਿਆ ਹੈ। ਇੰਜ ਲੱਗਦਾ ਹੈ ਜਿਵੇਂ ਮਾਲਵੇ ਵਿਚ ਤਾਂ ਕੈਂਸਰ ਦਾ ਹੜ੍ਹ ਹੀ ਆ ਗਿਆ ਹੋਵੇ। ਪਿੰਡਾਂ ਦੇ ਪਿੰਡ ਇਸ ਦੇ ਕਹਿਰ ਹੇਠ ਆਏ ਹੋਏ ਹਨ। ਇਸ ਨੂੰ ਰੋਕਣ ਲਈ ਕਈ ਸਰਕਾਰੀ ਤੇ ਕਈ ਗੈਰ-ਸਰਕਾਰੀ ਕੈਂਸਰ ਵਿਰੋਧੀ ਸੰਸਥਾਵਾਂ ਕੰਮ ਕਰ ਰਹੀਆਂ ਹਨ। ਬਹੁਤ ਸਾਰੇ ਹਮਦਰਦ ਪ੍ਰਵਾਸੀ ਸੱਜਣ ਵੀ ਇਸ ਦੇ ਖਾਤਮੇ ਲਈ ਹੰਭਲਾ ਮਾਰ ਰਹੇ ਹਨ। ਪਰ ਇਹਨਾਂ ਸਭਨਾਂ ਦੀਆਂ ਕੋਸ਼ਿਸ਼ਾਂ ਦੇ ਬਾਵਜੂਦ ਵੀ ਇਸ ਬਲਾ ਨੂੰ ਕੋਈ ਠੱਲ ਨਹੀਂ ਪੈ ਰਹੀ। ਮਾਰ ਹੇਠ ਆਏ ਮਰੀਜ਼ ਡਾਕਟਰਾਂ ਦੇ ਅਤਿ ਮਹਿੰਗੇ ਬਿਲ ਭਰਦੇ ਕੰਗਾਲ ਹੋ ਰਹੇ ਹਨ। ਕਈ ਤਾਂ ਇਲਾਜ਼ ਲਈ ਜਾਇਦਾਦਾਂ ਵੇਚ ਰਹੇ ਹਨ, ਕਈ ਸਰਕਾਰ ਕੋਲ ਮਦਦ ਦੀ ਪੁਕਾਰ ਕਰ ਰਹੇ ਹਨ ਤੇ ਕਈ ਸਿਆਣਿਆਂ ਕੋਲ ਜਾ ਕੇ ਧਾਗੇ-ਤਵੀਤ ਕਰਵਾ ਰਹੇ ਹਨ। ਦੁਖ ਤੇ ਲਾਚਾਰੀ ਕਾਰਣ ਕਈ ਪੀੜਤ-ਪ੍ਰੀਵਾਰ ਧਰਮ ਅਸਥਾਨਾਂ ਤੇ ਜਾ ਕੇ ਅਰਦਾਸਾਂ-ਅਰਜੋਈਆਂ ਕਰ ਰਹੇ ਹਨ। ਸਭ ਯਤਨਾਂ ਦੇ ਬਾਵਜ਼ੂਦ ਇਸ ਰੋਗ ਦਾ ਪ੍ਰਨਾਲਾ ਉਥੇ ਦਾ ਉਥੇ ਹੈ।

ਡਾਕਟਰੀ ਭਾਈਚਾਰਾ ਇਸ ਬਾਰੇ ਇਹ ਕਹਿ ਕੇ ਸਾਰ ਰਿਹਾ ਹੈ ਕਿ ਕੈਂਸਰ ਦੇ ਇਲਾਜ਼ ਦੀ ਹਾਲੇ ਤੀਕਰ ਕੋਈ ਪੱਕੀ ਦਵਾਈ ਨਹੀਂ ਬਣੀ। ਉਹਨਾਂ ਅਨੁਸਾਰ ਇਸ ਦੀ ਤਾਂ ਕੇਵਲ ਰੋਕ ਥਾਮ ਹੀ ਹੈ ਪਰ ਉਸ ਲਈ ਲੋੜੀਂਦੇ ਫੰਡ ਨਹੀਂ। ਉਹ ਬਦਕਿਸਮਤ ਰੋਗੀ ਦੇ ਪਹਿਲਾਂ ਦੂਹਰੇ ਚੌਹਰੇ ਟੈਸਟ ਕਰਵਾਉਂਦੇ ਹਨ, ਫਿਰ ਰੇਡੀਏਸ਼ਨ, ਫਿਰ ਕਿਮੋਥ੍ਰੇਪੀ ਤੇ ਫਿਰ ਅਪ੍ਰੇਸ਼ਨ ਕਰਦੇ ਹਨ। ਇਸ ਤਰਾਂ ਸਭ ਪਾਸਿਓਂ ਨਚੋੜ ਕੇ ਉਸ ਨੂੰ ਲਾ-ਇਲਾਜ਼ ਘੋਸ਼ਿਤ ਕਰ ਕੇ ਅੰਤਮ ਸੇਵਾ ਲਈ ਘਰ ਭੇਜ ਦਿੰਦੇ ਹਨ। ਇਸ ਸਥਿਤੀ ਵਿਚ ਫਸੇ ਗਰੀਬ ਰੋਗੀਆਂ ਦਾ ਪ੍ਰਮਾਤਮਾ ਹੀ ਇਕ ਮਾਤਰ ਸਹਾਰਾ ਰਹਿ ਜਾਂਦਾ ਹੈ। ਪਰ ਪ੍ਰਸ਼ਨ ਉੱਠਦਾ ਹੈ ਕਿ ਕੀ ਪ੍ਰਭੂ-ਭਗਤੀ ਰਾਹੀਂ ਜਾਂ ਰੱਬ ਕੋਲ ਅਰਜ਼-ਅਰਦਾਸ ਕਰਨ ਨਾਲ ਇਸ ਰੋਗ ਦਾ ਇਲਾਜ਼ ਹੋ ਸਕਦਾ ਹੈ? ਸਿਆਣੇ ਕਹਿੰਦੇ ਹਨ, ਹਾਂ ਹੋ ਸਕਦਾ ਹੈ। ਕਈ ਬਹੁਤੇ ਸਿਆਣਿਆਂ ਨੇ ਤਾਂ ਨਾਮ ਸਿਮਰਨ ਨੂੰ "ਅਉਖਧ" ਹੀ ਸਮਝਿਆ ਹੋਇਆ ਹੈ ਤੇ ਇਸ ਰਾਹੀਂ ਇਲਾਜ਼ ਕਰਨ ਦੇ ਹਸਪਤਾਲ ਵੀ ਖੋਲ ਰਖੇ ਹਨ। ਸਿਆਣਿਆਂ ਦੀ ਸਿਆਣੇ ਜਾਣਨ, ਪਰ ਮੇਰਾ ਅਨੁਭਵ ਕੁਝ ਹੋਰ ਕਹਿੰਦਾ ਹੈ।

ਮੈਂ ਸਮਝਦਾ ਹਾਂ ਕਿ ਮੱਨੁਖੀ ਕਾਰਜ ਤੇ ਸ਼ਰੀਰਕ ਕ੍ਰਿਆਵਾਂ ਦੋ ਵੱਖ ਵੱਖ ਚੀਜ਼ਾਂ ਹਨ। ਪ੍ਰਭੂ ਭਗਤੀ ਕਈ ਹੋਰ ਸਾਧਾਰਣ ਕਾਰਜਾਂ ਵਾਂਗ ਮੱਨੁਖ ਦਾ ਇਕ ਸੁਚੇਤ ਕਾਰਜ ਹੈ ਜਿਸ ਵਿਚ ਉਹ ਆਪਣੀ ਇੱਛਾ ਅਨੁਸਾਰ ਮਨ ਨੂੰ ਕਿਸੇ ਧਾਰਮਿਕ ਬਿੰਬ ਜਾਂ ਪ੍ਰਤੀਬਿੰਬ ਉੱਤੇ ਕੇਂਦਰਿਤ ਕਰ ਕੇ ਉਸ ਦਾ ਮਨਨ ਕਰਦਾ ਹੈ। ਇਸ ਨੂੰ ਕੱਠਿਨ ਕਾਰਜ ਸਮਝਿਆ ਜਾਂਦਾ ਹੈ ਤੇ ਇਸ ਲਈ ਸਾਧਨਾ ਦੀ ਲੋੜ ਪੈਂਦੀ ਹੈ। ਇਸ ਦੇ ਉਲਟ ਦੁਖ-ਤਕਲੀਫ਼ ਦਾ ਨਿਵਾਸ ਸ਼ਰੀਰ ਤੇ ਮਨ ਦੋਹਾਂ ਤੋਂ ਪਰ੍ਹੇ ਇਕ ਅਤਿ-ਸੂਖਮ ਨਿਯੰਤਰਣ ਅਸਥਾਨ ਵਿਚ ਹੈ ਜਿੱਥੋਂ ਅੰਦਰੂਨੀ ਕ੍ਰਿਆਵਾਂ ਰਾਹੀਂ ਸਮੂਚੇ ਸ਼ਰੀਰ ਦਾ ਬੰਦੋਬਸਤ ਹੁੰਦਾ ਹੈ। ਸ਼ਰੀਰ ਦੀਆਂ ਨਿਯੰਤਰਕ ਕ੍ਰਿਆਵਾਂ ਮੱਨੁਖੀ ਕਾਰਜਾਂ ਵਾਂਗ ਇੱਛਕ ਨਹੀਂ ਹੁੰਦੀਆਂ ਇਸ ਲਈ ਇਹਨਾਂ ਨੂੰ ਮੱਨੁਖ ਦੀ ਇੱਛਾ ਜਾਂ ਉਸ ਦੇ ਇੱਛਤ ਕਾਰਜਾਂ ਰਾਹੀਂ ਕੰਟਰੋਲ ਨਹੀਂ ਕੀਤਾ ਜਾ ਸਕਦਾ। ਕਹਿਣ ਦਾ ਭਾਵ, ਨਿਯੰਤਰਕ ਕ੍ਰਿਆਵਾਂ ਸ਼ਰੀਰ ਦੇ ਕਾਰਜ ਤਾਂ ਸਾਧਦੀਆਂ ਹਨ ਪਰ

ਸ਼ਰੀਰਕ ਕਾਰਜ ਸ਼ਰੀਰ ਦੇ ਨਿਯੰਤਰਣ ਨੂੰ ਨਹੀਂ ਸਾਧਦੇ। ਇਸ ਲਈ ਰੋਗ ਦੇ ਇਲਾਜ਼ ਲਈ ਇਕ ਅਜਿਹੀ ਚਿਕਿੱਤਸਾ ਦੀ ਲੋੜ ਪੈਂਦੀ ਹੀ ਹੈ ਜੋ ਉਸ ਸੂਖਮ ਨਿਯੰਤਰਣ ਤੀਕ ਪਹੁੰਚ ਕਰ ਸਕਦੀ ਹੋਵੇ ਤੇ ਫਿਰ ਉਸ ਨਾਲ ਆਪਣੇ ਵਿੱਲਖਣ ਕਲਾਮ ਰਾਹੀਂ ਪ੍ਰਭਾਵੀ ਸੰਵਾਦ ਰਚਾ ਕੇ ਸ਼ਰੀਰ ਵਿਚੋਂ ਬਿਮਾਰੀ ਨੂੰ ਦੂਰ ਕਰ ਸਕਦੀ ਹੋਵੇ। ਜੇ ਮਰਜ਼ ਤੇ ਚਿਕਿੱਤਸ਼ਾ ਦਾ ਇਹ ਸੰਵਾਦ ਰਚ ਜਾਵੇ ਫਿਰ ਭਾਵੇਂ ਜ਼ੁਕਾਮ ਹੋਵੇ ਜਾਂ ਕੈਂਸਰ, ਦੋਹਾਂ ਦਾ ਇਲਾਜ਼ ਇਕੋ ਜਿੰਨਾ ਆਸਾਨ ਤੇ ਸਸਤਾ ਹੈ। ਇਹ ਗੱਲ ਉੱਨੀ ਹੀ ਸੱਚੀ ਹੈ ਜਿੰਨੇ ਦੋ ਤੇ ਦੋ ਚਾਰ। ਇਸ ਅਨੁਭਵ ਦੀ ਪੁਸ਼ਟੀ ਲਈ ਮੈਂ ਇਕ ਬਿਲਕੁਲ ਸੱਚੀ ਹਾਲੀਆ ਘਟਨਾ ਬਿਆਨ ਕਰ ਰਿਹਾ ਹਾਂ ਜਿਸ ਵਿਚ ਕੇਵਲ ਨਾਂ ਥਾਂ ਦੇ ਹਵਾਲੇ ਹੀ ਬਦਲੇ ਹੋਏ ਹਨ।

21 ਜੂਨ 2009 ਨੂੰ ਮੈਂ ਆਪਣੀ ਰਵਾਇਤਨ ਫੇਰੀ ਤੇ ਭਾਰਤ ਗਿਆ। ਸਵੇਰੇ ਸਵੇਰੇ ਪਟਿਆਲੇ ਪਹੁੰਚ ਕੇ ਆਪਣੇ ਮੋਬਾਈਲ ਦਾ ਸਿੱਮ ਚਾਰਜ ਕਰਵਾਇਆ। ਫਿਰ ਫਟਾ ਫੱਟ ਆਪਣੇ ਮਿੱਤਰ ਡਾ: ਸਾਧੂ ਸਿੰਘ ਦੇ ਘਰ ਕੋਲ ਪਹੁੰਚਿਆ ਤੇ ਗਲੀ ਚੋਂ ਹੀ ਉਸ ਦੇ ਘਰ ਦਾ ਫੋਨ ਮਿਲਾਇਆ। ਮੈਂ ਉਸ ਨੂੰ ਇੱਦਾਂ ਹੀ ਆਪਣੇ ਆਉਣ ਦਾ 'ਸਰਪਰਾਈਜ਼' ਦਿਆ ਕਰਦਾ ਸਾਂ। ਚੱਲਣ ਤੋਂ ਕਈ ਦਿਨ ਪਹਿਲਾਂ ਹਰ ਰੋਜ ਅਮਰੀਕਾ ਤੋਂ ਕਾਲਾਂ ਕਰਦਾ ਰਹਿੰਦਾ ਤਾਂ ਜੋ ਉਸ ਨੂੰ ਯਕੀਨ ਰਹੇ ਕਿ ਮੈਂ ਵਿਦੇਸ਼ ਵਿਚ ਹੀ ਹਾਂ। ਤੇ ਫਿਰ ਬਿਨਾ ਦੱਸਿਆਂ ਅਚਾਨਕ ਜਾ ਕੇ ਉਸ ਦੇ ਘਰ ਨੇੜਿਓਂ ਕਾਲ ਕਰਦਾ। ਉਹ ਮੈਨੂੰ ਅਮਰੀਕਾ ਤੋਂ ਬੋਲ ਰਿਹਾ ਸਮਝ ਕੇ ਪੁੱਛਦਾ, "ਕਦੋਂ ਆ ਰਿਹੈਂ ਹੁਣ, ਸਦੀਆਂ ਲੰਘਾ ਤੀਆਂ?" ਮੈਂ ਅਗੋਂ ਫਿਲਮੀ ਅੰਦਾਜ਼ ਵਿਚ ਕਹਿੰਦਾ, "ਅਸੀਂ ਤਾਂ ਯਾਰਾਂ ਦੀ ਯਾਰੀ ਦੇ ਬੰਨ੍ਹੇ ਹੋਏ ਆਂ, ਜਦੋਂ ਕਹੇਂਗਾ ਆਜਾਂਗੇ।" "ਸਰਾ ਸਰ ਝੂਠ! ਤੂੰ ਗੁਰੂ ਐਂ ਗੁਰੂ। ਮਿੱਠੀਆਂ ਮਿੱਠੀਆਂ ਗੱਲਾਂ ਕਰ ਕੇ ਸਾਡਾ ਦਿਲ ਭਰਮਾਉਂਦਾ ਰਹਿਨਾ ਐਂ। ਆਉਂਦਾ ਊਂਦਾ ਨੀ ਤੂੰ ਹੁਣ।" ਉਹ ਉਦਰੇਵੇਂ ਭਾਵ ਨਾਲ ਸ਼ਿਕਵਾ ਜਿਹਾ ਕਰ ਕੇ ਕਹਿੰਦਾ। ਮੈਂ ਕਹਿੰਦਾ, "ਅਸੀਂ ਤਾਂ ਜਿੱਥੇ ਖੜ੍ਹੇ ਸਾਂ ਉੱਥੇ ਈ ਖੜ੍ਹੇ ਆਂ। ਤੂੰ ਸਾਡੇ ਕੌਲ-ਕਰਾਰ ਜਦੋਂ ਚਾਹੇ ਅਜ਼ਮਾ ਕੇ ਦੇਖ ਲਈਂ।" ਉਹ ਬਚਿੱਆਂ ਵਾਲੀ ਬੇਤਾਬੀ ਨਾਲ ਆਖਦਾ, "ਮੈਂ ਤਾਂ ਕਹਿਨਾਂ ਹੁਣੇ ਆ ਜਾ, ਆਜੇਂਗਾ?" ਮੈਂ ਜਵਾਬ ਦਿੰਦਾ, "ਹਾਂ, ਲੈ ਹੁਣੇ ਆ ਜਾਨਾਂ। ਤੂੰ ਕੁੰਡਾ ਖੋਹਲ।" ਉਹ ਬੇਸਬਰਾ ਹੋ ਕੇ ਬਾਹਰ ਆਉਂਦਾ ਤਾਂ ਉਸ ਦੇ ਚੇਹਰੇ ਦੇ ਵਿਸਮਾਦੀ ਭਾਵ ਵੇਖਣ ਵਾਲੇ ਹੀ ਹੁੰਦੇ ਹਨ। ਅਸੀਂ ਜੋਰ ਜੋਰ ਦੀ ਹੱਸ ਕੇ ਗਲੇ ਮਿਲਦੇ। ਬੜਾ ਅਨੰਦ ਆਉਂਦਾ। ਪਿਛਲੇ ਪੰਦਰਾਂ ਸਾਲਾਂ ਤੋਂ ਮੈਂ ਥੋੜੀ ਬਹੁਤ ਰਦੋ-ਬਦਲ ਨਾਲ ਉਸ ਨੂੰ ਇੱਦਾਂ ਅਚੰਭਿਤ ਕਰਦਾ ਆ ਰਿਹਾ ਸਾਂ ਤੇ ਉਹ ਹਰ ਵਾਰ ਮੇਰੇ "ਚਕਮਿਆਂ" ਵਿਚ ਫਸ ਜਾਂਦਾ ਸੀ। ਪਰ ਐਤਕੀ ਕਈ ਵਾਰ ਕਾਲ ਕਰਨ ਤੇ ਵੀ ਉਸ ਦੇ ਘਰੋਂ ਕਿਸੇ ਨੇ ਫੋਨ ਨਾ ਚੁੱਕਿਆ।

ਕੋਲ ਜਾ ਕੇ ਵੇਖਿਆ, ਉਸ ਦੇ ਗੇਟ ਨੂੰ ਤਾਲਾ ਲੱਗਿਆ ਹੋਇਆ ਸੀ। ਮੇਰਾ ਮੱਥਾ ਠੱਣਕਿਆ। ਇਹ ਸੋਚ ਕੇ ਕਿ ਪੱਕੀ ਉਮਰ ਹੈ ਕਿਤੇ ਅਕਾਲ ਪੁਰਖ ਦੇ ਚਰਣਾਂ 'ਚ ਈ ਨਾ ਜਾ ਬੈਠਿਆ ਹੋਵੇ, ਮੈਂ ਸਾਡੇ ਇਕ ਸਾਂਝੇ ਮਿੱਤਰ ਤੇ ਯੂਨੀਵਰਸਿਟੀ ਦੇ ਅਧਿਆਪਕ ਡਾ: ਗੰਭੀਰ ਨੂੰ ਫੋਨ ਕੀਤਾ। ਉਸ ਨੇ ਦੱਸਿਆ ਕਿ ਉਹ ਕਾਫ਼ੀ ਦੇਰ ਤੋਂ ਢਿੱਲਾ ਚੱਲਿਆ ਆ ਰਿਹਾ ਸੀ, ਹਰ ਹਫ਼ਤੇ ਸਵੇਰੇ ਸਵੇਰੇ ਡਾਕਟਰ ਦੇ ਵੀ ਜਾਂਦਾ ਸੀ, ਸ਼ਾਇਦ ਉੱਥੇ ਈ ਨਾ ਗਿਆ ਹੋਵੇ। ਉਸ ਦੇ ਉੱਤਰ ਨੇ ਮੈਨੂੰ ਥੋੜੀ ਰਾਹਤ ਦਿਤੀ ਕਿ ਚਲੋ ਉਹ ਠੀਕ ਠਾਕ ਤਾਂ ਹੈ। ਮੈਂ ਸਾਧੂ ਨੂੰ ਸ਼ਾਮ ਨੂੰ ਮਿਲਣ ਦਾ ਵਿਚਾਰ ਬਣਾ ਕੇ ਆਪਣੇ ਘਰ ਮੁੜ ਗਿਆ।

ਰਾਹ ਵਿਚ ਜਾਂਦੇ ਜਾਂਦੇ ਮੈਂ ਚਿੰਤਾ ਭਰੇ ਮਨ ਨਾਲ ਆਪਣੇ ਇਸ ਵਿਸ਼ੇਸ਼ ਮਿੱਤਰ ਬਾਰੇ ਸੋਚਣ ਲੱਗਿਆ। ਸੱਤਰਾਂ ਨੂੰ ਟੱਪਿਆ, ਭਰਵੀਂ ਦਿੱਖ ਤੇ ਸਡੋਲ ਸ਼ਰੀਰ ਵਾਲਾ ਉਹ ਸੱਚ ਮੁੱਚ ਦਾ ਹੀ ਸਾਧੂ ਲੱਗਦਾ ਸੀ।ਹਰ ਇਕ ਨੂੰ ਅਪੱਣਤ ਨਾਲ ਹੱਸ ਕੇ ਮਿਲਦਾ ਤੇ ਖੁਸ਼ੀਆਂ ਵੰਡਦਾ। ਉਹ ਧਾਰਮਿਕ ਰਹਿਤ ਮਰਿਆਦਾ ਵਿਚ ਪਰਪੱਕ ਤੇ ਹਰ ਵੇਲੇ

ਵਾਹਿਗੁਰੂ ਨੂੰ ਹਾਜਰ ਨਾਜਰ ਮੰਨਣ ਵਾਲਾ ਮੌਜ਼ੀ ਜਿਊੜਾ ਸੀ। ਸਾਇੰਸ ਦਾ ਐਮ ਐਸ ਸੀ, ਐਮ ਫਿਲ, ਪੀ ਐਚ ਡੀ ਤੇ ਕਈ ਕਾਲਜਾਂ ਵਿਚ ਪ੍ਰੋਫੈਸਰ ਤੇ ਪ੍ਰਿੰਸੀਪਲ ਰਹਿ ਚੁੱਕਾ ਸਾਧੂ ਵਿਗਿਆਨਕ ਤੇ ਧਾਰਮਿਕ ਵਿਸ਼ਿਆਂ ਤੇ ਕਈ ਕਿਤਾਬਾਂ ਦਾ ਲੇਖਕ ਵੀ ਸੀ। ਉਹ ਸਿੱਖੀ ਕਿਰਦਾਰ ਤੇ ਵਿਹਾਰ ਦੀ ਹਰ ਗੱਲ ਗੁਰਬਾਣੀ ਪਰਮਾਣਾਂ ਅਨੁਸਾਰ ਪਰਖਦਾ ਤੇ ਸਮੇਂ ਸਮੇਂ ਤੇ ਅਕਾਲ ਤਖਤ ਦੇ ਜੱਥੇਦਾਰ ਨੂੰ ਸੁਝਾਵਾਂ ਭਰੇ ਖਤ ਵੀ ਲਿਖਦਾ ਰਹਿੰਦਾ। ਉਹ ਹਰ ਰੋਜ਼ ਸਵੇਰੇ ਤਿੰਨ ਵਜੇ ਉੱਠ ਕੇ ਗ੍ਰੰਥ ਸਾਹਿਬ ਦੇ ਤਾਬੇ ਬੈਠ ਜਾਂਦਾ ਤੇ ਤਿੰਨ ਘੰਟਿਆਂ ਦੇ ਪਾਠ ਉਪਰੰਤ ਅਰਦਾਸ ਮਗਰੋਂ ਹੀ ਕਿਸੇ ਹੋਰ ਕੰਮ ਨੂੰ ਹੱਥ ਲਾਉਂਦਾ। ਇਹ ਨਿਯਮ ਉਹ ਕਿਸੇ ਦੀ ਬਾਰਾਤ ਚੜ੍ਹਣ ਵਾਲੇ ਦਿਨ ਵੀ ਢਿੱਲਾ ਨਾ ਕਰਦਾ, ਸਗੋਂ ਬਾਰਾਤ ਲਿਜਾਣ ਵਾਲਾ ਹੀ ਉਸ ਕਾਰਣ ਬਰਾਤ ਲੇਟ ਕਰ ਕੇ ਤੋਰਦਾ। ਉਹ ਤੇ ਉਸ ਦੀ ਪਤਨੀ ਪ੍ਰੇਮ ਕੌਰ ਰਲ ਕੇ ਹਰ ਮਹੀਨੇ ਸਾਧਾਰਨ ਪਾਠ ਕਰਦੇ ਤੇ ਸਮਾਪਤੀ ਤੇ ਮਿੰਨੀ ਲੰਗਰ ਵਰਤਾਉਂਦੇ। ਲੰਗਰ ਵਿਚ ਕਈ ਹੋਰ ਨਜ਼ਦੀਕੀਆਂ ਨਾਲ ਉਹ ਮੈਨੂੰ ਵੀ ਸੱਦਦੇ। ਇਸ ਕਾਰਜ਼ ਵਿਚੋਂ ਉਹਨਾਂ ਨੂੰ ਵਿਆਹ ਜਿੰਨੀ ਖੁਸ਼ੀ ਮਿਲਦੀ ਸੀ।

ਸਾਧੂ ਕਹਿਣੀ ਕਰਨੀ ਦਾ ਪੂਰਾ ਅਤੇ ਸਿਰੜੀ ਇਨਸਾਨ ਸੀ। ਉਹ ਆਪਣੇ ਪਰਾਏ ਦਾ ਖਿਆਲ ਕੀਤੇ ਬਗੈਰ ਹਰ ਗੱਲ ਬਿਨਾ ਝਿੱਜਕ ਮੂੰਹ ਤੇ ਹੀ ਸੁਣਾ ਛੱਡਦਾ ਸੀ। ਉਹ ਸੱਚ ਦਾ ਪੁਜਾਰੀ ਸੀ ਅਤੇ ਕਿਸੇ ਲੋਭ, ਲਾਲਚ ਜਾਂ ਡਰ ਹੇਠ ਆ ਕੇ ਸੱਚਾਈ ਦੇ ਮਾਰਗ਼ ਤੋਂ ਉੱਕਾ ਹੀ ਨਹੀਂ ਸੀ ਡੋਲਦਾ। ਸੱਚ ਤੇ ਇਮਾਨਦਾਰੀ ਪ੍ਰਤੀ ਉਸ ਦੀ ਨਿਸ਼ਠਾ ਦੇਖ ਕੇ ਸਭ ਉਸ ਨੂੰ 'ਯੁਧਿਸ਼ਟਰ' ਮੰਨਦੇ ਸਨ। ਉਸ ਬਾਰੇ ਸੋਚਦੇ ਹੋਇਆਂ ਉਸ ਦੀ ਨਿਡਰਤਾ ਦੀ ਇਕ ਸਾਖੀ ਮੇਰੇ ਦਿਮਾਗ ਵਿਚ ਘੁੰਮ ਗਈ।ਅਪਰੈਲ 1989 ਵਿਚ ਜਦੋਂ ਅੱਤਵਾਦ ਸਿਖਰ ਤੇ ਸੀ ਤਾਂ ਉਹ ਪਟਿਆਲੇ ਨੇੜੇ ਇਕ ਸ਼ਹਿਰ ਦੇ ਸਰਕਾਰੀ ਕਾਲਜ਼ ਵਿਚ ਪੰਜਾਬੀ ਯੁਨੀਵਰਸਿਟੀ ਵੱਲੋਂ ਸਾਲਾਨਾ ਪ੍ਰੀਖਿਆਵਾਂ ਦਾ ਸੁਪਰਡੈਂਟ ਨਿਯੁਕਤ ਕੀਤਾ ਗਿਆ। ਉਸ ਸ਼ਹਿਰ ਵਿਚ ਇਕ ਵੱਡੀ ਜ੍ਹੇਲ ਸੀ ਜਿੱਥੋਂ ਕਈ "ਖਾੜਕੂ" ਵੀ ਇਮਤਿਹਾਨ ਦੇ ਰਹੇ ਸਨ। ਕੁਝ ਦਿਨ ਸਾਧੂ ਨੇ ਸਖ਼ਤ ਨਿਗਰਾਨੀ ਵਰਤ ਕੇ ਆਪਣੇ ਸੈਂਟਰ ਵਿਚ ਨਕਲ ਨਾ ਹੋਣ ਦਿਤੀ। ਇਸ ਨਾਲ ਇਲਾਕੇ ਭਰ ਦੇ ਨਕਲਚੂਆਂ ਵਿਚ ਹਾਹਾਕਾਰ ਮਚ ਗਈ। ਅੰਗਰੇਜ਼ੀ ਦੇ ਬੀ ਪੇਪਰ ਤੋਂ ਇਕ ਦਿਨ ਪਹਿਲਾਂ ਮੈਂ ਉਸ ਦੇ ਘਰ ਬੈਠਾ ਹੋਇਆ ਸਾਂ ਕਿ ਦੋ ਖਾੜਕੂ ਆ ਧਮਕੇ। ਮੈਥੋਂ ਇਕ ਪਾਸੇ ਲਿਜਾ ਕੇ ਉਹ ਉਸ ਨੂੰ ਕਹਿਣ ਲੱਗੇ, "ਅਸੀਂ ਪੰਥਕ ਕਮੇਟੀ ਵੱਲੋਂ ਆਏ ਹਾਂ। ਸਾਡੀ ਹਾਈ ਕਮਾਨ ਅਰਬਨ ਐਸਟੇਟ ਵਿਚ ਹੀ ਉਸ ਬੰਨੇ ਇਕ ਕੋਠੀ ਵਿਚ ਰੁਕੀ ਹੋਈ ਹੈ। ਕੱਲ ਸਾਡੇ ਕੁਝ ਵਿਦਿਆਰਥੀ ਜ੍ਹੇਲ ਵਿਚੋਂ ਤੁਹਾਡੇ ਸੈਂਟਰ ਵਿਚ ਪੇਪਰ ਦੇਣ ਆ ਰਹੇ ਹਨ। ਹਾਈ ਕਮਾਂਡ ਦਾ ਰੁੱਕਾ ਹੈ ਕਿ ਤੁਸੀਂ ਉਹਨਾਂ ਦਾ ਨੁਕਸਾਨ ਨਹੀਂ ਕਰਨਾ। ਯਾਦ ਰਹੇ, ਕੁਤਾਹੀ ਹੋਣ ਤੇ ਅਸੀਂ ਪ੍ਰੀਵਾਰ ਹੀ ਖਤਮ ਕਰ ਦੇਂਦੇ ਹੁੰਨੇ ਆਂ!"

ਉਹਨਾਂ ਦੀ ਗੱਲ ਵਿਚਾਲੇ ਛੱਡ ਕੇ ਸਾਧੂ ਮੇਰੇ ਕੋਲ ਆ ਕੇ ਸੋਫੇ ਤੇ ਬੈਠ ਗਿਆ। ਉਹਨਾਂ ਨੂੰ ਸੰਬੋਧਨ ਕਰ ਕੇ ਕਹਿਣ ਲੱਗਾ,"ਵਾਹ ਕਾਕਾ ਜੀ ਵਾਹ! ਪੜ੍ਹਨੀਆਂ ਪੋਥੀਆਂ ਤੇ ਕੰਮ ਕਰਨੇ ਆਹ!! ਕਰਵਾਉਂਦੇ ਹੋ ਨਕਲਾਂ ਤੇ ਮੰਗਦੇ ਹੋ ਖਾਲਿਸਤਾਨ!!!" ਡਾ:ਸਾਧੂ ਆਪਣੇ ਨਿਹੋਰੇ ਦੇ ਵਜ਼ਨ ਨਾਲ ਕੁਝ ਰੁੱਕ ਜਿਹਾ ਗਿਆ। ਉਸ ਨੇ ਮੇਜ਼ ਤੋਂ ਗਿਲਾਸ ਚੁੱਕ ਕੇ ਘੁੱਟ ਪਾਣੀ ਪੀਤਾ ਤੇ ਉਂਗਲੀ ਤਾਣ ਕੇ ਬੋਲਿਆ, "ਖਾਲਸਾ ਜੀ, ਜੋ ਗਾਤਰਾ ਤੁਸੀਂ ਨਵਾਂ ਨਵਾਂ ਪਾਇਆ ਹੈ ਉਹ ਮੈਂ ਚਿਰੋਕਣਾ ਪਹਿਨਿਆ ਹੋਇਆ ਹੈ। ਤੁਹਾਡੀ ਹਾਈ ਕਮਾਨ ਇਥੇ ਕਿਤੇ ਬੈਠੀ ਹੋਊ ਪਰ ਮੇਰੀ ਹਾਈ ਕਮਾਨ ਸਰਬਵਿਆਪੀ ਅਕਾਲ ਪੁਰਖ਼ ਪ੍ਰਮੇਸਰ ਖ਼ੁਦ ਆਪ ਹੈ। ਮੈਂ ਹਮੇਸ਼ਾ ਉਸੇ ਦਾ ਹੁਕਮ ਵਜਾਇਆ ਹੈ, ਕੱਲ ਵੀ ਉਹੀ ਵਜਾਵਾਂਗਾ।" ਥੋੜਾ ਰੁਕ ਕੇ ਉਹ ਫਿਰ ਬੋਲਿਆ,"ਤੁਸੀਂ ਆਪਣੀ ਧਮਕੀ ਆਪਣੇ ਨਾਲ ਲੈ

ਜੋ ਤੇ ਇਹਨੂੰ ਯੂਨੀਵਰਸਿਟੀ ਤੇ ਵਰਤ ਕੇ ਦੇਖ ਲਿਓ। ਸ਼ਾਇਦ ਕੰਟਰੋਲਰ ਮੈਨੂੰ ਉੱਥੋਂ ਹਟਾ ਦਵੇ। ਜੇ ਮੈਂ ਉੱਥੇ ਰਿਹਾ ਤਾਂ ਸੈਂਟਰ 'ਚ ਪੱਤਾ ਨੀ ਖੜਕਣ ਦਊਂਗਾ। ਰਹੀ ਗੱਲ ਪ੍ਰੀਵਾਰ ਖਾਤਮੇ ਦੀ, ਸਰਬੰਸ ਦਾਨੀ ਦਸਮੇਸ਼ ਪਿਤਾ ਦੇ ਸੱਚੇ ਸਿੱਖ ਇਸ ਗੱਲ ਤੋਂ ਨਹੀਂ ਘਬਰਾਉਂਦੇ। ਅਸੀਂ ਤਿੰਨੇ ਜੀਅ ਹਮੇਸ਼ਾ ਇੱਥੇ ਈ ਹੁੰਨੇ ਆਂ। ਜਦੋਂ ਜੀ ਕਰੇ ਆ ਜਿਓ।" ਉਸ ਦੀ ਵੰਗਾਰ ਸੁਣ ਕੇ ਖਾੜਕੂ ਪੈਰ ਮਲਦੇ ਅਲੋਪ ਹੋ ਗਏ। ਮੈਨੂੰ ਲੱਗਿਆ ਜਿਵੇਂ ਸਿੱਖ ਇਤਿਹਾਸ ਦਾ ਬੰਦ-ਬੰਦ ਕਟਵਾਉਣ ਵਾਲਾ ਕੋਈ ਸਿਦਕੀ ਪਾਤਰ ਮੁੜ ਸੁਰਜੀਤ ਹੋ ਗਿਆ ਹੋਵੇ। ਜੀ ਕੀਤਾ ਉਸ ਨੂੰ ਘੁੱਟ ਕੇ ਜੱਫੀ ਪਾ ਲਵਾਂ। ਪਰ ਉਸ ਦੀ ਕਹੀ ਆਖਰੀ ਗੱਲ ਸੁਣ ਕੇ ਮੈਂ ਸਹਿਮ ਜਿਹਾ ਗਿਆ ਸਾਂ ਕਿ ਕਿਤੇ ਕ੍ਰੋਧ ਵਿਚ ਆਏ ਖਾੜਕੂ ਉਸ ਦੇ ਪ੍ਰੀਵਾਰ ਦਾ ਤੀਜਾ ਜੀਅ ਮੈਨੂੰ ਹੀ ਨਾ ਸਮਝ ਲੈਣ। ਉਸ ਦੀ ਪਤਨੀ ਵੀ ਕਾਫੀ ਦਹਿਲ ਗਈ ਸੀ। ਆ ਕੇ ਅੱਗ ਬਗੋਲਾ ਹੋਈ ਕਹਿਣ ਲੱਗੀ, "ਭਲਾ ਹੋਵੇ ਖਾੜਕੂਆਂ ਦਾ ਜੋ ਕੁਝ ਕਹੇ ਬਿਨਾ ਹੀ ਪਰਤ ਗਏ, ਵਰਨਾ ਇਸ ਅੜੈਬ ਨੇ ਤਾਂ ਸਾਨੂੰ ਮਰਵਾਉਣ ਚ ਕੋਈ ਕਸਰ ਨਹੀਂ ਛੱਡੀ।" ਇਸ ਘਟਨਾ ਤੋਂ ਬਾਦ ਅਸੀਂ ਉਸ ਨੂੰ "ਡਾ: ਅੜੈਬ" ਕਹਿ ਕੇ ਹੀ ਬਲਾਉਣ ਲੱਗ ਪਏ ਸਾਂ।

ਉਸ ਨਾਲ ਜੁੜੇ ਕਈ ਹੋਰ ਵਾਕਿਆਤ ਨੇ ਮੇਰੇ ਜ਼ਿਹਨ ਵਿਚ ਉਸ ਦਾ ਇਖਲਾਕੀ ਕੱਦ ਕਾਫੀ ਬੁਲੰਦ ਕਰ ਦਿੱਤਾ ਸੀ। ਸਾਲ 1998 ਵਿਚ ਜਦੋਂ ਉਹ ਸਰਕਾਰੀ ਕਾਲਜ਼ ਵਿਚੋਂ ਪ੍ਰਿੰਸੀਪਲ ਦੇ ਅਹੁਦੇ ਤੋਂ ਸੇਵਾਮੁਕਤ ਹੋਇਆ ਤਾਂ ਉਸ ਦੇ ਕਈ ਸ਼ੁਭਚਿੰਤਕਾਂ ਤੇ ਵਿਦਿਆਰਥੀ ਰਹੇ ਅਧਿਆਪਕਾਂ ਨੇ ਉਸ ਨੂੰ ਕਿਸੇ ਪ੍ਰਾਈਵੇਟ ਕਾਲਜ਼ ਵਿਚ ਪ੍ਰਿੰਸੀਪਲ ਲੱਗ ਜਾਣ ਦੀ ਸਲਾਹ ਦਿੱਤੀ। ਕਈਆਂ ਨੇ ਤਾਂ ਕੁਝ ਕਾਲਜ਼ਾਂ ਵਿਚ ਉਸ ਦੀ ਗੱਲ ਵੀ ਕਰ ਦਿੱਤੀ। ਉਹ ਪ੍ਰਿੰਸੀਪਲ ਕਹਾ ਕੇ ਤੇ ਲੱਗ ਕੇ ਆਪ ਵੀ ਬੜਾ ਖੁਸ਼ ਹੁੰਦਾ ਸੀ ਇਸ ਲਈ ਉਹਨਾਂ ਦੀ ਗੱਲ ਮੰਨ ਗਿਆ। ਉਸ ਦੇ ਚਾਰ ਸ਼ੁਭਚਿੰਤਕ ਆ ਕੇ ਉਸ ਨੂੰ ਕਾਰ ਵਿਚ ਬਿਠਾ ਕੇ ਬਠਿੰਡੇ ਨੇੜੇ ਲੜਕੀਆਂ ਦੇ ਇਕ ਕਾਲਜ਼ ਵਿਚ ਲੈ ਗਏ। ਕਹਿਣ ਲਗੇ ਕਾਲਜ਼ ਦੇਖ ਲਵੋ ਜੀ, ਕੋਈ ਇੰਟਰਵਿਊ ਨਹੀਂ ਕੋਈ ਤਨਖਾਹ ਦਾ ਚੱਕਰ ਨਹੀਂ। ਕਾਲਜ਼ ਵਾਲੇ ਪੂਰਾ ਪ੍ਰਿੰਸੀਪਲ ਸਕੇਲ ਤੇ ਰਹਿਣ ਨੂੰ ਕੋਠੀ ਦੇਣਗੇ, ਜੋ ਹੋਰ ਕਹੋਗੇ ਉਹ ਵੀ ਦੇ ਦੇਣਗੇ। ਸਾਧੂ ਨੂੰ ਕਾਲਜ਼ ਪਸੰਦ ਆ ਗਿਆ ਤੇ ਉਸ ਨੇ ਹਾਂ ਕਰ ਦਿਤੀ। ਉਸ ਦੇ ਮਦੱਦਗਾਰ ਸਾਥੀ ਕਹਿਣ ਲੱਗੇ, "ਚਲੋ ਹੁਣ ਸੰਤ ਜੀ ਨੂੰ ਪ੍ਰਿੰਸੀਪਲ ਲੱਭ ਜਾਣ ਦੀ ਖੁਸ਼ਖਬਰੀ ਦੇ ਆਈਏ।"

ਸੰਤ ਕਾਲਜ਼ ਦਾ ਪ੍ਰਧਾਨ ਸੀ ਤੇ ਕਾਲਜ਼ ਵਿਚ ਹੀ ਇਕ ਭੌਰੇ ਵਿਚ ਰਹਿੰਦਾ ਸੀ। ਉਸ ਬਾਰੇ ਪ੍ਰਸਿੱਧ ਸੀ ਕਿ ਉਹ ਔਰਤਾਂ ਦੇ ਮੱਥੇ ਨਹੀਂ ਸੀ ਲਗਦਾ ਤੇ ਨਾ ਹੀ ਕਿਸੇ ਐਰੇ ਗੈਰੇ ਨੂੰ ਆਪਣੇ ਕੋਲ ਢਿੱਪਣ ਦੇਂਦਾ ਸੀ। ਇਸ ਲਈ ਉਹ ਡਾਕਟਰ ਸਾਧੂ ਨੂੰ ਵੀ ਨਾਲ ਲੈ ਗਏ ਤਾਂ ਜੋ ਨਵੇਂ ਪ੍ਰਿੰਸੀਪਲ ਨੂੰ ਸੰਤ ਨਾਲ ਮਿਲਾਉਣ ਦਾ ਕੰਮ ਵੀ ਇਕੋ ਵਾਰ ਵਿਚ ਹੀ ਨਿਬੇੜ ਆਉਣ। ਭੌਰੇ ਵਿਚ ਜਾ ਕੇ ਸਭ ਨੇ ਸੰਤ ਦੇ ਚਰਨ ਛੂਹੇ ਤੇ ਮੱਥਾ ਟੇਕਿਆ ਪਰ ਸਾਧੂ ਨੇ ਦੂਰ ਖੜ੍ਹੇ ਈ ਫਤੇਹ ਬੁਲਾ ਦਿਤੀ। ਸਾਧ ਖਫਾ ਹੋ ਕੇ ਉਸ ਵਲ ਕੌੜੀ ਅੱਖ ਨਾਲ ਵੇਖਣ ਲੱਗਿਆ। ਸਹਾਇਕ ਮਿੱਤਰਾਂ ਨੇ ਉਸ ਨੂੰ ਸੰਬੋਧਨ ਕਰ ਕੇ ਕਿਹਾ, "ਸੰਤ ਜੀ, ਇਹ ਡਾ: ਸਾਧੂ ਸਿੰਘ ਨੇ ਜੀ, ਜਿਹਨਾਂ ਨੂੰ ਕਾਲਜ਼ ਦਾ ਪ੍ਰਿੰਸੀਪਲ ਨਿਯੁਕਤ ਕਰਨਾ ਹੈ। ਠੀਕ ਨੇ ਜੀ?" ਸਾਧ ਬੋਲਿਆ, "ਠੀਕ ਤਾਂ ਤਾਂਹੀ ਹੋਣਗੇ ਜੇ ਸਾਡੇ ਮੁਤਾਬਿਕ ਚਲਣਗੇ।" ਸਾਧੂ ਸੰਤ

ਦੀ ਗੱਲ ਭਾਂਪ ਗਿਆ। ਉਸ ਨੇ ਅਗੋਂ ਜਵਾਬ ਦਿਤਾ, "ਚਲਾਂਗੇ ਤਾਂ ਬਾਬਾ ਜੀ ਅਕਾਲ ਪੁਰਖ ਦੇ ਮੁਤਾਬਿਕ ਈ, ਰੱਖੋ ਭਾਵੇਂ ਨਾ ਰੱਖੋ।" ਸਾਧ ਬੋਲਿਆ, "ਫਿਰ ਅਕਾਲ ਪੁਰਖ ਕੋਲ ਈ ਜਾਹ, ਇੱਥੇ ਕੀ ਕਰਨ ਆਇਆ ਐਂ?" ਸਾਧੂ ਨੇ ਕੁੱਰਖਤ ਹੋ ਕੇ ਕਿਹਾ, "ਸੱਤ ਬਚਨ ਜੀ, ਉਸੇ ਕੋਲ ਚੱਲੇ ਜਾਨੇ ਆਂ।" ਇਹ ਕਹਿ ਕੇ ਉਹ ਘਰ ਆ ਗਿਆ। ਮਾਮਲਾ ਕਈ ਦਿਨ ਖਤਾਈ ਵਿਚ ਪਿਆ ਰਿਹਾ। ਅਖੀਰ ਉਸ ਦੇ ਸ਼ੁਭਚਿੰਤਕਾਂ ਨੇ ਵਿਚ ਪੈ ਕੇ ਮਸਾਂ ਸਾਧ ਨੂੰ ਸਮਝਾਇਆ ਤੇ ਸਾਧੂ ਨੂੰ ਮਨਾਇਆ। ਫਿਰ ਇਕ ਦਿਨ ਸਭ ਹਿਤੈਸ਼ੀ ਆ ਕੇ ਡਾਕਟਰ ਸਾਧੂ ਨੂੰ ਨਾਂਹ ਨਾਂਹ ਕਰਦੇ ਨੂੰ ਨਾਲ ਲੈ ਕੇ ਬਾ-ਇੱਜ਼ਤ ਭਾਵ ਬਿਨਾਂ ਸਾਧ ਕੋਲ ਹਾਜ਼ਰੀ ਭਰਾਏ ਪ੍ਰਿੰਸੀਪਲ ਲਗਵਾ ਕੇ ਆਏ।

ਉਸ ਦੇ ਜੀਵਨ ਦੀਆਂ ਕਈ ਹੋਰ ਵਿੱਲਖਣ ਯਾਦਾਂ ਸਿਮਰਨ ਕਰਦਾ ਮੈਂ ਘਰ ਪਹੁੰਚ ਗਿਆ। ਬੰਦ ਪਏ ਘਰ ਦੀ ਸਾਫ ਸਫਾਈ ਕਰ ਕੇ, ਨਹਾ ਧੋ ਕੇ ਲੰਚ ਦਾ ਆਰਡਰ ਕੀਤਾ ਤੇ ਖਾ ਕੇ ਸੌਂ ਗਿਆ। ਜਾਗਿਆ ਤਾਂ ਦੁਪਹਿਰਾ ਢਲ ਚੁੱਕਿਆ ਸੀ। ਉੱਠ ਕੇ ਤਿਆਰ ਹੋਇਆ ਤੇ ਡਾ: ਸਾਧੂ ਕੋਲ ਜਾ ਕੇ ਹੀ ਚਾਹ ਪੀਣ ਦਾ ਮਨ ਬਣਾਇਆ। ਉਸ ਦੇ ਘਰ ਕੋਲ ਪਹੁੰਚ ਕੇ ਦੇਖਿਆ, ਗੇਟ ਤੇ ਬੂਹਾ ਦੋਵੇਂ ਖੁਲ੍ਹੇ ਹੋਏ ਸਨ। ਹੁਣ ਮੈਂ ਸਰਪਰਾਈਜ਼ ਦੇਣ ਦੀ ਗੱਲ ਛੱਡ ਕੇ ਸਿੱਧੀ ਬੂਹੇ ਦੀ ਘੰਟੀ ਖੜਕਾਈ। ਮੇਰੇ ਤਿੰਨ ਵਾਰ ਇੱਕਠੀ ਬੈੱਲ ਮਾਰਨ ਦੇ ਨਵੇਕਲੇ ਅੰਦਾਜ਼ ਨੇ ਓਸ ਨੂੰ ਮੇਰੀ ਆਮਦ ਦੀ ਖ਼ਬਰ ਕਰ ਦਿੱਤੀ। ਅੰਦਰੋਂ ਸਾਧੂ ਦੀ ਧੀਮੀ ਜਿਹੀ ਆਵਾਜ਼ ਸੁਣਾਈ ਦਿੱਤੀ, "ਲੱਗਦਾ ਐ ਗੋਬਿੰਦਰ ਆ ਗਿਐ!" ਮੇਰੀ ਜਾਨ ਚ ਜਾਨ ਪਈ ਕਿ ਬੋਲਦਾ ਤਾਂ ਹੈ। ਪ੍ਰੇਮ ਕੌਰ ਬਾਹਰ ਆਈ ਤੇ ਸਤਿ ਸ੍ਰੀ ਆਕਾਲ ਬੁਲਾ ਕੇ ਮੈਨੂੰ ਅੰਦਰ ਲੈ ਗਈ।

ਅੰਦਰ ਜਾ ਕੇ ਮੈਂ ਵੇਖਿਆ, ਲੰਮਾ ਭਾਰਾ ਸਾਧੂ ਬੈੱਡ ਤੇ ਇੰਜ ਲੇਟਿਆ ਪਿਆ ਸੀ ਜਿਵੇਂ ਕੋਈ ਵੱਡਾ ਬੁੱਤ ਡਿਗਿਆ ਪਿਆ ਹੋਵੇ। ਉਸ ਦੇ ਲੱਕ ਦੁਆਲੇ ਕਮੀਜ਼ ਉਪਰੋਂ ਹੀ ਮੋਢਿੱਆਂ ਨੂੰ ਵਲਦੀ ਇਕ ਚਮੜੇ ਦੀ ਚੌੜੀ ਪੇਟੀ ਬੰਨੀ ਹੋਈ ਸੀ ਜੋ ਪਰ੍ਹੇ ਦੇ 'ਭਾਰ' ਵਾਂਗ ਉਸ ਨੂੰ ਖਿਲਰਨ ਤੋਂ ਬਚਾਉਣ ਦਾ ਭੁਲੇਖਾ ਪਾ ਰਹੀ ਸੀ। ਦੁਆਲੇ ਕੁਰਸੀਆਂ ਤੇ ਚਾਰ ਪੰਜ ਰਿਸ਼ਤੇਦਾਰ ਤੇ ਦੋਸਤ ਬੈਠੇ ਸਨ ਜਿਨਾਂ ਵਿਚੋਂ ਬਹੁਤੇ ਮੈਨੂੰ ਵੀ ਜਾਣਦੇ ਸਨ। ਮੈਂ ਸਭ ਨੂੰ ਫ਼ਤਿਹ ਬੁਲਾਈ ਤੇ ਸਾਧੂ ਨੂੰ ਮੁਖ਼ਾਤਿਬ ਹੋ ਕੇ ਪੁਛਿੱਆ, "ਕੀ ਹਾਲ ਐ ਬਈ, ਬੜਾ ਬੰਨਿਆਂ ਨੂੜਿਆ ਪਿਆ ਐਂ, ਸਿਹਤ ਤਾਂ ਵੱਲ ਐ?" "ਤੂੰ ਕਿਹੜਾ ਹਾਲ ਪੁੱਛਦਾ ਐਂ ਸਾਡਾ! ਜਿੱਥੇ ਜਾਨਾਂ ਐਂ ਉੱਥੋਂ ਦਾ ਈ ਬਣ ਕੇ ਰਹਿ ਜਾਨਾ ਐਂ। ਮੈਨੂੰ ਤਾਂ ਅੱਠ ਮਹੀਨੇ ਹੋ ਗਏ ਮੰਜੇ ਨਾਲ ਲੱਗੇ ਨੂੰ।" ਉਸ ਨੇ ਮਿਹਣਾ ਜਿਹਾ ਦਿਤਾ। "ਤੈਨੂੰ ਐਨੇ ਤਾਂ ਫੋਨ ਕੀਤੇ ਨੇ ਤੂੰ ਕਦੇ ਢਿੱਲੇ ਹੋਣ ਬਾਰੇ ਦੱਸਿਆ ਹੀ ਨੀਂ।" ਮੈਂ ਸਫਾਈ ਦੇਂਦਿਆਂ ਕਿਹਾ। "ਤੂੰ ਭੁੱਲਦਾ ਐਂ, ਮੈਂ ਤੈਨੂੰ ਅਕਤੂਬਰ 'ਚ ਦੱਸਿਆ ਸੀ ਕਿ ਮੇਰੀ ਕਮਰ 'ਚ ਦਰਦ ਹੈ, ਡਾਕਟਰ ਨੇ ਬੈਡ ਰੈਸਟ ਦੱਸਿਆ ਹੈ।" ਮੈਨੂੰ ਯਾਦ ਆਇਆ, ਉਸ ਨੇ ਇਕ ਵਾਰ ਸਰਸਰੀ ਤੌਰ ਤੇ ਬੈਡ ਰੈਸਟ ਦੀ ਗੱਲ ਕੀਤੀ ਸੀ ਪਰ ਮੈਂ ਬਹੁਤਾ ਗੌਲਿਆ ਨਹੀਂ ਸੀ, ਕਿਉਂਕਿ ਬੈਡ ਰੈਸਟ ਵਰਗੇ ਚੋਚਲੇ ਤਾਂ ਇਹਨਾਂ ਦੋਹਾਂ ਮਾਲਕ ਤੀਵੀਂ ਨੂੰ ਇਹਨਾਂ ਦੇ ਡਾਕਟਰ ਅਕਸਰ ਦੱਸਦੇ ਹੀ ਰਹਿੰਦੇ ਸਨ।

"ਪਰ ਤੈਨੂੰ ਹੋਇਆ ਕੀ ਸੀ ਜਦੋਂ ਕਮਰ ਦਰਦ ਸ਼ੁਰੂ ਹੋਇਆ?" ਮੈਂ ਹਮਦਰਦੀ ਜਤਾਉਂਦੇ ਹੋਏ ਪੁੱਛਿਆ। ਉਸ ਦੇ ਕੁਝ ਕਹਿਣ ਤੋ ਪਹਿਲਾਂ ਹੀ ਉਸ ਦਾ ਇਕ ਰਿਸ਼ਤੇਦਾਰ ਬੋਲ ਪਿਆ,"ਜੀ ਹੋਇਆ ਵੀ ਕੁਝ ਨਹੀਂ, ਬੱਸ ਕੇਲ ਕਰੇਂਦੇ ਹੰਝ ਨੂੰ ਅਚਿੰਤੇ ਹੀ ਬਾਜ਼ ਹੀ ਪੈ ਗਏ। ਬਰਾਂਡੇ ਵਿਚ ਟਹਿਲ ਰਹੇ ਸਨ, ਅਚਾਨਕ ਪਿੱਠ ਵਿਚ ਦਰਦ

ਉਠਿੱਆ ਤੇ ਉੱਥੇ ਹੀ ਢੱਠ ਪਏ। ਐਸੇ ਮੰਜੇ ਨਾਲ ਲੱਗੇ, ਮੁੜ ਨਹੀਂ ਉੱਠੇ।" ਮੈਨੂੰ ਯਾਦ ਆਇਆ 19 ਜੁਲਾਈ 2008 ਨੂੰ ਅਮਰੀਕਾ ਆਉਣ ਲੱਗੇ ਮੈਂ ਉਸ ਨੂੰ ਨੌਂ ਬਰ ਨੌਂ ਦੇਖ ਕੇ ਮਜ਼ਾਕ ਨਾਲ ਕਿਹਾ ਸੀ, "ਮੈਂ ਗਿਆ ਤੇ ਆਇਆ। ਤੂੰ ਇੱਥੇ ਹੀ ਬੈਠੀਂ, ਦੇਖੀਂ ਕਿਤੇ ਆਕਾਲ ਪੁਰਖ ਦੀਆਂ ਮਿੱਠੀਆਂ ਗੱਲਾਂ ਵਿਚ ਆ ਕੇ ਯਾਰੀ ਨਾ ਛੱਡ ਜਾਈਂ!" ਉਸ ਨੇ ਉਵੇਂ ਹੀ ਹੱਸ ਕੇ ਜਵਾਬ ਦਿਤਾ ਸੀ, "ਕੋਸ਼ਿਸ਼ ਤਾਂ ਪੂਰੀ ਕਰਾਂਗਾ ਪਰ ਚੱਲੂ ਤਾਂ ਉਸੇ ਦੀਓ।" ਹੁਣ ਮੈਨੂੰ ਲੱਗ ਰਿਹਾ ਸੀ ਜਿਵੇਂ ਉਸ ਨੇ ਆਪਣੇ ਕੌਲ ਮੁਤਾਬਕ ਜਿੰਦਾ ਰਹਿਣ ਦੀ ਪੂਰੀ ਕੋਸ਼ਿਸ਼ ਕੀਤੀ ਹੋਵੇ। ਮੈਂ ਉਸ ਨੂੰ ਦਿਲਾਸਾ ਦੇਂਦਿਆਂ ਕਿਹਾ।"ਚਲ ਹੁਣ ਮੈਂ ਆ ਗਿਆਂ, ਤੁੰ ਠਕਿ ਹੋਜੇਂਗਾ। ਸੈਰ ਨੂੰ ਚੱਲੀਂ ਸਵੇਰੇ ਮੇਰੇ ਨਾਲ!"

ਮੈਂ ਉਸ ਨੂੰ ਜਿੰਦਾਦਿਲੀ ਦੇ ਮੂਡ ਵਿਚ ਲਿਆਉਣ ਦੀ ਕੋਸ਼ਿਸ਼ ਕਰ ਹੀ ਰਿਹਾ ਸਾਂ ਕਿ ਉਸ ਦੀ ਪਤਨੀ ਅਚਾਨਕ ਕਮਰੇ ਚੋਂ ਉੱਠ ਕੇ ਬਾਹਰ ਚਲੀ ਗਈ। ਪਤਾ ਨਹੀਂ ਕਿਉਂ ਇਸ ਸਾਧਾਰਣ ਗੱਲ ਵਿਚ ਮੈਂਨੂੰ ਕੁਝ ਆਸਾਧਾਰਣ ਜਿਹਾ ਪ੍ਰਤੀਤ ਹੋਇਆ। ਮੈਂ ਵੀ ਉਸ ਦੇ ਪਿੱਛੇ ਬਾਹਰ ਆ ਗਿਆ। ਉਹ ਰਸੋਈ ਵਿਚ ਚਾਹ ਰੱਖਣ ਦੀ ਤਿਆਰੀ ਕਰ ਰਹੀ ਸੀ। ਮੈਂ ਉਸ ਨੂੰ ਉਚੇਚੀ ਹਮਦਰਦੀ ਦਿਖਾਉਂਦਿਆਂ ਪੁੱਛਿਆ, "ਮੈਡਮ, ਸਾਧੂ ਦੀ ਸਿਹਤ ਵਿਚ ਪਹਿਲਾਂ ਨਾਲੋਂ ਹੁਣ ਕੁਝ ਸੁਧਾਰ ਐ?" ਉਸ ਨੇ ਉਦਾਸ ਚਿਹਰੇ ਨਾਲ ਸੰਖੇਪ ਜਿਹਾ ਉੱਤਰ ਦੇ ਕੇ ਟਾਲਣ ਲਈ ਕਿਹਾ,"ਮੈਂ ਚਾਹ ਲੈ ਕੇ ਆਉਨੀ ਆਂ, ਤੁਸੀਂ ਉਹਨਾਂ ਕੋਲ ਜਾਕੇ ਬੈਠੋ।" ਮੈਡਮ ਦੇ ਇਸ ਤਰਾਂ ਸੰਕੋਚੀ ਉੱਤਰ ਦੇਣ ਦੀ ਆਦਤ ਤੋਂ ਮੈਂ ਚਿਰੋਕਣਾ ਵਾਕਫ ਸਾਂ। ਇਸ ਲਈ ਫੇਰ ਕਦੇ ਗੱਲ ਤੋਰਨ ਦੀ ਠਾਣ ਮੈਂ ਮੁੜ ਸਾਧੂ ਕੋਲ ਜਾ ਕੇ ਉਸ ਨਾਲ ਹਾਸੇ ਮਜ਼ਾਕ ਵਿਚ ਰੁੱਝ ਗਿਆ। ਉਹ ਚਾਹ ਲੈ ਕੇ ਆਈ ਤੇ ਮੇਜ਼ ਤੇ ਰੱਖ ਕੇ ਬਿਨਾ ਕੁਝ ਕਹੇ ਫਿਰ ਬਾਹਰ ਚਲੀ ਗਈ। ਉਸ ਦੀ ਭੂਮਿਕਾ ਤੋਂ ਉਹ ਮੈਨੂੰ ਕੁਲਵੰਤ ਵਿਰਕ ਦੀ ਕਹਾਣੀ 'ਧਰਤੀ ਹੇਠਲਾ ਬੌਲਦ' ਦੇ ਪਾਤਰ 'ਬਾਪੂ' ਨਾਲ ਮੇਲ ਖਾਦੀ ਜਾਪੀ। ਉਸ ਦੇ ਦਿਲ ਤੋਂ ਪੱਥਰ ਚੁੱਕਣ ਲਈ ਮੈਂ ਚਾਹ ਪੀ ਕੇ ਕੱਪ ਰੱਖਣ ਦੇ ਬਹਾਨੇ ਫਿਰ ਬਾਹਰ ਆ ਗਿਆ। ਵੇਖਿਆ ਤਾਂ ਉਹ ਰਸੋਈ ਦੀ ਕੰਧ ਨਾਲ ਖੜ੍ਹੀ ਅੱਖਾਂ ਤੇ ਚੁੰਨੀ ਰਖੀਂ ਹਟਕੋਰੇ ਲੈ ਰਹੀ ਸੀ। ਮੈਂ ਉਸ ਨੂੰ ਫ਼ਿਕਰ ਨਾਲ ਪੁੱਛਿਆ, "ਮੈਡਮ ਕੀ ਹੋਇਆ ਐ ਸਾਧੂ ਨੂੰ?" ਉਹ ਟੱਸ ਤੋਂ ਮੱਸ ਨਾ ਹੋਈ। ਮੈਂ ਉਸ ਦਾ ਸਿਰ ਦੋਹਾਂ ਹਥੇਲੀਆਂ ਵਿਚ ਲੈਕੇ ਕਿਹਾ, "ਮੈਡਮ, ਮੈਨੂੰ ਨਹੀਂ ਦੱਸੋਗੇ ਕੀ ਹੋਇਆ ਮੇਰੇ ਮਿੱਤਰ ਨੂੰ?" 'ਮਿੱਤਰ' ਸ਼ਬਦ ਸੁਣ ਕੇ ਉਹ ਫੁੱਟ ਪਈ। ਜਦੋਂ ਅੱਖਾਂ ਚੋਂ ਪਾਣੀ ਵਗ ਹਟਿਆ ਤਾਂ ਹੌਲੀ ਹੌਲੀ ਭਰੇ ਗਲੇ ਨਾਲ ਬੋਲੀ, "ਕਿਸੇ ਦੁਸ਼ਮਨ ਨੂੰ ਵੀ ਨਾ ਹੋਵੇ ਜੋ ਇਹਨਾਂ ਨੂੰ ਹੋਇਆ ਐ।" ਕਿਸੇ ਭਾਵੀ ਕਹਿਰ ਨਾਲ ਮੇਰਾ ਮੱਥਾ ਠਣਕ ਗਿਆ। "ਦੱਸੋ ਤਾਂ ਸਹੀ, ਕੀ ਹੋਇਆ ਐ ਉਸ ਨੂੰ?" ਮੈਂ ਸੱਚ ਜਾਨਣ ਦੀ ਤੀਬਰ ਤਾਂਘ ਨਾਲ ਪੁੱਛਿਆ। ਉਹ ਸੰਭਲ ਕੇ ਬੋਲੀ, "ਕੈਂਸਰ ਐ, ਰੀੜ ਦੀ ਹੱਡੀ ਦਾ। ਪੀ ਜੀ ਆਈ ਵਾਲਿਆਂ ਨੇ ਜਵਾਬ ਦੇ ਦਿੱਤਾ ਐ। ਉਹਨਾਂ ਦੱਸਿਆ ਐ ਕਿ ਇਹਨਾਂ ਕੋਲ ਕੇਵਲ ਦੋ ਮਹੀਨੇ ਦਾ ਈ ਸਮਾਂ ਐ। ਹੁਣ ਤਾਂ ਬੱਸ ਗਿਣੀਆਂ ਘੜੀਆਂ ਹਨ। ਮੈਨੂੰ ਤਾਂ ਸੇਵਾ ਕਰ ਕੇ ਜਨਮ ਸਫਲ ਕਰਨ ਦਾ ਵੀ ਵਕਤ ਨਹੀਂ ਮਿਲਿਆ। ਸਤਿਗੁਰੂ ਦਾ ਹੁਕਮ ਕੌਣ ਟਾਲ ਸਕਦਾ ਹੈ!" ਇਹ ਕਹਿੰਦਿਆਂ ਉਸ ਦੇ ਬੋਲ ਸੁੱਕ ਗਏ।

ਉਸ ਬਾਰੇ ਇਹ ਸਭ ਸੁਣ ਕੇ ਮੇਰੇ ਸਿਰ ਨੂੰ ਭੁਆਂਟਣੀਆਂ ਆਉਣ ਲੱਗੀਆਂ। "ਕੀ ਸਾਧੂ ਦੇ ਹਾਸੇ ਤੇ ਮਹਿਫਿਲਾਂ ਹੁਣ ਸਦਾ ਲਈ ਖ਼ਾਮੋਸ਼ ਹੋ ਜਾਣਗੀਆਂ? ਕੀ ਇਕ ਹੋਰ ਸੱਚ ਦਾ ਪਹਿਲਵਾਨੜਾ ਦੁਨੀਆਂ ਤੋਂ ਉੱਠ ਜਾਵੇਗਾ? ਕੀ ਇਹੀ ਸਿਲਾ ਹੈ ਉਸ ਦੀ ਉਮਰ ਭਰ ਦੀ ਰੱਬੀ ਨਿਸ਼ਠਾ ਤੇ ਉਪਾਸ਼ਨਾ ਦਾ?" ਉਸ ਦੇ ਜਾਣ ਨਾਲ ਹੋਣ ਵਾਲੇ ਖਲਾਅ ਨੂੰ ਸੋਚਦਿਆਂ ਮੇਰਾ ਮਨ ਭਰ ਆਇਆ। ਮੈਂ ਨਿਰੁੱਤਰ ਜਿਹਾ ਹੋ ਕੇ ਖੜ੍ਹਿਆ ਰਿਹਾ ਤੇ ਪ੍ਰੇਮ ਕੌਰ ਦੀ ਗੱਲ ਸੁਣਦਾ ਗਿਆ।

ਉਹ ਰੁਕ ਕੇ ਭਰੇ ਗਲੇ ਨਾਲ ਫਿਰ ਬੋਲੀ, "ਹੁਣ ਅਸੀਂ ਇਥੋਂ ਹੀ ਪਟਿਆਲੇ ਦੇ ਇਕ ਡਾਕਟਰ ਤੋਂ ਇਲਾਜ਼ ਕਰਵਾ ਰਹੇ ਹਾਂ। ਪ੍ਰਾਈਵੇਟ ਇਲਾਜ਼ ਤੇ ਬਹੁਤ ਖਰਚਾ ਹੋ ਰਿਹਾ ਹੈ। ਸੁਧਾਰ ਵੀ ਕੋਈ ਨਹੀਂ ਹੋ ਰਿਹਾ। ਦਵਾਈ ਦੀ ਡੋਜ਼ ਵਾਲੇ ਦਿਨ ਤਾਂ ਆਸ ਹੀ ਖ਼ਤਮ ਹੋ ਜਾਂਦੀ ਹੈ। ਦੋ ਮਹੀਨੇ ਵੀ ਦੂਰ ਜਾਪਦੇ ਹਨ।" ਥੋੜੀ ਖਾਮੋਸ਼ੀ ਤੋਂ ਬਾਦ ਉਹ ਸਾਡੀ ਦੋਸਤੀ ਦਾ ਖਿਆਲ ਕਰ ਕੇ ਬੋਲੀ, "ਤੁਸੀਂ ਸਮੇਂ ਸਿਰ ਆਏ ਹੋ, ਇਸ ਵਾਰ ਇਹਨਾਂ ਨੂੰ ਜਿੰਨਾ ਮਿਲਣਾ ਹੈ ਮਿਲ ਲਉ। ਅਗਲੀ ਵਾਰ ਦੀ ਆਸ ਨਾ ਰੱਖਿਓ। ਜਾਓ ਉਹਨਾਂ ਕੋਲ ਬੈਠੋ। ਪਰ ਯਾਦ ਰਹੇ ਇਹਨਾਂ ਨੂੰ ਕਿਸੇ ਗੱਲ ਦੀ ਭਿਣਕ ਨਾ ਪਵੇ। ਹਾਲੀ ਇਹਨਾਂ ਨੂੰ ਅਸੀਂ ਇਸ ਬਾਰੇ ਕੁਝ ਨਹੀਂ ਦੱਸਿਆ ਹੋਇਆ। ਰਿਪੋਰਟਾਂ ਵੀ ਨਹੀਂ ਵਿਖਾਈਆਂ। ਅਸੀਂ ਇਹਨਾਂ ਨੂੰ ਪੀ ਜੀ ਆਈ ਤੋਂ ਵੀ ਇਸੇ ਲਈ ਘਰ ਲੈ ਆਏ ਸਾਂ। ਉੱਥੇ ਹਰ ਰੋਜ਼ ਟੈਸਟ ਹੁੰਦੇ ਰਹਿੰਦੇ ਸਨ। ਇਹ ਆਪ ਸਾਇੰਸ ਸਮਝਦੇ ਹਨ। ਕਿਸੇ ਰਿਪੋਰਟ ਤੋਂ ਪੜ੍ਹ ਕੇ ਆਪਣੀ ਬਿਮਾਰੀ ਦਾ ਅੰਦਾਜ਼ਾ ਲਾ ਸਕਦੇ ਸਨ।" ਮੈਂ ਉਦਾਸੀ ਦੇ ਘੁੱਟ ਭਰਦਿਆਂ ਸਾਧੂ ਦੇ ਕਮਰੇ ਵਿਚ ਜਾਣ ਹੀ ਲੱਗਿਆ ਸਾਂ ਕਿ ਪ੍ਰੇਮ ਕੌਰ ਨੇ ਮੈਨੂੰ ਫਿਰ ਤਾਕੀਦ ਕੀਤੀ, "ਡਾ: ਸਾਹਿਬ ਮੇਰੀ ਬੇਨਤੀ ਹੈ, ਉਹਨਾਂ ਨੂੰ ਪਹਿਲਾਂ ਵਾਂਗ ਹੀ ਹੱਸ ਕੇ ਮਿਲਣਾ। ਕਿਸੇ ਗੱਲ ਦੀ ਭਿਣਕ ਨਾ ਪੈਣ ਦੇਣਾ।" ਉਸ ਨੂੰ ਵਿਸ਼ਵਾਸ਼ ਦਿਵਾਉਣ ਲਈ ਮੈਂ ਥੋੜਾ ਰੁਕ ਕੇ ਪਿੱਛੇ ਤੱਕਿਆ।

ਪ੍ਰੇਮ ਕੌਰ ਦਾ ਦੂਹਰਾ ਤੀਹਰਾ ਤਰਲਾ ਸੁਣਕੇ ਮੇਰੇ ਮਨ ਅੰਦਰ ਕੁਦਰਤ ਖਿਲਾਫ ਵਿਦਰੋਹ ਦਾ ਇਕ ਤੇਜ਼ ਉਬਾਲ ਉੱਠਿਆ। ਮੈਨੂੰ ਲੱਗਾ ਕੁਦਰਤ ਵੀ ਕਈ ਵਾਰ ਠੀਕ ਨਹੀਂ ਕਰਦੀ। ਸਾਧੂ ਮਰਨਾ ਨਹੀਂ ਚਾਹੀਦਾ। ਉਹ ਚੰਗਾ ਇਨਸਾਨ ਤੇ ਸਿਦਕੀ ਗੁਰਸਿੱਖ ਹੈ। ਅਜਿਹੀ ਕੀ ਚੀਜ਼ ਹੈ ਜਿਸ ਨੇ ਉਸ ਨੂੰ ਇਸ ਰੰਗਲੇ ਸੰਸਾਰ ਨੂੰ ਅਗੇਤਰਾ ਹੀ ਛੱਡ ਕੇ ਜਾਣ ਲਈ ਮਜ਼ਬੂਰ ਕਰ ਦਿਤਾ ਹੈ? ਜੇ ਇਹ ਕੁਦਰਤ ਦਾ ਹੁਕਮ ਹੈ ਤਾਂ ਕੀ ਇਸੇ ਕੁਦਰਤ ਦਾ ਕੋਈ ਹੋਰ ਹੁਕਮ ਨਹੀਂ ਹੋ ਸਕਦਾ ਜੋ ਇਸ ਹੁਕਮ ਤੋਂ ਉਪਰ ਦੀ ਜਾ ਕੇ ਉਸ ਨੂੰ ਬਚਾ ਸਕੇ? ਇਸ ਪ੍ਰਸ਼ਨ ਦਾ ਉੱਤਰ ਸੋਚਦਿਆਂ ਮੈਨੂੰ ਲੱਗਿਆ ਜਿਵੇਂ ਮੈਂ ਦੋਵੇਂ ਹੱਥਾਂ ਨਾਲ ਪਾਣੀ ਪਿੱਛੇ ਹਟਾ ਕੇ ਭਵਸਾਗਰ ਵਿਚ ਡੁੱਬਦੇ ਸਾਧੂ ਨੂੰ ਬਾਹਰ ਕੱਢ ਕੇ ਲੈ ਜਾ ਰਿਹਾ ਹੋਵਾਂ। ਮੇਰੇ ਦਿਮਾਗ਼ ਵਿਚ ਇਕ ਮਧਾਣੀ ਜਿਹੀ ਘੁੰਮਣ ਲੱਗੀ ਜੋ ਮੇਰੇ ਇਲਮ ਤੇ ਅਨੁਭਵ ਨੂੰ ਤੇਜ਼ੀ ਨਾਲ ਰਿੜਕ ਰਹੀ ਸੀ। ਇਕ ਪਾਸੇ ਮੈਂ ਸਾਧੂ ਦੇ ਸਮੁੱਚੇ ਕਿਰਦਾਰ ਦੀ ਪੜਚੋਲ ਕਰ ਰਿਹਾ ਸਾਂ ਜਿਸ ਵਿਚ ਉਸ ਦੀ ਬੇਵਕਤ ਮੌਤ ਦੇ ਅੰਸ਼ ਛੁਪੇ ਹੋਏ ਸਨ, ਅਤੇ ਦੂਜੇ ਪਾਸੇ ਗਿਆਨ ਦੇ ਉਸ ਭੰਡਾਰ ਜਿਸ ਨੂੰ ਹੋਮਿਓਪੈਥਿਕ ਮੈਟੀਰੀਆਂ ਮੈਡੀਕਾ ਕਹਿੰਦੇ ਹਨ, ਨੂੰ ਆਪਣੇ ਜਿਹਨ ਵਿਚ ਫਰੋਲ ਰਿਹਾ ਸਾਂ। ਸਭ ਕੜੀਆਂ ਜੋੜ ਕੇ ਮੈਂ ਇਸ ਸਿੱਟੇ ਤੇ ਪੁੱਜਾ ਕਿ ਸਾਧੂ ਬਚ ਸਕਦਾ ਹੈ। ਉਹ ਮਰ ਇਸ ਲਈ ਰਿਹਾ ਹੈ ਕਿਉਂਕਿ ਉਹ "ਪੱਕਾ ਸਾਧੂ" ਨਹੀਂ ਹੈ। ਮੈਂ ਇਹ ਵੀ ਨਿਸਕਰਸ਼ ਕੱਢਿਆ ਕਿ ਉਸ ਨੂੰ ਕੇਵਲ ਮੈਂ ਹੀ ਬਚਾ ਸਕਦਾ ਹਾਂ, ਕਿਉਂਕਿ ਕੇਵਲ ਮੈਂ ਹੀ ਜਾਣਦਾ ਹਾਂ ਕਿ ਉਹ ਕਿਸ ਪਾਸਿਉਂ ਕੱਚਾ ਹੈ।

ਸੋਚਦੇ ਸੋਚਦੇ ਮੇਰੇ ਚਿਹਰੇ ਦੀ ਉਦਾਸੀ ਮੁਸਕਰਾਹਟ ਵਿਚ ਬਦਲ ਗਈ। ਚਿੰਤਾ ਦੀ ਧੁੰਦ ਮਿਟ ਗਈ ਤੇ ਸ਼ੋਕ ਦੇ ਕਾਲੇ ਬੱਦਲ ਬਿਖਰ ਗਏ। ਮੇਰੇ ਨਾਲੋਂ ਸੱਤ ਸਾਲ ਵੱਡੀ ਪ੍ਰੇਮ ਕੌਰ ਮੇਰੇ ਸਾਹਮਣੇ ਹਾਲੇ ਵੀ ਨੰਮ ਅੱਖਾਂ ਨਾਲ ਮਾਤਮੀ ਸੁਪਨੇ ਵੇਖ ਰਹੀ ਸੀ। ਮੈਂ ਅਗਾਹਾਂ ਵਧ ਕੇ ਫਿਰ ਉਸ ਦਾ ਸਿਰ ਦੋਵੇਂ ਹੱਥਾਂ ਨਾਲ ਬੋਚ ਲਿਆ ਤੇ ਵਿਸ਼ਵਾਸ ਨਾਲ ਕਿਹਾ, "ਤੁਹਾਡੇ ਸਿਰ ਦਾ ਸਾਈਂ ਇੱਥੇ ਹੀ ਰਹੇਗਾ, ਮੈਨੂੰ ਸੌਂਹ। ਇਸ ਨੂੰ ਤੁਹਾਡੇ ਕੋਲੋਂ ਕੋਈ ਨਹੀਂ ਖੋਹ ਸਕਦਾ!" ਉਸ ਨੇ ਸੱਖਣੀਆਂ ਅੱਖਾਂ ਨਾਲ ਮੇਰੇ ਵੱਲ ਤੱਕਦਿਆਂ ਕਿਹਾ,"ਕੌਣ ਰੋਕੇਗਾ ਬਿਧੀ ਦਾ ਵਾਰ?" ਬੀਬੀ ਨੂੰ ਗੁਰਸਿੱਖੀ ਵਿਚ ਪੂਰਾ ਵਿਸ਼ਵਾਸ਼ ਸੀ।

ਉਸ ਦੇ ਕਹਿਣ ਦੇ ਲਹਿਜੇ ਵਿਚੋਂ ਅਡੋਲ ਸ਼ਰਧਾ ਝਲਕ ਰਹੀ ਸੀ। "ਮੈਂ ਰੋਕਾਂਗਾ। ਤੁਸੀਂ ਫਿਕਰ ਨਾ ਕਰੋ, ਮੇਰੇ ਕੋਲੋਂ ਲੈ ਲਿਓ ਆਪਣੇ ਸਾਧੂ ਨੂੰ।" ਮੈਂ ਫਿਰ ਪੂਰੀ ਦ੍ਰਿੜਤਾ ਨਾਲ ਕਿਹਾ। "ਗੱਲ ਸੁਣੋ, ਹਿੱਲ ਉਹ ਸਕਦੇ ਨਹੀਂ, ਰੀਹੜ ਦੀ ਹੱਡੀ ਸੁੱਕ ਗਈ ਹੈ, ਬੋਨ-ਮੈਰੋ ਗਲ ਗਈ ਹੈ, ਡਾਕਟਰਾਂ ਨੇ ਜਵਾਬ ਦੇ ਦਿਤਾ ਹੈ, ਤੁਸੀਂ ਕੀ ਹਥਿਆਰ ਚਲਾਓਗੇ?" ਆਸ਼ਾ ਦੀ ਇਕ ਕਿਰਣ ਲਈ ਤੜਪਦੀ ਪ੍ਰੇਮ ਕੌਰ ਨੇ ਮੈਨੂੰ ਤਰਲਾ ਤੇ ਸਵਾਲ ਦੋਵੇਂ ਇੱਕਠੇ ਹੀ ਕੀਤੇ।

"ਮੈਡਮ, ਜੋ ਤਲਵਾਰ ਮੇਰੇ ਕੋਲ ਹੈ ਉਹ ਕਿਸੇ ਡਾਕਟਰ ਕੋਲ ਨਹੀਂ। ਮੈਂ ਲੜਾਂਗਾ ਤੇ ਭਜਾ ਦਿਆਂਗਾ, ਉਸ ਨੂੰ।"

"ਕਿਸ ਨੂੰ?"

"ਉਸ ਦੀ ਬਿਧੀ ਨੂੰ ਜੋ ਤੁਸੀਂ ਸਮਝਦੇ ਓ ਉਸ ਨੂੰ ਤੁਹਾਡੇ ਕੋਲੋਂ ਖੋਹ ਕੇ ਲੈ ਜਾਵੇਗੀ।"

ਮੈਂ ਕਦੇ ਤਲਵਾਰ ਹੱਥ ਵਿਚ ਪਕੜ ਕੇ ਨਹੀਂ ਸੀ ਦੇਖੀ, ਪਰ ਫਿਰ ਵੀ ਇਕ ਅਕਹਿ ਸੰਕਲਪੀ ਵੇਗ ਵਿਚ ਇਹ ਸਭ ਕੁਝ ਕਹਿ ਗਿਆ। ਪ੍ਰੇਮ ਕੌਰ ਨੇ ਮੇਰੀ ਗੱਲ ਨੂੰ ਨਿਰੀ ਫੱੜ੍ਹ ਸਮਝਦਿਆਂ ਮੇਰੇ ਵੱਲ ਵਿਸਮਾਦ ਤੇ ਘੂਰ ਭਰੇ ਭਾਵਾਂ ਨਾਲ ਤੱਕਿਆ। ਉਹ ਬੋਲੀ "ਚੰਗਾ ਹੁਣ ਜਾ ਕੇ ਉਹਨਾਂ ਕੋਲ ਬੈਠੋ। ਉਹਨਾਂ ਨੂੰ ਕੋਈ ਖ਼ਬਰ ਪਤਾ ਨਹੀਂ ਲੱਗਣੀ ਚਾਹੀਦੀ।" ਉਸ ਨੇ ਫਿਰ ਮੈਨੂੰ ਅਪੱਣਤ ਨਾਲ ਇੱਦਾਂ ਤਾਕੀਦ ਕੀਤੀ ਜਿਵੇਂ ਵੱਡੇ ਛੋਟਿਆਂ ਨੂੰ ਕਰਦੇ ਹੁੰਦੇ ਹਨ। ਇਹ ਵਾਰਤਾਲਾਪ ਮੈਨੂੰ ਕੱਲ ਵਾਂਗ ਯਾਦ ਹਨ।

ਉਸ ਦੀ ਗੱਲ ਸੁਣ ਮੈਂ ਸਾਧੂ ਦੇ ਕਮਰੇ ਵਿਚ ਚਲਾ ਗਿਆ। ਉਸ ਨੂੰ ਗਰਮਜੋਸ਼ੀ ਨਾਲ ਇਕ ਟਿੱਚਰ ਕੀਤੀ ਤੇ ਉੱਠ ਕੇ ਬਾਹਰ ਸੈਰ ਚੱਲਣ ਲਈ ਕਿਹਾ। ਉਸ ਨੇ ਦੁਖਦੀ ਕਮਰ ਦੀ ਚੀਸ ਵੱਟ ਕੇ ਕਿਹਾ,"ਤੂੰ ਸੈਰ ਨੂੰ ਕਹਿਨਾਂ ਐਂ ਮੈਨੂੰ ਪਾਸਾ ਵੀ ਪ੍ਰੇਮ ਕੌਰ ਦੁਆਂਉਂਦੀ ਐ।" "ਪਾਸਾ ਪ੍ਰੇਮ ਕੌਰ ਤੋਂ ਬਦਲਾਉਂਨਾ ਐਂ ਤੇ ਇਹ ਬੰਦੇ ਆਲੇ ਦੁਆਲੇ ਮੋਢਾ ਦੇਣ ਨੂੰ ਬਿਠਾਏ ਐ?" ਮੈਂ ਉਸ ਨੂੰ ਫਿਰ ਛੇੜਿਆ। ਅਜਿਹੀ ਨੋਕ-ਝੋਂਕ ਪ੍ਰੇਮ ਕੌਰ ਸਾਹਮਣੇ ਅਸੀਂ ਪਹਿਲਾਂ ਵੀ ਥੋੜਾ ਸੰਕੋਚ ਵਰਤ ਕੇ ਕਰਦੇ ਰਹਿੰਦੇ ਸਾਂ ਪਰ ਅੱਜ ਤਾਂ ਉਸ ਨੇ ਖੁਲ਼੍ਹੀ ਛੁੱਟੀ ਦੇ ਦਿੱਤੀ ਸੀ। ਮੇਰੀ ਗੱਲ ਸੁਣ ਕੇ ਸਾਧੂ ਹੱਸ ਪਿਆ ਤੇ ਕਹਿਣ ਲੱਗਾ,"ਮੈਂ ਤਾਂ ਨੀ ਕਹਿੰਦਾ ਇਹਨਾਂ ਨੂੰ ਐਨੀ ਛੇਤੀ ਮੋਢਾ ਦੇਣ ਨੂੰ, ਪਰ ਲਗਦਾ ਐ ਡਾਕਟਰ ਨੇ ਸਦਾਏ ਇਸੇ ਕੰਮ ਲਈ ਨੇ।" ਸਾਡੀਆਂ ਗੱਲਾਂ ਸੁਣ ਕੇ ਉਸ ਦਾ ਇਕ ਭਤੀਜਾ, ਜੋ ਉਸੇ ਦੀ ਉਮਰ ਦਾ ਸੀ, ਬੋਲਿਆ, "ਪ੍ਰੋਫੈਸਰ ਸਾਹਿਬ ਤੁਸੀਂ ਆਪਸ ਵਿਚ ਭਾਵੇਂ ਜਿਵੇਂ ਮਰਜੀ ਖਹਿਬੜੋ ਪਰ ਢਿੱਲੇ ਇਹ ਬਹੁਤ ਆ। ਇਹਨਾਂ ਦੀ ਰੀਹੜ ਦੀ ਹੱਡੀ 'ਚ ਵਾਹਵਾ ਨੁਕਸ ਪੈ ਗਿਐ ਜਿਸ ਲਈ ਇਹਨਾਂ ਨੂੰ ਹਰ ਹਫਤੇ ਇੰਜੈਕਸ਼ਨ ਤੇ ਦਵਾਈ ਦੀ ਖੁਰਾਕ ਦਿੱਤੀ ਜਾਂਦੀ ਆ। ਦਵਾਈ ਇੰਨੀ ਸਟਰੌਂਗਿਆ ਕਿ ਰਿਐਕਸਨ ਵੀ ਹੋ ਸਕਦਾ ਐ। ਡਾਕਟਰ ਨੇ ਕਿਹਾ ਐ ਕਿ ਦਵਾਈ ਵਾਲੇ ਦਿਨ ਘੱਟੋ ਘੱਟ ਚਾਰ ਆਦਮੀ ਇਹਨਾਂ ਕੋਲ ਰਹਿਣੇ ਚਾਹੀਦੇ ਐ ਜੋ ਵਾਰੀ ਵਾਰੀ ਜਾਗ ਕੇ ਪਹਿਰਾ ਦੇਣ। ਅਸੀਂ ਚਾਰਾਂ ਨੇ ਅੱਜ ਇਹਨਾਂ ਕੋਲ ਰਾਤ ਭਰ ਡਿਊਟੀ ਦੇਣੀ ਆ।" ਮੈਂ ਸਮਝ ਗਿਆ ਕਿ ਕਿਮੋਥਿਰੇਪੀ ਚਲ ਰਹੀ ਹੈ।

ਪ੍ਰੇਮ ਕੌਰ ਦੀ ਹਦਾਇਤ ਅਨੁਸਾਰ ਕੁਝ ਦੇਰ ਹੋਰ ਹਾਸਾ ਖੇਡਾ ਕਰ ਕੇ ਮੈਂ ਵਾਪਸ ਘਰ ਪਰਤ ਆਇਆ। ਜੈਟ ਲੈਗ ਤੇ ਥਕਾਨ ਕਾਰਣ ਮੇਰਾ ਮਨੋਬਲ ਢਹਿੰਦੀ ਕਲਾ ਵੱਲ ਜਾ ਰਿਹਾ ਸੀ। ਪ੍ਰੇਮ ਕੌਰ ਤੇ ਉੱਥੇ ਬੈਠੇ ਬੰਦਿਆਂ ਦੀਆਂ ਗੱਲਾਂ ਸੁਣ ਕੇ ਮੈਨੂੰ ਜਾਪਿਆ ਕਿ ਸਾਧੂ ਕਾਫੀ ਅੱਗੇ ਨਿਕਲ ਗਿਆ ਹੈ। ਸ਼ਾਇਦ ਉਸ ਨੂੰ ਉੱਥੋਂ ਮੋੜ ਲਿਆਉਣਾ ਹੁਣ ਮੁਸ਼ਕਿਲ ਹੀ ਹੋਵੇ। ਨਾਉਮੀਦੀ ਦੇ ਆਲਮ ਵਿਚ ਪਹੁੰਚਦਿਆਂ ਹੀ ਮੈਨੂੰ ਨੀਂਦ ਨੇ ਦਬੋਚ ਲਿਆ। ਪਰ ਸਵੇਰੇ ਤਿੰਨ ਕੁ ਵਜੇ ਜਦੋਂ ਜਾਗ ਖੁਲੀ ਤਾਂ ਸਾਰੀ ਨਿਰਾਸ਼ਾ ਗਾਇਬ ਹੋ ਚੁੱਕੀ

ਸੀ। ਮੈਂ ਸੋਚ ਰਿਹਾ ਸਾਂ ਕਿ ਹਵਾਈ ਸਫ਼ਰ ਵਿਚ ਆਪਣੀ ਪਤਨੀ ਨੂੰ ਬਚਾਉਣ ਵੇਲੇ ਤਾਂ ਮੇਰੇ ਕੋਲ ਕੁਝ ਮਿੰਟ ਹੀ ਸਨ ਪਰ ਮਿੱਤਰ ਸਾਧੂ ਲਈ ਤਾਂ ਹਾਲੇ ਕਈ ਦਿਨ ਪਏ ਹਨ। ਇਹਨੂੰ ਤਾਂ ਇਥੋਂ ਕੱਤਈ ਹਿੱਲਣ ਨਹੀਂ ਦਿਆਂਗਾ! ਚਾਹ ਦਾ ਕੱਪ ਪੀ ਕੇ ਮੈਂ ਭਰਪੂਰ ਇਰਾਦੇ ਨਾਲ ਉਸ ਨੂੰ ਬਚਾਉਣ ਦੇ ਅਭਿਆਨ ਵਿਚ ਜੁਟ ਗਿਆ।

ਇਹ ਤਾਂ ਸਭ ਨੂੰ ਪਤਾ ਹੈ ਕਿ ਹੋਮਿਓਪੈਥੀ ਰੋਗ ਨੂੰ ਜੜ੍ਹ ਤੋਂ ਕੱਢ ਦਿੰਦੀ ਹੈ, ਪਰ ਇਹ ਬਹੁਤੇ ਨਹੀਂ ਜਾਣਦੇ ਕਿ ਇੰਦਾਂ ਤਦ ਹੀ ਹੁੰਦਾ ਹੈ ਜੇ ਹੋਮਿਓਪੈਥ ਨੂੰ ਰੋਗ ਦੀ ਜੜ੍ਹ ਦਾ ਪਤਾ ਹੋਵੇ। ਜੜ੍ਹ ਦਾ ਭਾਵ ਇਥੇ ਕਾਰਕ (ਕਾਰਣ) ਤੋਂ ਹੈ ਜਿਸ ਨੂੰ ਹੋਮਿਓਪੈਥਿਕ ਇਲਾਜ਼ ਵਿਚ ਪਰਮ-ਅਗੇਤ ਦਾ ਦਰਜ਼ਾ ਹਾਸਲ ਹੈ। ਇਸ ਕਾਰਕ ਨੂੰ ਲੱਭਦਿਆਂ ਕਈ ਵਾਰ ਤਾਂ ਅਰਸਾ ਲੱਗ ਜਾਂਦਾ ਹੈ ਪਰ ਕਈ ਵਾਰ ਇਹ ਉੱਤੇ ਹੀ ਪਿਆ ਮਿਲ ਜਾਂਦਾ ਹੈ। ਇਹ ਕਾਰਕ ਰੂਪੀ ਜੜ੍ਹ ਬਹੁਤ ਵਾਰੀ ਮੱਨੁਖੀ ਬੀਮਾਰੀ ਦੇ ਬਾਹਰੀ ਲੱਛਣਾਂ ਵਿਚੋਂ ਨਹੀਂ ਲੱਭਦੀ ਕਿਉਂਕਿ ਇਹ ਬਾਹਰੀ ਲੱਛਣ ਤਾਂ ਰੋਗ ਰੂਪੀ ਦਰਖ਼ਤ ਦੇ ਫ਼ਲ ਤੇ ਪੱਤਿਆਂ ਵਾਂਗਰ ਹੁੰਦੇ ਹਨ। ਰੋਗ ਦੀ ਜੜ੍ਹ ਤਾਂ ਅੰਦਰੂਨੀ ਵਿਅਕਤੀ ਦੀ ਸਮੂਚੀ ਬਣਤਰ ਵਿਚ ਰਚੀ ਹੁੰਦੀ ਹੈ ਜਿੱਥੋਂ ਇਸ ਨੂੰ ਬਰੀਕ ਵਿਸ਼ਲੇਸ਼ਣ ਦੁਆਰਾ ਲੱਭਣਾ ਪੈਂਦਾ ਹੈ। ਇਹੀ ਕਾਰਜ ਮੈਨੂੰ ਸਾਧੂ ਬਾਰੇ ਕਰਨਾ ਸੀ। ਕੰਮ ਪੇਚੀਦਾ ਸੀ ਪਰ ਇਸ ਵਿਚ ਇਕ ਗੱਲ ਚੰਗੀ ਸੀ ਕਿ ਮੈਂ ਉਸ ਦੇ ਸੁਭਾਅ ਨੂੰ ਚੰਗੀ ਤਰਾਂ ਜਾਣਦਾ ਸਾਂ। ਲਿਹਾਜ਼ਾ ਮੈਂ ਇਸ ਕੰਮ ਨੂੰ ਬੀਮਾਰ ਨੂੰ ਕੁਝ ਦੱਸੇ ਪੁੱਛੇ ਬਗੈਰ ਆਪਣੇ ਘਰ ਬੈਠੇ ਹੀ ਕਰ ਸਕਦਾ ਸਾਂ।

ਇਸ ਲਈ ਸਭ ਤੋਂ ਪਹਿਲਾਂ ਮੈਂ ਬੈਠ ਕੇ ਸਾਧੂ ਦੇ ਸੁਭਾਅ ਤੇ ਜੀਵਨ ਸ਼ੈਲੀ ਦਾ ਡੂੰਘਾ ਸਰਵੇਖਣ ਕੀਤਾ। ਭਾਵੇਂ ਸਾਧੂ ਇਕ ਉੱਚ ਦਰਜ਼ੇ ਦਾ ਪੜ੍ਹਿਆ ਲਿਖਿਆ, ਗਿਆਨਵਾਨ, ਸੱਚਾ-ਸੁੱਚਾ ਤੇ ਇਨਸਾਫ-ਪਸੰਦ ਵਿਅਕਤੀ ਸੀ ਪਰ ਉਸ ਦੇ ਕਿਰਦਾਰ ਵਿਚ ਕਈ ਨਾ-ਵਰਨਣਯੋਗ ਵਿਸੇਸ਼ਤਾਈਆਂ ਸਨ ਜੋ ਉਸ ਦੀ ਸਾਧਾਰਣ ਦਿੱਖ ਹੇਠ ਛੁੱਪੀਆਂ ਰਹਿੰਦੀਆਂ ਸਨ। ਉਸ ਦੇ ਰੋਗ ਦੀ ਪੈੜ ਚੁੱਕਣ ਲਈ ਮੈਂ ਇਹਨਾਂ ਨੂੰ ਆਪਣੇ ਕੰਪਿਊਟਰ ਵਿਚ ਨੋਟ ਕਰਨਾ ਸ਼ੁਰੂ ਕਰ ਦਿਤਾ।

ਉਹ ਹਮੇਸ਼ਾ ਭਗਤੀ ਭਾਵ ਵਿਚ ਲੀਨ ਰਹਿਣ ਦੇ ਬਾਵਜ਼ੂਦ ਵੀ ਅੱਤ-ਦਰਜ਼ੇ ਦਾ ਹਉਮੈ-ਪ੍ਰਸਤ ਤੇ ਸੰਵੇਦਨਸ਼ੀਲ ਵਿਅਕਤੀ ਸੀ। ਉਹ ਆਪਣੇ ਆਪ ਨੂੰ ਨਾਬਰ ਖਾਂ ਸਮਝਦਾ ਸੀ ਤੇ ਥੋੜੀ ਠੇਸ ਨਾਲ ਹੀ ਉਸ ਦੇ ਮਾਨ-ਸਨਮਾਨ ਦਾ ਟੋਕਰਾ ਟੇਢਾ ਹੋ ਜਾਂਦਾ ਸੀ। ਉਹ ਸਿਆਣਾ ਬਿਆਣਾ ਹੋ ਕੇ ਨਿੱਕੀ ਨਿੱਕੀ ਗੱਲ ਤੇ ਰੁੱਸ ਜਾਂਦਾ ਤੇ ਮਹੀਨਿਆਂ ਬੱਧੀ ਮੂੰਹ ਵੱਟੀ ਰੱਖਦਾ। ਜੇ ਕਿਸੇ ਤਰਾਂ ਬੋਲਣ ਲੱਗ ਵੀ ਜਾਂਦਾ ਤਾਂ ਸਾਲਾਂ ਬੱਧੀ ਉਸੇ ਗੱਲ ਦੇ ਮੇਹਣੇ ਮਾਰਦਾ ਰਹਿੰਦਾ। ਇਕ ਵਾਰ ਤਾਂ ਗੱਡੀ ਦੀ ਫਰੰਟ ਸੀਟ ਤੇ ਬੈਠਣ ਦੀ ਜ਼ਿੱਦ ਨੂੰ ਲੈ ਕੇ ਮੇਰੇ ਨਾਲ ਦੋ ਸਾਲ ਨਹੀਂ ਸੀ ਬੋਲਿਆ, ਹਾਲਾਂਕਿ ਮੈਂ ਉਸ ਦੇ ਪੰਜ ਛੇ ਦੋਸਤ ਵਿਚ ਪਾ ਕੇ ਉਸ ਨੂੰ ਮਨਾਉਣ ਦੀ ਪੂਰੀ ਕੋਸ਼ਿਸ਼ ਵੀ ਕੀਤੀ ਸੀ। ਇਕ ਗਿਆਨੀ ਬਜ਼ੁਰਗ ਨੂੰ ਨਿੱਕੀਆਂ ਗੱਲਾਂ ਵਿਚ ਉਲਝਦੇ ਤੇ ਬੱਚਿਆਂ ਵਾਂਗ ਰੁੱਠਦੇ ਵੇਖ ਸਭ ਦੇ ਮਨ ਨੂੰ ਸੰਤਾਪ ਹੁੰਦਾ ਸੀ।

ਸਾਧੂ ਬਹੁਤ ਈਰਖਾਲੂ ਇਨਸਾਨ ਸੀ। ਉਹ ਹਮੇਸ਼ਾ ਦੂਜਿਆਂ ਨਾਲ ਆਪਣੀਆਂ ਉਚਾਈਆਂ ਨੀਚਾਈਆਂ ਮਾਪਦਾ ਰਹਿੰਦਾ ਤੇ ਹੋਰਾਂ ਦੀ ਪ੍ਰਗਤੀ ਵਿਚੋਂ ਆਪਣਾ ਬਰਾਬਰ ਹਿੱਸਾ ਭਾਲਦਾ ਰਹਿੰਦਾ। ਉਹ ਨਾ ਦੂਜੇ ਦੀ ਪ੍ਰਸੰਸਾ ਕਰਦਾ ਤੇ ਨਾ ਹੀ ਆਪਣੇ ਸਾਹਮਣੇ ਕਿਸੇ ਦੀ ਹੋਣ ਦਿੰਦਾ, ਜਦੋਂ ਤੀਕਰ ਕਿ ਪਹਿਲਾਂ ਉਸ ਦੀ ਵਾਹ ਵਾਹ ਨਾ ਕੀਤੀ ਜਾਂਦੀ। ਜੇ ਉਸ ਨੂੰ ਮਾਣ ਸਨਮਾਨ ਦਾ ਬਰਾਬਰ ਗੱਫਾ ਪ੍ਰਾਪਤ ਨਾ ਹੁੰਦਾ ਤਾਂ ਉਹ ਸਮਝਦਾ ਕਿ ਦੂਜੇ ਉਸ ਦਾ ਸਾਥ ਛੱਡ ਗਏ ਹਨ। ਉਹ ਆਪਣੇ ਆਪ ਨੂੰ ਵਿਜੋਗਿਆ ਤੇ ਦੁਰਕਾਰਿਆ ਸਮਝਦਾ ਅਤੇ ਲੋਕਾਂ ਕੋਲੋਂ ਮੂੰਹ ਮੋੜ ਲੈਂਦਾ। ਲੋਕ ਸਮਝਦੇ ਕਿ ਉਹ ਦਰਵੇਸ਼ ਤੇ ਨਿਰਲੇਪ

ਹੋ ਗਿਆ ਹੈ ਪਰ ਉਸ ਨੂੰ ਅੰਦਰੋ ਅੰਦਰੀ ਈਰਖਾ ਦਾ ਸਾੜਾ ਖਾਈ ਜਾਂਦਾ ਸੀ। ਕਈ ਵਾਰ ਜਦੋਂ ਮੈਂ ਉਸ ਨੂੰ ਗੁਰਬਾਣੀ ਦੀਆਂ ਤੁਕਾਂ ਸੁਣਾ ਕੇ "ਬਖੀਲੀ" ਕਰਨ ਤੋਂ ਰੋਕਦਾ, ਉਹ ਬਖੀਲੀ ਕਰਨ ਦਾ ਦੋਸ਼ ਮੇਰੇ ਸਿਰ ਹੀ ਮੜ੍ਹ ਦੇਂਦਾ।

ਸਾਧੂ ਹਰ ਕੰਮ ਵਿਚ ਆਪਣੇ ਆਪ ਨੂੰ ਸਿਰਮੌਰ ਤੇ ਦੂਜਿਆਂ ਨੂੰ ਟਿੱਚ ਸਮਝਦਾ ਸੀ। ਉਹ ਗਿਆਨ ਧਿਆਨ ਦੀ ਗੱਲ ਕਰਦਾ ਤੇ ਦਰਸਾਉਂਦਾ ਕਿ ਅਕਾਲ ਪੁਰਖ ਨਾਲ ਉਸ ਦਾ ਨੇੜੇ ਦਾ ਸਹਿਚਾਰ ਹੈ। ਉਹ ਸਮਝਦਾ ਕਿ ਅਕਾਲ ਪੁਰਖ ਦਾ ਉਸ ਤੇ ਪੂਰਾ ਕੰਟਰੋਲ ਹੈ ਤੇ ਉਸ ਦੀ ਮਰਜ਼ੀ ਬਿਨਾਂ ਉਸ ਦੇ ਸ਼ਰੀਰ ਦਾ ਪੱਤਾ ਵੀ ਨਹੀਂ ਹਿੱਲਦਾ। ਉਹ ਹਰ ਕੰਮ ਨੂੰ ਅਕਾਲ ਪੁਰਖ ਦਾ ਹੁਕਮ ਮੰਨਦਾ ਤੇ ਇਸ ਨੂੰ ਪੂਰਾ ਕਰਨ ਲਈ ਆਪਣੇ ਰੋਲ ਦੀ ਤਾਲਾਸ਼ ਕਰਦਾ ਰਹਿੰਦਾ। ਕਈ ਵਾਰ ਤਾਂ ਆਪਣੀ ਮਰਜ਼ੀ ਨੂੰ ਵੀ ਅਕਾਲ ਪੁਰਖ ਦੀ ਹੀ ਮਰਜ਼ੀ ਦੱਸਕੇ ਆਪਣੇ ਸਵਾਰਥ ਮੁਤਾਬਿਕ ਗੱਡੀ ਰੋੜ੍ਹ ਲੈਂਦਾ। ਉਸ ਦਾ ਪੂਰਾ ਵਿਸ਼ਵਾਸ ਸੀ ਕਿ ਅਕਾਲ ਪੁਰਖ ਨਾਲ ਉਸ ਦਾ ਤਾਲਮੇਲ ਸਤਿਗੁਰੂ ਦੀ ਕਿਰਪਾ ਨਾਲ ਹੋਇਆ ਹੈ, ਇਸ ਲਈ ਉਹ ਭਗਤੀ ਪਾਠ ਵਿਚ ਭਰਵਾਂ ਸਮਾਂ ਉਪਰ ਮੰਮਟੀ ਵਿਚ ਗੁਜ਼ਾਰਦਾ। ਗੁਰੂ ਭਗਤੀ ਨਾਲ ਨਾ ਜੁੜੇ ਲੋਕ ਹਮੇਸ਼ਾ ਉਸ ਨੂੰ ਕੀੜੇ ਮਕੌੜੇ ਲੱਗਦੇ। "ਕਾਮਰੇਡਾਂ" ਨੂੰ ਤਾਂ ਉਹ "ਕੀਟਾ ਅੰਦਰਿ ਕੀਟੁ" ਹੀ ਸਮਝਦਾ ਤੇ ਉਹਨਾਂ ਦੇ ਮੱਥੇ ਲੱਗਣਾ ਵੀ ਅਪ-ਸ਼ਗਨ ਮੰਨਦਾ। ਕਈਆਂ ਨੂੰ ਤਾਂ ਉਹ ਈਰਖਾ ਵੱਸ ਆਪਣੇ ਕੋਲੋਂ ਹੀ ਕਾਮਰੇਡੀ ਦਾ ਫ਼ਤਵਾ ਦੇ ਦੇਂਦਾ ਤੇ ਮੂੰਹ ਲਾਉਣੋਂ ਹਟ ਜਾਂਦਾ। ਉਸ ਦਾ ਸੌੜਾ ਜੀਵਨ-ਨਜ਼ਰੀਆ ਦੇਖ ਲੋਕ ਅਕਸਰ ਹੀ ਮੈਨੂੰ ਸਵਾਲ ਕਰਦੇ,"ਸਾਨੂੰ ਤੇਰੀ ਇਸ ਨਾਲ ਇੰਨੀ ਨੇੜਤਾ ਸਮਝ ਵਿਚ ਨਹੀਂ ਆਉਂਦੀ?"

ਪਰ ਸਾਧੂ ਦੀ ਸਭ ਤੋਂ ਵੱਡੀ ਕਚਿਆਈ ਉਸ ਦੀ ਅੱਠੋ ਪਹਿਰ ਦੀ ਮਜ਼ਾਹੀਆ ਰੁਚੀ ਸੀ। ਉਹ ਆਪਣੇ ਪੂਰਨ ਦੀਨੀ ਵੇਸ ਵਿਚ ਬਾਹਰੋਂ ਤਾਂ ਬੜਾ ਦਰਵੇਸ਼ ਲੱਗਦਾ ਸੀ ਪਰ ਅੰਦਰੋਂ ਇਸ ਤੋਂ ਬਿਲਕੁਲ ਉਲਟ ਸੀ। ਸਵੇਰੇ ਸਵੇਰੇ ਚਾਰ ਅਖ਼ਬਾਰਾਂ ਪੜ੍ਹਕੇ ਉਹਨਾਂ ਵਿਚੋਂ ਕੁਝ ਮਸਾਲੇਦਾਰ ਹਲਕੀਆਂ ਫੁਲਕੀਆਂ ਖ਼ਬਰਾਂ ਰੱਟ ਲੈਂਦਾ ਤੇ ਫਿਰ ਉਹਨਾਂ ਨੂੰ ਆਨੇ ਬਹਾਨੇ ਹਰ ਆਏ ਗਏ ਨੂੰ ਸੁਣਾਉਂਦਾ ਰਹਿੰਦਾ। ਜਿਹਨਾਂ ਮਿੱਤਰਾਂ ਨਾਲ ਵਧੇਰੇ ਖੁਲ੍ਹਿਆ ਹੋਇਆ ਸੀ ਉਹਨਾਂ ਨਾਲ ਤਾਂ ਚੁਸਕੀਆਂ ਲੈ ਲੈ ਵਧੇਰੇ ਹੀ ਚਰਚਾ ਕਰਦਾ। ਆਪਣੇ ਜੀਵਨ ਵਿਚੋਂ ਜਾਂ ਦੂਜਿਆਂ ਤੋਂ ਸੁਣੀਆਂ ਸੁਣਾਈਆਂ ਅਜਿਹੀਆਂ ਹੋਰ ਮਸਾਲੇਦਾਰ ਘਟਨਾਵਾਂ ਵੀ ਇਵੇਂ ਹੀ ਸੁਣਾਉਂਦਾ ਰਹਿੰਦਾ। ਕਹਾਣੀ ਦੇ 'ਅਹਿਮ' ਹਿੱਸੇ ਸੁਨਾਉਣ ਵੇਲੇ ਤਾਂ ਉਹ ਨਾਲ ਸੁਨਣ ਵਾਲੇ ਦੀ ਬਾਂਹ ਵੀ ਫੜ ਕੇ ਹਲੂਣ ਦੇਂਦਾ। ਇਸ ਕੰਮ ਵਿਚ ਉਹ ਇੰਨੀ ਦਿਲਚਸਪੀ ਲੈਂਦਾ ਕਿ ਭੁੱਲ ਕੇ ਕਈ ਕਥਾਵਾਂ ਦੂਹਰੀ ਤੀਹਰੀ ਵਾਰ ਸੁਨਾਉਣ ਲੱਗ ਪੈਂਦਾ ਤੇ ਕਿਸੇ ਨੇੜੇ ਖੜ੍ਹੇ ਦੀ ਵੀ ਸੰਗ ਨਾ ਕਰਦਾ। ਕੋਈ ਹੋਰ ਗੱਲ ਕਰਨ ਤੋਂ ਪਹਿਲਾਂ ਹਰ ਦੋਸਤ ਮਿੱਤਰ ਨੂੰ ਉਸ ਦਾ ਇਹ "ਨਿਊਜ਼-ਬੁਲਿਟਨ" ਸੁਣਨਾ ਹੀ ਪੈਂਦਾ ਸੀ।

ਉਹ ਇਹ ਗੱਲਾਂ ਕਰਨ ਵੇਲੇ ਆਪਣੀ ਪਤਨੀ ਦੀ ਤਾਂ ਬਿਲਕੁਲ ਪ੍ਰਵਾਹ ਨਾ ਕਰਦਾ। ਕਈ ਵਾਰ ਤਾਂ ਕਿਸੇ ਕਥਾ ਦੇ ਸੰਧਰਭ ਵਿਚ ਉਸ ਨੂੰ ਸੁਣਾ ਕੇ ਆਖਦਾ, "ਮੈਂ ਵੀ ਕੋਠੀ ਦੇ ਦੋ ਪੋਰਸ਼ਨ ਬਣਵਾਏ ਸਨ, ਪਰ ਇਹ ਦੂਜੇ ਪਾਸੇ ਹੋਰ ਸਿੰਘਣੀ ਵਸਾਉਣ ਦੀ ਮਨਜ਼ੂਰੀ ਹੀ ਨਹੀਂ ਦਿੰਦੀ।" ਪ੍ਰੇਮ ਕੌਰ ਉਸ ਦੀ ਗੱਲ ਨੂੰ ਨੱਕ ਚੜ੍ਹਾ ਕੇ ਅਣਸੁਣੀ ਕਰ ਦਿੰਦੀ। ਇਕ ਵਾਰ ਮੈਂ ਉਸ ਨੂੰ ਪੁੱਛਿਆ, "ਤੂੰ ਇੰਨੀ ਇੰਨੀ ਦੇਰ ਗ੍ਰੰਥ ਸਾਹਿਬ ਦਾ ਪਾਠ ਕਰਦਾ ਐਂ, ਕੀ ਗੁਰਬਾਣੀ ਇਕ ਵਾਰ ਪੜ੍ਹਨ ਨਾਲ ਤੇਰੀ ਸਮਝ ਵਿਚ ਨਹੀਂ ਪੈਂਦੀ?" ਕਹਿਣ ਲੱਗਾ, "ਪਾਠ ਤਾਂ ਮੈਂ ਛੇਤੀ ਨਿਪਟਾ ਲੈਨਾਂ, ਪਰ ਬਾਅਦ ਵਿਚ ਇਕ ਸ਼ਬਦ ਦਾ ਜਾਪ ਕਰਦਾ ਰਹਿਨਾਂ ਆਂ।" ਮੈਂ ਉਤਸੁਕ ਹੋ ਕੇ ਪੁੱਛਿਆ ਕਿਹੜੇ ਸ਼ਬਦ ਦਾ?" ਕਹਿਣ ਲੱਗਾ, "ਧੰਨਾ ਜੀ ਦੇ 'ਗੋਪਾਲ ਤੇਰਾ ਆਰਤਾ' ਦਾ।" ਮੈਂ ਇਸ ਸ਼ਬਦ ਦੀ ਮਹਿਮਾ ਬਾਰੇ

ਅਨਜਾਣ ਸਾਂ, ਇਸ ਲਈ ਹੈਰਾਨੀ ਨਾਲ ਪੁੱਛਿਆ, "ਤੂੰ ਸਾਰਾ ਗ੍ਰੰਥ ਸਾਹਿਬ ਛੱਡ ਕੇ ਸਿਰਫ ਇਸੇ ਸ਼ਬਦ ਦਾ ਹੀ ਕਿਉਂ ਜਾਪ ਕਰਦਾ ਹੈਂ?" ਕਹਿਣ ਲੱਗਾ, "ਇਸ ਵਿਚ ਧੰਨਾ ਜੀ ਨੇ ਅਰਦਾਸ ਕਰ ਕੇ ਸਾਡੇ ਮਤਲਬ ਦੀ ਮੰਗ ਕੀਤੀ ਹੋਈ ਹੈ- ਘਰ ਕੀ ਗੀਹਨਿ ਚੰਗੀ ਜਨੁ ਧੰਨਾ ਲੇਵੈ ਮੰਗੀ।" ਸੁਣ ਕੇ ਮੈਂ ਜੋਰ ਦੀ ਹੱਸਿਆ। ਹਾਸਾ ਸੁਣ ਕੇ ਪ੍ਰੇਮ ਕੌਰ ਡਰਾਇੰਗ ਰੂਮ ਵਿਚ ਆਈ। ਮੈਂ ਉਸ ਵੱਲ ਇਸ਼ਾਰਾ ਕਰ ਕੇ ਕਿਹਾ, "ਤੈਨੂੰ ਇੰਨੀ ਚੰਗੀ ਗ੍ਰਿਹਿਣੀ ਮਿਲੀ ਤਾਂ ਹੋਈ ਐ, ਹੋਰ ਕੀ ਭਾਲਦਾ ਐਂ?" ਹੱਸ ਕੇ ਕਹਿਣ ਲੱਗਾ, "ਸ਼ਾਇਦ ਗੁਰੂ ਮਹਾਰਾਜ ਕੋਈ ਇਸ ਤੋਂ ਵੀ ਚੰਗੀ ਦੇ ਦੇਵੇ, ਦੂਜੇ ਪੋਰਸ਼ਨ ਲਈ।" ਪ੍ਰੇਮ ਕੌਰ ਕੁੜ੍ਹਦੀ ਹੋਈ ਵਾਪਸ ਚਲੀ ਗਈ।

ਸੱਤਰਾਂ ਤੋ ਟੱਪਿਆ ਚਿੱਟੀ ਦਾਹੜੀ ਬਖੇਰੀ ਫਿਰਦਾ ਵੀ ਉਹ ਆਪਣੇ ਆਪ ਨੂੰ ਜਵਾਨ ਸਮਝਦਾ। ਕਿਸੇ ਤੋਂ ਬਾਬਾ ਤਾਂ ਕੀ ਚਾਚਾ ਵੀ ਨਾ ਕਹਾਉਂਦਾ। ਜੇ ਕੋਈ ਭੁੱਲਿਆ ਭਟਕਿਆ ਕਹਿ ਵੀ ਦੇਂਦਾ ਤਾਂ ਉਸ ਦੇ ਗਲ ਪੈ ਜਾਂਦਾ। ਇਕ ਵਾਰ ਬਾਜ਼ਾਰ ਵਿਚ ਮੇਰੇ ਨਾਲ ਗੱਡੀ ਵਿਚ ਜਾਂਦਾ ਗੱਡੀ ਰੁਕਵਾ ਕੇ ਕਹਿਣ ਲਗਿਆ, "ਤੂੰ ਇੱਥੇ ਰੁੱਕ ਮੈਂ ਕੈਮਿਸਟ ਤੋਂ ਕੁੱਤੇ ਦੀ ਦਵਾਈ ਲੈ ਲਵਾਂ।" ਪੰਜ ਮਿੰਟ, ਦਸ ਮਿੰਟ, ਪੰਦਰਾਂ ਮਿੰਟ, ਉਹ ਨਾ ਮੁੜਿਆ। ਮੈਂ ਗਰਮੀ ਵਿਚ ਬੈਠਾ ਕਮਲਾ ਹੋ ਗਿਆ। ਅਖੀਰ ਬਾਹਰ ਨਿਕਲ ਮੈਂ ਉਸ ਨੂੰ ਸੱਦਣ ਲਈ ਦੁਕਾਨ ਵਿਚ ਚਲਾ ਗਿਆ। ਉਹ ਤੇ ਦੁਕਾਨਦਾਰ ਆਪਸ ਵਿਚ ਉੱਲਝ ਰਹੇ ਸਨ। ਮੈਂ ਕੈਮਿਸਟ ਨੂੰ ਗੁੱਸੇ ਨਾਲ ਕਿਹਾ, "ਯਾਰ ਤੂੰ ਅੱਧੇ ਘੰਟੇ ਤੋਂ ਇਸ ਨੂੰ ਗੱਲਾਂ ਵਿਚ ਲਾ ਰੱਖਿਆ ਐ। ਦਵਾਈ ਦੇਹ ਤੇ ਤੋਰ।" ਕੈਮਿਸਟ ਹੱਥ ਜੋੜ ਕੇ ਕਹਿਣ ਲੱਗਿਆ, "ਸਰ ਜੀ, ਦਵਾਈ ਤਾਂ ਮੈਂ ਕਦੋਂ ਦੀ ਦੇ ਦਿੱਤੀ ਐ। ਬੱਸ ਮੈਂ ਗਲਤੀ ਨਾਲ ਇਹਨਾਂ ਨੂੰ "ਹੋਰ ਸੇਵਾ ਬਜ਼ੁਰਗੋ" ਕਹਿ ਬੈਠਿਆ। ਮੇਰਾ ਖਹਿੜਾ ਹੀ ਨਹੀਂ ਛੱਡਦੇ।" ਮੈਂ ਸਾਧੂ ਨੂੰ ਵਿਗੜ ਕੇ ਕਿਹਾ, "ਕਾਕਾ ਸ਼ਰਮ ਕਰ, ਮੈਂ ਬਾਹਰ ਧੁੱਪ ਵਿਚ ਸੜ੍ਹ ਰਿਹਾ ਆਂ ਤੂੰ ਅੰਦਰ ਆਪਣੇ ਜਵਾਨੀ ਪਹਿਰੇ ਲਈ ਲੜ ਰਿਹਾ ਐਂ।" ਉਹ ਉਲਟਾ ਕਹਿਣ ਲੱਗਿਆ, "ਯਾਰ, ਲੜਾਂ ਨਾ? ਇਹਨੇ ਇਥੇ ਖੜ੍ਹੀ ਲੇਡੀ ਸਾਹਮਣੇ ਮੇਰੀ ਵੱਢ ਕੇ ਰੱਖ ਤੀ। ਤੈਨੂੰ ਵੀ ਤਾਂ "ਸਰ" ਕਹਿ ਕੇ ਬੁਲਾਇਆ ਐ, ਮੈਨੂੰ ਨੀ ਸੀ ਕਹਿ ਸਕਦਾ?" ਮੈਂ ਉਸ ਨੂੰ ਛੇੜ ਕੇ ਕਿਹਾ, "ਸਰ ਵੀ ਤਾਂ ਸ਼ਕਲ ਦੇਖ ਕੇ ਹੀ ਕਹਿੰਦਾ।" ਇੰਨਾ ਕਹਿਣ ਤੇ ਉਹ ਮੇਰੇ ਨਾਲ ਸਾਰੇ ਰਸਤੇ ਨਹੀਂ ਬੋਲਿਆ।

ਉਹ ਆਪਣੀ ਗਲੀ ਵਿਚ ਰਹਿੰਦੇ ਡਰਾਮਾ ਵਿਭਾਗ ਦੇ ਇਕ ਪ੍ਰੋਫੈਸਰ ਦੇ ਘਰ ਐਕਟਰਾਂ ਐਕਟਰੈਸਾਂ ਦੀ ਚਹਿਲ ਪਹਿਲ ਦੇਖ ਕੇ ਹਮੇਸ਼ਾ ਹੀ ਬੁੜਬੁੜਾਉਂਦਾ ਰਹਿੰਦਾ। ਉਸ ਨੂੰ ਇਸ ਗੱਲ ਦਾ ਬੜਾ ਖ਼ੇਦ ਸੀ ਕਿ ਉਹਨਾਂ ਵਿਚੋਂ ਇਕ ਵੀ ਅਦਾਕਾਰਾ ਕਦੇ ਉਸ ਦੇ ਘਰ ਦੇ ਬੂਹੇ ਅੰਦਰ ਦਾਖਲ ਨਹੀਂ ਸੀ ਹੋਈ। ਕਈ ਵਾਰ ਤਾਂ ਜਦੋਂ ਮਿਲ ਜਾਂਦਾ ਉਹ ਸਭ ਤੋਂ ਪਹਿਲਾਂ ਇਸੇ ਗੱਲ ਦਾ ਰੋਣਾ ਰੋਣ ਬੈਠ ਜਾਂਦਾ। ਇਕ ਵਾਰ ਉਹ ਆਪਣੇ ਘਰ ਦੀ ਚਾਰ ਦਿਵਾਰੀ ਤੁੜਵਾ ਕੇ ਗੇਟ ਵੱਡਾ ਕਰਵਾ ਰਿਹਾ ਸੀ। ਕਾਰਣ ਪੁੱਛਣ ਤੇ ਕਹਿਣ ਲੱਗਾ, "ਉਸ ਡਰਾਮੇ ਵਾਲੇ 'ਮੁੱਛਲ' ਪ੍ਰੋਫੈਸਰ ਦੇ ਘਰ ਜਾਂਦੀ ਹੋਈ ਪੰਜਾਬੀ ਫ਼ਿਲਮਾਂ ਦੀ ਇਕ ਮਸ਼ਹੂਰ ਅਭਿਨੇਤਰੀ ਕਾਰ ਵਿਚ ਬੈਠ ਕੇ ਅਕਸਰ ਇਥੋਂ ਦੀ ਲੰਘਦੀ ਹੈ। ਸ਼ਾਇਦ ਵੱਡਾ ਗੇਟ ਵੇਖ ਕੇ ਕਦੇ ਇਸ ਪਾਸੇ ਵੀ ਨਜ਼ਰ ਇਨਾਇਤ ਕਰ ਦੇਵੇ।"

ਜਦੋਂ ਉਸ ਤੇ ਫਿਰ ਵੀ "ਇਨਾਇਤ" ਨਾ ਹੋਈ ਤਾਂ ਇਕ ਦਿਨ ਮੇਰੇ ਵਿਭਾਗ ਆਇਆ ਤੇ ਕਹਿਣ ਲੱਗਿਆ, "ਆ ਯੂਨੀਵਰਸਿਟੀ ਦਾ ਗੇੜਾ ਕੱਢ ਕੇ ਆਉਨੇ ਆਂ ਨਾਲੇ

ਮੁੱਛਲ ਨੂੰ ਮਿਲ ਆਵਾਂਗੇ।" ਅਸੀਂ ਯੂਨੀਵਰਸਿਟੀ ਦੇ ਡਰਾਮਾ ਵਿਭਾਗ ਵਲ ਚਲ ਪਏ। ਰਸਤੇ ਵਿਚ ਮੈਂ ਕਿਹਾ, "ਮੁੱਛਲ ਨਹੀਂ, ਨਿਸ਼ਾਨਾ ਤੇਰਾ ਕਿਤੇ ਹੋਰ ਲਗਦਾ ਐ।" ਉਲਾਂਭੇ ਜਿਹੇ ਨਾਲ ਕਹਿਣ ਲੱਗਿਆ "ਜਿੱਥੇ ਵੀ ਲੱਗਿਆ ਉਸੇ ਦੇ ਰਾਹੀਂ ਈ ਲੱਗੇਗਾ।" ਉੱਥੇ ਪਹੁੰਚ ਕੇ 'ਮੁੱਛਲ' ਨੂੰ ਕਹਿਣ ਲੱਗਿਆ, "ਆ ਯਾਰ ਕਾਫੀ ਹਾਊਸ ਚੱਲੀਏ, ਪਾਰਟੀ ਮੇਰੇ ਵਲੋਂ।" ਅਗੋਂ ਉਹ ਖੁਸ਼ ਹੋ ਕੇ ਬੋਲਿਆ, "ਠਹਿਰੋ ਮੈਡਮ ਸਾਹਿਬਾ ਕੋ ਭੀ ਸਾਥ ਲੇ ਲੇਂ।" ਮਨ ਭਾਉਂਦੀ ਗੱਲ ਹੁੰਦੀ ਵੇਖ ਕੇ ਸਾਧੂ ਨੇ ਮੇਰੇ ਕੋਲ ਹੋ ਕੇ ਚੂੰਢੀ ਜਿਹੀ ਵੱਢੀ। ਅਭਿਨੇਤਰੀ ਮੈਡਮ ਦਫਤਰ ਤੋਂ ਬਾਹਰ ਨਿਕਲਦਿਆਂ ਹੀ ਬੋਲੀ, "ਬਾਕੀਆਂ ਨੂੰ ਵੀ ਨਾਲ ਲੈ ਲੈਂਦੇ ਆਂ।" ਦੇਖਦੇ ਦੇਖਦੇ ਸਾਡਾ ਸੱਤਾਂ ਅੱਠਾਂ ਦਾ ਕਾਫਲਾ ਹੋ ਗਿਆ ਤੇ ਸਭ ਕਾਫੀ ਹਾਊਸ ਪਹੁੰਚ ਗਏ। ਕਾਫੀ ਹਾਊਸ ਦਾ ਰਿਵਾਜ਼ ਸੀ ਕਿ ਜੋ ਕਾਫੀ ਪਿਲਾਂਦਾ ਸੀ, ਜਿਆਦਾ ਗੱਲ ਉਸੇ ਦੀ ਸੁਣੀ ਜਾਂਦੀ ਸੀ। ਇਸ ਨਿਯਮ ਦਾ ਭਰਪੂਰ ਫਾਇਦਾ ਉਠਾਉਂਦਾ ਸਾਧੂ ਆਪਣੀਆਂ ਗੱਲਾਂ ਨਾਲ ਅਭਿਨੇਤਰੀ ਦਾ ਧਿਆਨ ਖਿੱਚਣ ਲੱਗਿਆ। ਜਦੋਂ ਬਹੁਤ ਹੀ ਬੋਰ ਹੋ ਗਈ ਤਾਂ ਸ਼ਰਾਰਤੀ ਅਭਿਨੇਤਰੀ ਨੇ ਉਸ ਨੂੰ ਧੋਬੀ ਪੱਟਕਾ ਮਾਰਿਆ। ਉਹ ਇੱਦਾਂ ਕਿ ਉਸ ਦਿਨ ਸਾਧੂ ਤੇ ਮੇਰੇ ਦੋਹਾਂ ਦੇ ਹਰੇ ਰੰਗ ਦੀਆਂ ਪਗੜੀਆਂ ਬੰਨੀਆਂ ਹੋਈਆਂ ਸਨ। ਉਸ ਦੀ ਪਗੜੀ ਦਾ ਰੰਗ ਜਰਾ ਫਿੱਕਾ ਹਰਾ ਸੀ ਤੇ ਮੇਰੀ ਦਾ ਗੂਹੜਾ ਹਰਾ। ਉਹ ਕਹਿਣ ਲਗੀ, "ਕਈ ਦਿਨ ਤਾਂ ਬੜੇ ਹੀ ਬੋਰੀਅਤ ਵਾਲੇ ਹੁੰਦੇ ਨੇ। ਕੱਲ ਮੈਂ ਸਾਰਾ ਦਿਨ ਬਾਜ਼ਾਰ ਵਿਚ ਭਟਕਦੀ ਰਹੀ।" ਉਹ ਡਰਾਮਾ ਵਿਭਾਗ ਦੀ ਮੁੱਖੀ ਸੀ ਤੇ ਪੰਜਾਬੀ ਫਿਲਮਾਂ ਦੀ ਮਕਬੂਲ ਐਕਟਰੈਸ ਸੀ। ਸਾਰੇ ਉਸ ਦੇ ਗਲੈਮਰ ਦਾ ਪਾਣੀ ਭਰਦੇ ਸਨ। ਇਸ ਲਈ ਉਸ ਦੀ ਗੱਲ ਭੁੰਜੇ ਨਾ ਡਿੱਗਣ ਦੇਣ ਦੀ ਕੋਸ਼ਿਸ਼ ਕਰਦੇ ਸਾਰੇ ਅਧਿਆਪਕ ਬੋਲੇ, "ਉਹ ਕਿਉਂ ਮੈਡਮ?" ਕਹਿਣ ਲੱਗੀ, "ਮੈ ਆਪਣੇ ਘਰ ਦੇ ਪਰਦੇ ਖਰੀਦਣ ਗਈ ਸੀ, ਮੈਨੂੰ ਮੇਰੀ ਪਸੰਦ ਦਾ ਰੰਗ ਹੀ ਨਾ ਲੱਭਾ।" ਅਧਿਆਪਕ ਫਿਰ ਬੋਲੇ, "ਤੁਸੀ ਕਿਹੜਾ ਰੰਗ ਲੱਭਦੇ ਸੀ ਮੈਡਮ?" ਉਸ ਨੇ ਕਿਹਾ, "ਹਰਾ ਲੱਭਦੀ ਸਾਂ" ਤੇ ਫੇਰ ਮੇਰੀ ਪੱਗੜੀ ਵਲ ਇਸ਼ਾਰਾ ਕਰ ਕੇ ਬੋਲੀ, " ਇੱਦਾਂ ਦਾ।" ਜਦੋਂ ਸਭ ਮੇਰੀ ਪਗੜੀ ਵਲ ਦੇਖਣ ਲੱਗੇ ਤਾਂ ਉਹ ਸਾਧੂ ਦੀ ਪੱਗ ਵਲ ਹੱਥ ਕਰ ਕੇ ਬੋਲੀ, "ਉੱਦਾਂ ਦੇ ਤਾਂ ਬਹੁਤ ਪਏ ਸੀ ਉੱਥੇ।" ਸਾਰੇ ਸਾਧੂ ਵਲ ਵੇਖ ਕੇ ਮੀਸਣਾ ਹਾਸਾ ਹੱਸਣ ਲੱਗੇ ਤੇ ਸਾਧੂ ਅਨਜਾਣ ਬਨਣ ਦੀ ਕੋਸ਼ਿਸ਼ ਕਰਦਾ ਹੋਇਆ ਦੂਜੇ ਪਾਸੇ ਵੇਖਣ ਲੱਗਿਆ। ਉਸ ਤੋਂ ਬਾਅਦ ਉਹ ਹਮੇਸ਼ਾ ਇਹੀ ਕਹਿੰਦਾ, "ਯੂਨੀਵਰਸਿਟੀ ਦੇ ਅਧਿਆਪਕ ਬੜੇ ਖੱਚਰੇ ਹੁੰਦੇ ਹਨ। ਇਹਨਾਂ ਤੋਂ ਤਾਂ ਚਾਹ ਕਾਫੀ ਬੰਦਾ ਚੁੱਪ ਕਰ ਕੇ ਪੀ ਲਵੇ, ਪਿਲਾਉਣ ਦੀ ਗੱਲ ਨਾ ਕਰੇ।"

ਇਕ ਵਾਰ ਪਟਿਆਲੇ ਗਏ ਨੇ ਮੈਂ ਆਪਣੇ ਫੋਨ ਤੇ ਇੰਟਰਨੈੱਟ ਕੁਨੈਕਸ਼ਨ ਲੈ ਲਿਆ। ਮੈਂ ਉਸ ਨੂੰ ਇਸ ਫੋਨ ਦੀਆਂ ਖੂਬੀਆਂ ਸਮਝਾਉਂਦੇ ਹੋਏ ਟੈਗੋਰ, ਆਈਨਸਟੀਨ ਤੇ ਗੁਰੂ ਨਾਨਕ ਦੇ ਚਿੱਤਰ ਡਾਊਨਲੋਡ ਕਰ ਕੇ ਦਿਖਾਏ ਤੇ ਦੱਸਿਆ ਕਿ ਇਸ ਉੱਤੇ ਕਿਸੇ ਵੀ ਪ੍ਰਸਿੱਧ ਵਿਅਕਤੀ ਦੀ ਫੋਟੋ ਵੇਖੀ ਜਾ ਸਕਦੀ ਹੈ। ਕਹਿਣ ਲੱਗਾ, "ਕਰੀਨਾ ਕਪੂਰ ਦੀ ਕੱਢ ਕੇ ਦਿਖਾ।" ਮੈਨੂੰ ਉਸ ਦੀ ਗੱਭਰੂ ਸੋਚ ਦੀ ਦਾਤ ਦੇਣੀ ਪਈ।

ਉਸ ਦੀਆਂ ਅਜਿਹੀਆਂ ਗੱਲਾਂ ਸੁਣਦਾ ਵੇਖਦਾ ਕਈ ਵਾਰ ਮੈਂ ਗਹਿਰੀ ਸੋਚ ਵਿਚ ਚਲਾ ਜਾਂਦਾ। ਇਕ ਪਾਸੇ ਉਸ ਦੀ ਪੰਝੱਤਰਾਂ ਨੂੰ ਢੁੱਕੀ ਉਮਰ, ਮੂੰਹ ਤੇ ਲੰਮੀ-ਖੁੱਲੀ ਦੁੱਧ-ਚਿੱਟੀ ਦਾਹੜੀ, ਚਿਹਰੇ ਤੇ ਬੁੱਢਾਪੇ ਦੀਆਂ ਝੁਰੜੀਆਂ, ਅੱਖਾਂ ਤੇ ਮੋਟੀਆਂ ਐਨਕਾਂ, ਬਗਲ ਵਿਚ ਲਟਕਦਾ ਗਾਤਰਾ, ਸਿਰ ਉੱਥੇ ਕੇਸਰੀ ਪਰਨਾ, ਸੱਚ ਕਹਿਣ ਦੀ ਆਦਤ, ਗੁਰਬਾਣੀ ਨਾਲ ਮੋਹ, ਨਿੱਤਨੇਮੀ ਸੁਭਾਅ, ਆਦਿ ਉਸ ਦੇ ਮਹਾਂ ਪੁਰਖ ਹੋਣ ਦਾ ਝਾਉਲਾ ਪਾਉਂਦੇ ਸਨ। ਦੂਜੇ ਪਾਸੇ ਉਸ ਦੀ ਇਕਰੁਖ਼ੀ ਈਰਖਾਲੂ ਸੋਚੋ, ਲੱਚਰ ਵਿਚਾਰ ਤੇ ਮੱਸ-ਫੁੱਟ ਮੁਸ਼ਟੰਡਿਆਂ ਵਾਲੇ ਚੱਜ ਉਸ ਦੇ ਪੱਕੇ ਬਦਮਾਸ਼ ਹੋਣ ਦਾ ਭੁਲੇਖਾ ਪੈਦਾ ਕਰਦੇ ਸਨ। ਮੈਨੂੰ ਉਸ ਦੇ ਦੂਹਰੇ ਕਿਰਦਾਰ ਦੇ ਰੰਗ ਬੇਮੇਲ ਜਿਹੇ ਲੱਗਦੇ। ਜਦੋਂ ਮੈਂ ਉਸ ਨੂੰ ਇਹ ਗੱਲ ਸਮਝਾਉਂਦਾ ਉਹ ਕਹਿੰਦਾ ਕਿ ਇਹ ਇਕ ਸੰਤੁਲਤ ਮਨੁੱਖ ਦੇ ਗੁਣ ਹਨ। ਮਨ ਹੀ ਮਨ ਮੈਂ ਉਸ ਨੂੰ ਉਸ ਵਰਗੇ ਗਿਆਨੀ ਪ੍ਰਤੀਤ ਹੋਣ ਵਾਲੇ ਹੋਰ ਬਜ਼ੁਰਗ ਵਿਅਕਤੀਆਂ ਨਾਲ ਮੇਲਦਾ ਤੇ ਸੋਚਦਾ ਕਿ ਕੀ ਉਹ ਵੀ ਅੰਦਰੋਂ ਇੱਦਾਂ ਦੇ ਹੀ ਹੋਣਗੇ? ਮੈਨੂੰ ਯਕੀਨ ਨਾ ਅਉਂਦਾ, ਪਰ ਕਰਨਾ ਪੈਂਦਾ ਕਿਉਂਕਿ ਸਾਖਸ਼ਾਤ ਉਦਾਹਰਣ ਜੋ ਮੇਰੇ ਸਾਹਮਣੇ ਸੀ। ਮੈਂ ਉਸ ਦੀਆਂ ਅਜਿਹੀਆਂ ਗੱਲਾਂ ਵਿਚ ਆਪਣਾ ਸਮਾਂ ਬਰਬਾਦ ਨਾ ਕਰਨ ਕਰਕੇ ਕਦੇ ਕਦੇ ਮੈਂ ਉਸ ਕੋਲ ਜਾਣ ਤੋਂ ਟਾਲ ਵੀ ਮਾਰ ਜਾਂਦਾ।

ਮੈਂ ਸਪਸ਼ਟ ਕਰ ਦੇਵਾਂ ਕਿ ਇੱਥੇ ਮੇਰਾ ਮਨੋਰਥ ਆਪਣੇ ਮਿੱਤਰ ਦੀਆਂ ਚੰਗਿਆਈਆਂ-ਬੁਰਿਆਈਆਂ ਪਰਖਣਾ ਨਹੀਂ ਹੈ ਸਗੋਂ ਮਾਨਸਿਕ ਵਿਸ਼ਲੇਸ਼ਣ ਰਾਹੀਂ ਉਸ ਦੇ ਰੋਗ ਦੀਆਂ ਨਿਸ਼ਾਨੀਆਂ ਲੱਭਣਾ ਹੈ। ਮੇਰੀ ਸਮਝ ਮੁਤਾਬਿਕ ਸਾਧੂ ਦੀ ਬੀਮਾਰੀ ਦੀ ਜੜ੍ਹ ਉਸ ਦੇ ਸੁਭਾਉ ਦੀਆਂ ਇਹਨਾਂ ਵਿਲੱਖਣਤਾਵਾਂ ਵਿਚ ਛੁੱਪੀ ਹੋਈ ਸੀ। ਉਸ ਦੇ ਕੇਸ ਦੇ ਨੋਟ ਮੁਕੰਮਲ ਕਰਨ ਉਪਰੰਤ ਮੈਂ ਵੱਖ ਵੱਖ ਹੋਮਿਓਪੈਥਿਕ ਗ੍ਰੰਥਾਂ ਵਿਚ ਇਸ ਬਾਰੇ ਛਾਣ ਬੀਣ ਕੀਤੀ। ਦੈਵੀ ਲੱਗਨ, ਪੂਜਾ ਪਾਠ ਦੀ ਬਿਰਤੀ, ਇਸ਼ਕੀ ਜਨੂੰਨ, ਮਜਾਹੀਆ ਤਬੀਅਤ, ਈਰਖੀਲਾ ਸੁਭਾਅ, ਹਉਮੈ-ਪ੍ਰਸਤੀ, ਭੁੱਲਕੜ ਚੇਤਾ, ਜੱਫੀ ਪਾਉਣ ਦੀ ਆਦਤ, ਲੰਮਾ ਸ਼ਰੀਰ, ਹੱਡੀ ਰੋਗ ਤੇ ਰੀੜ੍ਹ ਸਥਾਨ ਤੇ ਪ੍ਰਕੋਪ ਆਦਿ ਬਾਰਾਂ ਅਲਾਮਤਾਂ ਅਨੁਸਾਰ ਮੈਂ ਉਸ ਦੀ ਦਵਾਈ ਲੱਭਣ ਵਿਚ ਕਾਮਯਾਬ ਹੋ ਗਿਆ। ਇਹ ਸਾਰੇ ਚਿੰਨ "ਫ" ਅੱਖਰ ਨਾਲ ਸ਼ੁਰੂ ਹੋਣ ਵਾਲੀ ਹੋਮਿਓਪੈਥਿਕ ਦਵਾ **ਫਾਸਫੋਰਸ** (Phosphorus) ਵਿਚ ਸਨ। ਮੈਂ ਇਸ ਦਵਾਈ ਦੀ 200 ਪੋਟੈਂਸੀ ਦੀ ਇਕ ਪੁੜੀ ਤਿਆਰ ਕਰ ਲਈ। ਇੰਨੇ ਨੂੰ ਸਵੇਰ ਹੋ ਗਈ ਤੇ ਮੈਂ ਨਹਾ ਧੋ ਕੇ ਉਸ ਦੇ ਘਰ ਦਵਾਈ ਪਹੁੰਚਾਉਣ ਚਲਾ ਗਿਆ।

ਜਦੋਂ ਮੈਂ ਉੱਥੇ ਪਹੁੰਚਿਆ ਤਾਂ ਸਾਧੂ ਆਪਣੇ ਘਰ ਲਾਗਲੇ ਪਾਰਕ ਵਿਚ ਹੌਲੀ ਹੌਲੀ ਟਹਿਲ ਰਿਹਾ ਸੀ। ਉਸ ਨੇ ਕਮਰ ਤੇ ਮੋਢਿਆਂ ਦੁਆਲੇ ਕਸ ਕੇ ਪੇਟੀ ਬੰਨੀ ਹੋਈ ਸੀ ਤੇ ਹੱਥ ਵਿਚ ਖੂੰਡੀ ਲਿੱਤੀ ਹੋਈ ਸੀ। ਉਸ ਨੂੰ ਇਕ ਪਾਸਿਉਂ ਪ੍ਰੇਮ ਕੌਰ ਨੇ ਤੇ ਦੂਜੇ ਪਾਸਿਉਂ ਉਸ ਦੇ ਭਤੀਜੇ ਨੇ ਫੜਿਆ ਹੋਇਆ ਸੀ। ਉਸ ਦੇ ਨਾਲ ਨਾਲ ਗਵਾਂਢ ਦੀਆਂ ਤਿੰਨ ਚਾਰ ਤ੍ਰੀਮਤਾਂ ਚਲ ਰਹੀਆਂ ਸਨ ਜੋ ਪ੍ਰੇਮ ਕੌਰ ਦੀਆਂ ਸਹੇਲੀਆਂ ਲੱਗਦੀਆਂ ਸਨ। ਉਹ ਉਹਨਾਂ ਨਾਲ ਗੱਲਾਂ ਮਾਰਦਾ ਕੀੜੀ ਦੀ ਚਾਲ ਚਲ ਰਿਹਾ ਸੀ। ਮੈਨੂੰ ਦੇਖ ਕੇ ਉਸ ਨੇ ਘਰ ਕੋਲ ਪਹੁੰਚਣ ਲਈ ਇਸ਼ਾਰਾ ਕੀਤਾ। ਜਦੋਂ ਉਹ ਗੇੜਾ ਖਤਮ ਕਰ ਕੇ ਆਪਣੇ ਗੇਟ ਕੋਲ ਆਇਆ, ਮੈਂ ਟਿੱਚਰ ਕਰਦਿਆਂ ਕਿਹਾ, "ਸੁਣਾ ਬਈ, ਅੱਜ ਤਾਂ ਸਵੇਰੇ ਸਵੇਰੇ ਬੜਾ 'ਰੰਨਾਂ ਵਿਚ ਧੰਨਾ' ਬਣਿਆਂ ਹੋਇਆ ਸੀ। ਕਿਤੇ ਮੈਡਮਾਂ ਦੀ ਹਮਦਰਦੀ ਜਿੱਤਣ ਲਈ ਈ ਤਾਂ ਨੀਂ ਤੂੰ ਬਿਮਾਰੀ ਦਾ ਸਾਂਗ ਕਰ ਰਿਹਾ?" ਸੁਣ ਕੇ ਪ੍ਰੇਮ ਕੌਰ ਨੇ ਮੇਰੇ ਵੱਲ ਘੂਰ ਕੇ ਤੱਕਿਆ ਤੇ ਫਿਰ ਸ਼ਾਂਤ ਹੋ ਗਈ। ਸ਼ਾਇਦ ਸਮਝ ਗਈ ਸੀ ਕਿ ਇਹ ਮਜ਼ਾਕ ਮੈਂ ਉਸ ਦੀ ਅਨੁਮਤੀ ਅਨੁਸਾਰ ਹੀ ਕਰ ਰਿਹਾ ਸਾਂ। ਉਹ ਸਹਿਜ ਸੁਭਾਅ ਬੋਲਿਆ, "ਭਰਾਵਾ

ਡਾਕਟਰ ਨੇ ਦਸ ਕੁ ਮਿੰਟ ਦੀ ਸੈਰ ਕਰਨ ਨੂੰ ਕਿਹਾ ਹੋਇਆ ਐ, ਸੋ ਕਰ ਆਉਨਾ ਆਂ। ਪਰ ਇਹ ਧੰਨਾ ਕੀ ਹੁੰਦਾ ਐ, ਬੰਨਾ ਨੀ ਸੀ ਕਹਿ ਹੁੰਦਾ?" ਅਸੀਂ ਜੋਰ ਦਾ ਕਹਿ-ਕਹੇ ਲੱਗਾਏ ਤੇ ਉਹ ਹਫਦਾ ਹੋਇਆ ਅੰਦਰ ਜਾ ਕੇ ਪੈ ਗਿਆ।

ਉਸ ਦੀ ਪਤਨੀ ਸਾਨੂੰ ਪਾਣੀ ਪਿਆ ਕੇ ਕਹਿਣ ਲੱਗੀ, "ਮੈਂ ਪਾਠ ਅਧੂਰਾ ਛੱਡ ਕੇ ਇਹਨਾਂ ਨੂੰ ਸੈਰ ਕਰਾਉਣ ਆਈ ਸੀ। ਬੱਸ ਅਰਦਾਸ ਰਹਿੰਦੀ ਐ, ਹੁਣੇ ਆ ਕੇ ਚਾਹ ਬਣਾਉਨੀ ਆਂ।" ਮੈਂ ਰੋਕਦਿਆਂ ਕਿਹਾ, "ਦਵਾਈ ਲੈ ਕੇ ਆਇਆ ਹਾਂ, ਸਾਧੂ ਨੂੰ ਦੇ ਕੇ ਜਾਇਓ।" ਉਹ ਕਹਿਣ ਲੱਗੀ, "ਦਵਾਈ ਇਹਨਾਂ ਦੀ ਚਲ ਰਹੀ ਹੈ, ਚਲਦੇ ਇਲਾਜ਼ ਵਿਚ ਹੋਰ ਦਵਾਈ ਤਾਂ ਨਹੀਂ ਨਾ ਦਿੱਤੀ ਜਾ ਸਕਦੀ।" ਮੈਨੂੰ ਉਸ ਦੇ ਰੁੱਖ-ਪੁਣੇ ਨਾਲ ਝਟਕਾ ਜਿਹਾ ਲੱਗਿਆ ਪਰ ਮੈਂ ਪਲਟ ਕੇ ਕਿਹਾ,"ਹੋਮਿਓਪੈਥਿਕ ਦਵਾਈ ਦਾ ਤਾਂ ਕਿਸੇ ਹੋਰ ਦਵਾਈ ਨਾਲ ਕੋਈ ਵਿਰੋਧ-ਭਾਵ ਹੀ ਨਹੀਂ।" ਉਹ ਉਸੇ ਲਹਿਜ਼ੇ ਵਿਚ ਕਹਿਣ ਲੱਗੀ,"ਅਸੀਂ ਪੀ ਜੀ ਆਈ ਛੱਡ ਕੇ ਪ੍ਰਾਈਵੇਟ ਡਾਕਟਰ ਦਾ ਇੰਨਾ ਮਹਿੰਗਾ ਇਲਾਜ਼ ਕਰਵਾ ਰਹੇ ਹਾਂ, ਉਸ ਨੂੰ ਪੂਰਾ ਤਾਂ ਕਰ ਲਈਏ।" ਫੌਰਨ ਮੈਨੂੰ ਬਜ਼ੁਰਗ ਹੋਮਿਓਪੈਥ ਜਨਾਬ ਹੁਕਮ ਚੰਦ ਫਗਵਾੜਾ ਦੇ ਕਹੇ ਬੋਲ ਯਾਦ ਆ ਗਏ,"ਪੈਸੇ ਭਾਵੇਂ ਦੋ ਹੀ ਚੰਗੇ, ਪਰ ਨਾ ਦੇਈਏ ਜੇ ਨਾ ਮੰਗੇ।" ਭਾਵ ਦਵਾਈ ਕਿਸੇ ਨੂੰ ਨਾ ਕਦੇ ਮੁਫਤ ਦਿਓ ਤੇ ਨਾ ਹੀ ਬਿਨਾਂ ਮੰਗੇ। ਮੈਂ ਸੰਭਲ ਕੇ ਗੱਲ ਟਾਲ ਗਿਆ।

ਪ੍ਰੇਮ ਕੌਰ ਦੇ ਖੁਸ਼ਕ ਸੁਭਾਅ ਤੋਂ ਮੈਂ ਭਲੀ ਭਾਤ ਵਾਕਫ਼ ਸਾਂ ਪਰ ਮੇਰੀ ਸਾਧੂ ਨਾਲ ਵੀ ਤਾਂ ਕੋਈ ਨੇੜਤਾ ਸੀ! ਇਸ ਲਈ ਜਦੋਂ ਉਹ ਪਾਠ ਕਰਨ ਉਪਰ ਚਲੀ ਗਈ ਤੇ ਉਸ ਦਾ ਭਤੀਜਾ ਬਾਥਰੂਮ ਵਿਚ, ਤਾਂ ਮੈਂ ਸਾਧੂ ਨੂੰ ਕਿਹਾ,"ਡਾਕਟਰ, ਤੂੰ ਸਾਰਾ ਦਿਨ ਦਲਿੱਦਰੀਆਂ ਵਾਂਗੂੰ ਪਿਆ ਰਹਿਨਾ ਐਂ, ਤੇਰਾ ਦਿਲ ਨਹੀਂ ਕਰਦਾ ਜਗਤ ਤਮਾਸ਼ਾ ਦੇਖਣ ਨੂੰ।" ਕਹਿਣ ਲੱਗਾ, "ਕਰਦਾ ਤਾਂ ਹੈ ਯਾਰ, ਪਰ ਬਿਮਾਰੀ ਉੱਠਣ ਦਵੇ ਤਾਂ ਐ ਨਾ।" ਉਸ ਨੇ ਬਿਮਾਰੀ ਨੂੰ ਦੋਸ਼ ਦੇਂਦੇ ਹੋਏ ਦੋ ਤਿੰਨ ਵਾਰ ਹਾਏ ਹਾਏ ਵੀ ਕੀਤਾ। "ਫਿਰ ਦਵਾਈ ਕਿਉਂ ਨਹੀਂ ਲੈਂਦਾ? ਮੈਂ ਤੇਰੇ ਲਈ ਐਨਾ ਝੱਖ ਮਾਰ ਕੇ ਲੱਭ ਕੇ ਲਿਆਇਆ ਆਂ" ਮੈਂ ਉਸ ਨੂੰ ਮਨਾਉਂਦਿਆਂ ਕਿਹਾ। "ਸੁਣਿਆਂ ਨੀ ਪ੍ਰੇਮ ਕੌਰ ਨੇ ਕੀ ਕਿਹਾ ਐ? ਇਲਾਜ਼ ਦਾ ਸਾਰਾ ਕੰਮ ਉਸੇ ਦੇ ਹੱਥ ਵੱਸ ਐ।" ਉਸ ਨੇ ਬੇਵਸੀ ਜਾਹਰ ਕੀਤੀ। "ਚਲ ਉਹ ਕਿਹੜਾ ਇੱਥੇ ਐ ਹੁਣ। ਉਸ ਤੋਂ ਚੋਰੀ ਮੂੰਹ ਵਿਚ ਪੁੜੀ ਝਾੜ ਦਿੰਨਾਂ।" ਮੈਂ ਇਵੇਂ ਤਰਲਾ ਕੀਤਾ ਜਿਵੇਂ ਆਪ ਉਸ ਤੋਂ ਦਵਾਈ ਲੈਣੀ ਹੋਵੇ। ਉਹ ਮੈਨੂੰ ਉਲਟਾ ਬੋਲਿਆ, "ਲੈਅ..! ਅੱਜ ਤੱਕ ਤਾਂ ਪ੍ਰੇਮ ਕੌਰ ਤੋਂ ਕੋਈ ਉਹਲਾ ਨਹੀਂ ਰੱਖਿਆ, ਹੁਣ ਆ ਕੇ ਚੋਰੀ ਕਰਾਂ? ਉਹ ਨਹੀਂ ਦੇਖਦੀ, ਅਕਾਲ ਪੁਰਖ ਤਾਂ ਦੇਖਦਾ ਐ।"

ਉਸ ਦਾ ਉੱਤਰ ਸੁਣ ਕੇ ਮੇਰਾ ਜੀਅ ਕੀਤਾ ਕਿ ਉਸ ਨੂੰ ਜੋਰ ਨਾਲ ਦਹਾੜ ਕੇ ਆਖਾਂ, "ਹੇ ਮਹਾਂ ਮੂਰਖ ਇਨਸਾਨ, ਤੂੰ ਹੋਮਿਓਪੈਥਿਕ ਦਵਾ ਦੀ ਪੁੜੀ ਨਹੀਂ,ਆਪਣੀ ਜ਼ਿੰਦਗੀ ਠੁਕਰਾ ਰਿਹਾ ਹੈ! ਜਾਹ ਜਾ ਕੇ ਦੇਖ "ਪੱਤ ਓਹਲੇ ਪਹਾੜ" ਵਾਲੇ ਕੈਂਸਰ ਦੇ ਮਾਰੇ ਸਰਕਾਰੀ ਐਲੋਪੈਥ ਡਾ: ਬਲਬੀਰ ਸਿੰਘ ਨੂੰ ਜਿਹੜਾ ਇਸ ਦਵਾਈ ਦੀ ਇਕੋ ਪੁੜੀ ਨਾਲ ਠੀਕ ਹੋ ਕੇ ਕਿਵੇਂ ਦਨਦਨਾਉਂਦਾ ਫਿਰ ਰਿਹਾ ਹੈ! ਨਾਲੇ ਦੇਖ "ਸਾਈਂ ਹੱਥ ਦੇਹ ਬਚਾਈਂ" ਵਾਲੇ ਰਮੇਸ਼ਵਰ ਮੁਕਤਸਰੀਏ ਨੂੰ ਜਿਹੜਾ ਸਮਸ਼ਾਨ ਘਾਟ ਨੂੰ ਢੁੱਕਿਆ ਇਸ ਦੀਆਂ ਕੁਝ ਖ਼ੁਰਾਕਾਂ ਨਾਲ ਹੀ ਵਾਪਸ ਪਰਤ ਆਇਆ ਸੀ ਤੇ ਸੈਂਤੀ ਸਾਲਾਂ ਬਾਦ ਅੱਜ ਵੀ ਆਪਣੀ ਗ੍ਰਿਹਸਤੀ ਚਲਾ ਰਿਹਾ ਹੈ! ਐ ਸਾਇੰਸ ਦੀ ਪੀ ਐਚ ਡੀ ਕਰ ਕੇ ਅਕਾਲ ਪੁਰਖ ਦਾ ਨਾਂ ਬਦਨਾਮ ਕਰਨ ਵਾਲੇ ਅਲਪ-ਗਿਆਨੀ, ਕੀ ਇਹ ਚੁੱਟਕੀ ਭਰ ਮਿੱਠੀ ਦਵਾਈ, ਜਿਸ ਤੋਂ ਤੂੰ ਮੂੰਹ ਮੋੜ ਰਿਹਾ ਹੈਂ, ਉਸੇ ਅਕਾਲ ਪੁਰਖ ਦੀ ਦਾਤਿ ਨਹੀਂ ਜਿਸ ਦਾ ਤੂੰ ਹਰ ਵੇਲੇ ਨਾਮ

ਰਟਦਾ ਰਹਿਨਾ ਐਂ?" ਪਰ ਮੈਂ ਮਨ ਦੇ ਤੂਫ਼ਾਨ ਨੂੰ ਮਨ ਵਿਚ ਰੋਕ ਕੇ ਖ਼ਾਮੋਸ਼ ਬੈਠਾ ਰਿਹਾ ਤੇ ਕੁਝ ਚਿਰ ਬਾਦ ਬਹਾਨਾ ਮਾਰ ਕੇ ਘਰ ਚਲਾ ਆਇਆ।

ਫਿਰ ਵੀ ਮਾਨ ਸਨਮਾਨ ਦੀ ਪ੍ਰਵਾਹ ਨਾ ਕਰਦੇ ਹੋਏ ਮੈਂ ਹਰ ਰੋਜ ਵਕਤ ਕੱਢ ਕੇ ਸਾਧੂ ਨੂੰ ਮਿਲਣ ਜਾਂਦਾ ਤੇ ਢੀਠ ਹੋ ਕੇ ਦਵਾਈ ਲੈਣ ਲਈ ਕਹਿੰਦਾ। ਪਰ ਦੋਵੇਂ ਜੀ ਕੋਈ ਨਾ ਕੋਈ ਬਹਾਨਾ ਲਾ ਕੇ ਮੇਰੀ ਗੱਲ ਟਾਲ ਦੇਂਦੇ। ਹਾਲਾਂ ਕਿ ਡਾਕਟਰਾਂ ਨੇ ਸਾਧੂ ਨੂੰ ਲਾਇਲਾਜ਼ ਘੋਸ਼ਤ ਕਰ ਕੇ ਸੇਵਾ-ਸੰਭਾਲ ਲਈ ਘਰੇ ਭੇਜ ਦਿਤਾ ਹੋਇਆ ਸੀ ਫਿਰ ਵੀ ਪ੍ਰੇਮ ਕੌਰ ਆਖਰੀ ਸਮੇਂ ਤੀਕ ਇਲਾਜ਼ ਚਲਦਾ ਰਖ ਕੇ ਆਪਣਾ ਪਤਨੀ ਧਰਮ ਪੂਰਾ ਕਰਨ ਤੇ ਤੁਲੀ ਹੋਈ ਸੀ। ਮੈਂ ਸੋਚਿਆ ਸ਼ਾਇਦ ਇਹ ਮੈਨੂੰ 'ਘਰ ਦਾ ਜੋਗੀ ਜੋਗੜਾ' ਸਮਝ ਕੇ ਮੇਰੇ ਤੇ ਭਰੋਸਾ ਨਹੀਂ ਕਰ ਰਹੀ। ਪਰ ਉਸ ਵੇਲੇ ਮੇਰਾ ਕੰਮ ਆਪਣੀ ਹਉਮੈ ਪੂਰਨ ਦੀ ਥਾਂ ਆਪਣੇ ਦੋਸਤ ਦੀ ਜਾਨ ਬਚਾਉਣਾ ਸੀ। ਇਸ ਲਈ ਇਕ ਦਿਨ ਮੈਂ ਉਸ ਨੂੰ ਸਪਸ਼ਟ ਸ਼ਬਦਾਂ ਵਿਚ ਕਿਹਾ, "ਮੈਡਮ, ਮੈਂ ਇਹ ਨਹੀਂ ਕਹਿੰਦਾ ਕਿ ਦਵਾਈ ਮੇਰੇ ਕੋਲੋਂ ਹੀ ਦਿਵਾਉ। ਮੈਂ ਤਾਂ ਕਹਿਨਾਂ ਕਿ ਹੋਮਿਓਪੈਥਿਕ ਇਲਾਜ਼ ਕਰਵਾਓ। ਪਟਿਆਲਾ ਮਸ਼ਹੂਰ ਹੋਮਿਓਪੈਥਾਂ ਨਾਲ ਭਰਿਆ ਪਿਆ ਹੈ।" ਕਹਿਣ ਲੱਗੀ, "ਤੁਹਾਡੇ ਕੋਲੋਂ ਹੀ ਕਰਵਾ ਲਵਾਂਗੇ, ਪਹਿਲਾਂ ਇਸ ਐਲੋਪੈਥ ਦੀਆਂ ਦੋ ਰਹਿੰਦੀਆਂ ਖੁਰਾਕਾਂ ਤਾਂ ਪੂਰੀਆਂ ਕਰ ਲਈਏ। ਦੋ ਤਿੰਨ ਹਫ਼ਤੇ ਦੀ ਗੱਲ ਹੈ ਸਾਰੀ।" ਮੈਂ ਸੋਚਿਆ ਮਹੀਨਾ ਤਾਂ ਉਸ ਗਰੀਬ ਕੋਲ ਸਾਰਾ ਇਕ ਬਚਿਆ ਹੈ, ਵਿਚੋਂ ਤਿੰਨ ਹਫਤੇ ਇਹ ਖਰਾਬ ਕਰੇਗੀ। ਓਦੋਂ ਤੀਕਰ ਇਹ ਬਦਨਸੀਬ ਕੋਮਾ ਵਿਚ ਚਲਾ ਜਾਵੇਗਾ, ਜਿਸ ਵਿਚੋਂ ਇਹ ਫਿਰ ਕਦੀ ਬਾਹਰ ਨਹੀਂ ਨਿਕਲੇਗਾ। ਮੈਨੂੰ ਲੱਗਿਆ ਇਹ ਸਿਰੜੀ ਔਰਤ ਇਸ ਨੂੰ ਮਰਵਾ ਕੇ ਰਹੇਗੀ। ਉਂਜ ਇਕ ਚੰਗੀ ਗੱਲ ਸੀ ਕਿ ਉਹ ਹੋਮਿਓਪੈਥਿਕ ਇਲਾਜ਼ ਲਈ ਮੰਨ ਗਈ ਸੀ।

ਮੈਂ ਹਿਸਾਬ ਲਾ ਕੇ ਦੇਖਿਆ ਮੇਰੇ ਕੋਲ ਇੰਡੀਆ ਰਹਿਣ ਦੇ ਤਕਰੀਬਨ ਤਿੰਨ ਹਫ਼ਤੇ ਹੀ ਬਚਦੇ ਸਨ। ਇਹ ਸੋਚ ਕੇ ਕਿ ਸ਼ਾਇਦ ਮੈਂ ਇਸ ਸਮੇਂ ਵਿਚ ਇਲਾਜ਼ ਸ਼ੁਰੂ ਨਾ ਕਰ ਸਕਾਂ, ਮੈਂ ਉਸ ਨੂੰ ਆਪਣੇ ਇਕ ਸਿਆਣੇ ਮਿੱਤਰ ਡਾ: ਕੇ ਸੀ ਬਾਤਿਸ਼ ਕੋਲ ਰੈਫਰ ਕਰਨ ਦੀ ਯੋਜਨਾ ਬਣਾਈ। ਹਾਲੇ ਡਾਕਟਰ ਸਾਹਿਬ ਨਾਲ ਸੰਪਰਕ ਕਰਨ ਬਾਰੇ ਸੋਚ ਹੀ ਰਿਹਾ ਸਾਂ ਕਿ ਇਕ ਦਿਨ ਅਚਾਨਕ ਹੀ ਉਹ ਸਕੂਟਰ ਤੇ ਜਾਂਦੇ ਸਰਹੰਦੀ ਬਾਜ਼ਾਰ ਵਿਚ ਮਿਲ ਗਏ। ਉਹ ਸ਼ਹਿਰ ਦੇ ਬੜੇ ਕਾਬਲ ਤੇ ਭਰੋਸੇਯੋਗ ਹੋਮਿਓਪੈਥ ਸਨ ਤੇ ਪੰਜਾਬ ਹੋਮਿਓਪੈਥਿਕ ਕੌਂਸਲ ਦੇ ਮੈਂਬਰ ਵੀ ਰਹਿ ਚੁੱਕੇ ਸਨ। ਮੇਰੇ ਨਾਲ ਉਨ੍ਹਾਂ ਦੀ ਬੜੀ ਨਿੱਘੀ ਮਿਲਣਸਾਰੀ ਸੀ। ਅਮਰੀਕਾ ਆਉਣ ਵੇਲੇ ਮੈਂ ਆਪਣੇ ਸਾਰੇ ਮਰੀਜ਼ ਉਨ੍ਹਾਂ ਦੇ ਹੀ ਹਵਾਲੇ ਕਰ ਕੇ ਆਉਂਦਾ ਹੁੰਦਾ ਸਾਂ। ਉਹ ਮੈਨੂੰ ਦੇਖਕੇ ਰੁਕ ਗਏ।ਦੁਆ-ਸਲਾਮ ਮਗਰੋਂ ਮੈਂ ਉਨ੍ਹਾਂ ਨੂੰ ਅਰਜ਼ ਕੀਤੀ,"ਬਾਤਿਸ਼ ਸਾਹਿਬ, ਮੇਰਾ ਇਕ ਨੇੜੇ ਦਾ ਮਿੱਤਰ ਕੈਂਸਰ ਨਾਲ ਪੀੜਤ ਹੈ। ਉਹ ਮੇਰੇ ਕੋਲੋਂ ਤਾਂ ਦਵਾਈ ਨਹੀਂ ਲੈਂਦਾ। ਉਂਜ ਮੈਂ ਦਵਾਈ ਉਸ ਦੀ ਲੱਭ ਲਈ ਹੈ। ਜੇ ਮੈਂ ਉਸ ਨੂੰ ਤੁਹਾਡੇ ਕੋਲ ਭੇਜਾਂ ਤਾਂ ਮੇਰੀ ਦੱਸੀ ਦਵਾਈ ਦੇ ਦਿਓਗੇ?" ਡਾ:ਬਾਤਿਸ਼ ਮੇਰੇ ਨਾਲ ਹਮਦਰਦੀ ਜਤਾਉਂਦੇ ਬੋਲੇ,"ਨਹੀਂ ਲੈਂਦਾ ਤਾਂ ਮਰਨ ਦਿਓ। ਤੁਸੀਂ ਕਿਹੜਾ ਠੇਕਾ ਲਿਆ ਐ ਉਸ ਨੂੰ ਬਚਾਉਣ ਦਾ?" ਉਨ੍ਹਾਂ ਦੀ ਕਹੀ ਗੱਲ ਸੁਣ ਕੇ ਮੇਰੇ ਓਂਦਮ ਨੂੰ ਠੇਸ ਲੱਗੀ।ਮੈਂ ਉਨ੍ਹਾਂ ਨੂੰ ਮੋੜ ਕੇ ਕਿਹਾ,"ਡਾ: ਸਾਹਿਬ ਅਸੀਂ ਜਾਨ ਦੇਣ ਵਾਲਿਆਂ ਵਿਚੋਂ ਹਾਂ, ਜਾਨ ਲੈਣ ਵਾਲਿਆਂ ਵਿਚੋਂ ਨਹੀਂ।" ਡਾ: ਬਾਤਿਸ਼, ਜੋ ਹਕੀਮੀ ਇਖ਼ਲਾਕ ਦੀ ਪਹਿਲੀ ਪੌੜੀ ਤੋਂ ਹੀ ਟੱਪਲਾ ਖਾ ਗਏ ਸਨ, ਝੇਂਪ ਕੇ ਬੋਲੇ,"ਮੇਰਾ ਉਹ ਮਤਲਬ ਨਹੀ ਸੀ। ਤੁਸੀਂ ਭੇਜ ਦੇਣਾ, ਦਵਾਈ ਤੁਹਾਡੀ ਸਲਾਹ ਨਾਲ ਹੀ ਦਿਆਂਗਾ।" ਮੈਂ ਸੋਚਿਆ ਚਲੋ ਔਖਾ ਸੌਖਾ ਇਹ ਬਾਂਨ੍ਹਣੂ ਵੀ ਬੰਨ ਗਿਆ।

ਆਪਣੀ ਇਸ ਇੰਡੀਆ ਫੇਰੀ ਸਮੇਂ ਮੈਂ ਮੈਡੀਕਲ ਕਾਲਜ ਬੈਲੱਗਾਮ ਜਾ ਕੇ ਆਪਣੇ ਲੜਕੇ ਦੀ ਪੜ੍ਹਾਈ ਸੰਬੰਧੀ ਕੁਝ ਕਾਗਜਾਤ ਬਣਵਾ ਕੇ ਓਸ ਨੂੰ ਭੇਜਣੇ ਸਨ। ਇਸ ਲਈ ਪਹਿਲੀ ਜੁਲਾਈ ਨੂੰ ਮੈ ਦੱਖਣੀ ਭਾਰਤ ਚਲਾ ਗਿਆ। ਜਦੋਂ ਦਸ ਜੁਲਾਈ ਨੂੰ ਉੱਥੋਂ ਆ ਕੇ ਸਾਧੂ ਨੂੰ ਮਿਲਿਆ ਤਾਂ ਵੇਖਿਆ, ਪ੍ਰੇਮ ਕੌਰ ਉਸ ਨੂੰ ਚਮਚੇ ਨਾਲ ਦੁੱਧ ਪਿਆ ਰਹੀ ਸੀ। ਲੱਗਦਾ ਸੀ ਇਹਨਾਂ ਦਿਨਾਂ ਵਿਚ ਉਸ ਦੀ ਹਾਲਤ ਬਹੁਤ ਪਤਲੀ ਹੋ ਗਈ ਸੀ। ਪੁੱਛਣ ਤੋਂ ਪ੍ਰੇਮ ਕੌਰ ਨੇ ਦੱਸਿਆ ਕਿ ਕਿਮੋਥਰੇਪੀ ਦੀ ਤੀਜੀ ਖੁਰਾਕ ਨਾਲ ਉਸ ਨੂੰ ਸਖਤ ਰਿਐਕਸ਼ਨ ਹੋ ਗਿਆ ਸੀ। ਇਸ ਕਾਰਣ ਬੇਹੋਸ਼ੀ ਦੀ ਹਾਲਤ ਵਿਚ ਅੱਧੀ ਰਾਤ ਵੇਲੇ ਹੀ ਉਸ ਨੂੰ ਡਾਕਟਰ ਦੇ ਲਿਜਾਣਾ ਪਿਆ। ਦੋ ਦਿਨਾਂ ਬਾਅਦ ਜਦੋਂ ਉਹ ਘਰ ਮੁੜਿਆ ਤਾਂ ਕਾਫੀ ਕਮਜ਼ੋਰ ਹੋ ਗਿਆ ਸੀ। ਇਸ ਲਈ ਡਾਕਟਰ ਨੇ ਉਸ ਦਾ ਉਹ ਇਲਾਜ਼ ਬੰਦ ਕਰ ਦਿੱਤਾ ਹੈ। ਸਾਧੂ ਹੌਲੀ ਜਿਹੀ ਬੋਲਿਆ, ''ਲੈ ਬਈ, ਤੇਰੇ ਲਈ ਇਕ ਖੁਸ਼ਖ਼ਬਰੀ ਐ।" ਮੈਂ ਕਿਹਾ, ''ਕੀ?" ਕਹਿਣ ਲੱਗਾ ਹੁਣ ਤੂੰ ਮੈਨੂੰ ਆਪਣੀ ਦਵਾਈ ਦੇ ਸਕਦਾ ਐਂ।" ਮੈਂ ਪੁਛਿੱਆ,''ਕਿਵੇਂ?" ਕਹਿਣ ਲੱਗਾ,''ਪ੍ਰੇਮ ਕੌਰ ਨੇ ਡਾਕਟਰ ਨੂੰ ਪੁੱਛ ਲਿਆ ਹੈ। ਉਸ ਨੇ ਹੋਮਿਓਪੈਥਿਕ ਇਲਾਜ਼ ਦੀ ਮਨਜ਼ੂਰੀ ਦੇ ਦਿਤੀ ਹੈ।" ਮੈਂ ਸ਼ੇਰ ਹੋ ਕੇ ਕਿਹਾ,"ਹੁਣ ਉਸ ਕੋਲ ਹੋਰ ਚਾਰਾ ਵੀ ਕੀ ਰਹਿ ਗਿਆ ਐ? ਪਰ ਕਲਜੁਗ ਦਾ ਅੰਧੇਰ ਦੇਖੋ ਕਿ ਇਕ ਹੋਮਿਓਪੈਥ ਨੂੰ ਇਕ ਐਲੋਪੈਥ ਦੀ ਇਜ਼ਾਜਤ ਨਾਲ ਦਵਾਈ ਦੇਣੀ ਪੈ ਰਹੀ ਹੈ!" ਉਹ ਦੋਵੇਂ ਮੂਕ ਹੋ ਕੇ ਤਕਦੇ ਰਹੇ। ਮੈਂ ਬਟੂਏ ਵਿਚੋਂ ਚਿਰੋਕਣੀ ਰੱਖੀ ਦਵਾਈ ਦੀ ਪੁੜੀ ਕੱਢ ਕੇ ਉਸ ਦੇ ਮੂੰਹ ਵਿਚ ਝਾੜ ਦਿਤੀ।

ਅਗਲੇ ਦਿਨ ਮੈਂ ਸਵੇਰੇ ਕਾਲ ਕਰ ਕੇ ਉਸ ਦਾ ਹਾਲ ਪੁਛਿੱਆ। ਕਹਿਣ ਲੱਗਾ, "ਹਾਲ ਤਾਂ ਉਸੇ ਤਰ੍ਹਾਂ ਐ, ਪਿੱਠ ਸਗੋਂ ਪਹਿਲਾਂ ਨਾਲੋਂ ਵੀ ਵੱਧ ਆਕੜੀ ਹੋਈ ਐ। ਉਂਜ ਚਿੱਤ ਕੁਝ ਕੰਡੇ ਤੇ ਐ। ਅਖ਼ਬਾਰ ਪੜ੍ਹ ਰਿਹਾ ਹਾਂ। ਚਾਹ ਵੀ ਆਪ ਈ ਫੜ ਕੇ ਪੀਤੀ ਐ।" ਹੋਮਿਓਪੈਥਿਕ ਇਲਾਜ਼ ਵਿਚ ਜੇ ਮਰੀਜ਼ ਕਹੇ ਕਿ ਦਵਾਈ ਉਪਰੰਤ ਉਸ ਦੀ ਤਕਲੀਫ਼ ਵਿਚ ਤਾਂ ਵਾਧਾ ਹੋਇਆ ਹੈ ਪਰ ਮਨ ਚੜਦੀ ਕਲਾ ਵਿਚ ਹੈ, ਤਾਂ ਡਾ: ਹੈਰਿੰਗ ਦੇ ਅਸੂਲ ਅਨੁਸਾਰ ਇਹ ਇਲਾਜ਼ ਦਾ ਸੂਚਕ ਹੁੰਦਾ ਹੈ। ਇਸ ਲਈ ਮੈਂ ਉਸ ਨੂੰ ਅਜੇ ਹੋਰ ਦਵਾਈ ਦੀ ਦੇਣ ਲੋੜ ਨਾ ਸਮਝੀ।

ਦੋ ਕੁ ਦਿਨ ਰੁਝੇਵਿਆਂ ਕਾਰਣ ਮੈਂ ਉਸ ਦੀ ਸਾਰ ਨਾ ਲੈ ਸਕਿਆ। ਫਿਰ ਇਕ ਦਿਨ ਸਵੇਰ ਵੇਲੇ ਦਵਾਈ ਦੀ ਖੁਰਾਕ ਦੇਣ ਗਿਆ। ਬਾਹਰ ਕੁਰਸੀ ਤੇ ਬੈਠਾ ਸਾਧੂ ਸਿਰ ਦੇ ਵਾਲ ਸੁਕਾ ਰਿਹਾ ਸੀ। ਕਹਿਣ ਲੱਗਾ, "ਦੋ ਹਫ਼ਤੇ ਹੋ ਗਏ ਸਨ ਸਿਰ ਵਿਚ ਪਾਣੀ ਪਾਏ ਨੂੰ। ਅੱਜ ਪ੍ਰੇਮ ਕੌਰ ਨੂੰ ਕਹਿ ਕੇ ਕੇਸ਼ੀ ਇਸਨਾਨ ਕੀਤਾ ਹੈ।" ਹਾਲ ਪੁੱਛਣ ਤੇ ਕਹਿਣ ਲੱਗਾ, "ਪਿੱਠ ਤਾਂ ਮੇਰੀ ਪਹਿਲਾਂ ਵਾਂਗ ਹੀ ਸੁੰਨ ਹੈ ਪਰ ਉਦਾਂ ਕਾਇਮ ਆਂ। ਸ਼ਾਇਦ ਗੁਰੂ ਮਾਹਾਰਾਜ ਦੀ ਕਿਰਪਾ ਨਾਲ ਕਿਸੇ ਵੇਲੇ ਗੱਡੀ ਚਲਾਉਣ ਜੋਗਾ ਹੋ ਈ ਜਾਵਾਂ।" ਬਿਮਾਰ ਹੋਣ ਤੋਂ ਬਾਦ ਸਾਧੂ ਦਾ ਪਹਿਲਾਂ ਸਾਈਕਲ ਚਲਾਉਣਾ ਛੁੱਟਿਆ ਸੀ, ਫਿਰ ਸਕੂਟਰ, ਫਿਰ ਕਾਰ ਤੇ ਫਿਰ ਪੈਦਲ ਚਲਣਾ ਫਿਰਨਾ। ਉਹ ਹਰ ਸਾਲ ਆਪਣੇ ਜਨਮ ਦਿਨ ਉੱਤੇ ਕਾਰ ਵਿਚ ਲੱਡੂਆਂ ਦਾ ਟੋਕਰਾ ਲੱਦ ਕੇ ਆਪਣੇ ਪਿੰਡ ਦੇ ਸਕੂਲੀ ਬੱਚਿਆਂ ਵਿਚ ਵੰਡ ਕੇ ਆਉਂਦਾ ਹੁੰਦਾ ਸੀ ਜਿੱਥੇ ਨਿੱਕਾ ਹੁੰਦਾ ਉਹ ਆਪ ਪੜ੍ਹਿਆ ਸੀ। ਕਦੇ ਕਦੇ ਮੈਨੂੰ ਵੀ ਨਾਲ ਲੈ ਜਾਂਦਾ। ਪਰ ਉਹ ਇਸ ਵਾਰ ਨਹੀਂ ਸੀ ਜਾ ਸਕਿਆ। ਉਸ ਦੀ ਕਾਰ ਚਲਾਉਣ ਦੀ ਰੀਝ ਵਿਚ ਪਿੰਡ ਦਾ ਗੇੜਾ ਲਾਉਣ ਦੀ ਤਮੱਨਾ ਵੀ ਝਲਕ ਰਹੀ ਸੀ। ਥੋੜੀ ਦੇਰ ਗੱਲ ਬਾਤ ਤੋਂ ਬਾਦ ਪ੍ਰੇਮ ਕੌਰ ਉਸ ਨੂੰ ਬੋਚ ਕੇ ਅੰਦਰ ਲੈ ਗਈ, ਜਿਵੇਂ ਕਿਸੇ ਦੀ ਨਜ਼ਰ ਲੱਗਣ ਤੋਂ ਡਰਦੀ ਹੋਵੇ।

22 ਜੁਲਾਈ ਨੂੰ ਮੇਰੀ ਅਮਰੀਕਾ ਵਾਪਸੀ ਸੀ। ਮੈਂ ਚਲਣ ਤੋਂ ਪਹਿਲਾਂ ਸਵੇਰੇ ਸਾਧੂ ਕੋਲ ਵਿਦਾ ਲੈਣ ਗਿਆ। ਉਸ ਦਾ ਚੇਹਰਾ ਉੱਤਰਿਆ ਹੋਇਆ ਸੀ। ਕਹਿਣ ਲੱਗਿਆ,"ਤੇਰੇ ਆਉਣ ਤੋਂ ਉਠਣ ਬੈਠਣ ਲੱਗ ਪਿਆ ਸੀ, ਜਾਣ ਮਗਰੋਂ ਕਿਤੇ ਫਿਰ ਨਾ ਡਿੱਗ ਪਵਾਂ।" ਮੈਂ ਉਸ ਨੂੰ ਕਿਹਾ, "ਮੈਂ ਬੱਸ ਗਿਆ ਤੇ ਅਇਆ। ਤੂੰ ਚੰਗਾ ਹੋ। ਫਿਰ ਤੇਰੀ ਕਾਰ 'ਚ ਤੇਰੇ ਪਿੰਡ ਚਲਾਂਗੇ।" ਜੇਬ ਵਿਚੋਂ ਕੱਢ ਕੇ ਮੈਂ ਉਸ ਨੂੰ ਫਾਸਫੋਰਸ 30 ਦੀ ਇਕ ਸ਼ੀਸ਼ੀ ਫੜਾਈ ਤੇ ਨਾਲੇ ਲੈਣ ਦੀ ਵਿਧੀ ਸਮਝਾਈ। ਸਾਧੂ ਮੈਨੂੰ ਹੌਲੀ ਹੌਲੀ ਬਾਹਰ ਗੇਟ ਤੀਕਰ ਛੱਡਣ ਆਇਆ।

ਅਮਰੀਕਾ ਆ ਕੇ ਮੈਂ ਉਸ ਨੂੰ ਸਮੇਂ ਸਮੇਂ ਤੇ ਫੋਨ ਕਰਦਾ ਰਿਹਾ ਤੇ ਹਾਲ ਚਾਲ ਪੁੱਛਦਾ ਰਿਹਾ। ਉਹ ਕਈ ਮਹੀਨੇ ਇਹੀ ਦੱਸਦਾ ਰਿਹਾ ਕਿ ਉਂਜ ਠੀਕ ਹੈ ਪਰ ਪਿੱਠ ਸੁੰਨ ਜਿਹੀ ਹੈ ਤੇ ਦਵਾਈ ਲੈ ਰਿਹਾ ਹੈ। ਫਿਰ ਦੱਸਦਾ ਰਿਹਾ ਕਿ ਕਮਰ ਸੁੰਨ ਤਾਂ ਕੁਛ ਘੱਟ ਹੈ ਪਰ ਕਮਜ਼ੋਰ ਵਧੇਰੇ ਲੱਗਦੀ ਐ। ਮਾਰਚ 2010 ਵਿਚ ਉਸ ਨੇ ਦਸ਼ਿਆ ਕਿ ਉਸ ਦੀ ਕਮਰ ਵਿਚ ਕੁਝ ਤਾਕਤ ਆਈ ਹੈ ਤੇ ਉਹ ਪਾਰਕ ਵਿਚ ਇੱਕਲਾ ਹੀ ਕਈ ਚੱਕਰਾਂ ਦੀ ਸੈਰ ਕਰ ਲੈਂਦਾ ਹੈ। ਮਈ ਵਿਚ ਇਕ ਰਿਸ਼ਤੇਦਾਰ ਦੀ ਕਾਰ ਵਿਚ ਬੈਠ ਕੇ ਉਹ ਬਹਾਦਰਗੜ੍ਹ ਗੁਰਦਵਾਰੇ ਮੱਥਾ ਵੀ ਟੇਕ ਆਇਆ ਸੀ। ਜੂਨ 2010 ਵਿਚ ਭਾਰਤ ਜਾਣ ਤੋਂ ਪਹਿਲਾਂ ਮੈਂ ਉਸ ਨੂੰ ਫੋਨ ਤੇ ਪੁਛਿਆ, "ਕਿਵੇਂ ਐਂ?" ਕਹਿੰਦਾ, "ਬਹੁਤ ਵਧੀਆ!" ਮੈਂ ਪੁਛਿੱਆ, "ਸਿਹਤ ਦਾ ਸੁਣਾ?" ਬੋਲਿਆ, "ਮੇਰੀ ਸਿਹਤ ਨੂੰ ਕੀ ਹੋਇਆ ਐ? ਠੀਕ ਠਾਕ ਆਂ, ਇਕ ਦਮ ਘੋੜੇ ਵਰਗਾ।" ਮੈਂ ਫਿਰ ਕਿਹਾ "ਉਹ ਘੋੜੇ ਦੀ ਕਾਠੀ ਵਰਗੀ ਪੇਟੀ ਜਿਹੀ ਲਾਹ ਦਿੱਤੀ ਕਿ ਨਹੀਂ?" ਉੱਚੀ ਹੱਸ ਕੇ ਕਹਿਣ ਲੱਗਾ, "ਹਾਂ ਕਦੋਂ ਦੀ। ਪਰ ਲੱਗਾਮ ਨੀ ਕੱਢੀ ਪ੍ਰੇਮ ਕੌਰ ਨੇ ਹਾਲੇ!" ਮੈਂ ਸੋਚਿਆ ਰੱਸੀ ਜਲ ਗਈ, ਵੱਟ ਨਹੀਂ ਗਿਆ।

ਪਰ ਮੈਨੂੰ ਅਸਚਰਜ ਸੀ ਕਿ ਪ੍ਰੇਮ ਕੌਰ ਨੇ ਸਾਲ ਭਰ ਵਿਚ ਕਦੇ ਉਸ ਦੇ ਠੀਕ ਹੋਣ ਬਾਰੇ ਮੇਰੇ ਨਾਲ ਕੋਈ ਗੱਲ ਸਾਂਝੀ ਨਹੀਂ ਸੀ ਕੀਤੀ। ਉਸ ਦਾ ਮਨ ਟੋਹਣ ਲਈ ਮੈਂ ਆਉਣ ਲੱਗੇ ਉਸ ਨੂੰ ਕਿਹਾ,"ਮੈਡਮ ਤੁਹਾਨੂੰ ਯਾਦ ਹੋਵੇਗਾ, ਪਿਛਲੇ ਸਾਲ ਤੁਹਾਡੇ ਸਿਰ ਤੇ ਹੱਥ ਰੱਖ ਕੇ ਮੈਂ ਇਕ ਸੰਕਲਪ ਲਿਆ ਸੀ। ਕੀ ਹੁਣ ਮੈਂ ਆਪਣੇ ਆਪ ਨੂੰ ਉਸ ਤੋਂ ਮੁਕਤ ਸਮਝਾਂ?" ਚਿਹਰੇ ਤੇ ਖ਼ੁਸ਼ੀ ਲਿਆ ਕੇ ਕਹਿਣ ਲੱਗੀ,"ਗੱਲ ਸੁਣੋ! ਮੈਂ ਔਰਤ ਜਾਤ ਹਾਂ, ਖੁਲ੍ਹ ਕੇ ਕੁਝ ਨਹੀਂ ਕਹਿ ਸਕਦੀ। ਇਸ ਦਾ ਮਤਲਬ ਇਹ ਨਹੀਂ ਕਿ ਕੁਝ ਮਹਿਸੂਸ ਨਹੀਂ ਕਰਦੀ। ਜੇ ਸੱਚ ਪੁੱਛੋ, ਤੁਸੀਂ ਇਹਨਾਂ ਨੂੰ ਨਹੀਂ ਮੈਨੂੰ ਨਵਾਂ ਜੀਵਨ ਦਿਤਾ ਹੈ। ਜੇ ਤੁਸੀਂ ਸਮੇਂ ਸਿਰ ਨਾ ਆਏ ਹੁੰਦੇ, ਇਹ ਤਾਂ ਜਿੱਥੇ ਹੁੰਦੇ ਉੱਥੇ ਹੁੰਦੇ ਈ, ਮੈਂ ਪਤਾ ਨਹੀਂ ਕਿੱਥੇ ਹੁੰਦੀ। ਮੇਰੇ ਵੱਲੋਂ ਜਾ ਕੇ ਭੈਣ ਜੀ ਨੂੰ ਬਹੁਤ ਪਿਆਰ ਦੇਣਾ।" ਉਸ ਦੇ ਸ਼ਬਦਾਂ ਨਾਲ ਮੈਂ ਕਿਸੇ ਅਣਕਹੇ ਅਹਿਸਾਸ ਨਾਲ ਗੱਦ-ਗੱਦ ਹੋ ਗਿਆ। ਦਿਲ ਕੀਤਾ ਕੁਝ ਦਿਨ ਹੋਰ ਉੱਥੇ ਰੁਕਿਆ ਰਹਾਂ। ਪਰ ਰੁਕ ਨਾ ਸਕਿਆ।

ਬਾਂਛਤ ਨਾਹੀ ਸੁ ਬੇਲਾ ਆਈ

ਹਥਲੀ ਘਟਨਾ ਦਰਅਸਲ ਪੂਰਵਲੇ ਕਰਮ ਦੀ ਦਾਸਤਾਨ ਹੈ। ਪੂਰਬ ਲਿਖੇ ਫਲ ਦੀ ਗੱਲ ਗੁਰਬਾਣੀ ਵਿਚ ਕਈ ਵਾਰ ਆਉਂਦੀ ਹੈ। ਗੁਰਮੁਖ ਲੋਕਾਂ ਅਨੁਸਾਰ ਇਸ ਤੁੱਕ ਦਾ ਅਰਥ ਇਹ ਹੈ ਕਿ ਵਿਅਕਤੀ ਪਿੱਛਲੇ ਜਨਮ ਦੇ ਕੰਮਾਂ ਦੇ ਫਲਾਂ ਜਾਂ ਇਸ ਜਨਮ ਵਿਚ ਪ੍ਰਮਾਤਮਾ ਦੁਆਰਾ ਪਹਿਲਾਂ ਹੀ ਲਿਖੇ ਹੋਏ ਲੇਖਾਂ ਦਾ ਅਨੁਸਾਰੀ ਹੈ ਤੇ ਇਹਨਾਂ ਮੁਤਾਬਿਕ ਹੀ ਸਿੱਟੇ ਭੁਗਤਦਾ ਹੈ। ਭਾਵ ਉਸ ਦੀ ਹੋਣੀ ਪਹਿਲਾਂ ਤੋਂ ਹੀ ਨਿਸ਼ਚਿਤ ਹੋਈ ਹੁੰਦੀ ਹੈ। ਵਿਗਿਆਨਕ ਦ੍ਰਿਸ਼ਟੀਕੋਣ ਵਾਲੇ ਵਿਅਕਤੀ ਪੂਰਵ-ਨਿਰਧਾਰਤ ਲੇਖਾਂ ਦੇ ਸਿਧਾਂਤ ਵਿਚ ਵਿਸ਼ਵਾਸ਼ ਨਾ ਰਖਦੇ ਹੋਏ ਇਹਨਾਂ ਅਰਥਾਂ ਨਾਲ ਸਹਿਮਤ ਨਹੀਂ ਹੁੰਦੇ। ਬਹੁਤ ਸਾਰੇ ਤਰਕਸ਼ੀਲ ਵਿਦਵਾਨ ਤਾਂ ਕੇਵਲ ਇਸੇ ਨੁਕਤੇ ਤੇ ਗੁਰਬਾਣੀ ਤੋਂ ਬੇਮੁੱਖ ਹੋ ਜਾਂਦੇ ਹਨ।

ਪਰ ਜਪੁਜੀ ਸਾਹਿਬ ਦੇ ਮੇਰੇ ਅਧਿਐਨ ਮੁਤਾਬਿਕ ਗੁਰੂ ਨਾਨਕ ਦੇਵ ਅੱਜ ਤੱਕ ਦੇ ਸਭ ਤਰਕਸ਼ੀਲਾਂ ਅਤੇ ਸਮੂਚੇ ਵਿਗਿਆਨੀ ਭਾਈਚਾਰੇ ਦੇ ਪਿਤਾਮਾ ਹਨ ਤੇ ਅੰਤ ਕਾਲ ਤੀਕਰ ਰਹਿਣਗੇ ਵੀ। ਹੋ ਸਕਦਾ ਹੈ ਕੁਝ ਵਿਦਵਾਨ ਮੇਰੇ ਇਸ ਕਥਨ ਨਾਲ ਸਹਿਮਤ ਨਾ ਹੋਣ। ਮੈਂ ਉਹਨਾਂ ਨਾਲ ਕਿਸੇ ਬਹਿਸ ਵਿਚ ਨਾ ਪੈਂਦਾ ਹੋਇਆ ਇਹੀ ਬੇਨਤੀ ਕਰਦਾ ਹਾਂ ਕਿ ਉਹ ਨਿਰਪੱਖ ਭਾਵਨਾ ਨਾਲ ਜਪੁਜੀ ਸਾਹਿਬ ਨੂੰ ਫਿਰ ਤੋਂ ਪੜ੍ਹਨ ਤੇ ਜਾਂ ਮੇਰੀ ਪੁਸਤਕ ***ਟਰੂਥ ਅੱਬਵ ਆਲ: ਦਾ ਜਪੁਜੀ ਆਫ ਗੁਰੂ ਨਾਨਕ*** (***Truth Above All: The Japuji of Guru Nanak***) ਪੜ੍ਹ ਲੈਣ। ਜਪੁਜੀ ਦੀ ਸਿਰਮੌਰ ਬਾਣੀ ਵਿਚ ਗੁਰੂ ਸਾਹਿਬ ਨੇ ਇਹੀ ਲਿਖਿਆ ਹੈ ਕਿ ਮੱਨੁਖ ਆਪਣੇ ਕਰਮਾਂ ਅਨੁਸਾਰ ਫਲ ਪਾਉਂਦਾ ਹੈ। ਇਹ ਕਹਿੰਦੇ ਹੋਏ ਉਹ ਇਕ ਥਾਂ ਲਿਖਦੇ ਹਨ ਕਿ ਉਹਨਾਂ ਨੂੰ ਤਾਂ ਕੇਵਲ ਇੰਨਾ ਹੀ ਪਤਾ ਹੈ, ਦੂਜੇ ਲੋਕ ਭਾਵੇਂ ਕੁਝ ਹੋਰ ਦੱਸਦੇ ਹੋਏ ਆਪਣੇ ਆਪ ਵਿਚ ਹੀ ਸਚਿਆਰੇ ਬਣੇ ਫਿਰਦੇ ਹੋਣ। ਕਿਉਂਕਿ ਫਲ ਹਮੇਸ਼ਾ ਕਰਮ ਤੋਂ ਬਾਦ ਪ੍ਰਾਪਤ ਹੁੰਦਾ ਹੈ ਇਸ ਲਈ ਫਲ ਦੇ ਪਰਿਪੇਖ ਵਿਚ ਕਰਮ ਹਮੇਸ਼ਾ "ਪੂਰਵ" ਸੰਗਿਆ ਦਾ ਹੀ ਅਧੀਕਾਰੀ ਹੈ। ਗੁਰੂ ਸਾਹਿਬ ਦੇ ਇਸ ਅਮਰ ਫੁਰਮਾਣ ਤੋਂ ਕੋਈ ਵਡੇ ਤੋਂ ਵਡਾ ਤਰਕਸ਼ੀਲ ਜਾਂ ਵਿਗਿਆਨਕ ਵੀ ਮੁਨਕਰ ਨਹੀਂ ਹੋ ਸਕਦਾ।

ਗੱਲ ਸਮਝਣ ਵਾਲੀ ਇਹ ਵੀ ਹੈ ਕਿ ਕਰਮ ਦਾ ਸਿੱਟਾ ਫੌਰੀ ਵੀ ਹੋ ਸਕਦਾ ਹੈ ਤੇ ਚਿਰੋਕਣਾ ਵੀ। ਕਿਸੇ ਦੁਰਘਟਨਾ ਦੀ ਚੋਟ ਤੁਰੰਤ ਜਾਨ ਲੇਵਾ ਵੀ ਹੋ ਸਕਦੀ ਹੈ ਤੇ ਕੁਝ ਦਿਨ ਪਾ ਕੇ ਵੀ ਉੱਭਰ ਸਕਦੀ ਹੈ। ਕਈ ਲੋਕ ਚੋਟ ਲੱਗਣ ਤੋਂ ਸਾਲਾਂ ਬਾਅਦ ਵੀ ਦਰਦ ਨਾਲ ਤੜਫਦੇ ਰਹਿੰਦੇ ਹਨ। ਅਜਿਹੀਆਂ ਹਾਲਤਾਂ ਵਿਚ ਦਰਦ ਦਾ ਕਾਰਣ 'ਚੋਟ' ਇਕ "ਪੂਰਬਲਾ ਕਰਮ" ਹੀ ਹੁੰਦਾ ਹੈ।

ਦੇਖਣ ਵਿਚ ਆਇਆ ਹੈ ਕਿ ਮਨੁੱਖ ਆਪਣੇ ਤਜ਼ਰਬੇ ਤੋਂ ਸਿੱਖਦਾ ਰਹਿੰਦਾ ਹੈ। ਜੋ ਕੁਝ ਉਹ ਅੱਜ ਸਿੱਖਦਾ ਹੈ ਉਸ ਨੂੰ ਆਉਣ ਵਾਲੇ ਸਮੇਂ ਵਿਚ ਯਾਦ ਰੱਖਦਾ ਹੈ ਤੇ ਇਸ ਤੋਂ ਨਸੀਹਤ ਲੈਂਦਾ ਹੈ। ਕਰਮ ਤੋਂ ਸਿੱਖਣ ਦੀ ਵਿਧੀ ਉੱਤੇ ਅਮਲ ਕਰਨ ਵਾਲੇ ਨੂੰ ਹੀ ਸਿੱਖ ਕਹਿੰਦੇ ਹਨ। ਗੁਰੂ ਨਾਨਕ ਦੇਵ ਨੇ ਹਰਿਦਵਾਰ ਵਿਚ ਪੰਡਿਆਂ ਨੂੰ ਇਸੇ ਵਿਧੀ ਨਾਲ ਸਿੱਖੀ ਸੋਚ ਦਾ ਸਬਕ ਪੜ੍ਹਾਇਆ ਸੀ। ਜੇ ਕੋਈ ਵਿਅਕਤੀ ਬਾਰ ਬਾਰ ਓਹੀ ਗਲਤੀ ਦੁਹਰਾਵੇ ਤਾਂ ਉਸ ਨੂੰ ਸੱਹੀ ਨਹੀਂ ਗਿਣਿਆ ਜਾਂਦਾ। ਆਮ ਤੌਰ ਤੇ ਉਸ ਨੂੰ ਬੱਚਾ, ਬੇਸਮਝ, ਮੂਰਖ ਜਾਂ ਬੀਮਾਰ ਸਮਝਿਆ ਜਾਂਦਾ ਹੈ। ਅਜਿਹੇ ਲੋਕ ਆਪਣੇ ਫੈਸਲੇ ਆਪ ਨਹੀਂ ਕਰ ਸਕਦੇ ਸਗੋਂ ਦੂਜਿਆਂ ਦੇ ਕਹੇ ਅਨੁਸਾਰ ਵਧੇਰੇ ਚਲਦੇ ਹਨ। ਖਾਸ ਕਰਕੇ ਮਾਹਿਰਾਂ ਦੀ ਰਾਏ ਵਿਚ ਬਹੁਤਾ ਯਕੀਨ ਕਰਨ ਵਾਲੇ ਲੋਕ, ਨਸ਼ੀਲੇ ਪਦਾਰਥਾਂ ਦਾ ਸੇਵਨ ਕਰਨ ਵਾਲੇ ਨਸ਼ੈੜੀ ਜਾਂ ਅੰਧ ਵਿਸ਼ਵਾਸ਼ ਵਿਚ ਵਿਚਰਦੇ ਸ਼ਰਧਾਲੂਗਣ ਜੋ ਅਪਣੇ ਵੱਸ ਵਿਚ ਨਾ ਹੋਣ ਕਰ ਕੇ ਏਦਾਂ ਦੀਆਂ ਗਲਤੀਆਂ ਕਰਦੇ ਰਹਿੰਦੇ ਹਨ, ਉਹ ਵੀ ਅਜੇਹੇ ਲੋਕਾਂ ਵਿਚ ਹੀ ਆਉਂਦੇ ਹਨ। ਮੁੜ ਮੁੜ ਪਰਬੁੱਧੀ ਅਨੁਸਾਰ ਕਾਰਜ ਕਰਦੇ ਅਜਿਹੇ ਲੋਕਾਂ ਦੇ ਕਰਮ ਉਹਨਾਂ ਦੇ "ਪੂਰਬਲੇ ਕਰਮਾਂ" ਦੇ ਖਾਤੇ ਵਿਚ ਜਮ੍ਹਾ ਹੋਈ ਜਾਂਦੇ ਹਨ। ਇਹ ਕਰਮ ਉਹਨਾਂ ਦੇ ਵਿਅੱਕਤੀਤਵ ਦਾ ਅਮਿੱਟ ਹਿੱਸਾ ਬਣ ਜਾਂਦੇ ਹਨ ਤੇ ਸਮਾਂ ਆਉਣ ਤੇ ਅਮਲੀ ਸਿੱਟੇ ਛੱਡਦੇ ਹਨ। ਅਜਿਹੇ ਲੋਕਾਂ ਵਿਚ ਖਾਸ ਪ੍ਰਕਾਰ ਦੇ ਰੋਗ ਉਤਪੰਨ ਹੋ ਜਾਂਦੇ ਹਨ ਜੋ ਉਹਨਾਂ ਦੀ ਸਿਹਤ ਖਰਾਬ ਤਾਂ ਰੱਖਦੇ ਹੀ ਹਨ ਪਰ ਕਦੇ ਕਦੇ ਜਾਨ ਲੇਵਾ ਵੀ ਸਾਬਤ ਹੋ ਜਾਂਦੇ ਹਨ। ਇਸ ਤਰਾਂ ਉਹ ਆਪਣੇ ਪੂਰਬ ਲਿਖੇ ਕਰਮਾਂ ਦਾ ਫਲ ਪਾਉਂਦੇ ਹਨ। ਇਸ ਤੱਥ ਨੂੰ ਦ੍ਰਿਸ਼ਟਾਉਣ ਲਈ ਮੈਂ ਹੇਠ ਲਿਖੀ ਸੱਚੀ ਘਟਨਾ ਪੇਸ਼ ਕਰ ਰਿਹਾ ਹਾਂ ਜਿਸ ਵਿਚ ਕੇਵਲ ਪਾਤਰਾਂ ਦੇ ਨਾਂ ਪਤੇ ਹੀ ਬਦਲੇ ਹੋਏ ਹਨ।

ਬਹੁਤ ਸਾਰੇ ਪਾਠਕ ਮੇਰੇ ਦੋਸਤ ਡਾ: ਸਾਧੂ ਸਿੰਘ ਦੇ ਪ੍ਰਸੰਗ ਤੋਂ ਭਲੀ-ਭਾਂਤ ਵਾਕਿਫ਼ ਹੋਣਗੇ ਜਿਸ ਨੂੰ ਹੋਮਿਓਪਥਿਕ ਦਵਾਈ **ਫਾਸਫੋਰਸ-30** (Phosphorus) ਦੀਆਂ ਕੁਝ ਖੁਰਾਕਾਂ ਨੇ ਰੀੜ੍ਹ ਦੀ ਹੱਡੀ ਦੇ ਕੈਂਸਰ ਤੋਂ ਨਿਜ਼ਾਤ ਦਿਵਾਈ ਸੀ। ਭਾਵੇਂ ਡਾਕਟਰਾਂ ਨੇ ਉਸ ਦਾ ਇਕ ਦੋ ਮਹੀਨੇ ਦਾ ਜੀਵਨ ਕਾਲ ਦੱਸ ਕੇ ਅੰਤਿਮ ਸੇਵਾ ਲਈ ਘਰ ਤੋਰ ਦਿਤਾ ਸੀ, ਪਰ ਠੀਕ ਹੋ ਕੇ ਉਹ ਪੂਰੇ ਤਿੰਨ ਚਾਰ ਸਾਲ ਪਹਿਲਾਂ ਵਾਂਗ ਜੀਵਨ ਦਾ ਆਨੰਦ ਮਾਣਦਾ ਰਿਹਾ। ਹੁਣ ਉਹ ਖੁਦ ਗੱਡੀ ਚਲਾ ਕੇ ਹਰ ਹਫਤੇ ਚਾਰ ਕਿਲੋਮੀਟਰ ਦੂਰ ਗੁਰਦੁਆਰੇ ਮੱਥਾ ਟੇਕਣ ਜਾਂਦਾ ਤੇ ਨਿਯਮਿਤ ਢੰਗ ਨਾਲ ਤੀਹ ਕਿਲੋਮੀਟਰ ਦੂਰ ਸਥਿੱਤ ਆਪਣੇ ਪਿੰਡ ਵੀ ਗੇੜਾ ਮਾਰ ਕੇ ਅਉਂਦਾ। ਬਹੁਤ ਵਾਰ ਉਸ ਦਾ ਸਕੂਟਰ ਚਲਾਉਣ ਨੂੰ ਵੀ ਜੀ ਕਰਦਾ ਤੇ ਉਹ ਗਿਲਾ ਕਰਦਾ ਕਿ ਬਿਮਾਰੀ ਵੇਲੇ ਉਸ ਨੇ ਐਵੇਂ ਹੀ ਆਪਣਾ ਵੈਸਪਾ ਸਕੂਟਰ ਆਪਣੇ ਕਿਸੇ ਰਿਸ਼ਤੇਦਾਰ ਨੂੰ ਮੁਫਤ ਚੁਕਾ ਦਿਤਾ ਸੀ। ਦਵਾਈ ਨੇ ਉਸ ਦੇ ਸੁਭਾਅ ਵਿਚ ਵੀ ਲੋੜੀਂਦੀ ਤਬਦੀਲੀ ਲੈ ਆਂਦੀ ਸੀ। ਉਸ ਦੇ ਵਿਚਾਰਾਂ ਵਿਚ ਕਾਫੀ ਸ਼ੁਧਤਾ ਆ ਗਈ ਸੀ, ਤੇ ਉਹ ਪਹਿਲਾਂ ਨਾਲੋਂ ਜ਼ਿਆਦਾ ਗੰਭੀਰ ਤੇ ਜਿੰਮੇਵਾਰ ਬਣ ਗਿਆ ਸੀ। ਆਪਣੇ ਅਕੀਦੇ

ਵਿਚ ਵੀ ਉਹ ਪਹਿਲਾਂ ਨਾਲੋਂ ਉਦਾਰ ਬਣ ਗਿਆ ਸੀ। ਵਿਚਾਰਾਂ ਦੇ ਮਾਮਲੇ ਵਿਚ ਉਹ ਅਕਸਰ ਮੈਨੂੰ ਕਹਿਣ ਲਗ ਪਿਆ ਸੀ, "ਮੈਨੂੰ ਲਗਦਾ ਐ ਯਾਰ ਸ਼ਾਇਦ ਤੂੰ ਜ਼ਿਆਦਾ ਠੀਕ ਐਂ।"

ਜੇ ਅਸੀਂ ਸੋਚਏ, ਕੀ ਡਾ: ਸਾਧੂ ਦਾ ਕੈਂਸਰ, ਕੈਂਸਰ ਨਹੀਂ ਸੀ? ਕੀ ਉਹ ਅਕਾਲ ਪੁਰਖ਼ ਦਾ ਸੇਵਕ ਤੇ ਗੁਰੂ ਘਰ ਦਾ ਸ਼ਰਧਾਲੂ ਨਹੀਂ ਸੀ? ਕੀ ਪੀ ਜੀ ਆਈ ਦੇ ਮਾਹਿਰਾਂ ਨੇ ਮੌਤ ਦਾ ਨਿਸਚਿਤ ਸਮਾਂ ਦੱਸ ਕੇ ਉਸ ਨੂੰ ਅੰਤਮ ਸਵਾਸ ਪੂਰੇ ਕਰਨ ਲਈ ਘਰ ਨਹੀਂ ਸੀ ਭੇਜ ਦਿੱਤਾ? ਕੀ ਪਟਿਆਲਾ ਪੰਜਾਬ ਦੇ ਮਾਲਵੇ ਇਲਾਕੇ ਵਿਚ ਨਹੀਂ ਪੈਂਦਾ? ਫਿਰ ਉਹੀ ਕਿਉਂ ਇਸ ਬੀਮਾਰੀ ਤੋਂ ਛੁਟਕਾਰਾ ਪਾ ਕੇ ਪਹਿਲਾਂ ਵਾਂਗ ਤੁਰਿਆ ਫਿਰਿਆ ਤੇ ਕਿਉਂ ਦੂਜੇ ਹਜਾਰਾਂ ਪੀੜਤ ਮੌਤ ਦੀ ਰਾਹ ਨਾਪ ਕੇ ਬੇਮੌਕੇ ਸਵਰਗ ਸਿਧਾਰ ਗਏ? ਉਸ ਦੀ ਗਾਥਾ ਇਹ ਸਿੱਧ ਕਰਦੀ ਹੈ ਕਿ ਕੈਂਸਰ ਵਰਗੀ ਭਿਆਨਕ ਬਿਮਾਰੀ ਕਿਸੇ ਭਗਤੀਭਾਵ, ਅਰਦਾਸ-ਮੰਨਤ ਹਮਦਰਦੀ ਜਾਂ ਮਹਿੰਗੇ ਡਾਕਟਰੀ ਅਹੁੜ-ਪਹੁੜ ਨਾਲ ਨਹੀਂ ਜਾਂਦੀ। ਕੇਵਲ ਹੋਮਿਓਪੈਥੀ ਵਿਚ ਹੀ ਇਸ ਦੇ ਇਲਾਜ਼ ਦੀ ਕਿਰਣ ਦਿਖਾਈ ਦਿੰਦੀ ਹੈ। ਗੱਲ ਕੇਵਲ ਸੇਧ ਬਦਲਣ ਤੇ ਸਹੀ ਰਸਤਾ ਪਹਿਚਾਨਣ ਦੀ ਹੈ। ਫਿਰ ਪੁਰਾਣੀ ਸੇਧ ਤੇ ਚੱਲਣ ਨਾਲ ਪੁਰਾਣੇ ਹੀ ਸਿੱਟਿਆਂ ਦਾ ਸਾਹਮਣਾ ਕਰਨਾ ਪੈਂਦਾ ਹੈ। ਸ਼ਾਇਦ ਸਾਧੂ ਦਾ ਇਹ ਨਵਾਂ ਪ੍ਰਸੰਗ ਇਸ ਗੱਲ ਨੂੰ ਸਮਝਣ ਵਿਚ ਕੁਝ ਹੋਰ ਮਦਦ ਕਰੇ।

ਜੂਨ 2011 ਵਿਚ ਜਦੋਂ ਮੈਂ ਭਾਰਤ ਗਿਆ, ਸਾਧੂ ਪੂਰੇ ਰੌਂ ਵਿਚ ਸੀ। ਉਸ ਨੇ ਦੱਸਿਆ ਕਿ ਉਹ ***ਪੰਥ ਦੇ ਪੰਜ ਜਰਨੈਲ*** ਨਾਮਕ ਕਿਤਾਬ ਲਿਖ ਰਿਹਾ ਹੈ ਜਿਨ੍ਹਾਂ ਵਿਚੋਂ ਬੰਦਾ ਸਿੰਘ ਬਹਾਦਰ ਤੇ ਖੋਜ਼ ਮੁਕੰਮਲ ਕਰ ਲਈ ਹੈ। ਧਾਰਮਿਕ ਕਿਤਾਬਾਂ ਉਸ ਨੇ ਪਹਿਲਾਂ ਵੀ ਕਈ ਲਿਖਿਆਂ ਸਨ ਅਤੇ ਖੁਦ ਛਪਵਾ ਕੇ ਮੁਫ਼ਤ ਵੰਡੀਆਂ ਸਨ। ਮੇਰੇ ਇਹ ਪੁੱਛਣ ਤੇ ਕਿ ਉਹ ਇਸ ਨੂੰ ਕਦੋਂ ਛਪਾਏਗਾ, ਉਸ ਨੇ ਉੱਤਰ ਦਿਤਾ ਕਿ ਜਦੋਂ ਅਕਾਲ ਪੁਰਖ ਦਾ ਹੁਕਮ ਹੋਵੇਗਾ ਛੱਪਾ ਦੇਵੇਗਾ।

ਅਕਾਲ ਪੁਰਖ ਤੇ ਉਸ ਨੂੰ ਪਹਿਲਾਂ ਵੀ ਬਹੁਤ ਵਿਸ਼ਵਾਸ਼ ਸੀ ਤੇ ਹੁਣ ਵੀ। ਇਕ ਦਿਨ ਉਸ ਨੇ ਮੈਨੂੰ ਸ਼ਾਮ ਦੇ ਖਾਣੇ ਤੇ ਸੱਦਿਆ ਹੋਇਆ ਸੀ। ਮੈਂ ਜਾਣ ਵਿਚ ਲੇਟ ਹੋ ਗਿਆ। ਉਸ ਨੇ ਮੈਨੂੰ ਉਡੀਕ ਕੇ ਖਾਣਾ ਖਾ ਲਿਆ। ਉਹ ਛੇਤੀ ਸੌਣ ਦਾ ਆਦੀ ਸੀ। ਸਵੇਰੇ ਤਿੰਨ ਵਜੇ ਉੱਠ ਕੇ ਗ੍ਰੰਥ ਸਾਹਿਬ ਦਾ ਪ੍ਰਕਾਸ਼ ਕਰਦਾ ਸੀ। ਸ਼ਾਮੀ ਅੱਠ ਵਜੇ ਉਹ ਬਾਹਰਲੇ ਗੇਟ ਨੂੰ ਤਾਲਾ ਲਾ ਕੇ ਸਾਢੇ ਅੱਠ ਵਜੇ ਲਾਈਟਾਂ ਬੰਦ ਕਰ ਦੇਂਦਾ ਸੀ। ਫਿਰ ਭਾਵੇਂ ਕੋਈ ਆਵੇ ਉਹ ਬੂਹਾ ਨਹੀਂ ਸੀ ਖੋਲ੍ਹਦਾ। ਮੈਂ ਉਸ ਦੀ ਇਸ ਆਦਤ ਦਾ ਵਾਕਿਫ ਸਾਂ। ਇਸ ਲਈ ਉਸ ਦਿਨ ਮੈਂ ਵਧੇਰੇ ਲੇਟ ਹੋਣ ਦੇ ਡਰ ਤੋਂ ਕਾਹਲੀ ਨਾਲ ਉਸ ਵਲ ਦੌੜਿਆ। ਉਸ ਦਾ ਗੇਟ ਬੰਦ ਸੀ ਪਰ ਲਾਈਟ ਜਗ ਰਹੀ ਸੀ। ਉਸ ਨੇ ਮੇਰੀ ਖਾਸ ਨਿਸ਼ਾਨੀ ਵਾਲੀ ਘੰਟੀ ਸੁਣ ਕੇ ਤਾਲਾ ਖੋਹਲਿਆ ਤੇ ਬੋਲਿਆ, "ਤੇਰਾ ਖਾਣਾ ਪਿਆ ਹੈ ਬਈ, ਮੈਂ ਤਾਂ ਉਡੀਕ ਕੇ ਖਾ ਲਿਆ ਐ।" ਮੈਂ ਕਿਹਾ, "ਖਾਣੇ ਦਾ ਇੰਤਜ਼ਾਮ ਮੈਂ ਕਰ ਆਇਆ ਹਾਂ। ਸਿਰਫ ਤੈਨੂੰ ਇਤਲਾਹ ਹੀ ਦੇਣ ਆਇਆ ਹਾਂ ਕਿ ਤੂੰ ਅੱਜ ਮੈਨੂੰ ਮੁਆਫ ਕਰੀਂ।" ਉਹ ਮੈਨੂੰ ਅੰਦਰ

ਲਿਜਾਂਦਾ ਹੋਇਆ ਕਹਿਣ ਲੱਗਿਆ, "ਤੇਰੀ ਮਰਜ਼ੀ। ਤੇਰਾ ਇਹ ਵੀ ਹਿੱਸਾ ਪਿਆ ਈ ਐ, ਸਵੇਰੇ ਆ ਕੇ ਖਾ ਲੀਂ। ਆ ਹੁਣ ਖੀਰ ਖਾ ਲੈਨੇ ਆਂ।"

ਅਸੀਂ ਉਸ ਦੇ ਖਾਣੇ ਦੇ ਟੇਬਲ ਦੁਆਲੇ ਹੀ ਬਹਿ ਗਏ ਜਿੱਥੇ ਹਾਲੇ ਉਸ ਨੇ ਵੀ ਆਪਣੀ ਖੀਰ ਖਾਣੀ ਸੀ। ਪ੍ਰੇਮ ਕੌਰ ਮੇਰੇ ਲਈ ਵੀ ਠੰਡੀ ਖੀਰ ਦੀ ਇਕ ਕੌਲੀ ਰੱਖ ਗਈ ਤੇ ਅਸੀਂ ਗੱਲਾਂ ਵਿਚ ਰੁੱਝ ਗਏ। ਉਸ ਨੇ ਆਪਣੀ ਖੀਰ ਖਾਣ ਉਪਰੰਤ ਮੇਜ਼ ਦੇ ਇਕ ਪਾਸੇ ਪਈਆਂ ਇਕੋ ਸਾਈਜ਼ ਦੀਆਂ ਤਿੰਨ ਚੀਨੀ ਦੀਆਂ ਨਿੱਕੀਅਾਂ ਕੌਲੀਆਂ ਆਪਣੇ ਕੋਲ ਖਿੱਚ ਲਈਆਂ। ਕੌਲੀਆਂ ਖਾਲੀ ਸਨ। ਉਸ ਕੋਲ ਖਲਾਉਣ ਲਈ ਮਿੱਠੀਆਂ ਤੇ ਨਮਕੀਨ ਚੀਜ਼ਾਂ ਦੀ ਬੜੀ ਭਰਮਾਰ ਹੁੰਦੀ ਸੀ। ਇਸ ਲਈ ਮੈਂ ਸੋਚਿਆ ਕਿ ਮੈਨੂੰ ਭੁੱਖਾ ਸਮਝ ਕੇ ਇਹ ਹੁਣ ਇਹਨਾਂ ਵਿਚ ਕੋਈ ਹੋਰ ਮਿੱਠੀ ਆਈਟਮ ਪਾ ਕੇ ਵਰਤਾਵੇਗਾ। ਇੰਨੇ ਨੂੰ ਉਸ ਨੇ ਅਲਮਾਰੀ ਵਿਚੋਂ ਪਲਾਸਟਿਕ ਦਾ ਇਕ ਵੱਡਾ ਗਰੌਸਰੀ ਵਾਲਾ ਲਿਫਾਫਾ ਕਢਿੱਆ ਤੇ ਉਸ ਵਿਚ ਪਏ ਹੋਰ ਛੋਟੇ ਛੋਟੇ ਲਿਫਾਫਿਆਂ ਨੂੰ ਫਰੋਲਣ ਲੱਗ ਪਿਆ। ਫਿਰ ਹਰੇਕ ਲਿਫਾਫੇ ਵਿਚੋਂ ਮੁੱਠੀ ਭਰ ਕੇ ਇਕ ਇਕ ਜਾਂ ਦੋ ਦੋ ਗੋਲੀਆਂ ਸਭ ਕੌਲੀਆਂ ਵਿਚ ਸੁੱਟਣ ਲੱਗਿਆ। ਉਸ ਦੇ ਇਸ ਕੌਤਕ ਤੋਂ ਹੈਰਾਨ ਹੋ ਕੇ ਮੈਂ ਪੁੱਛਿਆ, "ਹੁਣ ਇਹ ਕੀ ਖਲਾਉਣ ਲੱਗਿਆ ਐਂ।" ਕਹਿਣ ਲੱਗਿਆ, "ਖਲਾਉਣਾ ਕੀ ਐ, ਮੈਂ ਤਾਂ ਕੱਲ ਨੂੰ ਲੈਣ ਲਈ ਦਵਾਈਆਂ ਦੀਆਂ ਖੁਰਾਕਾਂ ਤਿਆਰ ਕਰ ਰਿਹਾ ਹਾਂ। ਇਸ ਤਰ੍ਹਾਂ ਪ੍ਰੇਮ ਕੌਰ ਲਈ ਦੇਣੀਆਂ ਸੌਖੀਆਂ ਹੋ ਜਾਂਦੀਆਂ ਹਨ।" ਮੇਰੇ ਪੈਰਾਂ ਹੇਠੋਂ ਮਿੱਟੀ ਨਿਕਲ ਗਈ। ਉਸ ਨੇ ਕਈ ਕਈ ਗੋਲੀਆਂ ਤੇ ਕੈਪਸੂਲ ਹਰ ਕੌਲੀ ਵਿਚ ਭਰ ਲਏ ਸਨ। ਮੈਂ ਕਿਹਾ, "ਯਾਰ ਤੂੰ ਠੀਕ ਤਾਂ ਹੋ ਗਿਆ ਸੀ ਹੁਣ ਇਹ ਐਲੋਪੈਥਿਕ ਦਵਾਈਆ ਕਿਉਂ ਖਾਈ ਜਾ ਰਿਹਾ ਐਂ?" ਉਹ ਬੋਲਿਆ," ਡਾਕਟਰ ਜੁ ਕਹਿੰਦਾ ਐ ਖਾਹ।" ਮੇਰੇ ਕੋਲੋਂ ਰਿਹਾ ਨਾ ਗਿਆ। ਮੈਂ ਉਸ ਨੂੰ ਝਾੜਦਿਆਂ ਪੁਛਿੱਆ, "ਤੂੰ ਡਾਕਟਰ ਕੋਲ ਕੀ ਕਰਨ ਗਿਆ ਸੀ? ਕੋਈ ਤਕਲੀਫ਼ ਬਾਕੀ ਸੀ ਤਾਂ ਮੈਨੂੰ ਦੱਸਦਾ?" ਉਹ ਗੱਲ ਵਿਚੋਂ ਨਿਕਲਣ ਦੀ ਕੋਸ਼ਿਸ਼ ਕਰਦਾ ਬੋਲਿਆ, "ਤਕਲੀਫ ਤਾਂ ਕੋਈ ਨਹੀਂ ਸੀ। ਪਰ ਤੇਰੀ ਦਵਾਈ ਤੋਂ ਬਾਦ ਪ੍ਰੇਮ ਕੌਰ ਕਹਿਣ ਲੱਗੀ ਕਿ ਜਾ ਕੇ ਚੈੱਕ ਕਰਵਾ ਆਈਏ ਕਿਤੇ ਕੋਈ ਕਸਰ ਤਾਂ ਨਹੀਂ ਰਹਿ ਗਈ ਜੋ ਕੱਲ ਨੂੰ ਪ੍ਰੇਸ਼ਾਨ ਕਰੇ। ਚੈੱਕ ਕਰਵਾਉਣ ਗਏ ਤਾਂ ਡਾਕਟਰ ਨੇ ਇਹ ਦਵਾਈਆਂ ਲਿਖ ਦਿੱਤੀਆਂ।" ਇਸ ਵਿਸ਼ੇ ਤੇ ਚਰਚਾ ਹੁੰਦੀ ਸੁਣ ਪ੍ਰੇਮ ਕੌਰ ਆ ਕੇ ਕਹਿਣ ਲਗੀ, "ਦੇਖੋ ਜੀ, ਟੈਸਟ ਤਾਂ ਕਰਵਾਉਣਾ ਹੀ ਸੀ। ਕਿਤੇ ਕੋਈ ਉੱਨੀ ਇੱਕੀ ਉਣਤਾਈ ਰਹਿ ਜਾਵੇ। ਫਿਰ ਤਾਂ ਕੁਝ ਨਹੀਂ ਨਾ ਹੋ ਸਕਦਾ। ਨਾਲੇ ਅਸੀਂ ਅੰਗਰੇਜ਼ੀ ਡਾਕਟਰ ਦਾ ਇਲਾਜ਼ ਛੱਡਿਆ ਥੋੜਾ ਸੀ, ਬੱਸ ਰਿਐਕਸ਼ਨ ਕਾਰਨ ਥੋੜਾ ਬੰਦ ਕਰਵਾ ਕੇ ਹੀ ਤੁਹਾਡੀ ਦਵਾਈ ਲਈ ਸੀ।" ਜਾਂਦੀ ਹੋਈ ਉਹ ਇਹ ਵੀ ਕਹਿ ਗਈ,"ਸਗੋਂ ਹੁਣ ਇਸੇ ਹਫਤੇ ਇਹਨਾਂ ਦੇ ਬਾਇਓਪਸੀ ਤੇ ਬੋਨ ਮੈਰੋ ਦੇ ਟੈਸਟ ਫਿਰ ਹੋਣੇ ਨੇ।" ਮੈਨੂੰ ਉਸ ਦੀ ਗੱਲ ਤੇ ਹੈਰਾਨੀ ਹੋਈ ਤੇ ਗੁੱਸਾ ਵੀ ਅਇਆ।

ਉਸ ਦੇ ਜਾਣ ਤੋਂ ਬਾਦ ਮੈਂ ਸਾਧੂ ਨੂੰ ਪੁੱਛਿਆ, "ਕੀ ਤੈਨੂੰ ਹੁਣ ਕੋਈ ਤਕਲੀਫ ਰਹਿਣ ਲਗ ਪਈ ਹੈ?" ਉਸ ਨੇ ਕਿਹਾ, "ਮੈਨੂੰ ਤਾਂ ਨਹੀਂ ਪ੍ਰੇਮ ਕੌਰ ਨੂੰ ਰਹਿੰਦੀ ਐ।" ਮੈਂ ਫਿਰ ਕਿਹਾ, "ਜੇ ਕੋਈ ਤਕਲੀਫ਼ ਨਹੀਂ ਤਾਂ ਬਾਇਓਪਸੀ ਕਿਉਂ ਕਰਵਾਏਂਗਾ?" ਬੋਲਿਆ, "ਹੁਣ ਜਦੋਂ ਡੇਟ ਲੈ ਲਈ ਹੈ ਤਾਂ ਕਰਵਾ ਈ ਲੈਨੇ ਆਂ। ਪ੍ਰੇਮ ਕੌਰ ਦੀ ਵੀ ਤੱਸਲੀ ਹੋ ਜਾਵੇਗੀ।" ਮੈਨੂੰ ਉਸ ਦੇ ਵਿਵਹਾਰ ਦੀ ਸਮਝ ਨਾ ਆਈ। ਖੀਰ ਖਾ ਕੇ ਮੈਂ ਆਪਣੇ ਘਰ ਚਲਾ ਗਿਆ।

ਉਸ ਸਾਲ ਵੀ ਮੈਂਨੂੰ ਪਹਿਲੇ ਦੋ ਸਾਲਾਂ ਵਾਂਗੂੰ ਆਪਣੇ ਲੜਕੇ ਦੇ ਕੰਮ ਲਈ ਉਸ ਦੇ ਕਾਲਜ ਦੱਖਣੀ ਭਾਰਤ ਵਿਚ ਜਾਣਾ ਪਿਆ। ਦਰਅਸਲ ਕੈਲੀਫੋਰਨੀਆ ਦਾ ਮੈਡੀਕਲ ਬੋਰਡ ਜੋ ਕਾਗਜ਼ਾਤ ਚਾਹੁੰਦਾ ਸੀ ਉਹ ਕਾਲਜ ਅਧਿਕਾਰੀਆਂ ਦੀ ਸਮਝ ਵਿਚ ਨਹੀਂ ਸੀ ਆ ਰਹੇ। ਸਾਰਾ ਸਾਲ ਇੱਧਰ ਗੱਲ ਕਰਕੇ ਮੈਂ ਉੱਧਰੋਂ ਕਾਗਜ਼ ਬਣਵਾ ਕੇ ਲਿਆਉਂਦਾ ਸਾਂ ਤੇ ਇੱਧਰ ਵਾਲੇ ਫਿਰ ਗਲਤੀ ਕੱਢ ਦੇਂਦੇ। ਇਹ ਰੇਹੜਕਾ ਕਿਤੇ 2012 ਦੀ ਜਨਵਰੀ ਤੀਕਰ ਚਲਦਾ ਰਿਹਾ। ਸੋ ਸਾਧੂ ਨਾਲ ਮੁਲਾਕਾਤ ਤੋਂ ਦਸ ਕੁ ਦਿਨ ਬਾਦ ਜਦੋਂ ਮੈਂ ਦੱਖਣੋਂ ਮੁੜ ਕੇ ਉਸ ਨੂੰ ਫਿਰ ਮਿਲਣ ਗਿਆ ਤਾਂ ਉਹ ਪਿਛਲੇ ਬਰਾਂਡੇ ਵਿਚ ਟਹਿਲ ਰਿਹਾ ਸੀ। ਉਸ ਨੇ ਮੇਰੀ ਕੁਰਸੀ ਕੂਲਰ ਅਗੇ ਡਾਹ ਦਿੱਤੀ ਤੇ ਆਪ ਇੱਧਰ ਉੱਧਰ ਹੀ ਘੁੰਮਦਾ ਰਿਹਾ। ਜਦੋਂ ਮੈਂ ਉਸ ਨੂੰ ਬੈਠਣ ਲਈ ਕਿਹਾ ਉਸ ਨੇ ਦੱਸਿਆ ਕਿ ਉਸ ਨੂੰ ਇੰਨਾ ਪਿੱਠ ਦਰਦ ਹੋ ਰਿਹਾ ਹੈ ਕਿ ਉਹ ਬੈਠ ਨਹੀਂ ਸਕਦਾ। ਵਜਾਹ ਪੁੱਛਣ ਤੇ ਉਸ ਨੇ ਦੱਸਿਆ ਕਿ ਇਕ ਦਿਨ ਪਹਿਲਾਂ ਬਾਇਓਪਸੀ ਲਈ ਡਾਕਟਰ ਦੀ ਨਰਸ ਨੇ ਰੀਹੜ ਦੀ ਹੱਡੀ ਵਿਚ ਟੀਕਾ ਲਾਇਆ ਸੀ ਜਿਸ ਤੋਂ ਬਾਦ ਉਸ ਦਾ ਦਰਦ ਬੰਦ ਹੀ ਨਹੀਂ ਸੀ ਹੋਇਆ। ਜਿੰਨੀ ਦੇਰ ਮੈਂ ਉਸ ਕੋਲ ਬੈਠਿਆ ਉਹ ਹਾਏ ਹਾਏ ਕਰਦਾ ਇੱਧਰ ਉੱਧਰ ਹੀ ਫਿਰਦਾ ਰਿਹਾ।

ਦੂਜੇ ਦਿਨ ਮੈਂ ਫਿਰ ਉਸ ਦੀ ਖਬਰ ਲੈਣ ਗਿਆ ਤਾਂ ਉਹ ਫਿਰ ਬਾਹਰ ਕੁਰਸੀ ਤੇ ਬੈਠਾ ਹਾਏ ਦੁਹਾਈ ਕਰ ਰਿਹਾ ਸੀ। ਉਸ ਨੇ ਕਿਹਾ ਕਿ ਉਸ ਦਾ ਦਰਦ ਬਹੁਤ ਵਧ ਗਿਆ ਹੈ ਤੇ ਉਹ ਇਸ ਦੀ ਜਕੜ ਕਾਰਣ ਖੜ੍ਹਾ ਵੀ ਨਹੀਂ ਹੋ ਸਕਦਾ। ਮੈਨੂੰ ਉਸ ਦਾ ਬਹੁਤਾ ਵਿਸ਼ਵਾਸ ਨਾ ਆਇਆ। ਪਰ ਜਦੋਂ ਜਾਣ ਲੱਗਿਆਂ ਉਹ ਮੈਨੂੰ ਬਾਹਰ ਤੀਕ ਛੱਡਣ ਲਈ ਵੀ ਨਾ ਉੱਠਿਆ ਤਾਂ ਮੈਨੂੰ ਯਕੀਨ ਹੋ ਗਿਆ ਕਿ ਇਸ ਦੀ ਹਾਲਤ ਸੱਚਮੁੱਚ ਹੀ ਖਰਾਬ ਹੈ। ਮੈਂ ਗੇਟ ਤੋਂ ਮੁੜ ਵਾਪਸ ਉਸ ਕੋਲ ਅੰਦਰ ਗਿਆ ਤੇ ਮਜ਼ਾਕ ਨਾਲ ਕਹਿਣ ਲੱਗਿਆ, "ਪੁਰਾਣੇ ਸਕੂਟਰ ਦੇ ਮਕੈਨਿਕ ਵਾਂਗ ਜਦੋਂ ਤੀਕਰ ਮੈਂ ਤੇਰੇ ਕੋਲ ਹਾਂ ਉਦੋਂ ਤੀਕਰ ਤਾਂ ਤੈਨੂੰ ਰੁਕਣ ਨਹੀਂ ਦਿੰਦਾ, ਪਿੱਛੋਂ ਭਾਵੇਂ ਧੱਕਾ ਲਵਾਏ ਵੀ ਨਾ ਚੱਲੀਂ।" ਉਹ ਦਰਦ ਭਰੇ ਮਜ਼ਾਕ ਨਾਲ ਬੋਲਿਆ, "ਮੈਨੂੰ ਧੱਕਾ ਲਵਾਉਣ ਦੀ ਤੈਨੂੰ ਬੜੀ ਕਾਹਲੀ ਰਹਿੰਦੀ ਐ ਯਾਰ।" ਮੈਂ ਉਸ ਦੇ ਕਮਰੇ ਵਿਚ ਕੰਧ ਤੇ ਟੰਗੇ ਉਸ ਦੇ ਦਵਾਈਆਂ ਦੇ ਰੈਕ ਕੋਲ ਗਿਆ ਤੇ ਉੱਥੋਂ "ਲ" ਅੱਖਰ ਨਾਲ ਸ਼ੁਰੂ ਹੋਣ ਵਾਲੀ ਦਵਾਈ **ਲੀਡਮ ਪਾਲ** (Ledum Palustre) ਦੀ ਗਰਦ ਭਰੀ ਸ਼ੀਸ਼ੀ ਚੁੱਕ ਕੇ ਝਾੜੀ। ਇਸ ਵਿਚੋਂ ਇਕ ਖੁਰਾਕ ਕੱਢ ਕੇ ਮੈਂ ਉਸ ਦੇ ਮੂੰਹ ਵਿਚ ਪਾ

ਦਿਤੀ। ਮੈਨੂੰ ਹੈਰਾਨ ਹੋ ਕੇ ਪੁੱਛਣ ਲੱਗਿਆ, "ਹੈਂ, ਮੈਨੂੰ ਦੇਣ ਵਾਲੀ ਕੋਈ ਦਵਾਈ ਮੇਰੇ ਕੋਲ ਵੀ ਪਈ ਸੀ? ਜੇ ਪਤਾ ਹੁੰਦਾ ਮੈਂ ਆਪ ਹੀ ਲੈ ਲੈਂਦਾ।" ਮੈਂ ਉਸ ਨੂੰ ਇਕ ਫਿਲਮੀ ਡਾਏਲਾਗ ਦੀ ਤਰਜ਼ ਤੇ ਕਿਹਾ, " ਦਵਾਈ ਤੋ ਦਵਾਈ ਹੀ ਹੈ, ਤੇਰੇ ਪਾਸ ਕਯਾ, ਮੇਰੇ ਪਾਸ ਕਯਾ, ਬੱਸ ਲੇਨੀ ਆਨੀ ਚਾਹੀਏ। ਬੰਸਰੀ ਤੋ ਸਬ ਕੇ ਘਰ ਮੇਂ ਹੈ, ਬੱਸ ਬਜਾਨੀ ਆਨੀ ਚਾਹੀਏ।" ਉਹ ਸੌਖਾ ਸਾਂਹ ਭਰਦਾ ਬੋਲਿਆ,"ਲਗਦਾ ਐ ਕੁੱਛ ਕਰ ਗਿਆ ਐਂ।" ਅਜਿਹੇ ਕੇਸਾਂ ਵਿਚ ਲੀਡਮ ਪਾਲ ਮੇਰੇ ਹੱਥਾਂ ਵਿਚ ਕਦੇ ਫੇਹਲ ਨਹੀਂ ਸੀ ਹੋਈ। ਉਸ ਨੂੰ ਸਰਿੰਜ ਦੀ ਸੂਈ ਦੀ ਚੋਭ ਨਾਲ ਤਕਲੀਫ ਹੋਈ ਸੀ ਤੇ ਲੀਡਮ ਪਾਲ ਕਿੱਲ, ਸੂਆ, ਪੇਚ, ਕੰਡਾ ਆਦਿ ਸਭ ਚੀਜ਼ਾਂ ਦੇ ਚੁੱਭਣ ਨਾਲ ਹੋਏ ਪ੍ਰਕੋਪਾਂ ਨੂੰ ਤੁਰੰਤ ਠੀਕ ਕਰਦੀ ਹੈ। ਹੋਰ ਤਾਂ ਹੋਰ, ਮੱਛਰ, ਬਿੱਛੂ, ਸੱਪ ਆਦਿ ਦੇ ਡੰਗ ਜੋ ਚੁੱਭਣ ਨਾਲ ਵਾਪਰਦੇ ਹਨ ਵੀ ਲੀਡਮ ਦਾ ਪਾਣੀ ਭਰਦੇ ਹਨ ਤੇ ਆਪਣੀ ਜ਼ਹਿਰਾਂ ਸਮੇਤ ਅਲੋਪ ਹੋ ਜਾਂਦੇ ਹਨ। ਪੈਰ ਦੇ ਗੀਟੇ ਦਾ ਦਰਦ ਜੋ ਭਾਵੇਂ ਚੋਟ, ਮੋਚ, ਸੋਜ ਜਾਂ ਕਿਸੇ ਕਾਰਣ ਕਰ ਕੇ ਹੋਵੇ, ਵੀ ਲੀਡਮ ਦਾ ਨਾਂ ਸੁਣਦੇ ਹੀ ਭੱਜ ਜਾਂਦਾ ਹੈ। ਇਹ ਹੋਮਿਓਪੈਥੀ ਵਿਚ ਬੜੀ ਵੱਡੀ ਐਮਰਜੈਂਸੀ ਦਵਾਈ ਹੈ ਜੋ ਮੈਂ ਅਜਿਹੀਆਂ ਹੀ ਕਈ ਦੂਜੀਆਂ ਦਵਾਈਆਂ ਨਾਲ ਸਨਮਾਨ-ਪੂਰਵਕ ਹਮੇਸ਼ਾ ਆਪਣੇ ਕੋਲ ਰੱਖਦਾ ਹਾਂ ।

ਅਗਲੇ ਦਿਨ ਸ਼ਾਮ ਨੂੰ ਮੈਂ ਉਸ ਦਾ ਪਤਾ ਲੈਣ ਫਿਰ ਗਿਆ। ਉਹ ਨੌਂ ਪਰ ਨੌਂ ਸੀ। ਉੱਚੀ ਹੱਸਦਾ ਹੋਇਆ ਮੈਨੂੰ ਗੇਟ ਤੇ ਲੈਣ ਆਇਆ। ਉਸ ਦੀ ਹਾਲਤ ਵਿਚ ਲੋਹੜੇ ਦਾ ਬਦਲਾਵ ਵੇਖ ਕੇ ਮੈਂ ਪੁੱਛਿਆ, "ਕੱਲ ਡਰਾਮਾ ਸੀ ਜਾਂ ਅੱਜ ਡਰਾਮਾ ਕਰ ਰਿਹਾ ਐ?" ਕਹਿਣ ਲੱਗਿਆ, "ਡਰਾਮਾ ਤਾਂ ਨਾ ਕੱਲ ਸੀ ਨਾ ਅੱਜ ਐ। ਬੱਸ ਤੇਰੇ ਹੱਥ 'ਚ ਮੇਰੀ ਸ਼ੀਸ਼ੀ ਦੀ ਦਵਾਈ ਜਾਦੂ ਕਰ ਗਈ। ਦਰਦ ਤਾਂ ਉਦੋਂ ਹੀ ਮੱਠਾ ਪੈ ਗਿਆ ਸੀ, ਜਿਹੜੀ ਕਸਰ ਸੀ ਸਵੇਰੇ ਨਿਕਲ ਗਈ।" ਉਹ ਰੁੱਕ ਕੇ ਬੋਲਿਆ, "ਯਾਰ ਅੱਜ ਕਮਾਲ ਹੋ ਗਿਆ। ਸਵੇਰੇ ਮੈਂ ਤੁਰ ਕੇ ਉਸ ਨਰਸ ਨੂੰ ਉਲਾਂਭਾ ਦੇਣ ਗਿਆ ਜਿਸ ਨੇ ਮੇਰੇ ਟੀਕਾ ਲਾਇਆ ਸੀ। ਮੈਨੂੰ ਤੁਰਦੇ ਆਉਂਦੇ ਨੂੰ ਦੇਖ ਕੇ ਕਹਿਣ ਲੱਗੀ, 'ਹੋ ਗਿਆ ਠੀਕ?' ਮੈਂ ਮੋੜ ਕੇ ਉਸ ਨੂੰ ਕਿਹਾ, ਠੀਕ ਤਾਂ ਹੋ ਗਿਆਂ ਮੈਡਮ ਜੀ, ਪਰ ਤੁਹਾਡੀ ਦਵਾਈ ਨਾਲ ਨਹੀਂ। ਤੁਸੀਂ ਤਾਂ ਮੈਨੂੰ ਮਾਰਨ ਵਿਚ ਕੋਈ ਕਸਰ ਨਹੀਂ ਸੀ ਛੱਡੀ। ਫਿਰ ਮੈਂ ਉਸ ਨੂੰ ਡਾਂਟ ਕੇ ਸਾਰੀ ਕਹਾਣੀ ਦੱਸੀ।"

ਮੈਂ ਉਸ ਨੂੰ ਕੋਲ ਬਿਠਾ ਕੇ ਐਲੋਪੈਥਿਕ ਦਵਾਈਆਂ ਲੈਣ ਤੋਂ ਰੋਕਣ ਦੀ ਕੋਸ਼ਿਸ਼ ਕਰਨ ਲੱਗਿਆ। ਮੈਂ ਕਿਹਾ, "ਇਹ ਦਵਾਈਆਂ ਅਧੁਨਿਕ ਫਾਰਮੇਸੀਆਂ ਵਿਚ ਬਣਾਏ ਬਹੁਤ ਗੁੰਝਲਦਾਰ ਰਸਾਇਣਕ ਪਦਾਰਥਾਂ ਤੋਂ ਤਿਆਰ ਹੁੰਦੀਆਂ ਹਨ। ਇਹਨਾਂ ਦੇ ਜੇ ਥੋੜੇ ਜਿਹੇ ਗੁਣ ਹਨ ਤਾਂ ਨਾਲ ਬਹੁਤ ਸਾਰੇ ਔਗਣ ਵੀ ਹਨ। ਉਦਾਹਰਨ ਦੇ ਤੌਰ ਤੇ ਨੀਂਦ ਦੀ ਦਵਾਈ ਨੀਂਦ ਆਉਣ ਦਾ ਆਭਾਸ ਤਾਂ ਦਿੰਦੀ ਹੈ ਪਰ ਨੀਂਦ ਨਾ ਆਉਣ ਦੀ ਬਿਮਾਰੀ ਠੀਕ ਨਹੀਂ ਕਰਦੀ ਸਗੋਂ ਇਸ ਨੂੰ ਵਧਾਉਂਦੀ ਹੈ। ਇਸੇ ਤਰ੍ਹਾਂ ਹੀ ਬੱਲਡ ਪ੍ਰੈਸਰ ਦੀ ਦਵਾਈ ਕਈ ਸਾਈਡ ਇਫੈਕਟ ਪੈਦਾ ਕਰਦੀ ਹੋਈ ਬੱਲਡ ਪ੍ਰੈਸਰ ਨੂੰ ਕੁਝ ਘੰਟੇ ਵਧਣ ਤੋਂ ਰੋਕਦੀ ਹੈ ਪਰ ਬੱਲਡ ਪ੍ਰੈਸਰ ਦੀ ਬੀਮਾਰੀ ਦਾ ਇਲਾਜ਼ ਨਹੀਂ ਕਰਦੀ। ਇਸ ਸਭ ਦਵਾਈਆਂ

ਵਕਤ ਟਪਾਊ ਹਨ ਇਹਨਾਂ ਪਿੱਛੇ ਲਗ ਕੇ ਆਪਣਾ ਵਕਤ ਤੇ ਸਿਹਤ ਬਰਬਾਦ ਨਾ ਕਰ। ਇਹਨਾਂ ਮਨਸੂਈ ਪਦਾਰਥਾਂ ਨੂੰ ਸ਼ਰੀਰ ਚੋਂ ਬਾਹਰ ਕੱਢਣ ਲਈ ਗੁਰਦਿਆਂ ਨੂੰ ਵਧੇਰੇ ਕੰਮ ਕਰਨਾ ਪੈਂਦਾ ਹੈ। ਇਹਨਾਂ ਦਾ ਜ਼ਹਿਰ ਹੌਲੀ ਹੌਲੀ ਸ਼ਰੀਰ ਦੀ ਸੂਖਮ ਗੁਰਦਾ ਪ੍ਰਨਾਲੀ ਨੂੰ ਛੱਲਣੀ ਕਰ ਕੇ ਰੱਖ ਦਿੰਦਾ ਹੈ। ਇਸੇ ਲਈ ਇਨਾਂ ਦੇ ਲੰਮੇ ਸੇਵਨ ਨਾਲ ਗੁਰਦੇ ਫੇਹਲ ਵੀ ਹੋ ਜਾਂਦੇ ਹਨ।"

ਪ੍ਰੇਮ ਕੌਰ ਨੇ ਸੁਣਿਆਂ ਤਾਂ ਆ ਕੇ ਬੋਲੀ, "ਇਹਨਾਂ ਨੂੰ ਤਾਂ ਇਹ ਦਵਾਈਆਂ ਲੈਂਦੇ ਬਹੁਤੀ ਦੇਰ ਨਹੀਂ ਹੋਈ। ਲੋਕ ਤਾਂ ਉਮਰ ਭਰ ਲੈਂਦੇ ਰਹਿੰਦੇ ਹਨ।" ਮੈਨੂੰ ਅਜਿਹੇ ਤਰਕ ਬਹੁਤੇ ਹਜ਼ਮ ਨਹੀਂ ਹੁੰਦੇ ਪਰ ਆਪਣੇ ਤੋਂ ਵੱਡੀ ਪ੍ਰੇਮ ਕੌਰ ਨੂੰ ਕਹਿ ਵੀ ਕੀ ਸਕਦਾ ਸਾਂ? ਗੱਲ ਵਲਾਉਂਦਿਆਂ ਮੈਂ ਕਿਹਾ, "ਬਹੁਤੀ ਦੇਰ ਤਾਂ ਨਹੀਂ ਹੋਈ ਪਰ ਇਹ ਇਹਨਾਂ ਦਵਾਈਆਂ ਤੇ ਨਿਰਭਰ ਤਾਂ ਹੋ ਗਏ ਨਾ। ਇਹਨਾਂ ਚੋਂ ਹਰ ਦਵਾਈ ਇਹਨਾਂ ਨੂੰ ਹਰ ਰੋਜ਼ ਚਾਹੀਦੀ ਹੀ ਹੈ। ਜੇ ਕਿਸੇ ਦਿਨ ਕਿਸੇ ਇਕ ਦੀ ਵੀ ਫੈਕਟਰੀ ਬੰਦ ਹੋ ਗਈ ਤਾਂ ਇਹ ਕੀ ਕਰਨਗੇ?" ਪ੍ਰੇਮ ਕੌਰ ਦੀ ਸ਼ਹਿ ਪਾ ਕੇ ਸਾਧੂ ਬੋਲਿਆ, "ਲੈ, ਲੈ। ਦਵਾਈ ਵੀ ਫੈਕਟਰੀ ਵੀ ਕਦੇ ਬੰਦ ਹੋਈ ਐ। ਇਕ ਇਕ ਦਵਾਈ ਨੂੰ ਕਈ ਕਈ ਫਾਰਮੇਸੀਆਂ ਬਣਾਉਂਦੀਆਂ ਹਨ। ਇਕ ਬੰਦ ਹੋਜੂ ਦੂਜੀਆਂ ਤਾਂ ਚਲਣਗੀਆਂ ਈ।" ਉਸ ਦੀ ਦਲੀਲ ਸੁਣ ਕੇ ਮੇਰੇ ਮਨ ਵਿਚ "ਆਪੇ ਫਾਥੜੀਏ ਤੈਨੂੰ ਕੌਣ ਛੁਡਾਵੇ" ਦਾ ਅਖਾਣ ਭੱੜਥੂ ਪਾਉਣ ਲੱਗਿਆ। ਸਿਰ ਮਾਰ ਕੇ ਮੈਂ ਜਾਣ ਲਈ ਉੱਠ ਖੜ੍ਹਾ ਹੋਇਆ। ਚੱਲਣ ਲਗਿਆਂ ਮੈਂ ਉਸ ਨੂੰ ਤਾਕੀਦ ਕੀਤੀ, "ਹੁਣ ਕਦੇ ਰੀਹੜ ਦੀ ਹੱਡੀ ਦੀ ਬਾਇਓਪਸੀ ਵਗੈਰਾ ਨਾ ਕਰਵਾਈਂ ਤੇ ਨਾ ਹੀ ਉੱਥੇ ਕੋਈ ਟੀਕਾ ਲਗਵਾਈਂ।" ਉਹ ਉੱਚਰਿਆ, "ਮੈਂ ਤਾਂ ਤੇਰੀ ਗੱਲ ਮੰਨਦਾਂ, ਪ੍ਰੇਮ ਕੌਰ ਨੂੰ ਸਮਝਾ।" ਮੈਂ ਮਨ ਹੀ ਮਨ ਸੋਚਿਆ ਕਿ ਇਹ ਭੋਲਾ ਕਦੇ ਆਪਣੇ ਤਜ਼ਰਬੇ ਤੋਂ ਨਾ ਸਿਖਿਆ। ਇਸ ਲਈ ਇਸ ਦਾ ਕੰਮ ਹੁਣ ਇਸ ਦੇ ਹੱਥ ਵਸ ਨਹੀਂ ਹੈ।

ਪਟਿਆਲਿਓਂ ਅਮਰੀਕਾ ਆਉਣ ਵਾਲੇ ਦਿਨ ਮੈ ਉਸ ਨੂੰ ਮਿਲਣ ਗਿਆ। ਚਲਣ ਲਗੇ ਮੈਂ ਉਸੇ ਦੇ ਘਰੋਂ ਉਸ ਲਈ ਉਸ ਦੀਆਂ ਅਲਾਮਤਾਂ ਅਨੁਸਾਰ ਫਾਸਫੋਰਸ ਦੀਆਂ ਛੇ ਖੁਰਾਕਾਂ ਮਹੀਨੇ ਮਹੀਨੇ ਬਾਦ ਲੈਣ ਲਈ ਬਣਾ ਦਿੱਤੀਆਂ। ਸਾਧੂ ਮੈਨੂੰ ਗੇਟ ਤੀਕ ਛੱਡਣ ਆਇਆ।

ਅਮਰੀਕਾ ਆ ਕੇ ਮੈਂ ਡੇਢ ਸਾਲ ਬਾਦ 1913 ਦੀ ਫਰਵਰੀ ਵਿਚ ਫਿਰ ਭਾਰਤ ਗਿਆ। ਮੈਨੂੰ ਉਸ ਦੀ ਸਿਹਤ ਪਹਿਲਾਂ ਵਰਗੀ ਹੀ ਲੱਗੀ। ਉਸ ਨੇ ਦੱਸਿਆ ਕਿ ਮੇਰੀਆਂ ਦਿੱਤੀਆਂ ਪੁੜੀਆਂ ਤਾਂ ਕਦੋਂ ਦੀਆਂ ਖਤਮ ਹੋ ਗਈਆਂ ਸਨ ਪਰ ਉਹਨਾਂ ਨਾਲ ਠੀਕ ਰਹਿਣ ਕਾਰਣ ਉਸ ਨੇ ਹੋਰ ਨਹੀਂ ਮੰਗਵਾਈਆਂ ਸਨ। ਉਸ ਦੀ ਰੀਹੜ ਦੀ ਹੱਡੀ ਦੇ ਬੋਨ ਮੈਰੋ ਟੈਸਟ ਹੁਣ ਵੀ ਹੁੰਦੇ ਰਹਿੰਦੇ ਸਨ ਜਿਨ੍ਹਾਂ ਕਾਰਣ ਪਿੱਠ ਦਰਦ ਹੁੰਦਾ ਰਹਿੰਦਾ ਸੀ। ਡਾਕਟਰ ਐਲੋਪੈਥਿਕ ਦਵਾਈਆਂ ਲਿਖ ਦੇਂਦੇ ਸਨ ਤੇ ਆਰਾਮ ਕਰਨ ਲਈ ਆਖ ਦੇਂਦੇ ਸਨ। ਪਰ ਉਸ ਦੀਆਂ ਗਤੀ-ਵਿਧੀਆਂ ਪਹਿਲਾਂ ਵਾਂਗ ਹੀ ਰੁਝੇਵੇਂ ਭਰਪੂਰ ਸਨ। ਉਹ

ਚਾਹਾਂ ਪੀਂਦਾ, ਦਰਬਾਰ ਲਗਾਉਂਦਾ ਤੇ ਬਚਿੱਆਂ ਨਾਲ ਹਸਦਾ ਖੇਡਦਾ। ਪੰਜ ਪੰਥਕ ਜਰਨੈਲਾਂ ਵਾਲੀ ਪੁਸਤਕ ਮੁਕੰਮਲ ਕਰਕੇ ਪ੍ਰਕਾਸ਼ਕ ਕੋਲ ਭੇਜਣ ਵਾਲਾ ਸੀ। ਉਸ ਨੇ ਸਾਡੇ ਸਾਂਝੇ ਮਿੱਤਰ ਐਡਵੋਕੇਟ ਸਰਬਜੀਤ ਸਿੰਘ ਵਿਰਕ ਦੀ ਇਕ ਪੁਸਤਕ ਦੀ ਘੁੰਡ ਚੁਕਾਈ ਲਈ ਹੋਏ ਫੰਕਸਨ ਦੀ ਮੇਰੇ ਕੋਲ ਰੱਜ ਕੇ ਪ੍ਰਸੰਸਾ ਕੀਤੀ। ਉਸ ਨੇ ਦੱਸਿਆ ਕਿ ਪੰਜਾਬੀ ਯੂਨੀਵਰਸਿਟੀ ਵਿਚ ਉਸ ਦੀ ਕਿਤਾਬ ਰਿਲੀਜ਼ ਕਰਨ ਲਈ ਹੋਏ ਇਸ ਫੰਕਸ਼ਨ ਵਿਚ ਚਾਰ ਵਾਈਸ ਚਾਂਸਲਰ ਤੇ ਸੈਂਕੜਿਆਂ ਦੀ ਗਿਣਤੀ ਵਿਚ ਵਿਦਵਾਨ ਹਾਜ਼ਰ ਸਨ। ਉਹ ਮੈਨੂੰ ਕੋਲ ਹੋ ਕੇ ਕਹਿਣ ਲਗਿਆ, "ਮੈਂ ਆਪਣੀ ***ਪੰਜ ਪੰਥਕ ਜਰਨੈਲ*** ਨੂੰ ਲੋਕ ਅਰਪਣ ਕਰਨ ਲਈ ਵੀ ਇਹੋ ਜਿਹਾ ਹੀ ਫੰਕਸ਼ਨ ਕਰਨਾ ਚਾਹੁੰਦਾ ਹਾਂ। ਤੂੰ ਜਾਂਦਾ ਹੋਇਆ ਵਿਰਕ ਕੋਲ ਮੇਰੀ ਸਿਫਾਰਸ਼ ਲਾ ਕੇ ਜਾਈਂ।" ਮੈਂ ਉਸ ਨੂੰ ਠੰਡਾ ਪਾਉਂਦਿਆਂ ਕਿਹਾ, "ਤੂੰ ਲਿਖ ਤਾਂ ਲੈ ਯਾਰ। ਮੇਰਾ ਜਪੁਜੀ ਸਾਹਿਬ ਜਿਹੜਾ ਬਿਲਕੁਲ ਤਿਆਰ ਐ, ਤੂੰ ਪਹਿਲਾਂ ਉਸ ਦੀ ਫਿਕਰ ਕਰ।" ਉਸ ਦੇ ਸ਼ੀਸ਼ੇ ਸਮਾਨ ਚਿਹਰੇ ਤੇ ਈਰਖਾ ਦੇ ਅਕਸ਼ ਉੱਘੜ ਆਏ।

ਕੁਝ ਦਿਨਾਂ ਬਾਅਦ ਉਸ ਨੇ ਫੋਨ ਤੇ ਦੱਸਿਆ ਕਿ ਉਹ ਆਪਣੀ ***ਪੰਜ ਪੰਥਕ ਜਰਨੈਲ*** ਨੂੰ ਲੋਕ ਗੀਤ ਪ੍ਰਕਾਸ਼ਨ ਚੰਡੀਗੜ੍ਹ ਤੋਂ ਛਪਵਾ ਰਿਹਾ ਹੈ। ਵਿਰਕ ਨੇ ਵੀ ਆਪਣੀ ਪੁਸਤਕ ਉਥੋਂ ਹੀ ਪਬਲਿਸ਼ ਕਰਵਾਈ ਸੀ। ਮੈਂ ਉਸ ਨੂੰ ਕਿਹਾ, "ਫਿਰ ਮੈਂ ਵੀ ਉਥੋਂ ਹੀ ਛੱਪਵਾ ਲੈਨਾ ਆਂ। ਮੈਨੂੰ ਲੋਕ ਗੀਤ ਦਾ ਫੋਨ ਨੰਬਰ ਦੇਹ।" ਕਹਿਣ ਲਗਿਆ, "ਲੱਡੂ ਤਿਆਰ ਰੱਖ, ਨੰਬਰ ਲੈ ਕੇ ਮੈਂ ਹੁਣੇ ਆਉਨਾ ਆਂ।" ਉਸ ਨੂੰ ਅਰਬਨ ਐਸਟੇਟ ਦੇ ਕਿੰਗ ਸਵੀਟਸ ਦੇ ਲੱਡੂ ਬਹੁਤ ਚੰਗੇ ਲਗਦੇ ਸਨ। ਅਕਸਰ ਕਹਿੰਦਾ ਹੁੰਦਾ ਸੀ ਕਿ ਕਿੰਗ ਪਤਾ ਨਹੀਂ ਇਹਨਾਂ ਨੂੰ ਕੀ ਅਫੀਮ ਦੀ ਚਾਸਣੀ ਵਿਚ ਬਣਾਉਂਦਾ ਹੈ ਮੂੰਹੋਂ ਹੀ ਨਹੀਂ ਲੱਥਦੇ।

ਬਾਹਰ ਮੀਂਹ ਪੈ ਰਿਹਾ ਸੀ। ਉਹ ਛੱਤਰੀ ਲੈ ਕੇ ਆਇਆ। ਅਸੀਂ ਲੱਡੂ ਖਾਂਦੇ ਕਾਫੀ ਦੇਰ ਗੱਲਾਂ ਕਰਦੇ ਰਹੇ। ਮੀਹ ਪੈਣੋਂ ਨਾ ਹਟਿਆ ਤੇ ਉਤੋਂ ਪ੍ਰੇਮ ਕੌਰ ਦੇ ਫੋਨ ਆਉਣੇ ਸ਼ੁਰੂ ਹੋ ਗਏ। ਮੈਂ ਉਸ ਨੂੰ ਕਾਰ ਵਿਚ ਉਸ ਦੇ ਘਰ ਛੱਡ ਆਉਣ ਦੀ ਪੇਸ਼ਕਸ਼ ਕੀਤੀ। ਘਰ ਵਧੇਰੇ ਦੂਰ ਨਹੀਂ ਸੀ ਇਸ ਲਈ ਉਸ ਨੇ ਪੈਦਲ ਜਾਣ ਦੀ ਹੀ ਜ਼ਿੱਦ ਕੀਤੀ। ਮੈਂ ਉਸ ਨੂੰ ਕੁਝ ਦੂਰ ਛੱਡਣ ਲਈ ਆਪਣੀ ਛੱਤਰੀ ਚੁੱਕ ਕੇ ਨਾਲ ਚੱਲ ਪਿਆ। ਪੰਜਾਹ ਕੁ ਕਦਮ ਤੇ ਜਾ ਕੇ ਸਾਧੂ ਰੁੱਕ ਗਿਆ। ਮੈਂ ਦੇਖਿਆ ਉਹ ਲੰਮੇ ਲੰਮੇ ਸਾਹ ਲੈਂਦਾ ਧੌਂਕ ਰਿਹਾ ਸੀ। ਉਹ ਹਰ ਸਾਂਹ ਨਾਲ ਵਾਹਿਗੁਰੂ ਤੇ ਪੀੜ ਭਰੀ "ਹਾਏ" ਦਾ ਉਚਾਰਣ ਵੀ ਕਰ ਰਿਹਾ ਸੀ। ਮੈਂ ਉਸ ਨੂੰ ਪੁੱਛਿਆ ਕਿ ਉਸ ਨੂੰ ਇਹ ਕੀ ਹੋ ਰਿਹਾ ਹੈ। ਉਹ ਸਾਹਾਂ ਦੇ ਤੇਜ ਵੇਗ ਵਿਚੋਂ ਹੀ ਬੋਲਿਆ, "ਹੁਣ ਮੈਂ ਬਹੁਤਾ ਚਲ ਫਿਰ ਨਹੀਂ ਸਕਦਾ ਯਾਰ। ਚਾਰ ਕਦਮ ਬਾਦ ਹੀ ਸਾਹ ਉੱਖੜ੍ਹ ਜਾਂਦਾ ਹੈ। ਇਸ ਦਾ ਕੋਈ ਇਲਾਜ਼ ਕਰ।" ਮੈਂ ਉਸ ਨੂੰ ਫੜ ਕੇ ਹੋਲੀ ਹੌਲੀ ਘਰ ਛੱਡ ਆਇਆ। ਪ੍ਰੇਮ ਕੌਰ ਨੇ ਦਸਿੱਆ ਕਿ ਹੁਣ ਉਸ ਨੂੰ ਬਹੁਤ ਕਮਜ਼ੋਰੀ ਹੋ ਗਈ ਹੈ।

ਸਾਧੂ ਦਾ ਇਹ ਹਾਲ ਦੇਖ ਕੇ ਮੈਨੂੰ 1974 ਵਿਚ ਪੜ੍ਹੀ ਸਰ ਆਰਥਰ ਕਾਨੰਨ ਡਾਇਲ ਦੀ ਕਹਾਣੀ "ਹਿਜ਼ ਲਾਸਟ ਬੋ" (His Last Bow) ਦੀ ਯਾਦ ਆ ਗਈ। ਇਸੇ ਨਾਂ ਦੀ

ਕਿਤਾਬ ਦੇ ਅੰਤ ਵਿਚ ਦਰਜ਼ ਇਸੇ ਸਿਰਲੇਖ ਦੀ ਕਹਾਣੀ ਵਿਚ ਲੇਖਕ ਆਪਣੇ ਜਗਤ-ਪ੍ਰਸਿੱਧ ਨਾਇਕ ਸ਼ਾਰਲਕ ਹੋਮਜ਼ ਦਾ ਅੰਤ ਦਿਖਾਉਂਦਾ ਹੈ। ਭਾਵੇਂ ਸ਼ੁਰੂ ਵਾਲੀਆਂ ਕਹਾਣੀਆਂ ਤੋਂ ਇਸ ਬਾਰੇ ਕੋਈ ਸੰਕੇਤ ਨਹੀਂ ਮਿਲਦਾ ਪਰ ਪੁਸਤਕ ਦਾ ਨਾਂ ਪੜ੍ਹ ਕੇ ਮਨ ਵਿਚ ਸ਼ੰਕਾ ਜਰੂਰ ਪੈਦਾ ਹੋ ਜਾਂਦਾ ਹੈ ਕਿ ਇਸ ਵਿਚ ਜਰੂਰ ਕੋਈ ਹੋਣੀ ਵਾਪਰਨ ਵਾਲੀ ਹੈ। ਇਹ ਸ਼ੱਕ ਹੌਲੀ ਹੌਲੀ ਯਕੀਨ ਵਿਚ ਬਦਲ ਜਾਂਦਾ ਹੈ ਜਦੋਂ ਆਪਣੇ ਤੋਂ ਡਾਢੇ ਤੇ ਤੇਜ਼ ਰਕੀਬ ਪ੍ਰੋਫੈਸਰ ਮਾਰੀਆਰਟੀ ਤੋਂ ਬਚਣ ਲਈ ਉਹ ਜਾਸੂਸ ਰੂਪੋਸ਼ ਹੋ ਕੇ ਲੰਡਨ ਤੋਂ ਪੈਰਿਸ ਲਈ ਰਵਾਨਾ ਹੋ ਜਾਂਦਾ ਹੈ। ਪ੍ਰੋਫੈਸਰ ਉਸ ਦਾ ਪਿੱਛਾ ਕਰਦਾ ਹੋਇਆ ਉਸ ਨੂੰ ਸਵਿਟਜ਼ਰਲੈਂਡ ਦੇ ਐਲਪੀਨ ਪਹਾੜਾਂ ਵਿਚ ਘੇਰ ਲੈਂਦਾ ਹੈ। ਹੋਮਜ਼ ਕੋਲ ਕੋਈ ਚਾਰਾ ਨਾ ਰਹਿਣ ਕਾਰਨ ਉਹ ਪਹਾੜ ਤੋਂ ਡਿਗਦੇ ਇਕ ਝਰਨੇ ਨਾਲ ਵਹਿ ਕੇ ਹੇਠ ਡੂੰਘੇ ਦਰਿਆ ਵਿਚ ਕੁੱਦ ਜਾਂਦਾ ਹੈ। ਫਿਰ ਉਸ ਨਾਲ ਕੀ ਬੀਤੀ ਇਸ ਬਾਰੇ ਲੇਖਕ ਡਾਇਲ ਚੁੱਪ ਰਹਿੰਦਾ ਹੈ। ਇਸ ਕਹਾਣੀ ਵਿਚ ਆਪਣੇ ਹਰਮਨ ਪਿਆਰੇ ਹੀਰੋ ਦਾ ਅੰਤ ਪੜ੍ਹ ਕੇ ਪਾਠਕਾਂ ਨੇ ਪੂਰੇ ਇੰਗਲੈਂਡ ਵਿਚ ਹਾਹਾਕਾਰ ਮੱਚਾ ਦਿਤੀ ਸੀ। ਮੈਨੂੰ ਲਗਿੱਆ ਕਿ ਪੂਰਬਲੇ ਕਰਮਾਂ ਦੇ ਗੇੜ ਨੇ ਪ੍ਰੋ: ਮਾਰੀਆਰਟੀ ਬਣ ਕੇ ਹੁਣ ਸਾਧੂ ਦੇ ਸ਼ਾਰਲਕ ਹੋਮਜ਼ ਨੂੰ ਚੁਫੇਰਿਓਂ ਘੇਰ ਲਿਆ ਹੈ ਤੇ ਹੁਣ ਉਸ ਦੀ ਖੈਰ ਨਹੀਂ ਲਗਦੀ। ਉਸ ਦਿਨ ਤੋਂ ਬਾਅਦ ਮੈਂ ਕਦੇ ਉਸ ਨੂੰ ਗੇਟ ਦੇ ਬਾਹਰ ਨਹੀਂ ਦੇਖਿਆ।

ਲੋਕ ਗੀਤ ਪ੍ਰਕਾਸ਼ਨ ਨੇ ਜਪੁਜੀ ਸਾਹਿਬ ਤੇ ਮੇਰੀ ਕਿਤਾਬ ***ਟਰੂਥ ਅੱਬਵ ਆਲ*** ਇਕ ਹਫਤੇ ਵਿਚ ਹੀ ਪਬਲਿਸ਼ ਕਰ ਦਿੱਤੀ। ਜਿਸ ਸ਼ਾਮ ਮੈਂ ਕਿਤਾਬਾਂ ਲਿਆਇਆ ਉਸ ਤੋਂ ਅਗਲੇ ਦਿਨ ਮੇਰੀ ਅਮਰੀਕਾ ਵਾਪਸੀ ਦੀ ਫਲਾਈਟ ਸੀ ਤੇ ਸਵੇਰੇ ਘਰੋਂ ਨਿਕਲਣਾ ਸੀ। ਸਮੇਂ ਦੀ ਘਾਟ ਕਾਰਣ ਵਿਰਕ ਕੁਝ ਦੋਸਤ ਇੱਕਠ ਕੇ ਮੇਰੇ ਘਰ ਹੀ ਇਸ ਦੀ "ਘੁੰਡ-ਚੁਕਾਈ" ਦੀ ਰਸਮ ਕਰਨ ਆ ਗਿਆ। ਮੈਂ ਕਿਹਾ ਇਹ ਕੰਮ ਸਾਧੂ ਦੇ ਘਰ ਕਰਾਂਗੇ। ਉਸ ਨੇ ਕਿਹਾ, "ਰਸਮ ਤਾਂ ਉਹਨਾਂ ਤੋਂ ਹੀ ਕਰਵਾਉਣੀ ਹੈ। ਉਹਨਾਂ ਨੂੰ ਵੀ ਇੱਥੇ ਈ ਸੱਦ ਲੈਨੇ ਆਂ।" ਮੈਂ ਸਾਧੂ ਦੀ ਕਮਜ਼ੋਰੀ ਬਾਰੇ ਕਿਸੇ ਨੂੰ ਕੁਝ ਕਹਿਣਾ ਨਹੀਂ ਸੀ ਚਾਹੁੰਦਾ। ਇਸ ਲਈ ਮੈਂ ਸਭ ਨੂੰ ਜੋਰ ਪਾ ਕੇ ਉਸ ਦੇ ਘਰ ਹੀ ਲੈ ਗਿਆ। ਸਭ ਤੋਂ ਪਹਿਲਾਂ ਸਾਧੂ ਨੇ ਕਹਿ-ਕੱਹਾ ਲਾ ਕੇ ਸਾਰਿਆਂ ਨੂੰ ਸੰਬੋਧਨ ਕੀਤਾ, "ਬੜਾ ਗੁਰੂ ਘੰਟਾਲ ਐ ਬਈ! ਮੇਰੀ ਮਹੀਨਾ ਪਹਿਲਾਂ ਦਿੱਤੀ ਕਿਤਾਬ ਜੈਨ ਨੇ ਹਾਲੇ ਤੀਕਰ ਨਹੀਂ ਛੂਹੀ ਤੇ ਇਹ ਮੈਥੋਂ ਉਸ ਦਾ ਫੋਨ ਲੈ ਕੇ ਛੇਆਂ ਦਿਨਾਂ ਵਿਚ ਹੀ ਪਬਲਿਸ਼ ਕਰਵਾ ਲਿਆਇਆ। ਪਤਾ ਨੀ ਕਿਹੜੀਆਂ ਮਿੱਠੀਆਂ ਗੋਲੀਆਂ ਖਲਾਈਆਂ ਐਂ ਉਹਨੂੰ!" ਇਹ ਕਹਿ ਕੇ ਉਹ ਬਹੁਤ ਖੁਸ਼ੀ ਨਾਲ ਪੁਸਤਕ ਰਲੀਜ਼ ਕਰਨ ਦੀ ਰਸਮ ਲਈ ਖੜ੍ਹਾ ਹੋਣ ਲੱਗਿਆ ਪਰ ਉੱਠ ਨਾ ਸਕਿਆ। ਵਿਰਕ ਨੇ ਉਸ ਦਾ ਹੱਥ ਫੜ ਕੇ ਉਠਾਇਆ। ਇਹ ਆਖਰੀ ਵਾਰ ਸੀ ਜਦੋਂ ਮੈਂ ਉਸ ਨੂੰ ਖੜ੍ਹੇ ਹੋਏ ਨੂੰ ਵੇਖਿਆ।

ਅਮਰੀਕਾ ਆ ਕੇ ਫੋਨ ਕੀਤਾ ਤਾਂ ਪਤਾ ਲੱਗਿਆ ਕਿ ਕੁਝ ਦਿਨਾਂ ਬਾਦ ਹੀ ਉਹ ਬੇਹੋਸ਼ ਹੋ ਕੇ ਡਿਗ ਪਿਆ ਸੀ। ਫਿਰ ਸੁਨੇਹ ਆਇਆ ਕਿ ਡਾਕਟਰਾਂ ਦੀ ਰਿਪੋਰਟ

ਮੁਤਾਬਿਕ ਉਸ ਦੇ ਗੁਰਦੇ ਫੇਹਲ ਹੋ ਗਏ ਹਨ ਇਸ ਲਈ ਹੁਣ ਉਹ ਡਾਇਲਿਸਿਸ ਲਈ ਹਰ ਹਫਤੇ ਹਸਪਤਾਲ ਵਿਚ ਲਿਜਾਉਣਾ ਪੈਂਦਾ ਹੈ। ਕੁਝ ਦਿਨ ਬਾਦ ਖਬਰ ਮਿਲੀ ਕਿ ਦਿਮਾਗ ਵਿਚ ਸੋਜਿਸ਼ ਚਲੀ ਜਾਣ ਕਰਕੇ ਉਸ ਦੀ ਯਾਦ ਸ਼ਕਤੀ ਤੇ ਵੀ ਕੁਝ ਅਸਰ ਪੈ ਗਿਆ ਹੈ। ਮੈਂ ਉਸ ਨਾਲ ਗੱਲ ਕੀਤੀ ਤਾਂ ਉਸ ਨੇ ਮੁਸ਼ਕਲ ਨਾਲ ਆਵਾਜ਼ ਪਹਿਚਾਣਦਿਆਂ ਕਿਹਾ, "ਅੱਜ ਤਾਂ ਔਖਾ ਆਂ ਬਈ, ਕੱਲ ਗੱਲ ਕਰੀਂ।" ਉਸ ਦੀ ਜੀਭ ਭਾਰੀ ਹੋ ਗਈ ਸੀ। ਫਿਰ ਕਈ ਦਿਨ ਖਬਰ ਮਿਲਦੀ ਰਹੀ ਕਿ ਬਹੁਤੀ ਤਕਲੀਫ ਕਾਰਨ ਬੋਲਦਾ ਨਹੀਂ ਪਰ ਕੰਨ ਨਾਲ ਫੋਨ ਲਾਇਆਂ ਸ਼ਾਇਦ ਗੱਲ ਕਰ ਲਵੇ। ਮੈਂ ਪ੍ਰੇਮ ਕੌਰ ਨੂੰ ਬੇਨਤੀ ਕਰ ਕੇ ਉਸ ਦੇ ਕੰਨ ਨਾਲ ਫੋਨ ਲਵਾਇਆ ਤੇ ਗੱਲ ਕਰਨ ਦੀ ਕੋਸ਼ਿਸ਼ ਕੀਤੀ। ਸਾਧੂ ਨੇ ਹੈਲੋ ਹੈਲੋ ਕਰਕੇ ਬੜੀ ਦੇਰ ਬਾਦ ਮੇਰੀ ਆਵਾਜ਼ ਪੱਛਾਣੀ। ਮੈਂ ਸਮਝ ਗਿਆ ਕਿ ਇਹ "ਬਾਂਛਤ ਨਾਹੀ ਸੁ ਬੇਲਾ ਆਈ" ਦਾ ਸੰਕੇਤ ਹੈ। ਅਖੀਰ ਦਰਦ ਨਾਲ ਕੁਰ੍ਹਾਉਂਦਿਆਂ ਉਹ ਕੇਵਲ ਇੰਨਾ ਹੀ ਬੋਲਿਆ, "ਠੀਕ ਨੀ ਬਈ। ਬਾਏ!" ਇਹ ਉਸ ਦੀ ਮੈਨੂੰ ਅੰਤਿਮ ਵਿਦਾਇਗੀ ਸੀ।

ਇਕ ਮਈ 1913 ਦੀ ਸ਼ਾਮ ਨੂੰ ਵਿਰਕ ਦੀ ਈਮੇਲ ਆਈ, "ਪ੍ਰੋਫੈਸਰ ਸਾਹਿਬ, ਮੰਦੀ ਖਬਰ ਹੈ! ਡਾਕਟਰ ਸਾਧੂ ਇਸ ਦੁਨੀਆਂ ਵਿਚ ਨਹੀਂ ਰਹੇ।" ਮੈਂ ਵਿਰਕ ਨੂੰ ਕਾਲ ਕੀਤੀ ਪਰ ਮੇਰੇ ਕੋਲੋਂ ਕੁਝ ਕਿਹਾ ਨਾ ਗਿਆ। ਮੈਂ ਬਿਨ ਬੋਲੇ ਫੋਨ ਰੱਖ ਦਿਤਾ।

ਸਾਧੂ ਆਪਣੇ ਪੂਰਬਲੇ ਕਰਮਾਂ ਦਾ ਲੇਖਾ ਜੋਖਾ ਕਰ ਕੇ ਆਪਣੇ ਮੂਲ ਤੱਤਾਂ ਵਿਚ ਵਟ ਗਿਆ ਸੀ ਤੇ ਸਦਾ ਸਦਾ ਲਈ "ਅਕਾਲ ਪੁਰਖ" ਵਿਚ ਸਮਾਅ ਚੁੱਕਿਆ ਸੀ।

ਹਉਮੈ ਦੀਰਘ ਰੋਗ ਹੈ

ਯੂਨਾਨੀ ਵਿਦਵਾਨ ਪਲੈਟੋ ਨੇ ਕਿਹਾ ਹੈ ਕਿ ਗਿਆਨ ਹੀ ਸੁੰਦਰਤਾ ਹੈ। ਗਿਆਨ ਮਨੁੱਖ ਨੂੰ ਗੁਣਵਾਨ ਬਣਾਉਂਦਾ ਹੈ ਕਿਉਂਕਿ ਉਸ ਦੀ ਸਮੁੱਚੀ ਜੀਵਨ-ਸ਼ੈਲੀ ਵਿਚੋਂ ਉਸ ਦੇ ਗਿਆਨ-ਰੂਪੀ ਗੁਣਾਂ ਦੀ ਸੁੰਦਰ ਲੋਅ ਝਲਕਦੀ ਹੈ। ਗੁਰਬਾਣੀ ਵਿਚ ਵੀ ਅਜਿਹੇ ਕਈ ਗੁਣਾਂ ਦੀ ਵਿਆਖਿਆ ਹੈ ਜਿਹੜੇ ਚੰਗੇ ਕਿਰਦਾਰ ਦਾ ਸ਼ਿੰਗਾਰ ਬਣਦੇ ਹਨ। ਇਹਨਾਂ ਵਿਚ ਕਿਰਤ ਕਰਨਾ, ਵੰਡ ਛੱਕਣਾ ਤੇ ਬਖੀਲੀ-ਰਹਿਤ ਮਿੱਠਾ ਵਿਵਹਾਰ ਕਰਨਾ ਆਦਿ ਸ਼ਾਮਲ ਹਨ। ਪਰ ਗੁਰੂ ਸਾਹਿਬ ਨੇ ਹਲੀਮੀ ਨੂੰ ਅਪਨਾਉਣ ਤੇ ਹਉਮੈ ਦੇ ਪ੍ਰੀਤਿਆਗ ਉਤੇ ਵੀ ਬਹੁਤ ਜੋਰ ਦਿਤਾ ਹੈ। ਹਉਮੈ ਤੇ ਹਲੀਮੀ ਪ੍ਰਸਪਰ ਵਿਰੋਧੀ ਪ੍ਰਕ੍ਰਿਤੀਆਂ ਹਨ ਜੋ ਇਕ ਥਾਂ ਨਹੀਂ ਰਹਿ ਸਕਦੀਆਂ ਭਾਵ ਜਿੱਥੇ ਇਕ ਦਾ ਵਾਸ ਹੈ ਉੱਥੇ ਦੂਜੀ ਨਹੀਂ ਫਟਕ ਸਕਦੀ। ਹਲੀਮੀ ਦਾ ਗੁਣ ਸੁਹਿਰਦਤਾ ਤੇ ਮਿਠਾਸ ਕਾਰਨ ਦੂਰ ਦੂਰ ਤੀਕਰ ਸੁੱਖ ਵਰਤਾਉਂਦਾ ਹੈ ਪਰ ਹਉਮੈ ਇਕ ਡੂੰਘਾ ਰੋਗ ਹੈ ਜੋ ਸਭ ਲਈ ਦੁਖ ਦਾ ਸ੍ਰੋਤ ਹੈ। ਹਲੀਮੀ ਮੱਨੁਖ ਨੂੰ ਕਦੇ ਸਦਗੁਣਾਂ ਤੋਂ ਖਾਲੀ ਨਹੀਂ ਹੋਣ ਦੇਂਦੀ ਪਰ ਹਉਮੈ ਪ੍ਰਧਾਨ ਮੱਨੁਖ ਘੁਣ ਲਗੀ ਲਕੜੀ ਵਾਂਗ ਖੋਖਲਾ ਹੀ ਰਹਿੰਦਾ ਹੈ। ਹਲੀਮੀ ਸਮਾਜਿਕ ਵਾਤਾਵਰਣ ਨੂੰ ਸ਼ੁਧ ਕਰਦੀ ਹੈ ਤੇ ਹਉਮੈ ਇਸ ਨੂੰ ਅਸ਼ਾਂਤ ਤੇ ਪ੍ਰਦੂਸ਼ਤ। ਹੰਕਾਰੀ ਮਨੁੱਖ ਵੀ ਸ਼ਾਇਦ ਇਸ ਗੱਲ ਨੂੰ ਸਮਝਦੇ ਹਨ ਇਸੇ ਲਈ ਉਹ ਬਹੁਤੀ ਵਾਰ ਆਪਣੀ ਹਉਮੈ ਵਿਦਵਤਾ ਦੇ ਪਰਦੇ ਵਿਚ ਢੱਕ ਕੇ ਰੱਖਣ ਦੀ ਕੋਸ਼ਿਸ਼ ਕਰਦੇ ਹਨ। ਪਰ ਫਿਰ ਵੀ ਇਹ ਬੀਮਾਰੀ ਛਿਪੀ ਨਾ ਰਹਿ ਕੇ ਦੂਰੋਂ ਹੀ ਦਿੱਸਣ ਲੱਗ ਪੈਂਦੀ ਹੈ। ਹਉਮੈ ਤੇ ਹਲੀਮੀ ਦਾ ਇਹ ਮਹਤੱਵਪੂਰਣ ਫਰਕ ਹੇਠਲੀਆਂ ਦੋ ਸੱਚੀਆਂ ਘਟਨਾਵਾਂ ਤੋਂ ਭਲੀ ਭਾਂਤ ਸਪਸ਼ਟ ਹੋ ਜਾਂਦਾ ਹੈ ਜਿਨ੍ਹਾਂ ਵਿਚ ਕੇਵਲ ਕੁਝ ਕੁ ਨਾਂ ਤੇ ਥਾਂ ਹੀ ਬਦਲੇ ਹੋਏ ਹਨ।

ਸਾਲ 2013 ਵਿਚ ਮਈ ਮਹੀਨੇ ਦੀ ਚਾਰ ਤਾਰੀਖ਼ ਨੂੰ ਸੈਂਟਾ ਕਲਾਰਾ ਯੂਨੀਵਰਸਿਟੀ ਵਿਚ ਸਿੱਖ ਧਰਮ ਦੇ ਵਿਭਿੰਨ ਪਹਿਲੂਆਂ ਤੇ ਇਕ ਸੈਮੀਨਾਰ ਹੋਇਆ। ਇਸ ਵਿਚ ਮੈਂ ਵੀ ਜੁਗਿਆਸਾ-ਵਸ ਸ਼ਾਮਲ ਹੋਣ ਲਈ ਗਿਆ। ਯੂਨੀਵਰਸਿਟੀ ਦਾ ਮੁੱਖ ਹਾਲ ਭਾਗ ਲੈਣ ਆਏ ਵਿਦਵਾਨ ਸੱਜਣਾਂ ਨਾਲ ਭਰਿਆ ਹੋਇਆ ਸੀ। ਲੰਚ ਟਾਈਮ ਵਿਚ ਜਦੋਂ ਸਭ ਬਾਹਰ ਆਏ ਤਾਂ ਮੇਰੀ ਨਿਗਾਹ ਇਕ ਭਲੇ ਪੁਰਸ਼ ਤੇ ਪਈ। ਘੋਟਵੀਂ ਪੱਗ, ਪ੍ਰਗਾਸਿਆ ਦੀਦਾਰ ਤੇ ਲੰਮਾ ਚੌੜਾ ਜੁੱਸਾ। ਉਹ ਮੈਨੂੰ ਕਿਤੇ ਦੇਖਿਆ ਹੋਇਆ ਲੱਗਿਆ। ਗਹੁ ਨਾਲ ਵੇਖਿਆਂ ਜਾਪਿਆ ਕਿ ਇਹ ਤਾਂ ਓਹੀ ਮਸ਼ਹੂਰ ਲੇਖਕ ਹੈ ਜਿਸ ਦੀ ਤਸਵੀਰ ਅਖਬਾਰ ਵਿਚ ਹਰ ਹਫਤੇ ਛੱਪਦੀ ਹੈ। ਮੈਂ ਸੋਚਿਆ ਜੇ ਇਹ ਓਹੀ ਹੈ, ਤਾਂ ਇਸ ਨੂੰ ਮਿਲਣਾ ਚਾਹੀਦਾ ਹੈ ਤੇ ਇਸ ਕੋਲ ਜਾ ਕੇ ਇਸ ਦੀਆਂ ਲਿਖਤਾਂ ਦੀ ਪ੍ਰਸੰਸਾ ਕਰਨੀ ਚਾਹੀਦੀ ਹੈ।

ਮੈਂ ਇਸ ਲੇਖਕ ਦੇ ਲੇਖ ਹਰ ਹਫਤੇ ਰੀਝ ਨਾਲ ਪੜ੍ਹਦਾ ਸਾਂ। ਲਿਖਦਾ ਤਾਂ ਭਾਵੇਂ ਉਹ ਬਹੁਤਾ ਪੰਥਕ ਵਿਚਾਰਧਾਰਾ ਅਨੁਸਾਰ ਹੀ ਸੀ ਪਰ ਲਿਖਦਾ ਜੋਰਦਾਰ ਸੀ। ਮੈਂ ਉਸ ਨੂੰ ਸ਼ਬਦਕਲਾ ਦਾ ਜਾਦੂਗਰ ਤੇ ਕਹਾਣੀ ਕਲਾ ਦਾ ਬੇਤਾਜ ਬਾਦਸ਼ਾਹ ਸਮਝਦਾ ਸਾਂ। ਕਈ ਵਾਰ ਉਸ ਦੀ ਲਿਖਤ ਪੜ੍ਹ ਕੇ ਮੈਂ ਉਸ ਨੂੰ ਉਸ ਦੇ ਫ਼ਨ ਦੀ ਤਾਰੀਫ ਕਰਨ ਲਈ ਫੋਨ ਵੀ ਕਰ ਦਿੰਦਾ ਸਾਂ। ਪਰ ਨਾ ਉਹ ਕਦੇ ਪੁੱਛਦਾ ਕਿ ਮੈਂ ਕੌਣ ਹਾਂ ਤੇ ਨਾ ਹੀ ਮੈਂ ਕਦੇ ਉਸ ਨੂੰ ਆਪਣੇ ਬਾਰੇ ਬਿਨ-ਪੁੱਛੇ ਦੱਸਣਾ ਮੁਨਾਸਿਬ ਸਮਝਦਾ।

ਉਸ ਦਿਨ ਸਾਹਮਣੇ ਖੜ੍ਹੇ ਨੂੰ ਵੇਖ ਮੇਰਾ ਮਨ ਮਿਲ ਕੇ ਵਧਾਈ ਦੇਣ ਨੂੰ ਕਰ ਆਇਆ। ਬਾਹਾਂ ਦੀ ਬੁੱਕਲ ਮਾਰੀ ਉਹ ਲੇਖਕ ਇੱਕਲਾ ਹੀ ਖੜ੍ਹਾ ਸੀ। ਹੱਥ ਫੜੀ ਪਲੇਟ ਗਾਰਬੇਜ਼ ਵਿਚ ਸੁੱਟ ਕੇ ਮੈਂ ਜਲਦੀ ਨਾਲ ਉਸ ਕੋਲ ਗਿਆ ਤਾਂ ਜੋ ਇੱਕਲਿਆਂ ਦੇਖ ਉਸ ਨੂੰ ਕੋਈ ਹੋਰ ਨਾ ਘੇਰ ਲਵੇ। ਕੋਲ ਜਾ ਕੇ ਮੈਂ ਸਤਿ ਸ੍ਰੀ ਆਕਾਲ ਬੁਲਾਈ ਜਿਸ ਦਾ ਜਵਾਬ ਉਸ ਨੇ ਉਸੇ ਪੱਥਰਾਈ ਮੁਦਰਾ ਵਿਚ ਦਿੱਤਾ। ਗੱਲ ਛੇੜਦਿਆਂ ਮੈਂ ਕਿਹਾ,"ਮੈਂ ਤੁਹਨੂੰ ਤੁਹਾਡੀ ਅਖ਼ਬਾਰ ਵਿਚ ਛੱਪਦੀ ਫੋਟੋ ਤੋਂ ਪਛਾਣ ਕੇ ਆਇਆ ਹਾਂ ਜੀ। ਕੀ ਤੁਸੀਂ ਫਲਾਣੇ ਸਿੰਘ ਹੀ ਹੋ?" ਉਹ ਤਾਈਦ ਕਰਦਾ ਕਹਿਣ ਲੱਗਿਆ,"ਜੀ ਹਾਂ, ਮੈਂ ਫਲਾਣਾ ਸਿੰਘ ਹਾਂ।" ਮੈਂ ਕਿਹਾ,"ਮੈਂ ਤੁਹਾਡੀਆਂ ਲਿਖਤਾਂ ਦਾ ਪ੍ਰਸੰਸਕ ਹਾਂ। ਤੁਹਾਡੀ ਲੇਖਣੀ ਦੀ ਜਿੰਨੀ ਤਾਰੀਫ਼ ਕੀਤੀ ਜਾਵੇ ਥੋੜੀ ਹੈ। ਤੁਸੀਂ ਲਿਖਤ ਕਲਾ ਦੇ ਧਨੀ ਹੋ।" ਇਹ ਸੁਣ ਕੇ ਉਸ ਨੇ ਉਵੇਂ ਖੜ੍ਹੇ ਨੇ ਇੰਨਾ ਹੀ ਉੱਤਰ ਦਿਤਾ,"ਮੈਨੂੰ ਬੜੀ ਖੁਸ਼ੀ ਹੋਈ ਹੈ।" ਵੰਨ ਸੁਵੰਨੇ ਸ਼ਬਦਾਂ ਨੂੰ ਲਹਿਰੀਏਦਾਰ ਵਾਕਾਂ ਵਿਚ ਪ੍ਰੋਣ ਵਾਲਾ ਉਹ ਕਾਲਮਨਵੀਸ ਮਿਲਣ ਤੇ ਦੋ ਬੋਲਾਂ ਤੋਂ ਵੀ ਸੱਖਣਾ! ਗੱਲ ਮੇਰੀ ਸਮਝ ਵਿਚ ਨਾ ਆਈ। ਸੱਬਬ ਜਾਨਣ ਲਈ ਮੈਂ ਸੰਕੋਚ ਨਾਲ ਪੁੱਛਿਆ,"ਖੁਸ਼ੀ ਕਾਹਦੀ ਹੋਈ ਜੀ।" ਉਹ ਬੋਲਿਆ," ਇਹੀ ਕਿ ਤੁਸੀਂ ਮੈਨੂੰ ਫੋਟੋ ਤੋਂ ਪਛਾਣ ਕੇ ਮੇਰੇ ਕੋਲ ਆਏ ਤੇ ਮੇਰੇ ਲੇਖਾਂ ਦੀ ਪ੍ਰਸੰਸਾ ਕੀਤੀ।" ਇੰਨਾ ਕਹਿ ਕੇ ਉਸ ਨੇ ਅੱਖਾਂ ਪਰ੍ਹੇ ਘੁਮਾਈਆਂ ਤੇ ਅੱਠ ਦਸ ਫੁੱਟ ਦੂਰ ਜਾ ਕੇ ਖੜ੍ਹਾ ਹੋ ਗਿਆ। ਮੈਨੂੰ ਉਸ ਦੇ ਸ਼ਬਦਾਂ ਤੇ ਸ਼ਰੀਰਕ-ਸ਼ੈਲੀ ਤੋਂ ਹਉਮੈ ਤੇ ਕਰੂਰਤਾ ਦੀ ਝਲਕ ਪਈ। ਮੇਰਾ ਦਿਲ ਕੀਤਾ ਕਿ ਇਸ ਦਾ ਮੋਢਾ ਫੜ੍ਹ ਕੇ ਰੋਕਾਂ ਤੇ ਕਹਾਂ, "ਬੜਾ ਖੁਸ਼ਕ ਤੇ ਖੁਦਗਰਜ਼ ਹੈਂ ਯਾਰ! ਆਪਣੀ ਵਡਿਆਈ ਸੁਣ ਗਿਐਂ ਤੇ ਮੇਰੇ ਉਤਸ਼ਾਹ ਨੂੰ ਮਲੀਆਮੇਟ ਕਰ ਗਿਐਂ! ਪਾਠਕ ਹਾਂ ਮੈਂ ਤੇਰਾ, ਗਹਿਣੇ ਪਿਆ ਗੁਲਾਮ ਨਹੀਂ।" ਪਰ ਮੈਂ ਉਸ ਦੇ ਪਿੱਛੇ ਨਾ ਗਿਆ ਕਿਉਂਕਿ ਸਿਆਣਿਆਂ ਦੇ ਕਹੇ ਅਨੁਸਾਰ ਸਿਸ਼ਟਾਚਾਰ ਦੇ ਮਸਲੇ ਤਕਰਾਰ ਨਾਲ ਹੱਲ ਨਹੀਂ ਹੁੰਦੇ ਤੇ ਨਾ ਹੀ ਕਰਨੇ ਚਾਹੀਦੇ ਹਨ।

ਮੈਨੂੰ ਘੋਰ ਪਛਤਾਵਾ ਹੋਣ ਲੱਗਿਆ ਕਿ ਮੈਂ ਉਸ ਕੋਲ ਗਿਆ ਹੀ ਕਿਉਂ। ਮੂਰਛਿਤ ਪੰਛੀ ਵਾਂਗ ਤੜਪਦਿਆਂ ਮੈਂ ਪਿੱਛੇ ਪਈ ਇਕ ਕੁਰਸੀ ਤੇ ਬੈਠ ਗਿਆ ਤੇ ਕਈ ਤਰਾਂ ਦੀਆਂ ਸੁਝਾਉਣੀਆਂ ਨਾਲ ਸਵੈਮਾਨ ਦੀ ਚੋਟ ਨੂੰ ਪਲੋਸਣ ਲੱਗਿਆ। ਕਦੇ ਮੈਂ ਉਸ ਵਿਦਵਾਨ ਨੂੰ ਮਗ਼ਰੂਰ ਤੇ ਹੰਕਾਰੀ ਦੱਸਾਂ ਤੇ ਕਦੇ ਉਸ ਨੂੰ ਸਿੰਬਲ ਰੁੱਖ ਦੀ ਉਪਮਾ ਦੇਵਾਂ ਜੋ

ਸਿੱਧਾ ਤੇ "ਅਤਿ ਦੀਰਘ ਅਤਿ ਮੁਚੁ" ਹੋਣ ਦੇ ਬਾਵਜ਼ੂਦ ਦੂਜਿਆਂ ਲਈ ਲਾਭਕਾਰੀ ਨਹੀਂ ਹੁੰਦਾ। ਮੈਂ ਖੁਦ ਨੂੰ ਇਹ ਵੀ ਸਮਝਾਵਾਂ ਕਿ ਜੇ ਅਜੇਹੇ ਦਰਖ਼ਤ ਕੋਲ ਆ ਕੇ ਪੰਛੀ ਵੀ ਨਿਰਾਸ਼ੇ ਮੁੜ ਜਾਂਦੇ ਹਨ ਫਿਰ ਮੈਂ ਕਿਸ ਬਾਗ ਦੀ ਮੂਲੀ ਹਾਂ? ਪਰ ਮੇਰੇ ਦਿਲ ਤੇ ਉਸ ਲੇਖਕ ਦੇ ਵਿਵਹਾਰ ਦਾ ਘਾਓ ਇੰਨਾ ਡੂੰਘਾ ਸੀ ਕਿ ਇਸ ਦੀ ਪੀੜ ਕਿਸੇ ਦਲੀਲ ਨਾਲ ਘਟਣ ਵਿਚ ਨਹੀਂ ਸੀ ਆ ਰਹੀ। ਦੂਜੇ ਲੋਕਾਂ ਦੇ ਅਪਮਾਨਜਨਕ ਵਿਵਹਾਰ ਨਾਲ ਮੈਨੂੰ ਪਹਿਲਾਂ ਵੀ ਕਈ ਕਈ ਦਿਨ ਏਦਾਂ ਹੀ ਮਾਨਸਿਕ ਵੇਦਨਾ ਚੋਂ ਲੰਘਣਾ ਪੈ ਜਾਂਦਾ ਸੀ। ਮੈਨੂੰ ਲੱਗਿਆ ਕਿ ਹੁਣ ਇਸ ਹਿਰਦੇਬੇਧਕ ਪ੍ਰਸੰਗ ਦੀ ਅੱਗ ਵਿਚ ਕਈ ਦਿਨ ਸੜਨਾ ਪਵੇਗਾ।

ਆਪਣੇ ਪਿਛਲੇ ਤਜ਼ਰਬੇ ਤੋਂ ਅੰਦਾਜ਼ਾ ਲਾ ਕੇ ਮੈਂ ਸੋਚਿਆ ਕਿ ਇਸ ਦੋਜ਼ਕ ਵਿਚ ਸੜਨ ਨਾਲੋਂ ਤਾਂ ਦਵਾਈ ਲੈ ਲੈਣੀ ਹੀ ਠੀਕ ਹੈ। ਇਸ ਲਈ ਮੈਂ ਬੈਗ ਵਿਚ ਰੱਖੀ **ਸਟੈਫਿਸਗੇਰੀਆ** (Staphisgaria) ਨਾਮਕ ਹੋਮਿਓਪੈਥਿਕ ਦਵਾਈ ਦੀ ਸ਼ੀਸ਼ੀ ਕੱਢੀ ਤੇ ਇਸ ਦੀ ਇਕ ਖੁਰਾਕ ਮੂੰਹ ਵਿਚ ਪਾ ਲਈ। ਇਹ ਦਵਾਈ ਕਿਸੇ ਦੇ ਅਸ਼ਿਸ਼ਟਾਚਾਰੀ ਵਰਤਾਵ ਜਾਂ ਕਟੂ-ਸ਼ਬਦਾਂ ਦੇ ਜ਼ਖ਼ਮਾਂ ਨੂੰ ਪਲਾਂ ਵਿਚ ਮਿਟਾ ਦੇਣ ਦੀ ਸ਼ਕਤੀ ਰੱਖਦੀ ਹੈ। ਹੋਮਿਓਪੈਥਿਕ ਸ਼ਾਸਤਰਾਂ ਵਿਚ ਇਸ ਨੂੰ "ਜ਼ੁਬਾਨ ਦੇ ਫੱਟ ਜਾਂ ਨਿਰਾਦਰੀ ਦੇ ਹਰਖ਼" ਲਈ ਵਰਤੀ ਜਾਣ ਵਾਲੀ ਰਾਮ ਬਾਣ ਔਸ਼ਧੀ ਆਖਿਆ ਗਿਆ ਹੈ। ਇਹ ਦਵਾਈ ਉਹਨਾਂ ਨਾਜ਼ੁਕ-ਭਾਵ ਬੱਚਿਆਂ ਨੂੰ ਵੀ ਦਿੱਤੀ ਜਾਂਦੀ ਹੈ ਜੋ ਅਧਿਆਪਕਾਂ ਦੁਆਰਾ ਕਲਾਸ ਵਿਚ ਝਾੜ-ਝੰਬ ਉਪਰੰਤ ਘੰਟਾ ਭਰ ਨੀਵੀਂ ਪਾਈ ਡੁੱਸਕਦੇ ਰਹਿੰਦੇ ਹਨ। ਕਈ ਵੱਡੇ ਬੱਚੇ ਜੋ ਅਪਣੇ ਸਹਿਪਾਠੀਆਂ ਸਾਹਮਣੇ ਅਧਿਆਪਕਾਂ ਦੇ ਦੁਰਵਿਵਹਾਰ ਕਾਰਣ ਆਤਮ-ਹੱਤਿਆ ਕਰਨ ਦੀ ਸੋਚਦੇ ਹਨ, ਉਹ ਵੀ ਇਸ ਦੀ ਇਕ ਖੁਰਾਕ ਨਾਲ ਹੀ ਨਵਾਂ ਨਰੋਆ ਜੀਵਨ ਪਾ ਸਕਦੇ ਹਨ। ਕਿਉਂਕਿ ਮੈਂ ਆਪਣੇ ਸਵੈ-ਮਾਨ ਪ੍ਰਤੀ ਬੜਾ ਸੰਵੇਦਨਸ਼ੀਲ ਹਾਂ ਇਸ ਲਈ ਇਹ ਦਵਾਈ ਮੇਰੇ ਕੰਮ ਆਉਂਦੀ ਰਹਿੰਦੀ ਹੈ। ਇਹਤਿਆਤਨ ਕੁਝ ਇਕ ਹੋਰ ਦਵਾਈਆ ਸਮੇਤ ਮੈਂ ਇਸ ਨੂੰ ਸਦਾ ਆਪਣੇ ਕੋਲ ਰੱਖਦਾ ਹਾਂ।

ਦਵਾਈ ਦੀ ਪੁੜੀ ਲੈ ਕੇ ਮੈਂ ਉਸ ਵਿਦਵਾਨ ਦਾ ਧਿਆਨ ਦਿਲੋਂ ਕੱਢਣ ਦੀ ਕੋਸ਼ਿਸ਼ ਵਿਚ ਜੁਟ ਗਿਆ। ਪਹਿਲਾਂ ਤਾਂ ਮੈਂ ਵਿਚਾਰ ਕਰਨ ਲੱਗਿਆ ਕਿ ਗੁਰਬਾਣੀ ਅਨੁਸਾਰ ਘਮੰਡੀ ਤੇ ਹਉਮੈ-ਪ੍ਰਧਾਨ ਵਿਅਕਤੀ ਰੋਗੀ ਹੁੰਦੇ ਹਨ। ਹੋਮਿਓਪੈਥੀ ਵੀ ਅਜਿਹੇ ਮਗ਼ਰੂਰਾਂ ਨੂੰ ਬੀਮਾਰ ਹੀ ਦੱਸਦੀ ਹੈ। ਅਲਾਮਤਾਂ ਅਨੁਸਾਰ ਅਜਿਹੇ ਵਿਅਕਤੀ ਆਪਣੇ ਆਪ ਨੂੰ ਉੱਤਮ ਤੇ ਦੂਜਿਆਂ ਨੂੰ ਕੀੜੇ ਮਕੌੜੇ ਸਮਝਦੇ ਹਨ। ਮਾਨਸਿਕ ਹੀ ਨਹੀਂ ਯਥਾਰਥਕ ਪਧੱਰ ਤੇ ਵੀ ਇਹਨਾਂ ਨੂੰ ਸਾਹਮਣੇ ਪਈਆਂ ਚੀਜ਼ਾਂ ਛੋਟੇ ਆਕਾਰ ਦੀਆਂ ਲਗਦੀਆਂ ਹਨ। ਇਹਨਾਂ ਨੂੰ ਕਿਤਾਬਾਂ ਦਾ ਪ੍ਰਿੰਟ ਛੋਟਾ ਜਾਪਦਾ ਹੈ ਤੇ ਬਾਜ਼ਾਰ ਵਿਚ ਰੇਹੜੀ ਵਾਲੇ ਦੇ ਸੇਬਾਂ ਨੂੰ ਇਹ ਅਕਸਰ ਬੇਰ ਹੀ ਦੱਸਦੇ ਹਨ। ਹੋਮਿਓਪੈਥਿਕ ਮੈਟੀਰੀਆ ਮੈਡਿਕਾ ਅਨੁਸਾਰ ਅਜੇਹੇ ਵਿਅਕਤੀਆਂ ਲਈ "ਪ" ਅੱਖਰ ਨਾਲ ਸ਼ੁਰੂ ਹੋਣ ਵਾਲੀ **ਪਲੈਟਿਨਾ (Platina)** ਸਮੇਤ ਕਈ ਹੋਰ ਦਵਾਈਆਂ ਗੁਣਕਾਰੀ ਹਨ ਜਿਹਨਾਂ ਦੇ ਅਲਾਮਤਾਂ ਅਨੁਸਾਰ ਸੇਵਨ

ਕਰਨ ਨਾਲ ਸੁਭਾਵਕ ਹੀ ਉਹਨਾਂ ਦੇ ਵਿਵਹਾਰ ਵਿਚ "ਮਿਠਤੁ" ਤੇ ਮਨ ਵਿਚ "ਨੀਵੀ" ਆ ਜਾਂਦੀ ਹੈ। ਜੇ ਸਭ ਹਉਮੈ-ਪ੍ਰਧਾਨ ਵਿਅਕਤੀ ਕਦੇ ਅਲਾਮਤਾਂ ਅਨੁਸਾਰ ਇਹਨਾਂ ਦਵਾਈਆਂ ਦਾ ਸੇਵਨ ਕਰ ਲੈਣ ਤਾਂ ਉਹ 'ਨਿਵੈ ਸੁ ਗਉਰਾ ਹੋਇ' ਦਾ ਰੱਹਸ ਭਲੀ ਭਾਂਤ ਸਮਝਣ ਲਗ ਜਾਣਗੇ।

ਖੈਰ ਆਪਣੀ ਨਿਰਾਦਰੀ ਦਾ ਦਰਦ ਭੁਲਾਉਣ ਦੀ ਕੋਸ਼ਿਸ਼ ਵਿਚ ਮੈਂ ਫਿਰ ਦੁਨੀਆਂ ਦੇ ਉਹਨਾਂ ਵੱਡੇ ਵੱਡੇ ਲੇਖਕਾਂ, ਫਿਲਾਸਫਰਾਂ ਤੇ ਸਾਇੰਸਦਾਨਾਂ ਬਾਰੇ ਸੋਚਣ ਲਗ ਪਿਆ, ਜਿਹਨਾਂ ਨੇ ਆਪਣੇ ਯੋਗਦਾਨ ਨਾਲ ਮਨੱਖੀ ਸੋਚ ਤੇ ਸਮਾਜ ਦਾ ਰੁਖ ਬਦਲਿਆ ਸੀ। ਇਹਨਾਂ ਵਿਚੋਂ ਕਈਆਂ ਦੇ ਫਲਸਫਿਆਂ ਨੂੰ ਮੈਂ ਸਾਲਾਂ ਬੱਧੀ ਪੜ੍ਹਿਆ ਤੇ ਪੜ੍ਹਾਇਆ ਸੀ ਤੇ ਕਈ ਮੇਰੀ ਸੋਚ ਤੇ ਵੀ ਭਾਰੂ ਹੋ ਚੁੱਕੇ ਸਨ। ਇਹਨਾਂ ਦੁਆਰਾ ਰਚੇ ਕਈ ਗ੍ਰੰਥ ਤਾਂ ਮੇਰੀ ਨਿਜ਼ੀ ਲਾਇਬਰੇਰੀ ਦੇ ਚਿਰਾਗ਼ ਬਣ ਕੇ ਮੇਰੀ ਨੇੜੇ ਤੋਂ ਰਹਿਨੁਮਾਈ ਕਰਦੇ ਰਹੇ ਸਨ। ਇਹਨਾਂ ਮਹਾਨ ਚਿੰਤਕਾਂ ਦੀ ਰੂਹਾਨੀ ਸੰਗਤ ਨਾਲ ਮੈਨੂੰ ਫੌਰੀ ਰਾਹਤ ਮਿਲਣੀ ਸ਼ੁਰੂ ਹੋਈ। ਪਰ ਆਪਣੀ ਲਾਇਬ੍ਰੇਰੀ ਨੂੰ ਯਾਦ ਕਰਦਿਆਂ ਹੀ ਮੈਨੂੰ ਝਟਕਾ ਜਿਹਾ ਲਗਿੱਆ ਤੇ ਮੈਂ ਹਉਕਾ ਲੈ ਕੇ ਸੋਚਿਆ, "ਹੁਣ ਕਿੱਥੇ ਹੈ ਮੇਰੀ ਉਹ ਲਾਇਬਰੇਰੀ? ਉਸ ਨੂੰ ਤਾਂ ਮੈਂ ਦਾਨ ਕਰ ਦਿੱਤਾ ਹੈ।" ਇਹ ਯਾਦ ਕਰਕੇ ਮੇਰੇ ਸ਼ਰੀਰ ਵਿਚ ਇਕ ਕੰਬਣੀ ਜਿਹੀ ਫਿਰ ਗਈ। ਅਚਨਚੇਤ ਇਸ ਸਬੰਧੀ ਇਕ ਹੋਰ ਘਟਨਾ ਮੇਰੇ ਮਾਨਸਿਕ-ਸੱਥਲ ਤੇ ਉੱਭਰੀ ਆਈ ਜੋ ਮੇਰੇ ਦਿਲ ਦੇ ਫੱਟਾਂ ਲਈ ਸੰਜੀਵਨੀ ਸਾਬਤ ਹੋ ਨਿੱਬੜੀ।

ਮੇਰੀ ਲਾਇਬਰੇਰੀ ਮੇਰਾ ਵਡਮੁੱਲਾ ਵਿਅਕਤੀਗਤ ਖਜ਼ਾਨਾ ਸੀ। ਇਸ ਵਿਚ ਮੈਂ ਸਾਲਾਂ ਬੱਧੀ ਥਾਂ ਥਾਂ ਤੋਂ ਖਰੀਦ ਕੇ ਹਜ਼ਾਰਾਂ ਦੀ ਤਾਦਾਦ ਵਿਚ ਮਨਭਾਉਂਦੀਆਂ ਕਿਤਾਬਾਂ ਇੱਕਤਰਤ ਕੀਤੀਆਂ ਹੋਈਆਂ ਸਨ। ਇਸ ਵਿਚ ਇਤਿਹਾਸ, ਗਣਿੱਤ, ਧਰਮ, ਸਾਹਿਤ, ਕਵਿਤਾ, ਜੋਤਿਸ਼, ਤੇ ਸਾਇੰਸ ਦੀਆਂ ਬਹੁਤ ਸਾਰੀਆਂ ਪੁਸਤਕਾਂ ਤੋਂ ਇਲਾਵਾ ਕਾਰਲ ਮਾਰਕਸ, ਫ੍ਰੈਡਰਿਕ ਐਂਗਲਜ਼, ਵਲਾਦੀਮੀਰ ਲੈਨਿਨ, ਪਲੈਖਾਨੋਵ, ਤਾਲਸਤਾਏ, ਗੋਰਕੀ, ਦਾਸਤੋਵਸਕੀ, ਥਾਮਸ ਹਾਰਡੀ, ਸਵਾਮੀ ਵਿਵੇਕਾਨੰਦ ਤੇ ਸਰ ਆਰਥਰ ਕਾਨਨ ਡਾਇਲ ਆਦਿ ਦੇ ਪੂਰੇ ਦੇ ਪੂਰੇ ਸੈੱਟ ਸਨ। ਸੰਨ 2000 ਵਿਚ ਅਮਰੀਕਾ ਆਉਣ ਲੱਗੇ ਇਹਨਾਂ ਨੂੰ ਮੈਂ ਇਕ ਕਮਰੇ ਵਿਚ ਚਿਣ ਕੇ ਉਤੇ ਤ੍ਰਿਪਾਲ ਪਾ ਆਇਆ ਸਾਂ। ਇੱਧਰ ਆ ਕੇ ਹੜ੍ਹ ਤੇ ਸਿਲ੍ਹਾਬੀ ਦੇ ਡਰੋਂ ਮੇਰੀ ਸਾਰੀ ਸੁਰਤੀ ਮੇਰੀ ਲਾਇਬ੍ਰੇਰੀ ਵਿਚ ਹੀ ਪਈ ਰਹਿੰਦੀ ਸੀ। ਜਦੋਂ ਪਤਾ ਚਲਿੱਆ ਕਿ ਹੁਣ ਇਹ ਸਭ, ਅਤੇ ਇਹਨਾਂ ਤੋਂ ਵੀ ਕਿਤੇ ਹੋਰ ਵੱਧ ਕਿਤਾਬਾਂ ਇੰਟਰਨੈੱਟ ਤੇ ਮੁਫ਼ਤ ਉਪਲੱਬਦ ਹਨ ਤਾਂ ਮੈਂ ਆਪਣੀ ਸਮੂੱਚੀ ਲਾਇਬ੍ਰੇਰੀ ਨੂੰ ਜਾ ਕੇ ਆਪਣੇ ਅਲਮਾਮਾਤਰ ਮਹਿੰਦਰਾ ਕਾਲਜ਼ ਪਟਿਆਲਾ ਨੂੰ ਦਾਨ ਕਰਨ ਦਾ ਫੈਸਲਾ ਕਰ ਲਿਆ।

ਕਾਲਜ਼ ਭੇਜਣ ਤੋਂ ਪਹਿਲਾਂ ਅਪਣੀਆਂ ਸਭ ਕਿਤਾਬਾਂ ਦਾ ਨੇੜਿਓਂ ਦੀਦਾਰ ਕਰਨ ਦੀ ਹਸਰਤ ਨਾਲ ਮੈਂ ਇਹਨਾਂ ਨੂੰ ਬਾਹਰ ਵਿਰਾਂਡੇ ਵਿਚ ਮੰਜਿਆਂ, ਕੁਰਸੀਆਂ ਤੇ ਮੇਜ਼ਾਂ ਤੇ

ਖਿਲਾਰ ਦਿੱਤਾ। ਤਿੰਨ ਦਿਨ ਤੀਕਰ ਇਹ ਉਵੇਂ ਹੀ ਉੱਥੇ ਪਈਆਂ ਰਹੀਆਂ। ਫਰਵਰੀ ਦੀ ਸੁਹਾਣੀ ਧੁੱਪ ਵਿਚ ਬਾਹਰ ਬੈਠਾ ਮੈਂ ਇਹਨਾਂ ਨੂੰ ਆਖਰੀ ਵਾਰ ਨਿਹਾਰਦਾ ਰਹਿੰਦਾ ਤੇ ਕੁਝ ਇਕ ਨੂੰ ਫਰੋਲ ਕੇ ਪੜ੍ਹਦਾ ਵੀ ਰਹਿੰਦਾ। ਮੇਰਾ ਕਿਰਾਏਦਾਰ ਬਲਵਿੰਦਰ ਸਿੰਘ ਲੰਘਦੇ ਵੜਦੇ ਕਿਤਾਬਾਂ ਨੂੰ ਸਰਸਰੀ ਨਜ਼ਰ ਨਾਲ ਦੇਖਦਾ ਪਰ ਬੋਲਦਾ ਕੁਝ ਨਾ। ਅਖੀਰ ਤੀਜੇ ਦਿਨ ਰੁਕ ਕੇ ਕਹਿਣ ਲੱਗਿਆ, "ਬਹੁਤ ਕਿਤਾਬਾਂ ਨੇ ਡਾਕਟਰ ਸਾਹਿਬ!" ਉਹ ਅਤੇ ਉਸੇ ਨਾਂ ਦੀ ਉਸ ਦੀ ਪਤਨੀ ਬਲਵਿੰਦਰ ਕੌਰ ਹਰਿਆਣੇ ਚੋਂ ਪੰਜਾਬੀ ਦੇ ਐਮ ਏ, ਐਮ ਫਿਲ ਸਨ ਤੇ ਪਟਿਆਲੇ ਯੂਨੀਵਰਸਿਟੀ ਸਾਹਮਣੇ ਐਲੀਮੈਂਟਰੀ ਅਧਿਆਪਕਾਂ ਦਾ ਇਕ ਸਿਖਲਾਈ ਕਾਲਜ਼ ਚਲਾ ਰਹੇ ਸਨ। ਬਲਵਿੰਦਰ ਕਵਿਤਾ ਤੇ ਲੇਖ ਲਿਖਦਾ ਸੀ। ਇਸ ਲਈ ਮੈਂ ਉਸ ਦੇ ਸ਼ੌਕ ਨੂੰ ਮੁੱਖ ਰੱਖ ਕੇ ਕਿਹਾ, "ਇਹਨਾਂ ਵਿਚ ਕੁਝ ਪੰਜਾਬੀ ਕਾਵਿ ਤੇ ਮਿਰਜ਼ਾ ਗ਼ਾਲਿਬ ਦੇ ਪੰਜਾਬੀ ਅਨੁਵਾਦ ਵੀ ਹਨ, ਲੈ ਲੈ।" ਪਰ ਉਸ ਨੇ "ਧੰਨਵਾਦ" ਕਹਿ ਕੇ ਕੋਈ ਕਿਤਾਬ ਲੈਣ ਤੋਂ ਨਾਂਹ ਕਰ ਦਿਤੀ ਤੇ ਅੰਦਰ ਚਲਾ ਗਿਆ।

ਪਹਿਲਾਂ ਤਾਂ ਮੈ ਇਸ ਗੱਲ ਨੂੰ ਗੌਲਿਆ ਨਾ ਪਰ ਕੁਝ ਚਿਰ ਬਾਦ ਚਿੱਤ ਕੀਤਾ ਕਿ ਇਸ ਨੂੰ ਥੋੜੀ ਝਾੜ ਪਾਵਾਂ। ਮੈਂ ਉਸ ਨੂੰ ਆਵਾਜ਼ ਮਾਰ ਕੇ ਬਾਹਰ ਸੱਦਿਆ ਤੇ ਕਿਹਾ, "ਯਾਰ ਬਲਵਿੰਦਰ, ਤੇਰਾ ਡਰਾਇੰਗ ਰੂਮ ਪਹਿਲਾਂ ਮੇਰੀ ਲਾਇਬਰੇਰੀ ਦਾ ਕਮਰਾ ਹੁੰਦਾ ਸੀ। ਇਹ ਸਭ ਕਿਤਾਬਾਂ ਉੱਥੇ ਪਈਆਂ ਹੁੰਦੀਆਂ ਸਨ। ਅੱਜ ਕੱਲ ਉਹ ਸਭ ਸ਼ੈਲਫਾਂ ਖਾਲੀ ਪਈਆਂ ਹਨ। ਗੋਰਕੀ ਨੇ ਕਿਹਾ ਹੈ ਕਿ ਜਿਸ ਘਰ ਵਿਚ ਕਿਤਾਬਾਂ ਨਾ ਹੋਣ ਉਹ ਸ਼ਮਸ਼ਾਨ ਬਰਾਬਰ ਹੁੰਦਾ ਹੈ। ਪੜ੍ਹਾਈ ਲਿਖਾਈ ਦੇ ਖੇਤਰ ਨਾਲ ਜੁੜੇ ਹੋਣ ਦੇ ਬਾਵਜੂਦ ਤੇਰੇ ਕੋਲ ਕੋਈ ਕਿਤਾਬ ਕਿਉਂ ਨਹੀਂ?" ਉਹ ਮੇਰੇ ਨਾਲੋਂ ਬਹੁਤ ਛੋਟਾ ਸੀ ਤੇ ਮੇਰੀ ਇੱਜ਼ਤ ਕਰਦਾ ਸੀ। ਮੇਰੀ ਡਾਂਟ ਕਬੂਲ ਕੇ ਕਹਿਣ ਲੱਗਾ, "ਮੇਰੇ ਕੋਲ ਕਿਤਾਬਾਂ ਹਨ ਸਰ, ਮੈਂ ਪੜ੍ਹਦਾ ਹੁੰਨਾ ਆਂ।" ਮੈਂ ਸ਼ੰਕਾ ਪ੍ਰਗਟ ਕਰਦਿਆਂ ਕਿਹਾ, "ਦਿਖਾਈ ਤਾਂ ਕੋਈ ਦਿੰਦੀ ਨਹੀਂ?" "ਮੇਰੀਆਂ ਕਿਤਾਬਾਂ ਬੈਡ ਰੂਮ ਵਿਚ ਨੇ ਜੀ। ਮੈਂ ਹੁਣੇ ਤੁਹਾਨੂੰ ਲਿਆ ਕੇ ਦਿਖਾਉਨਾਂ।" ਇਹ ਕਹਿ ਕੇ ਉਹ ਫਿਰ ਅੰਦਰ ਚਲਾ ਗਿਆ।

ਜਦੋਂ ਉਹ ਬਾਹਰ ਆਇਆ ਤਾਂ ਉਸ ਦੇ ਹੱਥ ਵਿਚ ਇਕ ਕਿਤਾਬ ਸੀ। ਇਹ ਕਿਤਾਬ ਉਸ ਨੇ ਭਗਵੇਂ ਰੰਗ ਦੇ ਕਪੜੇ ਵਿਚ ਲਪੇਟ ਕੇ ਬੰਨੀ ਹੋਈ ਸੀ। ਮੈਂ ਸੋਚਿਆ ਪੰਜ ਗ੍ਰੰਥੀ ਆਦਿ ਕੋਈ ਧਾਰਮਿਕ ਪੁਸਤਕ ਹੋਵੇਗੀ। ਉਹ ਕਿਤਾਬ ਨੂੰ ਅਦਬ ਨਾਲ ਦੋਵੇਂ ਹੱਥਾਂ ਤੇ ਟਿਕਾ ਕੇ ਮੇਰੇ ਸਾਹਮਣੇ ਏਦਾਂ ਖੜ੍ਹਾ ਹੋ ਗਿਆ ਜਿਵੇਂ ਆਤਮ-ਸਮਰਪਣ ਵੇਲੇ ਫੌਜੀ ਹਥਿਆਰ ਲੈ ਕੇ ਖੜ੍ਹੇ ਹੁੰਦੇ ਹਨ। ਮੈਂ ਕਿਹਾ, "ਕੀ ਐ? ਖੋਲ੍ਹ ਇਹਨੂੰ।" ਉਸ ਨੇ ਕਪੜੇ ਦੀਆਂ ਗੰਢਾਂ ਖੋਹਲ ਕੇ ਕਿਤਾਬ ਮੇਰੇ ਸਾਹਮਣੇ ਕੀਤੀ। ਇਹ ਗੇਰੂਏ ਰੰਗ ਦੀ ਦਰਮਿਆਨੇ ਸਾਈਜ਼ ਦੀ ਜ਼ਿਲਦਬੰਦ ਕਿਤਾਬ ਸੀ ਜਿਸ ਦਾ ਸਿਰਲੇਖ ਸੀ, "ਮਾਲਾ ਮਣਕੇ"। ਇਸ ਦੇ ਹੇਠਾਂ ਲੇਖਕ ਦਾ ਨਾਂ ਲਿਖਿਆ ਹੋਇਆ ਸੀ ਜਿਸ ਨੂੰ ਪੜ੍ਹ ਕੇ ਮੇਰੇ ਮੂੰਹੋਂ ਹੈਰਾਨੀ ਨਾਲ

ਉੱਚੀ ਸਾਰੀ ਨਿਕਲਿਆ, "ਨਰਿੰਦਰ ਕਪੂਰ!"। ਉਸ ਨੇ ਠਰੰਮੇ ਨਾਲ ਕਿਹਾ, "ਹਾਂ ਜੀ। ਇਹ ਨਰਿੰਦਰ ਸਿੰਘ ਕਪੂਰ ਸਾਹਿਬ ਦੀ ਲਿਖੀ ਕਿਤਾਬ ਹੈ!"

ਨਰਿੰਦਰ ਸਿੰਘ ਕਪੂਰ ਨੂੰ ਪੰਜਾਬੀ ਜਗਤ ਦਾ ਬੱਚਾ ਬੱਚਾ ਜਾਣਦਾ ਸੀ। ਉਹ ਪੰਜਾਬੀ ਦਾ ਸਿਰ-ਕੱਢ ਤੇ ਅਣ-ਥੱਕ ਵਾਰਤਿਕ ਲੇਖਕ ਸੀ ਜਿਸ ਦੇ ਪੰਜਾਬੀ ਟ੍ਰੀਬਿਊਨ ਵਿਚ ਸਾਲਾਂ ਬੱਧੀ ਇਕ ਤੋ ਬਾਦ ਇਕ ਲੜੀਵਾਰ ਲੇਖ ਛੱਪ ਚੁੱਕੇ ਸਨ। ਉਹ ਆਪਣੇ ਫੱਨ ਨਾਲ ਸਹਿਜੇ ਹੀ ਜਿਵੇਂ ਹਵਾ ਵਿਚੋਂ ਸ਼ਬਦ ਖਿੱਚਦਾ ਤੇ ਤੁੱਛ ਤੋਂ ਤੁੱਛ ਵਿਸ਼ੇ ਤੇ ਉਪਾਸ਼ਨਾਯੋਗ ਲੇਖ ਲਿਖ ਦੇਂਦਾ। ਉਸ ਦਾ ਇਕ ਇਕ ਵਾਕ ਮੁਹਾਵਰਾ ਬਣਨ ਦੀ ਹੈਸੀਅਤ ਰੱਖਦਾ ਸੀ ਤੇ ਉਸ ਦੇ ਇਕ ਇਕ ਪੈਰੇ ਚੋਂ ਨਸੀਹਤਾਂ ਦੇ ਫੁਹਾਰ ਨਿਕਲਦੇ ਸਨ। ਉਹ ਉਸ ਵੇਲੇ ਪੰਜਾਬੀ ਯੂਨੀਵਰਸਿਟੀ ਵਿਚ ਜਰਨਾਲਿਜਮ ਵਿਭਾਗ ਦਾ ਮੁੱਖੀ ਸੀ ਤੇ ਉਸ ਤੋਂ ਪਹਿਲਾਂ ਪੰਜਾਬੀ ਵਿਭਾਗ ਵਿਚ ਪ੍ਰੋਫੈਸਰ ਤੇ ਵਿਦਿਆਰਥੀ ਭਲਾਈ ਵਿਭਾਗ ਦਾ ਡਾਰੈਕਟਰ ਰਹਿ ਚੁੱਕਾ ਸੀ। ਉਸ ਦੇ ਨੀਮ ਮਖੌਲੀਆਂ ਸੁਭਾਅ ਵਿਚੋਂ ਅਨੁਭਵ ਤੇ ਸੰਜ਼ੀਦਗੀ ਦੀਆਂ ਸਾਂਝੀਆਂ ਸੁਰਾਂ ਨਿਕਲਦੀਆਂ ਸਨ। ਮੈਂ ਉਸ ਨੂੰ ਉਦੋਂ ਤੋ ਜਾਣਦਾ ਸਾਂ ਜਦੋਂ ਮੈਂ ਪੀ ਟੀ ਸੀ ਨਾਮਕ ਯੂਨੀਵਰਸਿਟੀ ਅਧਿਆਪਕ ਧੜੇ ਦਾ ਪ੍ਰਧਾਨ ਹੂੰਦਾ ਸਾਂ ਤੇ ਉਹ ਮੈਂਬਰ ਵਜੋਂ ਇਸ ਦੀਆਂ ਹਫਤਾਵਾਰੀ ਮੀਟਿੰਗਾਂ ਵਿਚ ਆਇਆ ਕਰਦਾ ਸੀ। ਹੌਲੀ ਹੌਲੀ ਸਾਡੀ ਨੇੜਤਾ ਵਧਦੀ ਗਈ ਤੇ ਅਸੀਂ ਇਕ ਦੂਜੇ ਦੇ ਘਰ ਵੀ ਜਾਣ ਲਗ ਪਏ। ਉਹ ਆਪਣੀ ਜਿੰਦਗੀ ਵਿਚ ਸਫਲ ਇਨਸਾਨ ਸੀ। ਉਸ ਨੇ ਆਪਣੇ ਬੱਚੇ ਪੜ੍ਹਾ ਲਿਖਾ ਕੇ ਇੰਜੀਨਿਅਰ ਤੇ ਜੱਜ ਮਜਿਸਟ੍ਰੇਟ ਬਣਾ ਰੱਖੇ ਸਨ। ਉਸ ਦੇ ਅਦੁੱਤੀ ਗੁਣਾਂ ਕਾਰਨ ਮੈਂ ਉਸ ਦਾ ਸਤਿਕਾਰ ਕਰਦਾ ਸਾਂ ਤੇ ਉਸ ਨੂੰ ਇਕ ਤਜ਼ਰਬਾਕਾਰ ਸਲਾਹਕਾਰ ਸਮਝਦਾ ਸਾਂ। ਉਸ ਦੀਆਂ ਕਈ ਕਿਤਾਬਾਂ ਛੱਪ ਚੁੱਕੀਆਂ ਸਨ ਪਰ ***ਮਾਲਾ ਮਣਕੇ*** ਬਾਰੇ ਮੈਂ ਬੇਖ਼ਬਰ ਸਾਂ।

ਤਾਂ ਵੀ ਮੇਰੀ ਸਮਝ ਵਿਚ ਨਾ ਆਇਆ ਕਿ ਬਲਵਿੰਦਰ ਨੇ ਉਸ ਦੀ ਕਿਤਾਬ ਨੂੰ ਇਸ ਤਰ੍ਹਾਂ ਕਪੜੇ ਵਿਚ ਲਪੇਟ ਕੇ ਕਿਉਂ ਰੱਖਿਆ ਹੋਇਆ ਸੀ। ਇਸ ਦਾ ਉੱਤਰ ਆਪ ਹੀ ਦੇਂਦਿਆਂ ਉਹ ਬੋਲਿਆ

"ਸਰ, ਇਹ ਬਹੁਤ ਅੱਛੀ ਕਿਤਾਬ ਹੈ, ਮੈਂ ਹਰ ਰੋਜ਼ ਇਸ ਨੂੰ ਪੜ੍ਹ ਕੇ ਪੈਂਦਾ ਹਾਂ।"

"ਕਦੇ ਮਿਲਿਆ ਐਂ ਪ੍ਰੋਫੈਸਰ ਨਰਿੰਦਰ ਸਿੰਘ ਕਪੂਰ ਨੂੰ?" ਮੈਂ ਆਪਣੇ ਮਿੱਤਰ ਤੇ ਫ਼ਖਰ ਕਰਦੇ ਹੋਏ ਪੱਛਿਆ।

"ਨਹੀਂ ਜੀ ਮਿਲਣ ਦਾ ਤਾਂ ਮੈਨੂੰ ਕਦੇ ਸੁਭਾਗ ਪ੍ਰਾਪਤ ਨਹੀਂ ਹੋਇਆ ਪਰ ਉਸ ਮਹਾਂਪੁਰਸ਼ ਨੂੰ ਮਿਲਣਾ ਚਾਹੁੰਨਾ ਆਂ।" ਉਸ ਨੇ ਕਿਹਾ।

ਮੈਨੂੰ ਬੜੀ ਹੈਰਤ ਹੋਈ ਕਿ ਜਿਸ ਲੇਖਕ ਦਾ ਇਹ ਇੰਨਾ ਉਪਾਸ਼ਕ ਹੈ ਉਹ ਇਸ ਤੋਂ ਦੋ ਫਰਲਾਂਗ ਦੀ ਦੂਰੀ ਤੇ ਕੰਮ ਕਰਦਾ ਹੈ, ਤਿੰਨ ਫਰਲਾਂਗ ਤੇ ਰਹਿੰਦਾ ਹੈ, ਤੇ ਇਹ ਉਸ ਨੂੰ ਕਦੇ ਮਿਲਿਆ ਹੀ ਨਹੀਂ! "ਕੋਈ ਨਹੀਂ, ਮੈਂ ਮਿਲਾਵਾਂਗਾ ਤੈਨੂੰ ਉਸ ਨਾਲ।" ਮੈਂ ਉਸ ਨੂੰ ਪੁਸਤਕ ਵਾਪਸ ਕਰਦਿਆਂ ਕਿਹਾ।

ਸੱਬਬ ਨਾਲ ਦੂਜੇ ਦਿਨ ਨਰਿੰਦਰ ਕਪੂਰ ਮੈਨੂੰ ਯੂਨੀਵਰਸਿਟੀ ਡਾਕਖਾਨੇ ਦੇ ਬਾਹਰ ਮਿਲ ਪਿਆ। ਗੱਲਾਂ ਬਾਤਾਂ ਕਰਦਿਆਂ ਮੈਂ ਉਸ ਨੂੰ ਕਿਹਾ, "ਮੈਂ ਤੁਹਾਡੇ ਇਕ ਅਜਿਹੇ ਪਾਠਕ ਨੂੰ ਜਾਣਦਾ ਹਾਂ ਜਿਸ ਨੇ ਤੁਹਾਡੀ ਕਿਤਬ ਗੁਟਕੇ ਵਾਂਗ ਰੁਮਾਲੇ ਵਿਚ ਬੰਨ ਕੇ ਰੱਖੀ ਹੋਈ ਹੈ।"

ਉਹ ਪਹੁ-ਫੁੱਟੀ ਕਲੀ ਵਾਂਗ ਮੁਸਕਰਾਇਆ ਤੇ ਪੁੱਛਣ ਲੱਗਿਆ, "ਕਿਹੜੀ ਕਿਤਾਬ?"

"***ਮਾਲਾ ਮਣਕੇ।***" ਕਹਿ ਕੇ ਮੈਂ ਨਾਲ ਹੀ ਉਸ ਨੂੰ ਉਸ ਦੀ ਨਵ-ਛਪੀ ਕਿਤਾਬ ਦੀ ਵਧਾਈ ਦਿਤੀ।

"ਪ੍ਰੋਫੈਸਰ ਸਾਹਿਬ, ਮੇਰੀ ਇਹ ਪੁਸਤਕ ਤਾਂ ਬਹੁਤ ਮਕਬੂਲ ਹੋਈ ਹੈ। ਪਰ ਇਹ ਪ੍ਰਸੰਸਕ ਕੌਣ ਹੈ?" ਉਸ ਨੇ ਉੱਤਸੁਕਤਾ ਨਾਲ ਪੁਛਿੱਆ।

"ਮੇਰਾ ਕਿਰਾਏਦਾਰ ਹੈ। ਕਦੇ ਲੈ ਕੇ ਆਵਾਂਗਾ ਮੈਂ ਉਸ ਨੂੰ ਤੁਹਾਡੇ ਕੋਲ...."

ਮੈਂ ਬੋਲ ਹੀ ਰਿਹਾ ਸਾਂ ਕਿ ਕਪੂਰ ਨੇ ਇਕ ਦਮ ਉਂਗਲੀ ਖੜ੍ਹੀ ਕਰ ਕੇ ਟੋਕਦਿਆਂ ਕਿਹਾ, "ਤੁਸੀਂ ਨਹੀਂ ਲਿਆਓਗੇ ਉਸ ਨੂੰ ਮੇਰੇ ਕੋਲ!" ਮੈਂ ਸੋਚਿਆ ਸਫਲਤਾ ਦੇ ਗ਼ਰੂਰ ਨੇ ਕਪੂਰ ਦਾ ਸਿਰ ਫੇਰ ਦਿਤਾ ਹੈ। ਹੁਣ ਦੂਜੇ ਕਲਾਕਾਰਾਂ ਵਾਂਗ ਇਸ ਨੂੰ ਵੀ ਆਪਣੇ ਪ੍ਰਸੰਸਕਾਂ ਤੋਂ ਬੂ ਆਉਣ ਲਗ ਪਈ ਹੈ। ਮੈਂ ਠਠੰਬਰ ਕੇ ਪੁਛਿਆ, "ਪਰ ਕਿਉਂ?"

ਉਹ ਉਸੇ ਸਖਤ ਲਹਿਜ਼ੇ ਵਿਚ ਬੋਲਿਆ, "ਮੈਂ ਉਸ ਦਾ ਪਾਠਕ ਨਹੀਂ, ਉਹ ਮੇਰਾ ਪਾਠਕ ਹੈ! ਮੈਂ ਆਪ ਜਾਵਾਂਗਾ ਉਸ ਕੋਲ ਉਸ ਨੂੰ ਮਿਲਣ! ਉਸੇ ਘਰ ਵਿਚ ਓ ਨਾ ਤੁਸੀਂ?"

ਮੈਨੂੰ ਆਪਣੀ ਛੋਟੀ ਸੋਚ ਤੇ ਗਿਲਾਨੀ ਆਈ। ਚਿਹਰੇ ਦੇ ਭਾਵ ਦਬਾਉਂਦਿਆਂ ਮੈਂ ਕਿਹਾ, "ਹਾਂ, ਉੱਥੇ ਈ ਆਂ।" ਮੇਰੀ ਹੈਰਾਨੀ ਦੀ ਹੱਦ ਨਾ ਰਹੀ ਜਦੋਂ ਅਗਲੇ ਦਿਨ ਸਵੇਰੇ ਸਵੇਰੇ ਨਰਿੰਦਰ ਕਪੂਰ ਨੇ ਆ ਕੇ ਮੇਰਾ ਬੂਹਾ ਖੜਕਾਇਆ। ਚਾਹ ਦਾ ਕੱਪ ਪਿਲਾ ਕੇ ਮੈਂ ਕਿਹਾ, "ਬੁਲਾਵਾਂ ਤੁਹਾਡੇ ਪਾਠਕ ਨੂੰ?"

ਕਹਿਣ ਲਗਿਆ, "ਹਾਂ, ਪਰ ਧਿਆਨ ਰਹੇ, ਉਸ ਨੂੰ ਪਤਾ ਨਾ ਲੱਗੇ ਮੈਂ ਕੌਣ ਹਾਂ।"

ਉਸ ਦੇ ਮੂਹੋਂ ਇਹ ਅਜ਼ੀਬ ਸ਼ਰਤ ਸੁਣ ਕੇ ਮੈਂ ਤਿਲਮਿਲਾਇਆ, "ਪਰ ਕਿਉਂ? ਉਹ ਤੁਹਾਨੂੰ ਮਿਲਣਾ ਚਾਹੁੰਦਾ ਐ, ਕਪੂਰ ਸਾਹਿਬ!"

"ਉਹ ਮੈਨੂੰ ਨਹੀਂ ਮਿਲੇਗਾ, ਕੇਵਲ ਮੈਂ ਉਸ ਨੂੰ ਮਿਲਾਂਗਾ। ਉਸ ਨੇ ਮੇਰੀ ਇੱਡੀ ਵੱਡੀ ਛੱਵੀ ਬਣਾਈ ਹੋਈ ਐ, ਮੈਂ ਉਸ ਦਾ ਭਰਮ ਹਰਗਿਜ਼ ਨਹੀਂ ਤੋੜਾਂਗਾ।" ਕਪੂਰ ਮੈਨੂੰ ਸਮਝਾਉਂਦਿਆਂ ਬੋਲਿਆ।

ਮੈਨੂੰ ਪਤਾ ਨਾ ਲੱਗਿਆ ਸਹੀ ਕੀ ਹੈ, ਗਲਤ ਕੀ ਹੈ। ਉਸ ਦੀ ਇੱਛਾ ਤੇ ਫੁੱਲ ਚੜ੍ਹਾਉਂਦਿਆਂ ਮੈਂ ਬਲਵਿੰਦਰ ਨੂੰ ਸੱਦਿਆ ਤੇ ਕਪੂਰ ਨਾਲ ਜਾਣ ਪਛਾਣ ਕਰਵਾਉਂਦਿਆਂ ਕਿਹਾ, "ਇਹ ਫੇਜ਼ ਟੂ ਚੋਂ ਮੇਰੇ ਦੋਸਤ ਨੇ। ਇਹ ਵੀ ਤੇਰੇ ਵਾਂਗ ਨਰਿੰਦਰ ਕਪੂਰ ਦੀਆਂ

ਲਿਖਤਾਂ ਦੇ ਦੀਵਾਨੇ ਨੇ। ਮਿਲ ਕੇ ਖੁਸ਼ੀ ਸਾਂਝੀ ਕਰੋ।" ਕਪੂਰ ਨੇ ਜੱਫੀ ਭਰ ਕੇ ਬਲਵਿੰਦਰ ਦਾ ਸਵਾਗਤ ਕੀਤਾ ਤੇ ਦੋਹਾਂ ਨੇ ਡੱਟ ਕੇ ਵਿਚਾਰ ਵਟਾਂਦਰਾ ਕਰਨਾ ਸ਼ੁਰੂ ਕਰ ਦਿਤਾ।

ਗੱਲਾਂ ਗੱਲਾਂ ਵਿਚ ਕਪੂਰ ਨੇ ਪੁੱਛਿਆ, "***ਮਾਲਾ ਮਣਕੇ*** ਤੋਂ ਇਲਾਵਾ ਤੁਸੀਂ ਨਰਿੰਦਰ ਕਪੂਰ ਦੀਆਂ ਹੋਰ ਕਿਹੜੀਆਂ ਪੁਸਤਕਾਂ ਪੜ੍ਹੀਆਂ ਹਨ?"

ਜਵਾਬ ਵਿਚ ਉਸ ਨੇ ਕਿਹਾ, "ਜੀ, ***ਸਚੋ ਸੱਚ***।"

ਕਪੂਰ ਕਹਿਣ ਲੱਗਿਆ, "ਮੈਂ ਤਾਂ ਸਾਰੀਆਂ ਪੜ੍ਹ ਚੁਕਿੱਆ ਹਾਂ। ਮੇਰੇ ਕੋਲ ਸਭ ਪਈਆਂ ਹਨ। ਉਹ ਵੀ ਪੜ੍ਹਨਾ, ਮੈਂ ਤੁਹਾਨੂੰ ਦਿਆਂਗਾ।" ਅਗਲੇ ਦਿਨ ਆ ਕੇ ਉਹ ਆਪਣੇ ਚਹੇਤੇ ਪਾਠਕ ਨੂੰ ਆਪਣੀਆਂ ਪੁਸਤਕਾਂ ਦਾ ਇਕ ਪੂਰਾ ਸੈੱਟ ਦੇ ਗਿਆ।

ਤਕਰੀਬਨ ਦਸ ਸਾਲਾਂ ਬਾਦ ਜਦੋਂ ਇਕ ਦਿਨ ਮੈਂ ਕਪੂਰ ਦੇ ਘਰ ਮਿਲਣ ਗਿਆ ਤਾਂ ਅਸੀਂ ਇਸ ਗੱਲ ਨੂੰ ਯਾਦ ਕਰ ਕੇ ਖੂਬ ਹੱਸੇ। ਮੈਂ ਉਸ ਘਟਨਾ ਬਾਰੇ ਉਸ ਨੂੰ ਕਈ ਉਲਟੇ ਸਿੱਧੇ ਸਵਾਲ ਪੁੱਛੇ। ਉਸ ਨੇ ਇਕ ਲਤੀਫਾ ਸੁਣਾ ਕੇ ਸਿੱਧ ਕੀਤਾ ਕਿ ਉਸ ਸੱਥਿਤੀ ਵਿਚ ਉਸ ਦਾ ਆਪਣੇ ਪਾਠਕ ਤੋਂ ਓਹਲਾ ਰੱਖਣਾ ਹੀ ਜਾਇਜ਼ ਸੀ। ਉਸ ਨੇ ***ਮਾਲਾ ਮਣਕੇ*** ਦੀ ਇਕ ਕਾਪੀ ਮੈਨੂੰ ਭੇਂਟ ਕੀਤੀ, ਤੇ ਨਾਲ ਇਕ ਕਾਪੀ ਅਮਰੀਕਾ ਵਿਚ ਰਹਿੰਦੇ ਡਾਕਟਰ ਜਸਵੰਤ ਸਿੰਘ ਸਚਦੇਵ ਦੀ ਇਕ ਸੱਜਰੀ ਧਾਰਮਿਕ ਪੁਸਤਕ ਦੀ।

ਜਦੋਂ ਇਹ ਸਮੂੱਚਾ ਬਿਰਤਾਂਤ ਮੇਰੇ ਦਿਮਾਗ਼ ਵਿਚੋਂ ਘੁੰਮ ਹਟਿਆ ਤਾਂ ਮੇਰੀ ਨਿਗਾਹ ਦੂਰ ਖੜ੍ਹੇ ਚਾਹ ਪੀ ਰਹੇ ਉਸ ਕਾਲਮਨਵੀਸ ਤੇ ਫਿਰ ਪਈ। ਮੈਨੂੰ ਉਸ ਦੀ ਛੱਵੀ ਪ੍ਰੋਫੈਸਰ ਨਰਿੰਦਰ ਕਪੂਰ ਦੇ ਦਿਓ ਕੱਦ ਸਾਹਮਣੇ ਤੁੱਛ ਜਿਹੀ ਲੱਗੀ। ਉਹ ਮੈਨੂੰ ਹਊਮੈ ਰੋਗ ਨਾਲ ਗ੍ਰੱਸਤ ਇਕ ਬੀਮਾਰ ਜੀਵ ਨਜ਼ਰ ਆਇਆ। ਅਜਿਹੀ ਹੀ ਕੁਝ ਕੁਝ ਝਲਕ ਉਸ ਦੀਆਂ ਲਿਖਤਾਂ ਤੋਂ ਵੀ ਪੈਂਦੀ ਜਾਪਣ ਲੱਗੀ। ਪਲੈਟੋ ਅਨੁਸਾਰ ਉਹ ਵਿਦਵਾਨ ਤਾਂ ਸੀ ਪਰ ਉਸ ਦੇ ਵਿਵਹਾਰ ਚੋਂ ਵਿਦਵਤਾ ਦੇ ਗੁਣ ਝਲਕਣੇ ਬਾਕੀ ਸਨ। ਉਹ ਮਗ਼ਰੂਰ ਸੀ ਤੇ ਆਪਣੇ ਪਾਠਕਾਂ ਪ੍ਰਤੀ ਨੀਵਾਂ ਦ੍ਰਿਸ਼ਟੀਕੋਣ ਰੱਖਦਾ ਸੀ। ਹੁਣ ਮੈਨੂੰ ਉਸ ਤੇ ਰੰਜਿਸ਼ ਦੀ ਥਾਂ ਤ੍ਰਿਸਕਾਰ ਆ ਰਿਹਾ ਸੀ। ਜਦੋਂ ਮੈਂ ਉੱਠ ਕੇ ਸੈਮੀਨਾਰ ਹਾਲ ਵਿਚ ਮੁੜ ਦਾਖਲ ਹੋਇਆ, ਮੈਨੂੰ ਆਪਣਾ ਅੰਦਰ ਮਿੱਠਾ ਮਿੱਠਾ ਜਾਪ ਰਿਹਾ ਸੀ। ਮੈਂ ਯਕੀਨ ਨਾਲ ਨਹੀਂ ਕਹਿ ਸਕਦਾ ਕਿ ਇਹ ਮਿਠਾਸ ਉਸ ਸਟੈਫਿਸਗੇਰੀਆ ਦੀ ਖੁਰਾਕ ਦੀ ਸੀ ਜਾਂ ਨਰਿੰਦਰ ਕਪੂਰ ਦੀ "ਮਿਠਤੁ ਨੀਵੀ" ਸੋਚ ਦੀ। ਕਹਾਂ ਵੀ ਕਿਵੇਂ, ਭਲਾ ਕੰਮ ਕਰਕੇ ਚੁੱਪ-ਚਾਪ ਦੂਜਿਆਂ ਨੂੰ ਖੁਸ਼ੀ ਪ੍ਰਦਾਨ ਕਰਨਾ ਵੀ ਤਾਂ ਹੋਮਿਓਪੈਥਿਕ ਇਲਾਜ਼ ਦੀ ਇਕ ਮੁੱਖ ਵਿਸ਼ੇਸ਼ਤਾਈ ਹੈ।

ਮੰਨੈ ਪਰਵਾਰੈ ਸਾਧਾਰੁ

ਮਨਮੁੱਖ ਸ਼ਬਦ ਦੀ ਪ੍ਰੀਭਾਸ਼ਾ ਕਈ ਗਿਆਨੀ ਗੁਰਬਾਣੀ ਤੋਂ ਉਲਟ ਚੱਲਣ ਵਾਲੇ ਵਜੋਂ ਕਰਦੇ ਹਨ। ਇਹ ਸੱਹੀ ਵੀ ਹੈ ਪਰ ਪੂਰਾ ਸੱਹੀ ਨਹੀਂ ਵੀ। ਸੱਹੀ ਇਸ ਲਈ ਕਿ ਗੁਰਬਾਣੀ ਗਿਆਨ ਦਾ ਭੰਡਾਰ ਹੈ ਤੇ ਮਾਨਵ ਮਨ ਇੰਦਰੀਆਂ ਦਾ ਬੱਧਾ ਹੋਇਆ ਹੈ। ਮਨ ਪਿੱਛੇ ਲੱਗ ਕੇ ਗਿਆਨ ਅਨੁਸਾਰ ਨਾ ਚਲਣਾ ਮੂਰਖਤਾ ਹੈ। ਗਲਤ ਇਸ ਲਈ ਹੈ ਕਿ ਗੁਰਬਾਣੀ ਤਰਕ-ਸੰਗਤਤਾ ਦੀ ਸਿਖਿਆ ਦੇਂਦੀ ਹੈ, ਤਰਕ-ਸੰਗਤਤਾ ਮਨਨ ਭਾਵ ਮੰਨੈ ਨਾਲ ਜੁੜੀ ਹੋਈ ਹੈ, ਮੰਨੈ ਮਨ ਦੀ ਨਿਰੋਲ ਬੌਧਿਕ ਕ੍ਰਿਆ ਹੈ, ਇਸ ਲਈ ਸੱਚ ਦਾ ਜਗਿਆਸੂ ਮਨ ਦੀ ਇਸ ਕ੍ਰਿਆ ਵਿਚ ਪਏ ਬਿਨਾਂ ਗਿਆਨ ਦਾ ਰਸਤਾ ਨਹੀਂ ਭਾਲ ਸਕਦਾ। ਲਗਦਾ ਹੈ ਮਨ ਦੀਆਂ ਪਰਤਾਂ ਸਮਝਣ ਵਿਚ ਗਿਆਨੀ ਟਪਲਾ ਖਾ ਜਾਂਦੇ ਹਨ। ਜਿਵੇਂ ਵੀ ਹੋਵੇ, ਸਵਾਲ ਇਹ ਪੈਦਾ ਹੁੰਦਾ ਹੈ ਕਿ ਕੀ ਕਿਸੇ ਅਲਪ-ਸੋਚੀ ਮਨਮੁਖੀ ਮੱਨੁਖ ਨੂੰ ਦੀਰਘ ਸੋਚ ਵਾਲਾ ਵਿਵੇਕ-ਮੁਖੀ ਪੁਰਸ਼ ਬਣਾਇਆ ਜਾ ਸਕਦਾ ਹੈ? ਬਹੁਤੇ ਗਿਆਨੀ ਕਹਿਣਗੇ, "ਹਾਂ, ਗੁਰਬਾਣੀ ਦੇ ਲੜ੍ਹ ਲਾ ਕੇ।" ਇਸ ਗਾਡੀ ਰਾਹ ਦਾ ਤਾਂ ਸਭ ਨੂੰ ਪਤਾ ਹੈ। ਗੁਰੂ ਸਾਹਿਬ ਨੇ ਨਾਥ ਜੋਗੀਆਂ ਨੂੰ ਸੰਬੋਧਨ ਕਰਕੇ ਕਿਹਾ ਹੈ ਕਿ ਜੇ ਕਿਤੇ ਉਹ ਮਨ ਦਾ ਦੁਆਰ ਖੋਹਲ ਕੇ ਸਹੀ ਸੋਚ ਅਪਣਾ ਲੈਣ ਤਾਂ ਜੋਗ ਦਾ ਰਸਤਾ ਛੱਡ ਕੇ ਤੁਰੰਤ ਆਪਣੇ ਘਰ ਵਾਪਸ ਪਧਾਰ ਜਾਣਗੇ। ਪਰ ਸਹੀ ਸੋਚ ਦਾ ਰਸਤਾ ਦੁਸ਼ਵਾਰ ਹੈ ਇਸੇ ਲਈ ਅੱਜ ਤੀਕਰ ਇਹ ਕਿਸੇ ਜੋਗੀ ਨੇ ਨਹੀਂ ਅਪਣਾਇਆ। ਦੂਜਾ ਰਸਤਾ ਸਹੀ ਚਕਿੱਤਸਾ ਪ੍ਰਣਾਲੀ ਰਾਹੀਂ ਮਨਮੁੱਖ ਦੇ ਮਨ ਵਿਚ ਮਨਨ ਦੀ ਗਿਆਨ-ਜੋਤ ਜਗਾਉਣ ਦਾ ਹੈ। ਇਸ ਰਾਹ ਦਾ ਸ਼ਾਇਦ ਬਹੁਤਿਆਂ ਨੂੰ ਪਤਾ ਨਾ ਹੋਵੇ ਕਿਉਂਕਿ ਕਿਸੇ ਨੇ ਕਦੇ ਇਸ ਵਲ ਬਹੁਤਾ ਧਿਆਨ ਨਹੀਂ ਦਿਤਾ। ਇਸ ਨੂੰ ਦਰਸਾਉਣ ਲਈ ਇਕ ਸੱਚੀ ਘਟਨਾ ਪੇਸ਼ ਕਰ ਰਿਹਾ ਹਾਂ ਜਿਸ ਵਿਚ ਸਬੰਧਤ ਵਿਅਕਤੀਆਂ ਦੇ ਨਾਂ ਪਤੇ ਹੀ ਬਦਲੇ ਹੋਏ ਹਨ।

ਸੰਨ 1995 ਅਪਰੈਲ ਦੀ ਗੱਲ ਹੈ ਮੈਂ ਤੇ ਮੇਰੀ ਬੇਟੀ ਆਂਧਰਾ ਐਕਸਪ੍ਰੈਸ ਰਾਹੀ ਦਿੱਲੀ ਤੋਂ ਹੈਦਰਾਬਾਦ ਜਾ ਰਹੇ ਸਾਂ। ਮੇਰੀ ਬੇਟੀ ਕਰਨਾਟਕ ਦੀ ਗੁਲਬਰਗਾ ਯੂਨੀਵਰਸਿਟੀ ਵਿਚ ਇੰਜੀਨੀਅਰਿੰਗ ਦੀ ਪੜ੍ਹਾਈ ਕਰਦੀ ਸੀ ਤੇ ਉਸ ਦੇ ਫਾਈਨਲ ਸਮੈਸਟਰ ਦਾ ਪ੍ਰੈਕਟੀਕਲ ਹੋਣਾ ਸੀ। ਕਰਨਾਟਕ ਐਕਸਪ੍ਰੈਸ ਦੀ ਰਿਜ਼ਰਵੇਸ਼ਨ ਨਾ ਮਿਲਣ ਕਰਕੇ ਅਸੀਂ ਹੈਦਰਾਬਾਦ ਹੋ ਕੇ ਗੁਲਬਰਗੇ ਪਹੁੰਚਣ ਦਾ ਮਨ ਬਣਾਇਆ। ਗੱਡੀ ਵਿਚ ਬੈਠਦਿਆਂ ਹੀ ਮੇਰੀ ਬੇਟੀ ਨੇ ਟੈਸਟ ਦੀ ਤਿਆਰੀ ਲਈ ਪੜ੍ਹਨਾ ਸ਼ੁਰੂ ਕਰ ਦਿਤਾ। ਲੋੜ ਪੈਣ ਤੇ ਉਸ ਦੀ ਸਹਾਇਤਾ ਕਰਨ ਲਈ ਮੈਂ ਵੀ ਉਸ ਦੀ ਸਾਹਮਣੇ ਵਾਲੀ ਸੀਟ ਤੇ ਬੈਠ ਗਿਆ।

ਇੰਨੇ ਨੂੰ ਦੂਜੇ ਪਾਸੇ ਇਕਹਿਰੀਆਂ ਸੀਟਾਂ ਤੇ ਇਕ ਪੰਜਾਬੀ ਮੜ੍ਹੰਗੇ ਵਾਲਾ ਅੱਧਖੜ ਉਮਰ ਦਾ ਸੰਨਿਆਸੀ ਆ ਬੈਠਾ। ਉਸ ਨੇ ਭਗਵੇਂ ਕਪੜੇ ਪਾਏ ਹੋਏ ਸਨ ਤੇ ਘੋਨੇ ਸਿਰ ਤੇ ਸੇਲੀ ਟੋਪੀ ਪਹਿਨੀ ਹੋਈ ਸੀ। ਉਸ ਨੂੰ ਉਸ ਵਰਗੇ ਹੀ ਕਈ ਬੰਦੇ ਛੱਡਣ ਆਏ ਤੇ ਦੋ ਤਿੰਨ ਤਾਂ ਉਸ ਦੇ ਨਾਲ ਗੱਡੀ ਵਿਚ ਹੀ ਰਹਿ ਗਏ। ਨਾਲ ਜਾਂਦੇ ਉਸ ਦੇ ਚੇਲੇ ਉਂਜ ਤਾਂ ਕਿਤੇ ਹੋਰ ਬਿਰਾਜਮਾਨ ਸਨ ਪਰ ਉਹ ਬਾਰੋ ਬਾਰੀ ਉਸ ਦੇ ਸਾਹਮਣੇ ਵਾਲੀ ਸੀਟ ਤੇ ਆ ਕੇ ਬੈਠਦੇ ਤੇ ਉਹ ਉਹਨਾਂ ਨੂੰ ਕਦੇ ਹਿੰਦੀ ਤੇ ਕਦੇ ਅੰਗਰੇਜ਼ੀ ਵਿਚ ਲੈਕਚਰ ਦੇਂਦਾ। ਹੋਰ ਸਵਾਰੀਆਂ ਵੀ ਉਸ ਕੋਲ ਆ ਕੇ ਬੈਠਦੀਆਂ ਤੇ ਉਸ ਦੇ ਪ੍ਰਵਚਨ ਸੁਣਦੀਆਂ। ਪੜ੍ਹਾਈ ਪੱਖੋਂ ਮੇਰੀ ਬੇਟੀ ਲਈ ਇਹ ਸੁਖਾਵੀਂ ਸੱਥਿਤੀ ਨਹੀਂ ਸੀ ਕਿਉਂਕਿ ਸੰਨਿਆਸੀ ਦੇ ਉੱਚੀ ਸੁਰ ਵਾਲੇ ਵਿਖਿਆਨ ਉਸ ਦੀ ਪੜ੍ਹਾਈ ਦੇ ਕੰਮ ਵਿਚ ਵਿਘਨ ਪਾਉਂਦੇ ਸਨ। ਇੱਧਰ ਜਦੋਂ ਮੈਂ ਆਪਣੀ ਬੇਟੀ ਨੂੰ ਉਸ ਦੇ ਟੈਸਟ ਸਬੰਧੀ ਕੁਝ ਦੱਸਦਾ ਜਾਂ ਉਸ ਤੋਂ ਕੁਝ ਸੁਣਦਾ ਤਾਂ ਉਹ ਬੋਲਦਾ ਹੋਇਆ ਸਾਡੇ ਵਲ ਵੇਖਣ ਲਗ ਪੈਂਦਾ ਤੇ ਕੰਨ ਚੁੱਕ ਕੇ ਸਾਨੂੰ ਸੁਣਨ ਦੀ ਕੋਸ਼ਿਸ਼ ਕਰਦਾ। ਇਹ ਮੈਨੂੰ ਬਹੁਤ ਅੱਖਰਦਾ।

ਰਾਤ ਨੂੰ ਖਾਣਾ ਖਾਣ ਤੋਂ ਪਿਛੋਂ ਸੰਨਿਆਸੀ ਭਗਤੀ ਜਿਹੀ ਕਰ ਕੇ ਲੇਟ ਗਿਆ। ਸਵੇਰੇ ਜਦੋਂ ਮੈਂ ਉੱਠਿਆ ਉਹ ਧਿਆਨ ਮੁਦਰਾ ਵਿਚ ਬੈਠਾ ਸੀ। ਮੈਂ ਉਤਲੀ ਸੀਟ ਤੇ ਸਾਂ ਤੇ ਮੈਨੂੰ ਉੱਠਦਿਆਂ ਭਾਂਪ ਉਸ ਨੇ ਮੇਰੇ ਵਲ ਚੋਰ ਨਜ਼ਰ ਨਾਲ ਦੇਖਿਆ ਜਿਵੇਂ ਉਹ ਮੇਰੇ ਉੱਠਣ ਦਾ ਇੰਤਜ਼ਾਰ ਕਰ ਰਿਹਾ ਹੋਵੇ। ਮੈਂ ਹੇਠ ਆ ਕੇ ਆਪਣੀ ਬੇਟੀ ਨੂੰ ਜਗਾਇਆ ਤੇ ਚਾਹ ਪਿਆ ਕੇ ਉਸ ਨੂੰ ਪੜ੍ਹਨ ਲਾਇਆ। ਉਹ ਇੱਕਲਾ ਬੈਠਾ ਸਾਰਾ ਕੁਝ ਟਿਕਟਿਕੀ ਲਗਾ ਕੇ ਵੇਖਦਾ ਗਿਆ।

ਉਨਾਂ ਦਿਨਾਂ ਵਿਚ ਮੇਰੀ ਬੇਟੀ ਦੀ ਪੜ੍ਹਾਈ ਮੇਰੇ ਜੀਵਨ ਦਾ ਮੁੱਖ ਮੰਤਵ ਬਣੀ ਹੋਈ ਸੀ। ਹੋਵੇ ਵੀ ਕਿਉਂ ਨਾ। ਇਹ ਉਸ ਦੀ ਜ਼ਿੰਦਗੀ ਦਾ ਮਹਾਨ ਪ੍ਰਾਜੈਕਟ ਸੀ ਜੋ ਉਸ ਨੇ ਬੀ ਏ ਆਨਰਜ਼ ਪਾਸ ਕਰਨ ਉਪਰੰਤ ਮੁੜ ਪੱਲਸ-ਟੂ ਦੇ ਪਧਰ ਤੇ ਆ ਕੇ ਛੋਹਿਆ ਸੀ। 10+2 ਦੇ ਮੈਥ ਦੇ ਦੋ ਐਡੀਸ਼ਨਲ ਪਰਚੇ ਪਾਸ ਕਰਕੇ ਉਸ ਨੇ ਦੋ ਸਾਲ ਦੀ ਸਖਤ ਘਾਲਣਾ ਤੋਂ ਬਾਅਦ ਕੰਪਿਊਟਰ ਇੰਜੀਨੀਅਰਿੰਗ ਦੇ ਡਿਗਰੀ ਕੋਰਸ ਵਿਚ ਦਾਖਲਾ ਲਿਆ ਸੀ ਤੇ ਪੂਰੇ ਚਾਰ ਸਾਲ ਘਰ ਤੋਂ ਦੂਰ ਰਹਿ ਕੇ ਪੜ੍ਹਾਈ ਕੀਤੀ ਸੀ। ਸਾਰੇ ਪ੍ਰੀਵਾਰ ਨੇ ਸਾਂਝੇ ਤੌਰ ਤੇ ਕਸ਼ਟ ਕਟੇ ਸਨ। ਹੁਣ ਅਸੀਂ ਪ੍ਰਸੰਨ ਸਾਂ, ਇਹ ਉਸ ਦਾ ਆਖਰੀ ਹੱਲਾ ਸੀ ਤੇ ਦੱਖਣ ਦਾ ਆਖਰੀ ਸਫਰ।

ਸਾਹਮਣੇ ਵੇਖਿਆ, ਸੰਨਿਆਸੀ ਕੋਲ ਦੋ ਚੇਲੇ ਆ ਜੁੜੇ ਸਨ। ਉਹ ਰਲ ਕੇ ਚਾਹ ਪੀ ਰਹੇ ਸਨ। ਸੰਨਿਆਸੀ ਮੱਧ ਪ੍ਰਦੇਸ਼ ਦੀਆਂ ਜੰਗਲੀ ਪਹਾੜੀਆਂ ਵਲ ਵੇਖ ਕੇ ਕੁਝ ਕਹਿ ਰਿਹਾ ਸੀ ਜਿਵੇਂ ਕੁਦਰਤ ਦੀ ਉਸਤੱਤ ਕਰ ਰਿਹਾ ਹੋਵੇ। ਵਿਚ ਵਿਚਾਲੇ ਉਹ ਸਾਡੇ ਵਲ ਵੀ ਤੱਕਦਾ ਜਿਵੇਂ ਕਹਿੰਦਾ ਹੋਵੇ, "ਓਇ ਨਿਮਾਣਿਓਂ, ਤੁਸੀਂ ਵੀ ਬਾਹਰ ਕੁਝ ਵੇਖ ਲਓ! ਇਹ ਨਜ਼ਾਰੇ ਬਾਰ ਬਾਰ ਨਹੀਂ ਆਉਣੇ।" ਪਰ ਮੇਰੀ ਬੇਟੀ ਦੇ ਇਮਤਿਹਾਨ ਵਿਚ ਵੀ ਕੇਵਲ

ਤਿੰਨ ਹੀ ਦਿਨ ਬਾਕੀ ਸਨ। ਉਸ ਦੀ ਤਿਆਰੀ ਦੇ ਇਹ ਦਿਨ ਵੀ ਫਿਰ ਨਹੀਂ ਸਨ ਆਉਣੇ। ਸਵਾਰੀਆਂ ਦੇ ਸ਼ੋਰ ਤੋਂ ਬੇਧਿਆਨਾ ਕਰਨ ਲਈ ਮੈਂ ਬੇਟੀ ਨੂੰ ਕਿਹਾ ਕਿ ਉਹ ਕੱਲ ਦਾ ਪੜ੍ਹਿਆ ਮੈਨੂੰ ਉੱਚੀ ਬੋਲ ਕੇ ਸੁਣਾਵੇ। ਉਸ ਦੀ ਦੁਹਰਾਈ ਸੁਣਦਿਆਂ ਕੁਝ ਦੇਰ ਬਾਦ ਮੈਂ ਬਾਹਰ ਝਾਕ ਕੇ ਵੇਖਿਆ ਤੇ ਮੈਨੂੰ ਇਸੇ ਰਸਤੇ ਚਾਰ ਪੰਜ ਸਾਲ ਪਹਿਲਾਂ ਦੇ ਕੀਤੇ ਕਈ ਸਫਰ ਯਾਦ ਆ ਗਏ। ਉਦੋਂ ਮੈਂ ਡੋਨੇਸ਼ਨ ਨਾਲ ਦਾਖਲਾ ਦੇਣ ਵਾਲੇ ਕਿਸੇ ਐਸੇ ਅੱਛੇ ਕਾਲਜ਼ ਦੀ ਭਾਲ ਵਿਚ ਸਾਂ ਜਿੱਥੇ ਲੜਕੀਆਂ ਦਾ ਸੁੰਦਰ ਹੋਸਟਲ ਹੋਵੇ ਤੇ ਮੇਰੀ ਬੇਟੀ ਮਹਿਫੂਜ਼ ਰਹਿ ਕੇ ਪੜ੍ਹਾਈ ਕਰ ਸਕੇ। ਮੇਰੇ ਮਨ ਵਿਚ ਉਸ ਵੇਲੇ ਦੀ ਭਟਕਣ, ਇਕਾਂਤ, ਉਦਾਸੀ, ਵੰਗਾਰ, ਡਰ ਤੇ ਤੌਖਲੇ ਦੇ ਅਜੀਬ ਭਾਵ ਘੁੰਮਣ ਲੱਗੇ।

ਅਤੀਤ ਦਾ ਖਿਆਲ ਛੱਡ ਮੈਂ ਆਪਣੀ ਬੇਟੀ ਦੇ ਸਬਕ ਵਲ ਧਿਆਨ ਦੇਣ ਲੱਗਿਆ। ਮੈਂ ਸੋਚਿਆ ਜੇ ਅਨਿਸਚਿਤਤਾ ਦੇ ਉਹ ਬੱਦਲ ਛੱਟ ਗਏ ਹਨ ਤਾਂ ਸਾਡੇ ਠੋਸ ਇਰਾਦੇ ਹੁਣ ਵਾਲੀਆਂ ਕਠਿਨਾਈਆਂ ਨੂੰ ਵੀ ਖੇਰੂੰ ਖੇਰੂੰ ਕਰ ਦੇਣਗੇ। ਉੱਧਰ ਵੇਖਿਆ ਤਾਂ ਸੰਨਿਆਸੀ ਸਾਡੇ ਵੱਲ ਟਿਕਟਿਕੀ ਲਗਾ ਕੇ ਦੇਖ ਰਿਹਾ ਸੀ। ਮੈਨੂੰ ਉਹ ਭਗਵੇਂ ਕਪੜਿਆਂ ਵਿਚ ਪਾਪਾਂ ਭਰੀ ਮਤਿ ਵਾਲਾ ਸ਼ੈਤਾਨ ਨਜ਼ਰ ਆ ਰਿਹਾ ਸੀ। ਮੇਰਾ ਦਿਲ ਕੀਤਾ ਕਿ ਉਸ ਨੂੰ ਹੁਣੇ ਪੁੱਛਾਂ ਕਿ ਉਹ ਸਾਡੀ ਪ੍ਰਾਈਵੇਸੀ ਨੂੰ ਇੱਦਾਂ ਲੀਰੋ ਲੀਰ ਕਿਉਂ ਕਰ ਰਿਹਾ ਸੀ। ਕੀ ਦੇਖਣ ਨੂੰ ਹੋਰ ਸਵਾਰੀਆਂ ਨਹੀਂ ਸਨ ਡੱਬੇ ਵਿਚ? ਪਰ ਮੈਂ ਕੋਈ ਹੰਗਾਮਾ ਪੈਦਾ ਕਰਨਾ ਨਹੀਂ ਚਾਹੁੰਦਾ ਸੀ ਇਸ ਲਈ ਸੰਜਮ ਤੋਂ ਕੰਮ ਲੈਣਾ ਹੀ ਠੀਕ ਸਮਝਿਆ।

ਦੁਪੱਹਿਰ ਨੂੰ ਮੈਂ ਉਤਲੀ ਸੀਟ ਤੇ ਜਾ ਕੇ ਸੌਂ ਗਿਆ। ਜਦੋਂ ਉੱਠਿਆ ਸੰਨਿਆਸੀ ਇੱਧਰ ਹੀ ਝਾਕ ਰਿਹਾ ਸੀ। ਮੈਨੂੰ ਵੇਖਦਿਆ ਹੀ ਉਸ ਨੇ ਫਿਰ ਮੈਂਨੂੰ ਨਿਸ਼ਾਨਾ ਬਣਾ ਲਿਆ। ਮੇਰੀ ਬੇਟੀ ਹਾਲੇ ਹੇਠਲੀ ਸੀਟ ਤੇ ਸੌਂ ਰਹੀ ਸੀ। ਮੌਕਾ ਤਾੜ ਕੇ ਮੈਂ ਸੰਨਿਆਸੀ ਨੂੰ ਝਾੜਨ ਦਾ ਮਨ ਬਣਾਇਆ। ਬਿਨਾ ਚਾਹ ਪੀਤਿਆਂ ਮੈਂ ਹੇਠ ਆ ਕੇ ਉਸ ਦੇ ਸਾਹਮਣੇ ਵਾਲੀ ਸੀਟ ਤੇ ਆ ਬੈਠਿਆ ਤੇ ਉਸ ਨੂੰ ਸੰਬੋਧਨ ਕਰਦਿਆਂ ਕੜਕਿਆ। "ਸੰਤ ਹੋਅ?" ਉਹ ਠਰੰਮੇ ਨਾਲ ਬੋਲਿਆ, "ਨਹੀਂ, ਮੈਂ ਸੰਤ ਕਹਾਂ?" ਮੈਂ ਕਿਹਾ, "ਚੋਲਾ ਤੋ ਸੰਤੋਂ ਵਾਲਾ ਪਹਿਨ ਰੱਖਾ ਹੈ।" ਉਹ ਬੋਲਿਆ, "ਪਹਿਨ ਨਹੀਂ ਰੱਖਾ, ਕੇਵਲ ਇਸ ਕੀ ਪਨਾਹ ਲੇ ਰੱਖੀ ਹੈ।" ਮੈਨੂੰ ਉਹ ਕੋਈ ਭੇਸ-ਵਟ ਚੋਰ ਉੱਚਕਾ ਲੱਗਿਆ ਜਿਸ ਦੇ ਨੇੜੇ ਬੈਠਣਾ ਵੀ ਖਤਰੇ ਤੋਂ ਖਾਲੀ ਨਾ ਹੋਵੇ। ਉਸ ਦੇ ਚੇਲੇ ਵੀ ਮੈਨੂੰ ਮੁਜ਼ਰਮ ਜਿਹੇ ਲੱਗਣ ਲਗੇ। ਮੈਂ ਰੱਵਈਆ ਬਦਲ ਕੇ ਪੁੱਛਿਆ, "ਕਹਾਂ ਸੇ ਆ ਰਹੇ ਹੋ?" "ਰਿਸ਼ੀਕੇਸ਼ ਸੇ ਆਯੇ ਹੈਂ, ਮਦੁਰਾਈ, ਰਾਮੇਸ਼ਰਮ ਸੇ ਹੋਤੇ ਹੂਏ ਕੰਨਿਆ ਕੁਮਾਰੀ ਜਾਏਂਗੇ, ਸਵਾਮੀ ਵਿਵੇਕਾਨੰਦ ਕੇ ਯਾਦਗਾਰੀ ਮੱਠ ਮੇਂ।" ਸਵਾਮੀ ਵਿਵੇਕਾਨੰਦ ਦਾ ਨਾਂ ਸੁਣਦਿਆ ਹੀ ਮੈਂ ਕੀਲਿਆ ਜਿਹਾ ਗਿਆ। ਉਸ ਮਹਾਨ ਸੰਤ ਦੀ ਵਿਦਵਤਾ ਦਾ ਮੈਂ ਕਾਇਲ ਸਾਂ। ਕਿਸੇ ਵੇਲੇ ਮੈਂ ਉਸ ਦੀਆਂ ਲਿਖਤਾਂ ਦੀਆਂ ਸਾਰੀਆਂ ਸੈਂਚੀਆਂ ਪੜ੍ਹੀਆਂ ਸਨ ਤੇ ਉਹਨਾਂ ਤੋਂ ਜੀਵਨ ਵਿਚ ਪ੍ਰੇਰਣਾ ਵੀ ਲਈ ਸੀ।

ਸੰਨਿਆਸੀ ਦੇ ਉੱਤਰ ਨੇ ਮੇਰਾ ਰਵਈਆਂ ਨਰਮ ਕਰ ਦਿਤਾ। ਪਰ ਉਸ ਦੇ "ਚੋਲੇ ਦੀ ਪਨਾਹ" ਵਾਲੀ ਗੱਲ ਦੀ ਸ਼ੰਕਾ ਮਨ ਵਿਚ ਉਂਜ ਦੀ ਉਂਜ ਖੜ੍ਹੀ ਹੋਈ ਸੀ। ਮੈਂ ਉਸ ਨੂੰ ਪਲਟ ਕੇ ਪੁੱਛਿਆ, "ਮਦੁਰਾਈ ਮੰਦਰ ਔਰ ਸਵਾਮੀ ਜੀ ਕੇ ਮੱਠ ਮੇ ਕਿਆ ਸਮਾਨਤਾ ਹੈ?" ਉਸ ਨੇ ਕਿਹਾ "ਸ਼ਾਤੀ ਕਾ ਕੋਈ ਟਿਕਾਨਾ ਨਹੀਂ ਹੋਤਾ। ਨਾ ਜਾਨੇ ਕਹਾਂ ਮਿਲੇ।" ਮੈਂ ਫਿਰ ਸੋਚਣ ਤੇ ਮਜ਼ਬੂਰ ਹੋ ਗਿਆ ਕਿ ਇਸ ਨੇ ਜਰੂਰ ਕੋਈ ਕੁਕਰਮ ਕੀਤਾ ਹੋਣਾ ਹੈ ਜੋ ਇਸ ਤਰ੍ਹਾਂ ਸ਼ਾਂਤੀ ਦੀ ਰੱਟ ਲਾ ਰਿਹਾ ਹੈ। "ਸੰਨਿਆਸ ਧਾਰਨ ਕਰਨੇ ਕੇ ਬਾਦ ਭੀ ਆਪ ਕੋ ਸ਼ਾਂਤੀ ਕੀ ਤਾਲਾਸ਼ ਹੈ? ਸ਼ਾਤੀ ਤੋ ਅਬ ਆਪ ਕੇ ਭੀਤਰ ਹੀ ਹੋਨੀ ਚਾਹੀਏ।" ਮੈਂ ਸਪਸ਼ਟ ਉੱਤਰ ਦੀ ਆਸ ਵਿਚ ਕਿਹਾ। "ਮੈਂ ਸਮਝਤਾ ਹੂੰ। ਬਹੁਤ ਕੋਸ਼ਿਸ਼ ਕਰ ਰਹਾ ਹੂੰ ਮਨ ਕੋ ਈਸ਼ਵਰ ਮੇਂ ਲੀਨ ਕਰਨੇ ਕੀ। ਪ੍ਰੰਤੂ ਮਾਯਾ ਕੇ ਬੰਧਨ ਬਹੁਤ ਮਜ਼ਬੂਤ ਹੈਂ, ਮੈਂ ਤੋੜ ਨਹੀਂ ਪਾਯਾ।" ਸੰਨਿਆਸੀ ਦਾਰਸ਼ਨਿਕ ਲਹਿਜ਼ੇ ਵਿਚ ਬੋਲਿਆ ਤੇ ਰੁਕ ਗਿਆ ਜਿਵੇਂ ਉਹ ਅਤਿ ਦਾ ਗੰਭੀਰ ਹੋ ਗਿਆ ਹੋਵੇ। ਥੋੜੀ ਦੇਰ ਬਾਦ ਉਹ ਫਿਰ ਬੋਲਿਆ, "ਅਸਲ ਸੰਨਿਆਸੀ ਤੋ ਆਪ ਹੈਂ। ਜਬ ਆਪ ਜੈਸੇ ਕਰਮਯੋਗੀ ਕੋ ਦੇਖ ਲੇਤਾ ਹੂੰ ਤੋ ਹਰਸ਼ ਭੀ ਹੋਤਾ ਹੈ ਔਰ ਈਰਖਾ ਭੀ।" ਇਹ ਸੁਣ ਕੇ ਮੈਂ ਉਸ ਨੂੰ ਹੈਰਾਨੀ ਨਾਲ ਕਿਹਾ, "ਮੈਂ ਤੋ ਕੋਈ ਸੰਨਿਆਸੀ ਨਹੀਂ ਜੋ ਆਪ ਮੁਝ ਸੇ ਈਰਖਾ ਕਰੇਂ?"

ਸੰਨਿਆਸੀ ਗਲਾ ਸਾਫ ਕਰ ਕੇ ਬੋਲਿਆ, "ਮੈਂ ਜਾਨਤਾ ਤੋ ਨਹੀਂ ਪਰ ਸਮਝ ਸਕਤਾ ਹੂੰ ਕਿ ਆਪ ਕੇ ਸਾਥ ਯਾਤਰਾ ਕਰ ਰਹੀ ਕੰਨਿਆਂ ਆਪ ਕੀ ਪੁੱਤਰੀ ਹੈ। ਮੈਂ ਆਪ ਕੋ ਕਲ ਸੇ ਦੇਖ ਰਹਾ ਹੂੰ, ਆਪ ਇਸ ਕੇ ਪਾਸ ਬੈਠੈ ਕਿਸ ਲਗਨ ਸੇ ਪੜ੍ਹਾ ਰਹੇ ਹੈਂ ਔਰ ਉਸ ਕਾ ਹਰ ਤਰਹਿ ਸੇ ਖਯਾਲ ਰੱਖ ਰਹੇ ਹੈਂ। ਆਪ ਕੋ ਦੇਖ ਕਰ ਮੁਝੇ ਵੋਹ ਖੁਸ਼ੀ ਮਿਲੀ ਜੋ ਕਾਸ਼ੀ ਮੇਂ ਭੀ ਨਾ ਮਿਲੇ। ਆਪ ਧੰਨਯ ਹੈਂ, ਮੈਂ ਆਪ ਕੋ ਪ੍ਰਣਾਮ ਕਰਨੇ ਹੀ ਵਾਲਾ ਥਾ।" ਸੰਨਿਆਸੀ ਬੋਲਦਾ ਬੋਲਦਾ ਰੁਕ ਗਿਆ।

ਉਸ ਦੀ ਪ੍ਰਸੰਸਾ ਸੁਣ ਕੇ ਮੈਨੂੰ ਆਪਣੇ ਤੇ ਗਰੂਰ ਜਿਹਾ ਹੋਇਆ। ਮੈਂ ਫਖਰ ਨਾਲ ਸੋਚਿਆ ਕਿ ਹਾਲੇ ਇਸ ਨੂੰ ਪਤਾ ਹੀ ਕੀ ਹੈ। ਜਦੋਂ ਮੇਰੀ ਬੇਟੀ ਇਕ ਸਮੈਸਟਰ ਖਤਮ ਕਰ ਕੇ ਗੁਲਬਰਗਿਓਂ ਪਟਿਆਲੇ ਆਉਂਦੀ ਸੀ ਤਾਂ ਮੈਂ ਪਹਿਲਾਂ ਹੀ ਉਸ ਦੇ ਅਗਲੇ ਸਮੈਸਟਰ ਦੀਆਂ ਕਿਤਾਬਾਂ ਪੜ੍ਹ ਕੇ ਰੱਖਦਾ ਸਾਂ। ਛੁੱਟੀਆਂ ਵਿਚ ਉਸ ਦੀ ਪੂਰੀ ਤਿਆਰੀ ਕਰਵਾਉਂਦਾ ਸਾਂ ਤਾਂ ਜੋ ਉਸ ਨੂੰ ਕਲਾਸ ਵਿਚ ਕਿਸੇ ਲਾਚਾਰੀ ਦਾ ਸਾਹਮਣਾ ਨਾ ਕਰਨਾ ਪਵੇ। ਸਿਵਲ, ਮਕੈਨੀਕਲ, ਇਲੈਕਟਰੀਕਲ ਇੰਜਿਨੀਰਿੰਗ ਅਤੇ ਹਾਇਰ ਮੈਥ ਵਰਗੇ ਕਠਿਨ ਪਰਚੇ ਉਸ ਨੂੰ ਮੈਂ ਇਸੇ ਤਰ੍ਹਾਂ ਹੀ ਤਿਆਰ ਕਰਵਾਏ ਸਨ।

ਮੇਰੇ ਖਿਆਲਾਂ ਦੀ ਲੜੀ ਤੋੜਦਾ ਸੰਨਿਆਸੀ ਬੋਲਿਆ, "ਮਨ ਹੀ ਮਨ ਮੈਂ ਸੋਚਤਾ ਥਾ ਕਿ ਯਦਿ ਮੇਰੀ ਤਕਦੀਰ ਮੇਰਾ ਸਾਥ ਦੇਤੀ ਤੋ ਆਜ ਮੈਂ ਭੀ ਆਪਨੀ ਪੁੱਤਰੀ ਕਾ ਪਾਲਨ ਪੋਸਨ ਐਸੇ ਹੀ ਕਰ ਰਹਾ ਹੋਤਾ। ਯਹੀ ਬਾਤ ਮੁਝੇ ਬੇਚੈਨ ਕਰਤੀ ਹੈ।" ਮੇਰੀ ਸੋਚ ਦਾ ਪਾਸਾ ਪਲਟਿਆ। ਮੈਨੂੰ ਉਸ ਵਿਚ ਰਵਿੰਦਰ ਨਾਥ ਟੈਗੋਰ ਦੀ ਕਰੁਣਾਮਈ ਕਹਾਣੀ

"ਕਾਬੁਲੀਵਾਲਾ" ਦੇ ਨਾਇਕ ਦੀ ਝਲਕ ਦਿਖਾਈ ਦਿਤੀ। ਮੈਂ ਉਸ ਨੂੰ ਸਿਰ ਤੋਂ ਪੈਰਾਂ ਤੀਕਰ ਇਕ ਵਾਰ ਫਿਰ ਦੇਖਿਆ। ਹੁਣ ਉਹ ਮੈਨੂੰ ਕਿਸੇ ਮਜ਼ਬੂਰੀ ਦਾ ਮਾਰਿਆ ਭਲਾਮਾਣਸ ਬਾਪ ਲਗ ਰਿਹਾ ਸੀ। ਮੈਂ ਹਮਦਰਦੀ ਨਾਲ ਪੁੱਛਿਆ, "ਕਹਾਂ ਹੈ ਆਪ ਕੀ ਪੁੱਤਰੀ? ਕਯਾ ਹੂਆ ਉਸੇ?" ਸੰਨਿਆਸੀ ਪਹਿਲਾਂ ਉਦਾਸ ਹੋਇਆ ਫਿਰ ਟੋਪੀ ਨਾਲ ਮੂੰਹ ਢੱਕ ਕੇ ਡੁੱਸਕਣ ਲਗ ਪਿਆ।

ਉਹ ਮਨ ਦੀ ਤੜਪ ਕੱਢ ਲਵੇ, ਇਸ ਲਈ ਮੈਂ ਚੁੱਪ ਕਰ ਗਿਆ। ਮੈਂ ਆਪਣੇ ਤਜਰਬੇ ਤੋਂ ਉਸ ਦੀ ਮਨੋ-ਦਸ਼ਾ ਪੂਰੀ ਤਰਾਂ ਸਮਝ ਸਕਦਾ ਸਾਂ। ਮੇਰੇ ਦਿਮਾਗ਼ ਵਿਚ ਉਹ ਸਾਰੀ ਝਲਕੀ ਘੁੰਮ ਗਈ ਜਦੋਂ ਮੈਂ ਪਹਿਲੀ ਵਾਰ ਆਪਣੀ ਬੇਟੀ ਨੂੰ ਗੁਲਬਰਗੇ ਕਾਲਜ ਵਿਚ ਦਾਖਲ ਕਰਵਾਉਣ ਗਿਆ ਸਾਂ। ਉਸ ਨੇ ਤਰਲੇ ਪਾ ਕੇ ਮੈਨੂੰ ਉੱਥੋਂ ਕਈ ਦਿਨ ਨਹੀਂ ਸੀ ਆਉਣ ਦਿਤਾ। ਅਖੀਰ ਜਿਸ ਦਿਨ ਮੁੜਿਆ ਸਾਂ ਮੈਂ ਸਾਰੇ ਰਸਤੇ ਧੀ ਦੇ ਉਦਰੇਵੇਂ ਕਾਰਣ ਰੋਂਦਾ ਹੀ ਆਇਆ ਸਾਂ। ਸ਼ੁਕਰ ਸੀ ਕਿ ਅੱਜ ਉਹ ਅਣਸੁਖਾਵੀਆਂ ਘੜੀਆਂ ਗੁਜਰ ਚੁੱਕੀਆਂ ਸਨ ਤੇ ਉਹ ਮੇਰੀਆਂ ਅੱਖਾਂ ਸਾਹਮਣੇ ਬੈਠੀ ਸੀ। ਮੈਨੂੰ ਲੱਗਿਆ ਕਿ ਸਨਿਆਸੀ ਦੀ ਉਹੋ ਜਿਹੀ ਹੀ ਘੜੀ ਚਲ ਰਹੀ ਹੈ।

ਸੰਨਿਆਸੀ ਦੇ ਹੰਝੂ ਸੁੱਕ ਗਏ ਸਨ ਪਰ ਉਸ ਦਾ ਚੇਹਰਾ ਅਜੇ ਵੀ ਉਦਾਸ ਸੀ। ਉਸ ਅਤੇ ਮੇਰੇ ਵਿਚ ਹੁਣ ਕੋਈ ਭੇਦ ਨਹੀਂ ਸੀ। ਅਸੀਂ ਦੋਵੇਂ "ਬਾਪ" ਸਾਂ ਤੇ ਆਪਣੀਆਂ ਆਪਣੀਆਂ ਅਟਾਰੀਆਂ ਚੋਂ ਇਨਸਾਨੀਅਤ ਦੀ ਧਰਾਤਲ ਤੇ ਉੱਤਰ ਆਏ ਸਾਂ। ਮੈਂ ਅੱਗੇ ਹੋ ਕੇ ਉਸ ਦੇ ਮੋਢੇ ਤੇ ਹੱਥ ਰੱਖਦਿਆਂ ਹਮਦਰਦੀ ਨਾਲ ਪੁੱਛਿਆ, "ਆਪ ਕੀ ਬੇਟੀ ਠੀਕ ਤੋ ਹੈ ਮਹਾਰਾਜ਼?" ਮੇਰੇ ਅਨੁਮਾਨ ਤੋਂ ਉਲਟ ਉਸ ਨੇ ਕਿਹਾ, "ਹਾਂ, ਠੀਕ ਹੈ।" ਮੈਂ ਪੁੱਛਿਆ, "ਤੋ ਫਿਰ ਉਸੇ ਹੂਆ ਕਯਾ ਹੈ ਜੋ ਆਪ ਇਤਨਾ ਪ੍ਰੇਸ਼ਾਨ ਹੈ?" ਉਹ ਬੋਲਿਆ, "ਵੋਹ ਮੁਝ ਸੇ ਵਿਛੜ ਗਈ ਹੈ।" ਮੈਂ ਹੈਰਾਨੀ ਨਾਲ ਉਸ ਨੂੰ ਪੁੱਛਿੱਆ, "ਕੈਸੇ?" ਮੇਰੇ ਇਸ ਪ੍ਰਸ਼ਨ ਦੇ ਉੱਤਰ ਵਿਚ ਉਸ ਦਾ ਮੂੰਹ ਦੂਰ ਤੀਕਰ ਫੈਲੇ ਢੱਕ ਦੇ ਗੇਰੂਏ ਫੁੱਲਾਂ ਵਾਂਗ ਲਾਲ ਹੋ ਗਿਆ। ਥੋੜਾ ਝੇਂਪ ਕੇ ਕਹਿਣ ਲੱਗਿਆ, "ਮੁਝੇ ਕਹਤੇ ਲੱਜਾ ਆਤੀ ਹੈ। ਕਯਾ ਕਰੂੰ ਏਕ ਬਾਪ ਹੂੰ। ਪਰ ਮੈਂ ਸਚਾਈ ਸੇ ਮੂੰਹ ਭੀ ਨਹੀਂ ਮੋੜ ਸਕਤਾ। ਆਪ ਅਜਨਬੀ ਹੈਂ, ਆਪ ਸੇ ਕਯਾ ਪਰਦਾ। ਜਬ ਆਪ ਪੂਛ ਰਹੇ ਹੈਂ, ਛੁਪਾਨੇ ਮੇਂ ਮੇਰਾ ਕੋਈ ਹਿੱਤ ਭੀ ਨਹੀਂ ਹੈ।" ਇਸ ਤੋਂ ਬਾਦ ਉਸ ਨੇ ਜੋ ਦੱਸਿਆ ਉਸ ਦਾ ਸੰਖੇਪ ਸਾਰ ਇਹ ਸੀ:

ਉਸ ਦਾ ਨਾਂ ਸੀਤਲ ਕੁਮਾਰ ਸੀ। ਉਹ ਜਿਲਾ ਹੁਸ਼ਿਆਰਪੁਰ ਦੇ ਇਕ ਪਿੰਡ ਵਿਚ ਇਕ ਪੁਰੋਹਿਤ ਘਰਾਣੇ ਵਿਚ ਪੈਦਾ ਹੋਇਆ ਸੀ ਜਿੱਥੇ ਉਸ ਦਾ ਸਨਾਤਨੀ ਸੰਸਕਾਰਾਂ ਨਾਲ ਪਾਲਣ ਪੋਸ਼ਣ ਹੋਇਆ। ਪੜ੍ਹਨ ਲਿਖਣ ਤੋਂ ਬਾਦ ਉਸ ਨੂੰ ਬੈਂਕ ਵਿਚ ਨੌਕਰੀ ਮਿਲ ਗਈ। ਕੁਝ ਅਰਸੇ ਬਾਦ ਉਸ ਦੇ ਪਿਤਾ ਨੇ ਉਸ ਦਾ ਵਿਆਹ ਇੰਗਲੈਂਡ ਤੋਂ ਆਈ ਤੇ ਵਿਦੇਸ਼ ਵਿਚ ਹੀ ਜੰਮੀ ਪਲੀ ਇਕ ਲੜਕੀ ਨਾਲ ਕਰ ਦਿਤਾ। ਵਿਆਹ ਤੋਂ ਕੁਝ ਚਿਰ ਬਾਦ ਉਹ ਵਾਪਸ ਆਪਣੇ ਵਤਨ ਚਲੀ ਗਈ ਤੇ ਉਸ ਨੂੰ ਵੀ ਉੱਥੇ ਹੀ ਬੁਲਾ ਲਿਆ। ਸੀਤਲ ਉੱਥੇ

ਨੌਕਰੀ ਕਰਨ ਲੱਗਾ ਪਰ ਉਸ ਦਾ ਦਿਲ ਨਾ ਲੱਗਿਆ। ਉਸ ਦੀ ਪਤਨੀ ਮਾਡਰਨ ਵਿਚਾਰਾਂ ਦੀ ਸੀ, ਤੇ ਉਹ ਬਿਲਕੁਲ ਦੇਸੀ। ਉਸ ਨੇ ਆਪਣੀ ਪਤਨੀ ਅੱਗੇ ਵਾਪਸ ਭਾਰਤ ਪਰਤਣ ਦਾ ਪ੍ਰਸਤਾਵ ਰੱਖਿਆ ਪਰ ਉਹ ਨਾ ਮੰਨੀ। ਇਸ ਨਾਲ ਉਹਨਾਂ ਦੇ ਘਰੇਲੂ ਜੀਵਨ ਵਿਚ ਖਿੱਚੋਤਾਣ ਸ਼ੁਰੂ ਹੋ ਗਈ। ਸਮਾਂ ਪਾ ਕੇ ਉਹਨਾਂ ਦੇ ਘਰ ਇਕ ਧੀ ਤੇ ਇਕ ਪੁੱਤਰ ਪੈਦਾ ਹੋਏ। ਉਹਨਾਂ ਦੇ ਮੋਹ ਕਰਕੇ ਉਹ ਉੱਥੇ ਟਿਕਿਆ ਰਿਹਾ। ਪਿਤਾ ਦਾ ਧੀ ਨਾਲ ਬੜਾ ਪਿਆਰ ਸੀ ਪਰ ਧੀ ਵੱਡੀ ਹੋ ਕੇ ਪੱਛਮੀ ਪ੍ਰਭਾਵ ਹੇਠ ਆ ਗਈ। ਉਹ ਦੇਰ ਸਵੇਰ ਘਰ ਆਉਣ ਲੱਗੀ। ਸੀਤਲ ਨੇ ਪਤਨੀ ਨੂੰ ਸਮਝਾਇਆ ਕਿ ਜਵਾਨ ਧੀ ਨੂੰ ਇੰਨੀ ਖੁੱਲ੍ਹ ਨਾ ਦੇਵੇ ਪਰ ਉਸ ਨੇ ਉਸ ਦੀ ਇਕ ਨਾ ਸੁਣੀ। ਸੀਤਲ ਨੇ ਲੜਕੀ ਦੇ ਲੜਕਿਆਂ ਨਾਲ ਮਿਲਣ ਜੁਲਣ ਤੇ ਇਤਰਾਜ਼ ਕੀਤਾ ਪਰ ਉਸ ਦੀ ਪਤਨੀ ਨੇ ਉਸ ਨੂੰ ਦਕੀਆਨੂਸੀ ਤੇ ਅਸੱਭਿਆ ਕਹਿ ਕੇ ਦੁਰਕਾਰਿਆ। ਫਿਰ ਪਤਨੀ ਨੇ ਇਕ ਦਿਨ ਲੜਕੀ ਨੂੰ ਇਕ ਖੁਲ੍ਹੀ ਮੈਕਸੀ ਲਿਆ ਕੇ ਪਹਿਨਾ ਦਿੱਤੀ ਜੋ ਉਹ ਹਮੇਸ਼ਾ ਪਾ ਕੇ ਰੱਖਦੀ। ਉਸ ਨੂੰ ਅਸਲੀਅਤ ਦਾ ਓਦੋਂ ਪਤਾ ਚੱਲਿਆ ਜਦੋਂ ਇਕ ਦਿਨ ਉਸ ਨੇ ਲੜਕੀ ਦੀ ਡਾਕਟਰ ਦਾ ਫੋਨ ਸੁਣਿਆ। ਉਹ ਉਸ ਦੀ ਡਲਿਵਰੀ ਦੀ ਮਿਤੀ ਬਾਰੇ ਦੱਸ ਰਹੀ ਸੀ। ਸੀਤਲ ਦੇ ਪੈਰਾਂ ਹੇਠੋਂ ਮਿੱਟੀ ਨਿਕਲ ਗਈ। ਉਹ ਉਸ ਦੀ ਹਾਲਤ ਬਾਰੇ ਹਨੇਰੇ ਵਿਚ ਰਹਿ ਰਿਹਾ ਸੀ। 'ਅਨਰਥ' ਦੀ ਚੋਟ ਬਰਦਾਸ਼ਤ ਨਾ ਕਰਦਿਆਂ ਉਸ ਨੇ ਕੁਹਰਾਮ ਮਚਾਇਆ। ਪੁਲਸ ਨੇ ਆ ਕੇ ਉਸ ਨੂੰ ਗ੍ਰਿਫਤਾਰ ਕਰ ਲਿਆ। ਉਥੋਂ ਰਿਹਾ ਹੁੰਦੇ ਹੀ ਉਸ ਨੇ ਹਰਖ ਭਰੇ ਮਨ ਨਾਲ ਉਸ "ਮਨਹੂਸ" ਸਮਾਜ਼ ਨੂੰ ਤਿਲਾਂਜਲੀ ਦੇ ਦਿਤੀ ਤੇ ਆਪਣੇ ਵਤਨ ਪਰਤ ਆਇਆ। ਭਾਰਤ ਪਹੁੰਚ ਕੇ ਮਨ ਦੀ ਸ਼ਾਂਤੀ ਲਈ ਉਹ ਸਿੱਧਾ ਰਿਸ਼ੀਕੇਸ਼ ਚਲਾ ਗਿਆ ਜਿੱਥੇ ਉਸ ਨੇ ਗੁਰੂ ਧਾਰ ਕੇ ਸੰਨਿਆਸ ਲੈ ਲਿਆ। ਤਲਖੀ ਵਿਚ ਉਸ ਨੇ ਇਹ ਕਦਮ ਪੁੱਟ ਤਾਂ ਲਿਆ ਪਰ ਸੰਸਾਰਕ ਮੋਹ ਨੇ ਉਸ ਦਾ ਪਿੱਛਾ ਨਾ ਛੱਡਿਆ। ਉਹ ਦਿਲ ਦਾ ਦੁਖ ਦਿਲ ਵਿਚ ਲਈ ਥਾਂ ਥਾਂ ਭਟਕਦਾ ਰਿਹਾ ਪਰ ਮਨ ਦੀ ਤੜਪ ਨੇ ਉਸ ਨੂੰ ਕਿਤੇ ਚੈਨ ਨਾ ਆਉਣ ਦਿੱਤਾ। ਆਪਣੀ ਵਿਥਿਆ ਸੁਣਾਉਂਦਿਆਂ ਕਈ ਵਾਰ ਉਸ ਦਾ ਗਲਾ ਭਰ ਆਇਆ।

ਮੈਂ ਅੱਪਣਤ ਨਾਲ ਉਸ ਦੇ ਹੱਥ ਆਪਣੇ ਹੱਥਾਂ ਵਿਚ ਲੈ ਲਏ ਤੇ ਸਲਾਹ ਦੇਂਦਿਆਂ ਕਿਹਾ, "ਸਵਾਮੀ ਜੀ, ਆਪ ਆਪਨੇ ਪ੍ਰੀਵਾਰ ਕੋ ਏਕ ਬਾਰ ਮਿਲ ਆਓ।" ਕਹਿਣ ਲਗਿੱਆ, "ਬੱਚੇ ਆਪਣੀ ਮਾਂ ਕੇ ਅਸਰ ਮੇਂ ਹੈ। ਵਹਾਂ ਮੇਰਾ ਕੋਈ ਸਤਿਕਾਰ ਨਹੀਂ ਹੈ।" ਮੈਂ ਕਿਹਾ, "ਅਬ ਆਪ ਕੇ ਬੱਚੇ ਬੜੇ ਹੋ ਗਏ ਹੋਂਗੇ ਔਰ ਮਾਂ ਸੇ ਸੁਤੰਤਰ ਭੀ। ਆਪ ਉਨ ਸੇ ਸੀਧਾ ਸੰਪਰਕ ਕਰ ਕੇ ਮਿਲਨੇ ਕਾ ਪ੍ਰਯਾਸ ਕਰੋ।" ਉਹ ਬੋਲਿਆ, "ਹਾਂ ਮੈਂਨੇ ਐਸਾ ਭੀ ਸੋਚਾ ਥਾ ਪਰ ਯੇ ਸੰਭਵ ਨਹੀਂ ਹੈ। ਲੜਕੀ ਔਰ ਉਸ ਕੀ ਮਾਂ ਕੇ ਤੋ ਮੈਂ ਮੂੰਹ ਨਹੀਂ ਲਗਨਾ ਚਾਹਤਾ। ਵੋ ਮੁਝੇ ਘ੍ਰਿਣਾ ਕਰਤੀ ਹੈਂ। ਉਨਹੋਂ ਨੇ ਅਪਨੀ ਸੰਸਕ੍ਰਿਤੀ ਕਾ ਤਯਾਗ ਕੀਆ ਹੈ। ਬਸ ਅਪਨੀ ਬੇਟੀ ਕੀ ਬਚਪਨ ਕੀ ਯਾਦੇਂ ਹੀ ਸਤਾਤੀ ਹੈਂ ਮੁਝੇ।"

ਸੰਨਿਆਸੀ ਮੈਨੂੰ ਕਈ ਦਵੰਧਾਂ ਦਾ ਸ਼ਿਕਾਰ ਲੱਗਿਆ। ਉਹ ਇਕ ਔਰਤ ਦੀ ਗੱਲ ਕਰ ਰਿਹਾ ਸੀ ਪਰ ਸਮੂਚੀ ਔਰਤ ਜਾਤੀ ਦੀ ਗੱਲ ਵਿਸਾਰ ਰਿਹਾ ਸੀ। ਮੇਰੀ ਇਕ ਐਮ ਫਿਲ ਦੀ ਵਿਦਿਆਰਥਣ ਜਦੋਂ ਆਪਣਾ ਕੰਮ ਚੈੱਕ ਕਰਵਾਉਣ ਆਉਂਦੀ ਤਾਂ ਆਪਣੇ ਪਤੀ ਦੀ ਕਰੂਰਤਾ ਬਾਰੇ ਬੜਾ ਕੁਝ ਕਹਿੰਦੀ। ਇਕ ਦੋ ਵਾਰ ਤਾਂ ਮੈਂ ਸੁਣਿਆ ਫਿਰ ਸੁਝਾਅ ਦਿਤਾ, "ਜੇ ਉਹ ਇੰਨਾ ਹੀ ਬੁਰਾ ਹੈ ਤਾਂ ਤੂੰ ਉਹ ਉਸ ਨੂੰ ਤਲਾਕ ਕਿਉਂ ਨਹੀਂ ਦੇ ਦਿੰਦੀ?" ਮੇਰੇ ਇੰਨਾ ਕਹਿਣ ਤੇ ਉਹ ਭਾਵੁਕ ਹੋ ਗਈ ਤੇ ਰੋ ਕੇ ਕਹਿਣ ਲੱਗੀ, "ਸਰ, ਤੁਸੀਂ ਇਹ ਕੀ ਕਹਿ ਦਿੱਤਾ? ਉਹ ਮੇਰਾ ਸੁਹਾਗ ਹੈ, ਮੇਰੇ ਬਚਿੱਆਂ ਦਾ ਪਿਤਾ ਹੈ, ਉਹਨਾਂ ਨੂੰ ਪਿਆਰ ਕਰਦਾ ਹੈ ਤੇ ਉਹਨਾਂ ਦੇ ਪੜਾਈ ਦੇ ਖਰਚੇ ਤੋਰਦਾ ਹੈ। ਉਸ ਕਾਰਣ ਮੈਨੂੰ ਸਮਾਜ ਵਿਚ ਇੱਜ਼ਤ ਮਿਲੀ ਹੋਈ ਹੈ, ਉਸ ਕਾਰਣ ਮੈਂ ਪੜ੍ਹ ਰਹੀ ਹਾਂ ਤੇ ਬੇਫਿਕਰੀ ਦੀ ਜਿੰਦਗੀ ਜਿਉਂ ਰਹੀ ਹਾਂ। ਅਜਿਹਾ ਤਾਂ ਮੈਂ ਸੋਚ ਵੀ ਨਹੀਂ ਸਕਦੀ।" ਇਹ ਸੀ ਔਰਤ ਜਾਤ ਦੇ ਮਨ ਦੀ ਸਚਾਈ। ਮੈਨੂੰ ਲੱਗਿਆ ਕਿ ਜੇ ਸੰਨਿਆਸੀ ਆਪਣੀ ਨਾਂਹ-ਵਾਚਕ ਸੋਚ ਤੇ ਕਾਬੂ ਪਾ ਲੈਂਦਾ ਤਾਂ ਉਹ ਇਹਨਾਂ ਦਵੰਧਾਂ ਵਿਚੋਂ ਨਿਕਲ ਸਕਦਾ ਸੀ। ਧਰਮ-ਕਰਮ ਰਾਹੀਂ ਤਾਂ ਉਹ ਅਜਿਹਾ ਕਰਨ ਵਿਚ ਅਸਫਲ ਰਿਹਾ ਸੀ ਪਰ ਹੋਮਿਓਪੈਥੀ ਉਸ ਦੀ ਮਦਦ ਕਰ ਸਕਦੀ ਸੀ। ਇਹ ਕੰਮ ਪੂਰਾ ਕਰਨ ਲਈ ਮੈਨੂੰ ਉਸੇ ਵੇਲੇ ਉਸੇ ਦੀ ਜ਼ੁਬਾਨ ਵਿਚ ਹੀ ਗੱਲ ਕਰਨੀ ਪੈਣੀ ਸੀ। ਸੁਭਾਗਵਸ ਅਜਿਹਾ ਕਰਨ ਦਾ ਮੈਨੂੰ ਕਾਫੀ ਸ਼ੌਕ ਸੀ ਤੇ ਅਭਿਆਸ ਵੀ ਹੈ ਸੀ।

ਉਸ ਨੂੰ ਝੰਜੋੜਨ ਲਈ ਮੈਂ ਥੋੜੀ ਭਾਰੀ ਆਵਾਜ਼ ਵਿਚ ਬੋਲਿਆ, "ਸਵਾਮੀ ਜੀ, ਆਪ ਨੇ ਮੁਝੇ ਸੰਨਿਆਸੀ ਔਰ ਕਰਮਯੋਗੀ ਕਾ ਦਰਜ਼ਾ ਦੀਆ ਹੈ, ਕਹੋ ਤੋ ਮੈਂ ਆਪਕੇ ਲੀਏ ਦੁਆ ਕਰੂੰ?" ਉਸ ਨੇ ਮੇਰੇ ਵਲ ਗਹੁ ਨਾਲ ਵੇਖਿਆ ਤੇ ਫਿਰ ਕਿਹਾ, "ਹਾਂ, ਕਰੋ।" ਮੈਂ ਉਸ ਨੂੰ ਭਰਮਾਉਣ ਲਈ ਚਾਰ ਪੰਜ ਮਿੰਟ ਅੱਖਾਂ ਬੰਦ ਕਰ ਕੇ ਚੁੱਪ ਬੈਠ ਗਿਆ। ਸਮਾਧੀ ਮੁਦਰਾ ਵਿਚ ਮੈਂ ਉਸ ਦੀ ਮਨੋ ਦਸ਼ਾ ਦਾ ਵਿਸਥਾਰ ਨਾਲ ਵਿਸ਼ਲੇਸ਼ਣ ਕੀਤਾ। ਸੰਸਕ੍ਰਿਤਿਕ ਸਦਮਾ, ਬਿਗਾਨੇ ਸਭਿਆਚਾਰ ਪ੍ਰਤੀ ਅਸਹਿਨਸ਼ੀਲਤਾ, ਵਰਤਮਾਨ ਪ੍ਰਤਿ ਉਦਾਸੀਨਤਾ, ਅਤੀਤ ਵਿਚ ਲੀਨ, ਦੂਜਿਆਂ ਤੇ ਆਪਣਾ ਅਨੁਸ਼ਾਸ਼ਨ ਲਾਗੂ ਕਰਨ ਦੀ ਪ੍ਰਵਿਰਤੀ ਤੇ ਭਟਕਣ ਉਪਰੰਤ ਮੰਜ਼ਿਲ ਦੀ ਤਾਲਾਸ਼- ਇਹ ਪੰਜ ਚਿੰਨ ਉਸ ਦੀ ਮਨੋ-ਬਿਰਤੀ ਦੀਆਂ ਮੁੱਖ ਵਿਸ਼ੇਸ਼ਤਾਈਆਂ ਸਨ। ਅਲਾਮਤਾਂ ਹੋਰ ਵੀ ਸਨ ਪਰ ਮੈਂ ਇਕ ਵੇਲੇ ਪੰਜਾਂ ਤੋਂ ਵੱਧ ਦਾ ਸਮਾਧਾਨ ਨਹੀਂ ਸੀ ਕਰ ਸਕਦਾ। ਮੈਨੂੰ ਯਕੀਨ ਸੀ ਕਿ ਜੇ ਉਸ ਦਾ ਮਨ ਇਹਨਾਂ ਪੰਜਾਂ ਨੂੰ ਹੀ ਜਿੱਤ ਲਵੇ ਤਾਂ ਉਹ ਆਪਣੇ ਛੋਟੇ ਜਿਹੇ ਸੰਸਾਰ ਨੂੰ ਮੁੜ ਸਿਰਜ਼ ਲਵੇਗਾ।

ਅੱਖਾਂ ਖੋਹਲਣ ਉਪਰੰਤ ਮੈਂ ਕਿਹਾ, "ਦੁਆ ਤਾਂ ਹੋ ਗਈ। ਇਸ ਦੇ ਨਾਲ ਨਾਲ ਦਵਾ ਦੀ ਵੀ ਲੋੜ ਪਵੇਗੀ।" ਇਹ ਕਹਿ ਕੇ ਮੈਂ ਉੱਠਿਆ ਤੇ ਆਪਣੇ ਬੈਗ ਵਲ ਵਧਿਆ। ਬਕਸੇ ਵਿਚੋਂ ਉਸ ਦੀਆਂ ਪੰਜੇ ਅਲਾਮਤਾਂ ਅਨੁਸਾਰ ਪੰਜ ਦਵਾਈਆਂ **ਸਟਾਰ-ਆਫ-ਬੈਥਲੇਹਿਮ** (Star of Bathlehem), **ਬੀਚ** (Beech), **ਕਲੀਮੈਟਿਸ** (Clematis),

ਵਾਈਨ(Vine) ਤੇ **ਵਾਈਲਡ ਓਟ** (Wild Oat) ਮਿਲਾ ਕੇ ਇਕ ਸ਼ੀਸ਼ੀ ਭਰ ਲਿਆਇਆ। ਸ਼ੀਸ਼ੀ ਵਿਚੋਂ ਚਾਰ ਗੋਲੀਆਂ ਦੀ ਇਕ ਖੁਰਾਕ ਮੈਂ ਉਸੇ ਵੇਲੇ ਉਸ ਦੇ ਮੂੰਹ ਵਿਚ ਝਾੜ ਦਿਤੀ। ਦਵਾ ਖਾ ਕੇ ਉਹ ਬੋਲਿਆ, "ਯੇ ਆਪ ਨੇ ਮੁਝੇ ਕੱਯਾ ਦੀਆ ਹੈ?" ਮੈਂ ਦੱਸਿਆ, "ਜੜੀ ਬੂਟੀਓਂ ਸੇ ਨਿਚੋੜਾ ਅਮ੍ਰਿਤ ਹੈ ਜਿਸੇ ਸੰਨਿਆਸੀ ਲੋਗ ਜੰਗਲ ਮੇਂ ਢੂੰਡਤੇ ਹੈਂ।" ਮੇਰਾ ਇਸ਼ਾਰਾ ਆਤਮ ਸ਼ੁਧੀ ਦੀਆਂ 38 "ਬੈਚ ਫਲਾਵਰ ਰੈਮਡੀਜ਼" (Bach Flower Remedies) ਵੱਲ ਸੀ ਜਿਹਨਾਂ ਬਾਰੇ ਵਿਸਤ੍ਰਿਤ ਜਾਣਕਾਰੀ ਡਾ: ਵੀ ਕ੍ਰਿਸ਼ਨਾਮੂਰਤੀ ਦੀ ਪੁਸਤਕ ਵਿਚ ਪ੍ਰਾਪਤ ਹੈ ਜੋ ਅੱਜ ਕੱਲ ਇੰਟਰਨੈਟ ਉਤੇ ਵੀ ਉਪਲੱਬਦ ਹੈ। ਸ਼ੀਸ਼ੀ ਉਸ ਨੂੰ ਪਕੜਾਉਂਦਿਆਂ ਮੈਂ ਕਿਹਾ, "ਇਸੇ ਅਪਨੇ ਪਾਸ ਰਖੋ। ਇਸ ਕੀ ਏਕ ਖੁਰਾਕ ਹਰ ਰੋਜ਼ ਲੇ ਕਰ ਪੂਰੇ ਤੀਸ ਦਿਨ ਸੇਵਨ ਕਰਨਾ। ਇੱਕਤੀਸਵੇਂ ਦਿਨ ਇਕਾਂਤ ਮੇਂ ਬੈਠ ਕਰ ਧਯਾਨ ਲਗਾਨਾ ਔਰ ਆਪਨੀ ਅੰਤਰਆਤਮਾ ਸੇ ਪੂਛਨਾ ਕਿ ਵੋ ਕਯਾ ਚਾਹਤੀ ਹੈ। ਫਿਰ ਵਹੀ ਰਾਸਤਾ ਅਪਨਾਨਾ। ਉਸੀ ਪਰ ਚਲਕੇ ਆਪ ਕੋ ਮੁਕਤੀ ਮਿਲੇਗੀ।" ਸੰਨਿਆਸੀ ਨੇ ਦਵਾਈ ਫੜ ਕੇ ਕੋਈ ਸੁਖਾਵਾਂ ਚਮਤਕਾਰ ਹੋਣ ਦੇ ਵਿਸ਼ਵਾਸ ਨਾਲ ਸਿਰ ਹਿਲਾਇਆ ਤੇ ਕਿਹਾ, "ਸਤਿ ਬਚਨ।" ਸੰਨਿਆਸੀ ਨਾਲ ਗੱਲ ਕਰਨ ਉਪਰੰਤ ਮੇਰਾ ਮਨ ਹਲਕਾ ਹੋ ਗਿਆ ਸੀ। ਮੈਂ ਮੁੜ ਆਪਣੀ ਸੀਟ ਤੇ ਆ ਬੈਠਿਆ। ਸਿਕੰਦਰਾਬਾਦ ਢੁੱਕ ਰਿਹਾ ਸੀ। ਮੇਰੀ ਬੇਟੀ ਨੇ ਉੱਠ ਕੇ ਸਾਮਾਨ ਪੈਕ ਕਰ ਲਿਆ ਸੀ।

ਸਟੇਸ਼ਨ ਤੇ ਗੱਡੀ ਰੁਕੀ। ਉੱਤਰਨ ਵੇਲੇ ਸੰਨਿਆਸੀ ਨੂੰ ਆਪਣਾ ਵਿਜ਼ੀਟਿੰਗ ਕਾਰਡ ਦਿੰਦਿਆਂ ਮੈਂ ਕਿਹਾ, "ਬਤਾਨਾ, ਆਪ ਕੇ ਪੱਤ੍ਰ ਕੀ ਪ੍ਰਤੀਕਸ਼ਾ ਰਹੇਗੀ ਮੁਝੇ।" ਉਸ ਨੇ ਖੜਾ ਹੋ ਕੇ ਮੇਰੀ ਬੇਟੀ ਦਾ ਸਿਰ ਪਲੋਸਿਆ ਤੇ ਪਾਸ ਹੋਣ ਦਾ ਆਸ਼ੀਰਵਾਦ ਦਿਤਾ।

ਪ੍ਰੈਕਟੀਕਲ ਤੋਂ ਛੇ ਹਫਤੇ ਬਾਦ ਮੇਰੀ ਬੇਟੀ ਦਾ ਰਿਜ਼ਲਟ ਆਇਆ। ਉਹ ਪਾਸ ਹੋ ਗਈ ਸੀ। ਉਸ ਤੋਂ ਕੁਝ ਚਿਰ ਬਾਅਦ ਮੈਨੂੰ ਪਟਿਆਲੇ ਸੰਨਿਆਸੀ ਦੀ ਚਿੱਠੀ ਆਈ। ਦਵਾਈ ਲਈ ਧੰਨਵਾਦ ਕੀਤਾ ਸੀ ਤੇ ਹੋਰ ਦਵਾਈ ਭੇਜਣ ਲਈ ਲਿਖਿਆ ਸੀ ਕਿਉਂਕਿ ਉਸ ਨਾਲ ਉਸ ਦੀਆਂ ਕਈ ਅਣਦੱਸੀਆਂ ਤਕਲੀਫਾਂ ਘਟ ਗਈਆਂ ਸਨ। ਲਿਖਿਆ ਸੀ ਕਿ ਉਹ ਇਕ ਪ੍ਰਚਾਰ ਮਿਸ਼ਨ ਤੇ ਇੰਗਲੈਂਡ ਜਾ ਰਿਹਾ ਹੈ। ਮੈਂ ਉਸ ਨੂੰ ਦਵਾਈ ਭੇਜ ਦਿਤੀ। ਦੋ ਕੁ ਮਹੀਨੇ ਬਾਦ ਇੰਗਲੈਂਡ ਤੋਂ ਉਸ ਦਾ ਖ਼ਤ ਆਇਆ। ਦਵਾਈ ਦੇ ਪੈਕਟ ਲਈ ਸ਼ੁਕਰੀਆ ਲਿਖਿਆ ਸੀ। ਨਾਲ ਹੀ ਦੱਸਿਆ ਸੀ ਕਿ ਉਸ ਨੇ ਆਪਣੇ ਬੇਟੇ ਰਾਹੀਂ ਪਤਨੀ ਨਾਲ ਸੰਪਰਕ ਕੀਤਾ ਸੀ। ਦੋਹਾਂ ਵਿਚਕਾਰ ਸੁਲਾਹ ਸਫਾਈ ਦੀ ਗੱਲ ਚਲੀ ਸੀ ਤੇ ਉਸ ਨੇ ਉਸ ਨੂੰ ਆਪਣੇ ਘਰ ਸੱਦ ਲਿਆ ਸੀ। ਇਹ ਵੀ ਦੱਸਿਆ ਹੋਇਆ ਸੀ ਕਿ ਉਹ ਆਪਣੇ ਬਚਿੱਆਂ ਨੂੰ ਮਿਲ ਕੇ ਬਹੁਤ ਖੁਸ਼ ਹੋਇਆ ਤੇ ਬੱਚੇ ਉਸ ਨੂੰ ਮਿਲਕੇ ਖੁਸ਼ ਹੋਏ। ਚਿੱਠੀ ਵਿਚ ਕਿਸੇ ਬਾਰੇ ਕੋਈ ਨਫਰਤ ਭਰਿਆ ਸ਼ਬਦ ਨਹੀਂ ਸੀ। ਲਿਫਾਫੇ ਵਿਚ ਇਕ ਤਸਵੀਰ ਸੀ ਜਿਸ ਵਿਚ ਉਸ ਦੇ ਪ੍ਰੀਵਾਰ ਦੇ ਸਭ ਜੀਅ ਇੱਕਠੇ ਖੜ੍ਹੇ ਸਨ। ਉਸ ਨੇ ਚੋਲੇ ਦੀ ਥਾਂ ਕੋਟ ਪੈਂਟ ਦਾ ਸੂਟ ਪਾਇਆ ਹੋਇਆ ਸੀ। ਮੈਨੂੰ ਉਸ ਵਿਚ ਉਹੀ ਤਬਦੀਲੀ ਨਜ਼ਰ ਆਈ ਜਿਸ

ਦਾ ਮੈਂ ਕਿਆਸ ਕੀਤਾ ਸੀ। ਲਾਭਕਾਰੀ ਬੈਚ ਫੁੱਲਾਂ ਦੇ ਰਸਾਂ ਨੇ ਉਸ ਦੇ ਮਨ ਨੂੰ ਧਨਾਤਮਿਕ ਸ਼ਕਤੀ ਨਾਲ ਨਿਰਮਲ ਕਰ ਕੇ ਯਥਾਰਥ ਦੇ ਰਸਤੇ ਪਾ ਦਿਤਾ ਸੀ।

ਫਿਰ ਕੁਝ ਸਾਲਾਂ ਬਾਦ ਉਸ ਨੇ ਮੇਰੇ ਵੈੱਬ-ਸਾਈਟ ਤੋਂ ਵੇਖ ਕੇ ਮੈਨੂੰ ਈ-ਮੇਲ ਭੇਜੀ ਤੇ ਦੱਸਿਆ ਕਿ ਉਸ ਦੀ ਧੀ ਵਿਆਹੀ ਗਈ ਹੈ ਪਰ ਉਸ ਦੀ ਅਣਵਿਆਹੀ ਧੀ ਦੀ ਉਹ ਬੱਚੀ ਉਹਨਾਂ ਕੋਲ ਹੀ ਹੈ। ਉਹ ਉਸ ਨੂੰ ਉਹੀ ਲਾਡ ਪਿਆਰ ਦੇ ਰਿਹਾ ਹੈ ਜੋ ਆਪਣੀ ਧੀ ਨੂੰ ਨਹੀਂ ਸੀ ਦੇ ਪਾਇਆ। ਮੈਂ ਵੀ ਉਸ ਨੂੰ ਗੌਰਵ ਨਾਲ ਦੱਸਿਆ ਕਿ ਮੇਰੀ ਬੇਟੀ ਅਮਰੀਕਾ ਵਿਚ ਕੰਪਿਊਟਰ ਇੰਜੀਨੀਅਰ ਹੈ ਲੱਗ ਗਈ ਹੈ ਤੇ ਉਸ ਦੀ ਵੀ ਸ਼ਾਦੀ ਹੋ ਗਈ ਹੈ। ਉਸ ਤੋਂ ਬਾਦ ਮੈਨੂੰ ਸੰਨਿਆਸੀ ਦਾ ਕੋਈ ਸੰਦੇਸ਼ ਨਹੀਂ ਮਿਲਿਆ। ਮੈਨੂੰ ਖੁਸ਼ੀ ਹੈ ਕਿ ਹੋਮਿਓਪੈਥੀ ਸਦਕੇ ਘਟੋ ਘੱਟ ਇਕ ਸੰਨਿਆਸੀ ਤਾਂ ਆਪਣੇ ਪ੍ਰੀਵਾਰ ਵਲ "ਸਾਧਾਰ" ਗਿਆ ਹੈ।

ਏਹਿ ਭਿ ਦਾਤਿ ਤੇਰੀ ਦਾਤਾਰ

ਸਿਆਣੇ ਕਹਿੰਦੇ ਹਨ ਕਿ ਮਨੁੱਖੀ ਜੀਵਨ ਦੁਰਲੱਭ ਹੈ ਅਤੇ ਇਹ ਚਰਾਸੀ ਲੱਖ ਜੂਨੀਆਂ ਹੰਢਾਉਣ ਤੋਂ ਬਾਅਦ ਪ੍ਰਾਪਤ ਹੁੰਦਾ ਹੈ। ਇਸ ਕਥਨ ਦੀ ਸਚਾਈ ਭਾਵੇਂ ਕੁਝ ਵੀ ਹੋਵੇ ਪਰ ਇਸ ਦਾ ਸੰਦੇਸ਼ ਇਹ ਹੈ ਕਿ ਮੱਨੁਖ ਕੁਦਰਤ ਦੀ ਅਲੌਕਿਕ ਕ੍ਰਿੱਤੀ ਹੈ। ਇਸ ਨੂੰ ਅਪਣੀ ਉਨੱਤ ਦੇਹੀ, ਬੌਧਿਕ ਵਿਕਾਸ ਤੇ ਸਮਾਜਿਕ ਪ੍ਰਵਿਰਤੀ ਕਾਰਣ ਸਮੂਹ ਬਨਸਪਤੀ ਤੇ ਜੈਵਿਕ ਜਗਤ ਵਿਚ ਸਿਰੇ ਦਾ ਦਰਜ਼ਾ ਹਾਸਲ ਹੈ। ਕੇਵਲ ਇਹੀ ਪ੍ਰਾਣੀ ਕੁਦਰਤ ਦੇ ਡੂੰਘੇ ਭੇਦਾਂ ਨੂੰ ਸੁਚੇਤ ਢੰਗ ਨਾਲ ਸਮਝਣ ਦੀ ਸਮਰੱਥਾ ਰੱਖਦਾ ਹੈ ਤੇ ਕੇਵਲ ਇਸੇ ਨੂੰ ਵਿਆਪਕ ਸਿਰਜਣਹਾਰ ਸ਼ਕਤੀ ਦੀ ਮਹਾਂ ਸਿਰਜਣ ਕਲਾ ਦੀ ਚਿੱਣਗ ਪ੍ਰਾਪਤ ਹੈ। ਇਸ ਲਈ ਮਨੱਖੀ ਜੀਵਨ ਅਤਿ ਮੁੱਲਵਾਨ ਹੈ।

ਪਰ ਜੇ ਇਹ ਜੀਵਨ ਅਰੋਗ ਨਾ ਹੋਵੇ ਤੇ ਬਿਮਾਰੀਆਂ ਨਾਲ ਦਬਿਆ ਹੋਵੇ ਤਾਂ ਇਸ ਦੇ ਮੁੱਲਵਾਨ ਹੋਣ ਦਾ ਕੀ ਭਾਓ? ਬਿਮਾਰ ਵਿਅਕਤੀ ਕੁਦਰਤ ਦੀਆਂ ਬੱਖ਼ਸਸ਼ਾਂ ਦਾ ਭਰਪੂਰ ਲਾਭ ਨਹੀ ਲੈ ਸਕਦੇ। ਜਿਹਨਾਂ ਨੂੰ ਬਾਲ ਉਮਰ ਵਿਚ ਹੀ ਜਟਿਲ ਰੋਗ ਚਿਮੜ ਜਾਂਦੇ ਹਨ ਉਹ ਤਾਂ ਚੰਗੀ ਤਰ੍ਹਾਂ ਵਧ ਫੁੱਲ ਵੀ ਨਹੀਂ ਸਕਦੇ। ਪ੍ਰਚਲਤ ਇਲਾਜ ਪ੍ਰਣਾਲੀਆਂ ਬਾਹਰੀ ਉਪਚਾਰਾਂ ਰਾਹੀਂ ਉਨ੍ਹਾਂ ਦੇ ਦਿਨ ਸੁਖਾਲੇ ਤਾਂ ਕਰ ਦਿੰਦੀਆਂ ਹਨ ਪਰ ਇਹ ਉਹਨਾਂ ਨੂੰ ਤੰਦਰੁਸਤੀ ਦੀ ਅੰਦਰੂਨੀ ਨਿੱਘ ਨਹੀਂ ਦੇ ਸਕਦੀਆਂ। ਅਜਿਹੇ ਵਿਅਕਤੀਆਂ ਨੂੰ ਅਰੋਗ ਜੀਵਨ ਦੀ ਖੁਸ਼ੀ ਤਾਂ ਹੀ ਪ੍ਰਾਪਤ ਹੋ ਸਕਦੀ ਹੈ ਜੇ ਉਹਨਾਂ ਦਾ ਇਲਾਜ਼ ਕਿਸੇ ਅਜਿਹੇ ਵਿਗਿਆਨਕ ਢੰਗ ਨਾਲ ਹੋਵੇ ਜਿਸ ਵਿਚ ਦੁਖ ਨੂੰ ਹੀ ਦਾਰੂ ਬਣਾਇਆਂ ਸੱਚਾ ਸੁਖ ਪ੍ਰਾਪਤ ਹੁੰਦਾ ਹੋਵੇ। ਅਜਿਹੀ ਸਮਰੱਥਾ ਕੇਵਲ ਹੋਮਿਓਪੈਥੀ ਵਿਚ ਹੈ। ਕਹਿ ਸਕਦੇ ਹਾਂ ਕਿ ਜੇ ਅਰੋਗਤਾ ਇਕ ਰੱਬੀ ਦਾਤ ਹੈ ਤਾਂ ਹੋਮਿਓਪੈਥੀ ਵੀ ਕੁਦਰਤ ਦੀ ਇਕ ਅਜਿਹੀ ਹੀ ਦਾਤ ਹੈ ਜੋ ਸ਼ਰੀਰ ਵਿਚੋਂ ਦੁੱਖ ਹਟਾ ਕੇ ਸੁੱਖ ਸਥਾਪਤ ਕਰਦੀ ਹੈ। ਪੁਸ਼ਟੀ ਲਈ ਇਕ ਸੱਚੀ ਘਟਨਾ ਬਿਆਨ ਕਰਦਾ ਹਾਂ ਜਿਸ ਵਿਚ ਕੇਵਲ ਨਾਂ ਪਤੇ ਹੀ ਗੁਪਤ ਰੱਖੇ ਗਏ ਹਨ।

ਅਮਰੀਕਾ ਵਿਚ ਸੈਨ ਫਰਾਂਸਿਸਕੋ ਦੀ ਖਾੜੀ ਦੁਆਲੇ ਦੇ ਇਲਾਕੇ ਨੂੰ ਬੇ-ਏਰੀਆ ਕਹਿੰਦੇ ਹਨ। ਇਹ ਕੰਪਿਊਟਰ ਸੰਨਅੱਤ ਦੇ ਗੜ੍ਹ ਵਜੋਂ ਸੰਸਾਰ ਭਰ ਵਿਚ ਪ੍ਰਸਿੱਧ ਹੈ। ਇੱਥੇ ਦੁਨੀਆਂ ਭਰ ਦੇ ਇੰਜੀਨੀਅਰ ਆ ਕੇ ਵਸੇ ਹੋਏ ਹਨ ਜੋ ਇਸ ਸੰਨਅਤ ਨੂੰ ਤੋਰਦੇ ਹਨ। ਭਾਰਤੀ ਇੰਜੀਨੀਅਰ ਵੀ ਕਾਫੀ ਗਿਣਤੀ ਵਿਚ ਹਨ ਪਰ ਉਹਨਾਂ ਵਿਚ ਬਹੁਗਿਣਤੀ ਦੱਖਣੀ ਭਾਰਤੀਆਂ ਤੇ ਪੰਜਾਬੀਆ ਦੀ ਹੈ। ਇਥੇ ਪੰਜਾਬੀ ਇੰਜੀਨੀਅਰ ਭਾਈਚਾਰੇ ਨੇ ਜੈਨਕੋ (GENCO) ਨਾਂ ਦੀ ਸਭਿਆਚਾਰਕ ਸੰਸਥਾ ਬਣਾਈ ਹੋਈ ਹੈ ਜਿਸ ਦੇ ਸਾਲਾਨਾਂ ਸਮਾਗਮਾ ਉੱਤੇ ਉਹ ਸਭ ਹੁਮ ਹੁਮਾ ਕੇ ਇੱਕਠੇ ਹੁੰਦੇ ਹਨ। ਅਜਿਹੇ ਹੀ ਇਕ ਫੰਕਸ਼ਨ ਤੇ ਮੇਰੀ ਮੁਲਾਕਾਤ ਬੀਬੀ ਨੀਰਜ਼ਾ ਨਾਲ ਹੋਈ ਜਿਸ ਦਾ ਪਤੀ ਇੰਜੀਨੀਅਰ ਹੈ ਤੇ ਉਹ ਆਪ

ਕਿਸੇ ਕਾਲਜ ਵਿਚ ਫਾਰਮੇਸੀ ਦੀ ਪ੍ਰੋਫੈਸਰ। ਬੀਬੀ ਨੇ ਗੱਲਾਂ ਗੱਲਾਂ ਵਿਚ ਮੈਨੂੰ ਮੇਰੇ ਸ਼ੌਕ ਬਾਰੇ ਪੁੱਛਿਆ। ਮੈਂ ਜਵਾਬ ਦਿਤਾ, "ਹੋਮਿਓਪੈਥੀ।" ਦਰਅਸਲ ਮੈਨੂੰ ਹੋਮਿਓਪੈਥੀ ਨਾਲ ਨੇੜਤਾ ਹੀ ਇੰਨੀ ਹੈ ਕਿ ਮੈਂ ਕਦੇ ਕਿਸੇ ਨੂੰ ਆਪਣਾ ਹੋਰ ਕੋਈ ਸ਼ੌਕ ਦੱਸਦਾ ਹੀ ਨਹੀਂ। ਇਹ ਸੁਣ ਕੇ ਉਹ ਬੜੀ ਖੁਸ਼ ਹੋਈ ਕਿਉਂਕਿ ਉਸ ਦੇ ਕਹਿਣ ਮੁਤਾਬਿਕ ਉਹ ਆਪ ਬਚਪਨ ਵਿਚ ਹੋਮਿਓਪੈਥਿਕ ਇਲਾਜ਼ ਹੀ ਕਰਵਾਉਂਦੀ ਹੁੰਦੀ ਸੀ। ਉਸ ਨੂੰ ਕਈ ਦਵਾਈਆਂ ਦੇ ਨਾਂ ਵੀ ਯਾਦ ਸਨ। ਮੈਨੂੰ ਕਹਿਣ ਲੱਗੀ, " ਡਾਕਟਰ ਸਾਹਿਬ ਤੁਸੀਂ ਮੇਰਾ ਇਲਾਜ਼ ਕਰੋ, ਮੈਂ ਬਹੁਤ ਬੀਮਾਰ ਰਹਿੰਦੀ ਹਾਂ।" ਮੈਂ ਕਿਹਾ, "ਡਾਕਟਰ ਹੋ ਕੇ ਬੀਮਾਰ? ਤੁਸੀਂ ਤਾਂ ਬਿਲਕੁਲ ਤੰਦਰੁਸਤ ਲਗਦੇ ਹੋ।" ਉਹ ਸਵੈ-ਵਿਅੰਗ ਦੇ ਲਹਿਜ਼ੇ ਵਿਚ ਹੱਸ ਕੇ ਬੋਲੀ, "ਮੰਨੋ ਨਾ ਮੰਨੋ, ਬੀਮਾਰ ਬਹੁਤਾ ਡਾਕਟਰ ਹੀ ਹੁੰਦੇ ਹਨ, ਆਪੇ ਚੁੱਕ ਚੁੱਕ ਦਵਾਈਆਂ ਖਾਂਦੇ ਰਹਿੰਦੇ ਹਨ।" ਫਿਰ ਉਹ ਥੋੜੀ ਗੰਭੀਰ ਹੋ ਕੇ ਕਹਿਣ ਲੱਗੀ, "ਪਰ ਮੈਂ ਆਪਣਾ ਇਲਾਜ਼ ਤਾਂ ਹੀ ਕਰਵਾਵਾਂਗੀ ਜੇ ਪਹਿਲਾਂ ਤੁਸੀਂ ਮੇਰੀ ਬੇਟੀ ਦੇ ਸਾਹ ਦਾ ਇਲਾਜ਼ ਕਰੋ, ਵਿਚਾਰੀ ਇਨਹੇਲਰ ਲੈ ਲੈ ਤੰਗ ਆਈ ਹੋਈ ਹੈ।" ਉਸ ਨੇ ਮੇਰੇ ਕੋਲੋਂ ਅਗਲੇ ਵੀਕ-ਐਂਡ ਦਾ ਸਮਾਂ ਲੈ ਲਿਆ ਤੇ ਲੜਕੀ ਨੂੰ ਲੈ ਕੇ ਆ ਗਈ।"

ਮੈਂ ਲੜਕੀ ਨੂੰ ਦੇਖਿਆ। ਬਾਰਾਂ-ਤੇਰਾਂ ਸਾਲਾਂ ਦੀ ਹੁੰਦੜਹੇਲ, ਚੰਗਾ ਭਾਰਾ ਸ਼ਰੀਰ, ਲੱਗੇ ਠੀਕ ਠਾਕ ਪਰ ਦੋ ਕਦਮ ਤੇਜ਼ ਚਲਣ ਤੇ ਹੀ ਸਾਹ ਚੜ੍ਹੇ ਤੇ ਦੌੜਨ ਨਾਲ ਦਮੇ ਦਾ ਦੌਰਾ। ਡਾਕਟਰਾਂ ਨੇ ਸਾਹ ਠੀਕ ਰੱਖਣ ਲਈ ਉਸ ਨੂੰ ਪੱਕਾ ਇਨਹੇਲਰ ਲਾਇਆ ਹੋਇਆ ਸੀ ਤੇ ਸਕੂਲ ਵਲੋਂ ਮੈਡੀਕਲ ਆਧਾਰ ਤੇ ਉਸ ਨੂੰ ਪੀ ਈ ਤੋਂ ਪੱਕੀ ਛੋਟ ਮਨਜੂਰ ਕੀਤੀ ਹੋਈ ਸੀ।

ਮੈਂ ਪ੍ਰੋ: ਨੀਰਜ਼ਾ ਨੂੰ ਪੁੱਛਿਆ ਕਿ ਬੱਚੀ ਕਿੰਨੇ ਅਰਸੇ ਤੋਂ ਇਸ ਤਰਾਂ ਸੀ। ਉਸ ਨੇ ਦੱਸਿਆ ਕਿ ਉਸ ਨੂੰ ਸਾਹ ਦੀ ਇਹ ਤਕਲੀਫ ਤਿੰਨ ਸਾਲ ਪੰਜ ਮਹੀਨਿਆਂ ਤੋਂ ਸੀ। ਮੈਨੂੰ ਉਸ ਦੇ ਉੱਤਰ ਤੋਂ ਹੈਰਾਨੀ ਜਿਹੀ ਹੋਈ ਤੇ ਮੈਂ ਘੋਖਵਾਂ ਪ੍ਰਸ਼ਨ ਕੀਤਾ, "ਤੁਹਾਨੂੰ ਸਾਲਾਂ ਨਾਲ ਮਹੀਨੇ ਵੀ ਯਾਦ ਹਨ?" ਉਸ ਨੇ ਕਿਹਾ, "ਜੀ ਹਾਂ।" ਮੈਨੂੰ ਲੱਗਿਆ ਜਿਵੇਂ ਇਸ ਕੇਸ ਦਾ ਕੋਈ ਗੁੱਝਾ ਭੇਤ ਹੈ ਜਿਸ ਦਾ ਪ੍ਰੋਫੈਸਰ ਬੀਬੀ ਨੂੰ ਪਤਾ ਹੈ। ਇਸ ਨੂੰ ਜਾਨਣ ਲਈ ਮੈਂ ਅੱਗੇ ਪੁੱਛਿਆ, "ਕੀ ਉਸ ਵੇਲੇ ਕੋਈ ਖਾਸ ਗੱਲ ਜਾਂ ਘਟਨਾ ਵਾਪਰੀ ਸੀ ਜਿਸ ਕਰਕੇ ਬੱਚੀ ਨੂੰ ਇਹ ਤਕਲੀਫ ਪੈਦਾ ਹੋਈ?" ਉਹ ਅਤੀਤ ਵਿਚ ਝਾਕ ਕੇ ਬੋਲੀ, "ਜੀ ਮੈਨੂੰ ਪਤਾ ਨਹੀਂ ਤੁਸੀਂ ਇਸ ਗੱਲ ਨੂੰ ਮਹਤੱਪੂਰਣ ਸਮਝਦੇ ਹੋਵੋਗੇ ਜਾਂ ਨਹੀਂ ਪਰ ਮੈਂਨੂੰ ਤਾਂ ਇਸ ਦੀ ਵਜ਼ਾਹ ਇਹੋ ਲਗਦੀ ਹੈ। ਉਦੋਂ ਇਕ ਦਿਨ ਅਸੀਂ ਕਿਸੇ ਦੇ ਘਰ ਗਏ ਹੋਏ ਸਾਂ। ਇਸ ਨੇ ਗਰਮਾ ਗਰਮ ਚਾਕਲੇਟ ਮਿਲਕ ਪੀਣ ਤੋਂ ਤੁਰੰਤ ਬਾਅਦ ਆਈਸ ਕਰੀਮ ਖਾ ਲਈ ਸੀ। ਮੈਂ ਮਨ੍ਹਾ ਵੀ ਕੀਤਾ ਸੀ ਕਿ ਇੰਜ ਨਾ ਕਰੇ ਪਰ ਇਹ ਹਟੀ ਨਹੀਂ ਸੀ। ਬੱਸ ਉਦੋਂ ਤੋਂ ਹੀ ਇਸ ਦੀ ਛਾਤੀ ਫੜੀ ਗਈ ਤੇ ਕਸਵਾਂ ਸਾਹ ਆਉਣ ਲਗ ਪਿਆ। ਬੜੇ ਇਲਾਜ਼ ਕਰਵਾਏ। ਕਿਸੇ ਨੂੰ

ਅਜੇ ਤੀਕਰ ਇਸ ਦਾ ਰੋਗ ਸਮਝ ਨਹੀਂ ਆਇਆ। ਬੈਠੀ ਹੁੰਦੀ ਹੈ ਤਾਂ ਵੀ ਕਦੇ ਕਦੇ ਸਾਹ ਖਿੱਚਵਾਂ ਲੈਂਦੀ ਹੈ ਪਰ ਦੌੜਨ ਭੱਜਣ ਨਾਲ ਤਾਂ ਦਮ ਉਲਟ ਹੀ ਜਾਂਦਾ ਹੈ।"

ਮੈਂ ਪੰਜਾਬ ਵਿਚ 1973 ਤੋਂ ਰਜਿਸਟਰਡ ਹੋਮਿਓਪੈਥ ਸਾਂ ਤੇ ਉਦੋਂ ਤੋਂ ਹੀ ਇਸ ਦੀ ਨਿਸ਼ੁਲਕ ਸੇਵਾ ਕਰਦਾ ਆ ਰਿਹਾ ਸਾਂ। ਹੁਣ ਕੈਲੀਫੋਰਨੀਆ ਵਿਚ ਹੋਮਿਓਪੈਥਿਕ ਪ੍ਰੈਕਟਿਸ ਦੀ ਕਾਨੂੰਨੀ ਇਜ਼ਾਜਤ ਮਿਲਣ ਨਾਲ ਇਥੇ ਵੀ ਮੈਂ ਇਹ ਕੰਮ ਉਵੇਂ ਹੀ ਕਰਨਾ ਚਾਹੁੰਦਾ ਸਾਂ। ਉੱਧਰ ਮੇਰੀ ਸ਼ੁਭਚਿੰਤਕ ਡੈਬਰਾ ਓਲਨੇਵ (Deborah Olenev) ਮੈਨੂੰ ਬਾਰ ਬਾਰ ਸਲਾਹ ਦੇ ਰਹੀ ਸੀ ਕਿ ਮੈਂ ਹੋਮਿਓਪੈਥੀ ਦੀ ਬਾਕਾਇਦਾ ਪ੍ਰੈਕਟਿਸ ਸ਼ੁਰੂ ਕਰਾਂ ਤੇ ਆਪਣੀਆਂ ਸੇਵਾਵਾਂ ਦੀ ਫੀਸ ਚਾਰਜ਼ ਕਰਾਂ। ਉਸ ਅਨੁਸਾਰ ਇਸ ਦੇਸ਼ ਵਿਚ ਹੋਮਿਓਪੈਥੀ ਪ੍ਰਤੀ ਲੋਕਾਂ ਦੀ ਚੇਤਨਾ ਬਹੁਤ ਘੱਟ ਹੈ ਤੇ ਉਹ ਬਿਮਾਰੀਆਂ ਨਾਲ ਬਹੁਤ ਪੀੜਤ ਹਨ। ਉਹਨਾਂ ਨੂੰ ਪ੍ਰਤੀਬੱਧਤਾ ਨਾਲ ਸੱਹੀ ਇਲਾਜ਼ ਦੇਣ ਦੀ ਬਹੁਤ ਲੋੜ ਹੈ। ਉਹ ਦੱਸਦੀ ਕਿ ਇਥੇ ਲੋਕ ਮੁਫਤ ਸੇਵਾ ਨਹੀਂ ਕਬੂਲਦੇ ਤੇ ਨਾ ਹੀ ਕਿਸੇ ਨੂੰ ਕਰਨੀ ਹੀ ਚਾਹੀਦੀ ਹੈ ਕਿਉਂਕਿ ਇਸ ਤਰ੍ਹਾਂ ਪ੍ਰੈਕਟਿਸ ਦਾ ਮਿਆਰ ਉੱਚਾ ਨਹੀਂ ਰੱਖਿਆ ਜਾ ਸਕਦਾ। ਪਰ ਮੈਂ ਉਸ ਦੀ ਸਲਾਹ ਮੰਨਣ ਲਈ ਆਪਣੇ ਮਨ ਨੂੰ ਰਾਜੀ ਨਹੀਂ ਸੀ ਕਰ ਸਕਿਆ। ਬੀਬੀ ਨੀਰਜ਼ਾ ਦੀ ਲੜਕੀ ਦੇ ਆਉਣ ਨਾਲ ਮੈਨੂੰ ਲੱਗਿਆ ਕਿ ਹੁਣ ਇਵੇਂ ਹੀ ਹੋਰ ਮਰੀਜ਼ ਵੀ ਆਉਣੇ ਸ਼ੁਰੂ ਹੋ ਜਾਣਗੇ ਤੇ ਇਸ ਅਮਰੀਕੀ ਧਰਤੀ ਤੇ ਵੀ ਮੇਰਾ ਮੁਫਤ ਸੇਵਾ ਦਾ ਸ਼ੌਕ ਪਲ ਸਕੇਗਾ। ਪਹਿਲਾ ਕੇਸ ਹੋਣ ਕਰਕੇ ਮੈਂ ਇਸ ਦੀ ਖਾਸ ਅਹਿਮੀਅਤ ਸਮਝਦਾ ਸਾਂ।

ਲੜਕੀ ਦੀ ਤਕਲੀਫ ਬਾਰੇ ਉਸ ਦੀ ਮਾਂ ਦੀਆਂ ਮੁਢਲੀਆਂ ਟਿੱਪਣੀਆਂ ਸੁਣ ਕੇ ਹੀ ਮੈਨੂੰ ਸਫਲਤਾ ਦੀ ਆਸ ਬੱਝ ਗਈ ਤੇ ਮੇਰਾ ਮਨ ਆਸ਼ਾਵਾਦੀ ਲੋਰ ਵਿਚ ਝੂਮ ਉੱਠਿਆ। ਮੇਰੇ ਚੇਹਰੇ ਦੇ ਭਾਵ ਪੜ੍ਹ ਕੇ ਬੀਬੀ ਬੋਲੀ, "ਕਿਉਂ ਡਾਕਟਰ ਸਾਹਿਬ, ਕੋਈ ਸੀਰੀਅਸ ਗੱਲ ਤੇ ਨਹੀਂ?" ਮੈਂ ਬੀਬੀ ਦੀ ਗੱਲ ਵਲ ਬਹੁਤਾ ਧਿਆਨ ਨਾ ਦਿਤਾ ਕਿਉਂਕਿ ਮੈਂ ਅਤੀਤ ਦੇ ਵਿਹੜੇ ਜਾ ਵੜਿਆ ਸਾਂ।

ਉਸ ਵੇਲੇ ਮੇਰੇ ਦਿਮਾਗ ਵਿਚ ਮੇਰੀ ਆਪਣੀ ਪ੍ਰੈਕਟਿਸ ਦੇ ਉਹ ਅੱਧੀ ਦਰਜਨ ਬੱਚੇ ਘੁੰਮ ਰਹੇ ਸਨ ਜਿਹੜੇ ਕਿਸੇ ਵੇਲੇ ਦਮਾ ਰੋਗ ਨਾਲ ਪੀੜਤ ਹੋ ਕੇ ਮੇਰੇ ਕੋਲ ਆਏ ਸਨ। ਉਹਨਾਂ ਵਿਚੋਂ ਬਹੁਤਿਆਂ ਦੀ ਤਕਲੀਫ ਵੀ ਗਰਮ ਚਾਹ ਜਾਂ ਦੁੱਧ ਪੀਣ ਉਪਰੰਤ ਆਈਸ ਕ੍ਰੀਮ, ਸਕੰਜਵੀ ਜਾਂ ਬਰਫ ਵਾਲੀ ਲੱਸੀ ਪੀਣ ਤੋਂ ਹੀ ਉੱਤਪਨ ਹੋਈ ਸੀ। ਸ਼ਾਇਦ ਅੱਜ ਕੱਲ ਦੇ ਬੱਚਿਆਂ ਵਿਚ "**ਐਸਮਾ**" (Asthma) ਕਹੀ ਜਾਣ ਵਾਲੀ ਇਸ ਬਲਾਅ ਦਾ ਇਹੀ ਮੁੱਖ ਕਾਰਣ ਹੁੰਦਾ ਹੋਵੇ। ਮੇਰੇ ਕੋਲ ਆਏ ਅਜਿਹੇ ਸਭ ਬੱਚੇ ਇਕ ਇਕ ਕਰਕੇ ਇਸ ਭਿਆਨਕ ਬਿਮਾਰੀ ਤੋਂ ਨਿਜ਼ਾਤ ਪਾ ਗਏ ਸਨ। ਉਹਨਾਂ ਦੀ ਯਾਦ ਤਾਜ਼ਾ ਕਰ ਕੇ ਮੇਰੇ ਮਨ ਨੂੰ ਪ੍ਰਸੰਨਤਾ ਹੋ ਰਹੀ ਸੀ। ਇਹਨਾਂ ਵਿਚੋਂ ਇਕ ਦੀ ਰੌਚਕ ਵਾਰਤਾ ਚੇਤੇ ਆਉਣ ਨਾਲ ਤਾਂ ਮੇਰਾ ਹਾਸਾ ਹੀ ਨਿਕਲ ਆਇਆ। ਸਾਲ 1983 ਵਿਚ ਜਦੋਂ ਮੈਂ ਗੌਰਮਿੰਟ ਕਾਲਜ਼ ਰੋਪੜ ਤੋਂ ਮਹਿੰਦਰਾ ਕਾਲਜ਼ ਪਟਿਆਲਾ ਵਿਚ ਤਬਦੀਲ ਹੋ ਕੇ ਆਇਆ

ਤਾਂ ਇਸੇ ਕਾਲਜ਼ ਦੇ ਇਤਿਹਾਸ ਦੇ ਇਕ ਪ੍ਰੋਫੈਸਰ ਪ੍ਰਮਿੰਦਰ ਵਾਲੀਆ ਦੇ ਘਰ ਕਿਰਾਏ ਤੇ ਰਹਿਣ ਲੱਗਿਆ। ਵਾਲੀਆ ਸਾਹਿਬ ਸ਼ਤਰੰਜ ਦੇ ਪਰਪੱਕ ਖਿਡਾਰੀ ਸਨ ਤੇ ਦੁਪਹਿਰ ਬਾਅਦ ਦਾ ਆਪਣਾ ਸਾਰਾ ਸਮਾਂ ਮਿੱਤਰ ਅਧਿਆਪਕਾਂ ਦੀ ਮੰਡਲੀ ਵਿਚ ਕਹਿ-ਕਹੇ ਲਾ ਕੇ ਇਹ ਖੇਡ ਖੇਡਦੇ ਬਤੀਤ ਕਰਦੇ ਸਨ। ਇਹਨਾਂ ਵਿਚੋਂ ਅੰਗਰੇਜ਼ੀ ਦੇ ਪ੍ਰੋ: ਸ਼ਿਵਦੇਵ ਸਿੰਘ, ਅੰਗਰੇਜ਼ੀ ਦੇ ਹੀ ਪ੍ਰੋ: ਕੇ ਸੀ ਸਰਮਾ ਤੇ ਜਗਰਾਫੀਏ ਦੇ ਪ੍ਰੋ: ਦੀਵਾਨ ਤਾਂ ਹਨ੍ਹੇਰਾ ਪੈਣ ਤੇ ਹੀ ਉਹਨਾਂ ਦੇ ਲਾਅਨ ਵਿਚੋਂ ਉਠਦੇ। ਲੰਘਦਾ ਵੜਦਾ ਮੈਂ ਉਹਨਾਂ ਨੂੰ ਵੇਖਦਾ ਤੇ ਹੈਰਾਨ ਹੁੰਦਾ ਕਿ ਇਹ ਵਿਦਵਾਨ ਆਪਣੇ ਸਮੇਂ ਨੂੰ ਇੱਦਾਂ ਕਿਉਂ ਨਸ਼ਟ ਕਰਦੇ ਰਹਿੰਦੇ ਹਨ।

ਇਕ ਦਿਨ ਸਵੇਰੇ ਸਵੇਰੇ ਅੱਠ ਕੁ ਵਜੇ ਮੈਨੂੰ ਵਾਲੀਆਂ ਸਾਹਿਬ ਦੇ ਘਰੋਂ ਉਹਨਾਂ ਦੇ ਛੇ ਕੁ ਸਾਲਾ ਲੜਕੇ ਮਨੀ ਦੀਆਂ ਚੀਕਾਂ ਸੁਣਾਈ ਦਿਤੀਆਂ ਜਿਵੇਂ ਕੋਈ ਉਸ ਨੂੰ ਬੇਕਿਰਕ ਹੋ ਕੇ ਕੁਟਾਪਾ ਚਾੜ੍ਹ ਰਿਹਾ ਹੋਵੇ। ਉਹ ਕਦੇ ਉੱਚੀ ਉੱਚੀ ਚੰਘਿਆੜਾਂ ਮਾਰਨ ਲਗ ਪੈਂਦਾ ਤੇ ਕਦੇ ਚੁੱਪ ਕਰ ਜਾਂਦਾ। ਬੱਚੇ ਦੀ ਮਾਂ ਸਕੂਲ ਵਿਚ ਅਧਿਆਪਕਾ ਸੀ ਤੇ ਘਰੋਂ ਜਾ ਚੁੱਕੀ ਸੀ। ਮੈਂ ਸੋਚਿਆ ਬੱਚਾ ਉਹਨਾਂ ਕੋਲੋਂ ਸਕੂਲ ਲਈ ਤਿਆਰ ਨਹੀਂ ਹੋ ਰਿਹਾ ਤੇ ਉਹ ਉਸ ਦੀ ਪਿਟਾਈ ਕਰ ਰਿਹੇ ਹਨ। ਜਦੋਂ ਕਾਫੀ ਦੇਰ ਉਸ ਦੀਆਂ ਚੀਕਾਂ ਦਾ ਸਿਲਸਿਲਾ ਖਤਮ ਨਾ ਹੋਇਆ ਤਾਂ ਮੈਂ ਬਾਹਰ ਆ ਕੇ ਉਹਨਾਂ ਦਾ ਬੂਹਾ ਖੜਕਾਇਆ ਤੇ ਆਵਾਜ਼ ਲਗਾਈ, "ਵਾਲੀਆ ਸਾਹਿਬ ਰਹਿਮ ਕਰੋ, ਇੰਨਾ ਕਿਉਂ ਮਾਰ ਰਹੇ ਹੋ ਗਰੀਬ ਨੂੰ!" ਪ੍ਰੋ: ਵਾਲੀਆ ਬਾਹਰ ਆਏ ਤੇ ਇਲਜ਼ਾਮ ਨਕਾਰਦੇ ਹੋਏ ਕਹਿਣ ਲੱਗੇ, "ਯਾਰ ਮੈਂ ਕਿੱਥੇ ਮਾਰ ਰਿਹੈਂ ਇਸ ਨੂੰ। ਇਸ ਦੇ ਤਾਂ ਢਿੱਡ ਵਿਚ ਸਖਤ ਦਰਦ ਹੋ ਰਿਹਾ ਹੈ। ਜਦੋਂ ਸੂਲ ਉੱਠਦਾ ਹੈ ਤਾਂ ਕੁਰਲਾਉਂਦਾ ਹੈ। ਮੇਰੇ ਕੋਲੋਂ ਤਾਂ ਆਪ ਨਹੀਂ ਦੇਖਿਆ ਜਾਂਦਾ।" ਮੈਂ ਅੱਗੇ ਵਧ ਕੇ ਨਜ਼ਰ ਮਾਰੀ, ਲੜਕਾ ਦੋਵੇ ਹੱਥ ਢਿੱਡ ਵਿਚ ਤੁੰਨੀ ਨੀਵੀਂ ਪਾਈ ਪੱਬਾਂ ਭਾਰ ਬੈਠਾ ਸੀ ਜਿਵੇਂ ਮਾਸਟਰ ਨੇ ਮੁਰਗਾ ਬਣਾਇਆ ਹੋਵੇ। ਉਸ ਦੇ ਚਿਹਰੇ ਤੇ ਅਕੱਹਿ ਪੀੜਾ, ਤੇ ਅੱਧ-ਮਿਟੀਆਂ ਅੱਖਾਂ ਵਿਚ ਸਹਿਮ ਦੇ ਭਾਵ ਉੱਭਰੇ ਹੋਏ ਸਨ। ਉਸ ਦੀਆਂ ਲਾਲ ਗੱਲ੍ਹਾਂ ਅਥਰੂਆਂ ਨਾਲ ਲੱਥ ਪੱਥ ਸਨ। ਉਸ ਦੇ ਬੈਠਣ ਦੇ ਅੰਦਾਜ਼ ਤੋਂ ਮੈਨੂੰ ਫੌਰਨ ਉਸ ਦੀ ਦਵਾਈ ਸਮਝ ਵਿਚ ਆ ਗਈ। ਪੁੱਠੇ ਪੈਰੀ ਮੁੜ ਕੇ ਮੈਂ ਆਪਣੇ ਕਮਰੇ ਵਿਚ ਗਿਆ ਤੇ "ਕ" ਅੱਖਰ ਨਾਲ ਸ਼ੁਰੂ ਹੋਣ ਵਾਲੀ **ਕੋਲੋਸਿੰਥ** (Colocynth) ਨਾਮਕ ਦਵਾਈ ਦੀ ਇਕ ਖੁਰਾਕ ਲੈ ਆਇਆ। ਬੱਚੇ ਦਾ ਮੂੰਹ ਖੁਲ੍ਹਵਾ ਕੇ ਮੈਂ ਦਵਾਈ ਉਸ ਦੇ ਮੂੰਹ ਵਿਚ ਝਾੜ ਦਿਤੀ। ਦਵਾਈ ਲੈਣ ਸਾਰ ਬੱਚੇ ਦੇ ਚਿਹਰੇ ਦੀ ਕਸੀਸ ਗਾਇਬ ਹੋ ਗਈ ਤੇ ਉਹ ਸੁਭਾਵਕ ਉੱਠ ਕੇ ਸਕੂਲ ਲਈ ਤਿਆਰ ਹੋਣ ਲੱਗਿਆ। ਵਾਲੀਆ ਸਾਹਿਬ ਨੇ ਪੁੱਛਿਆ, "ਕਮਾਲ ਕਰਤਾ ਡਾਕਟਰ ਸਾਹਿਬ! ਇਹ ਕੀ ਦਿੱਤਾ ਐ ਇਸ ਨੂੰ? ਇਹ ਤਾਂ ਇੱਦਾਂ ਸ਼ਾਂਤ ਹੋ ਗਿਆ ਐ ਜਿਵੇ ਕੰਡਾ ਨਿਕਲ ਗਿਆ ਹੋਵੇ।" ਮੈਂ ਕਿਹਾ, "ਹੋਮਿਓਪੈਥਿਕ ਦਵਾਈ ਦਿੱਤੀ ਹੈ ਜੀ।" ਉਹ ਮੈਨੂੰ ਪੀ ਐਚ ਡੀ ਵਾਲਾ ਡਾਕਟਰ ਹੀ ਸਮਝਦੇ ਸਨ ਤੇ ਉਹਨਾਂ ਨੂੰ ਹਾਲੇ ਮੇਰੇ ਹੋਮਿਓਪੈਥ ਹੋਣ ਬਾਰੇ ਪਤਾ ਨਹੀਂ ਸੀ। ਹੈਰਾਨ ਹੋ ਕੇ ਪੁੱਛਣ ਲਗੇ, "ਤੁਹਾਨੂੰ ਆਉਂਦੀ ਐ

ਹੋਮਿਓਪੈਥੀ?" ਮੈਂ ਹਾਂ-ਵਾਚਕ ਉੱਤਰ ਦਿਤਾ ਤਾਂ ਉਹ ਸ਼ੰਕਾ ਪ੍ਰਗਟਾਉਂਦੇ ਬੋਲੇ, "ਮੈਂ ਤਾਂ ਸੁਣਿਆ ਐ ਕਿ ਹੋਮਿਓਪੈਥਿਕ ਦਵਾਈ ਬਹੁਤ ਹੌਲੀ ਅਸਰ ਕਰਦੀ ਹੈ। ਪਰ ਇਹ ਤਾਂ ਇਸ ਨੇ ਹੱਥਾਂ ਤੇ ਸਰ੍ਹੋਂ ਜਮਾ ਦਿੱਤੀ।" ਮੈਂ ਕਿਹਾ, "ਜੀ ਨਹੀਂ। ਤੁਸੀਂ ਗਲਤ ਸੁਣਿਆ ਹੈ। ਹੋਮਿਓਪੈਥਿਕ ਦਵਾਈਆਂ ਤਾਂ ਸਗੋਂ ਬਿਜਲੀ ਦੀ ਰਫਤਾਰ ਨਾਲ ਕੰਮ ਕਰਦੀਆਂ ਹਨ।"

ਵਾਲੀਆ ਸਾਹਿਬ ਦੇ ਚੇਹਰੇ ਤੇ ਹੈਰਾਨੀ ਛਾ ਗਈ। ਸੰਜੀਦਾ ਹੋ ਕੇ ਕਹਿਣ ਲਗੇ, "ਪ੍ਰੋਫੈਸਰ ਸਾਹਿਬ, ਮਨੀ ਨੂੰ ਦਮਾ ਹੈ। ਇਹ ਦੌੜ ਕੁੱਦ ਨਹੀਂ ਸਕਦਾ। ਇਸੇ ਕਰ ਕੇ ਇਸ ਦੇ ਵਧਣ ਫੁੱਲਣ ਵਿਚ ਵੀ ਰੁਕਾਵਟ ਆ ਰਹੀ ਹੈ। ਕੀ ਇਸ ਦਾ ਵੀ ਕੋਈ ਇਲਾਜ਼ ਹੈ ਹੋਮਿਓਪੈਥੀ ਵਿਚ?" ਮਨੀ ਮੇਰੇ ਲੜਕੇ ਦਾ ਹਾਣੀ ਸੀ ਤੇ ਜਮਾਤੀ ਵੀ। ਮੈਂ ਅਕਸਰ ਦੇਖਦਾ ਸਾਂ ਕਿ ਭੱਜਦਿਆਂ ਨੱਠਦਿਆਂ ਉਹ ਉਸ ਤੋਂ ਹਮੇਸ਼ਾ ਪੱਛੜ ਜਾਂਦਾ ਸੀ ਤੇ ਕਦੇ ਕਦੇ ਸਾਹ ਚੜ੍ਹਨ ਕਾਰਨ ਪਿੱਛੇ ਰਹਿ ਕੇ ਬੈਠ ਜਾਂਦਾ ਸੀ। ਪਰ ਮੈਨੂੰ ਪਤਾ ਨਹੀਂ ਸੀ ਕਿ ਉਸ ਨੂੰ ਸਾਹ ਦੀ ਤਕਲੀਫ ਹੈ। ਮੈਂ ਵਾਲੀਆ ਸਾਹਿਬ ਨੂੰ ਕਿਹਾ, "ਹੋਮਿਓਪੈਥੀ ਵਿਚ ਸਿਰ ਦੇ ਵਾਲਾਂ ਤੋਂ ਲੈ ਕੇ ਪੈਰ ਦੇ ਨਹੁੰਆਂ ਤੀਕਰ ਦਾ ਇਲਾਜ਼ ਹੈ। ਇਲਾਜ਼ ਤਾਂ ਇਹ ਉਹਨਾਂ ਮਰਜ਼ਾਂ ਦਾ ਵੀ ਕਰਨ ਦੇ ਸਮਰੱਥ ਹੈ ਜੋ ਹਾਲੇ ਪੈਦਾ ਹੀ ਨਹੀਂ ਹੋਈਆਂ ਜਾਂ ਕਦੇ ਸਦੀਆਂ ਬਾਅਦ ਪੈਦਾ ਹੋਣਗੀਆਂ। ਪਰ ਇਹ ਦੱਸੋ ਕਿ ਮਨੀ ਨੂੰ ਇਹ ਤਕਲੀਫ ਹੋਈ ਕਿਸ ਤਰਾਂ ਸੀ?" ਮੇਰਾ ਇਹ ਸਵਾਲ ਸੁਭਾਵਕ ਸੀ ਕਿਉਂਕਿ ਹੋਮਿਓਪੈਥੀ ਵਿਚ ਤਕਲੀਫ ਦੇ ਕਾਰਣ ਨੂੰ ਸਰਬਉੱਚ ਸਮਝਿਆ ਜਾਂਦਾ ਹੈ। ਉਹ ਬੋਲੇ, "ਗਰਮ ਚਾਹ ਪੀ ਕੇ ਠੰਡਾ ਸ਼ਰਬਤ ਪੀ ਲਿਆ ਸੀ। ਉਸੇ ਵੇਲੇ ਇਸ ਦੇ ਸਾਹ ਨੂੰ ਵਲ੍ਹ ਪੈ ਗਿਆ ਸੀ।" ਕੁਝ ਹੋਰ ਗੱਲਾਂ ਪੁੱਛ ਕੇ ਮੈਂ ਬੱਚੇ ਨੂੰ ਬਣਦੀ ਦਵਾਈ ਦੀ ਇਕ ਉੱਚੀ ਪੋਟੈਂਸੀ ਦੀ ਖੁਰਾਕ ਦਿਤੀ। ਇਕ ਹਫਤੇ ਬਾਅਦ ਉਸ ਨੂੰ ਦੋ ਦਿਨ ਬੁਖਾਰ ਆਇਆ ਤੇ ਤੰਦਰੁਸਤ ਹੋਣ ਬਾਅਦ ਉਹ ਦਮਾ ਮੁਕਤ ਹੋ ਗਿਆ। ਇਸ ਉਪਰੰਤ ਉਹ ਸਕੂਲ ਵਿਚ ਐਥਲੀਟ ਤੇ ਕਾਲਜ ਵਿਚ ਐਨ ਸੀ ਸੀ ਦਾ ਸਫਲ ਕੈਡਿਟ ਬਣਿਆ। ਛੇ ਫੁੱਟ ਦਾ ਇਹ ਜਵਾਨ ਅੱਜ ਕਲ ਬੰਗਲੌਰ ਵਿਚ ਕੰਮਪਿਊਟਰ ਇੰਜੀਨੀਅਰ ਹੈ।

ਹੋਮਿਓਪੈਥੀ ਦੇ ਉਪਰੋਥਲੀ ਦੋ ਕੌਤਕ ਦੇਖ ਕੇ ਵਾਲੀਆ ਸਾਹਿਬ ਨੇ ਇਕ ਦਿਨ ਮੈਨੂੰ ਕਿਹਾ, "ਸਰ, ਮੈਂ ਤੁਹਾਡੇ ਕੋਲੋਂ ਹੋਮਿਓਪੈਥੀ ਸਿੱਖਣਾ ਚਾਹੁੰਦਾ ਹਾਂ, ਮੈਨੂੰ ਆਪਣੇ ਲੜ ਲਾਓ।" ਮੈਂ ਕਿਹਾ, "ਵਾਲੀਆ ਸਾਹਿਬ ਮੈਂ ਅੱਜ ਤੀਕਰ ਚੌਦਾਂ ਪ੍ਰੋਫੈਸਰਾਂ ਨੂੰ ਹੋਮਿਓਪੈਥੀ ਦੀ ਚੇਟਕ ਲਾ ਚੁੱਕਾ ਹਾਂ। ਤੁਸੀਂ ਪੰਦ੍ਰਵੇਂ ਹੋ ਸਕਦੇ ਹੋ ਪਰ ਤੁਹਾਡੇ ਤੋਂ ਇਹ ਕੰਮ ਹੋਣਾ ਨਹੀਂ।" ਉਹ ਅੱਖਾਂ ਫਾੜ ਕੇ ਬੋਲੇ, "ਕਿਉਂ ਮੇਰੇ ਵਿਚ ਕੀ ਨੁਕਸ ਹੈ?" ਮੈਂ ਕਿਹਾ, "ਇਹ ਬਹੁਤ ਲਗਨ ਵਾਲਾ ਕੰਮ ਹੈ ਪਰ ਤੁਹਾਡੀ ਲਗਨ ਸ਼ਤਰੰਜ ਵਿਚ ਲੱਗੀ ਹੋਈ ਹੈ।" ਉਹ ਕਹਿਣ ਲਗੇ, "ਤੁਸੀ ਇਸ ਦੀ ਫਿਕਰ ਨਾ ਕਰੋ।" ਮੈਂ ਉਹਨਾਂ ਨੂੰ ਕੁਝ ਮੁਢਲੀਆਂ ਕਿਤਾਬਾਂ ਤੇ ਦਵਾਈਆਂ ਦੇ ਨਾਂ ਲਿਖਵਾ ਦਿਤੇ ਜੋ ਉਹ ਉਸੇ ਵੇਲੇ ਜਾ ਕੇ ਖਰੀਦ ਲਿਆਏ। ਉਸ ਦਿਨ ਤੋਂ ਬਾਅਦ ਨਾ ਮੈਂ ਉਹਨਾਂ ਨੂੰ ਸ਼ਤਰੰਜ ਖੇਡਦੇ ਵੇਖਿਆ ਤੇ ਨਾ ਹੀ ਪ੍ਰਫੈਸਰ ਢਾਣੀ ਦਾ

ਕੋਈ ਮੈਂਬਰ ਇਸ ਮੰਤਵ ਲਈ ਉਹਨਾਂ ਦੇ ਘਰ ਵੜਿਆ। ਵਾਲੀਆ ਸਾਹਿਬ ਹੋਮਿਓਪੈਥੀ ਨਾਲ ਅਜਿਹਾ ਜੁੜੇ ਕਿ ਉਹਨਾਂ ਨੇ ਗੁਰਦੁਆਰਾ ਦੁਖਨਿਵਾਰਨ ਵਿਚ ਖੁਲ੍ਹੇ ਇਕ ਪ੍ਰਾਈਵੇਟ ਹੋਮਿਓਪੈਥਿਕ ਕਾਲਜ ਵਿਚ ਦਾਖਲਾ ਲੈ ਲਿਆ। ਅੱਜ ਕਲ ਉਹ ਪਟਿਆਲੇ ਦੇ ਇਕ ਸੁਲਝੇ ਹੋਏ ਹੋਮਿਓਪੈਥ ਹਨ। ਉਹ ਹੁਣ ਤੀਕ ਮੈਨੂੰ ਆਪਣਾ ਹੋਮਿਓਪੈਥਿਕ ਗੁਰੂ ਮੰਨਦੇ ਹਨ ਤੇ ਕਹਿੰਦੇ ਹਨ ਕਿ ਮੇਰੀ ਮਦਦ ਨਾਲ ਉਹਨਾਂ ਦੇ ਜੀਵਨ ਨੇ ਪਲਟਾ ਖਾਇਆ ਹੈ। ਉਹਨਾਂ ਦੀ ਪਤਨੀ ਦੇ ਮਨ ਅੰਦਰੋਂ ਹੋਰ ਵੀ ਉੱਚੀਆਂ ਧੰਨਵਾਦੀ ਸੁਰਾਂ ਨਿਕਲਦੀਆਂ ਹਨ, ਉਹ ਇਸ ਲਈ ਕਿ ਮੈਂ ਉਸ ਦੇ ਪਤੀ ਦਾ ਨਾਮੁਰਾਦ ਸ਼ਤਰੰਜ ਤੋਂ ਖਹਿੜਾ ਛੁਡਾਇਆ ਸੀ।

ਮੈਂ ਉਹਨਾਂ ਨਿੱਘੇ ਪਲਾਂ ਦਾ ਅਨੰਦ ਲੈ ਹੀ ਰਿਹਾ ਸਾਂ ਕਿ ਸਾਹਮਣੇ ਬੈਠੀ ਬੀਬੀ ਨੀਰਜ਼ਾ ਆਪਣੀ ਗੱਲ ਦਾ ਜਵਾਬ ਨਾ ਮਿਲਣ ਕਰਕੇ ਫਿਰ ਬੋਲੀ, "ਤੁਸੀਂ ਚੁੱਪ ਕਿਉਂ ਹੋ ਗਏ ਓ ਡਾਕਟਰ ਸਾਹਿਬ, ਤੁਹਾਨੂੰ ਕੀ ਲਗਦਾ ਹੈ, ਇਹ ਠੀਕ ਤਾਂ ਹੋ ਜਾਵੇਗੀ?" ਮੈਂ ਆਪਣੀ ਵਿਚਾਰ ਲੜੀ ਤੋੜ ਕੇ ਉੱਤਰ ਦਿਤਾ, "ਡਾ: ਨੀਰਜ਼ਾ, ਇਹ ਠੀਕ ਹੋ ਨਹੀਂ ਜਾਵੇਗੀ, ਠੀਕ ਹੋ ਗਈ ਸਮਝੋ।" ਉਸ ਦੇ ਚੇਹਰੇ ਤੇ ਖੁਸ਼ੀ ਦੀ ਹਲਕੀ ਜਿਹੀ ਝਲਕ ਫਿਰੀ ਜੋ ਜਲਦੀ ਹੀ ਖਤਮ ਹੋ ਗਈ। ਉਸ ਨੂੰ ਅਜਿਹੇ ਆਸਵਾਸਨ ਕਈਆਂ ਨੇ ਦਿੱਤੇ ਹੋਣਗੇ ਜੋ ਪੂਰੇ ਨਾ ਹੋਏ। ਪਰ ਮੈਂ ਇਹ ਡੀਂਗ ਹੋਮਿਓਪੈਥੀ ਦੇ ਇਸ ਸਿਧਾਂਤ ਨੂੰ ਮੁੱਖ ਰੱਖ ਕੇ ਮਾਰੀ ਸੀ ਕਿ ਜੇ ਸੌ ਮਰੀਜ਼ਾਂ ਦੇ ਰੋਗ ਦਾ ਮੁਢਲਾ ਕਾਰਣ ਇਕੋ ਹੋਵੇ ਤਾਂ ਉਹਨਾਂ ਦੀ ਦਵਾਈ ਵੀ ਆਮ ਤੌਰ ਤੇ ਇਕੋ ਹੀ ਹੋਵੇਗੀ। ਜਦੋਂ ਵੱਡੀਆਂ ਵੱਡੀਆਂ ਮਹਾਂਮਾਰੀਆਂ ਤੇ ਵਾਇਰਲ ਰੋਗ ਅਚਾਨਕ ਆ ਧਮਕਦੇ ਹਨ ਤਾਂ ਹੋਮਿਓਪੈਥ ਇਸੇ ਸਿਧਾਂਤ ਅਨੁਸਾਰ ਝੱਟ ਉਹਨਾਂ ਦਾ ਤੋੜ ਭਾਵ "ਵੈਕਸੀਨ" ਵਾਂਗ ਰੋਕਥਾਮ ਦੀ ਦਵਾ ਲੱਭ ਲੈਂਦੇ ਹਨ। ਅਜੇਹੀਆਂ ਹਾਲਤਾਂ ਵਿਚ ਦੂਜੇ ਡਾਕਟਰ ਸਾਲਾਂ ਬੱਧੀ ਖੋਜ਼ ਕਰਨ ਤੋਂ ਬਾਅਦ ਵੀ ਕੁਝ ਨਹੀਂ ਕਰ ਸਕਦੇ। ਸਵਾਈਨ-ਫਲੂਅ ਦੀ ਮਹਾ-ਮਾਰੀ ਇਕ ਵਾਰ ਜਾ ਕੇ ਦੁਬਾਰਾ ਵੀ ਆ ਗਈ ਹੈ ਪਰ ਐਲੋਪੈਥੀ ਵਿਚ ਹਾਲੇ ਤੀਕਰ ਇਸ ਦਾ ਕੋਈ ਇਲਾਜ਼ ਨਹੀਂ ਹੈ। ਇੱਧਰ ਹੋਮਿਓਪੈਥੀ ਵਿਚ ਡਾ: ਵੀ ਕ੍ਰਿਸ਼ਨਾਮੂਰਤੀ ਨੇ ਪਹਿਲੀ ਵਾਰ ਹੀ ਮਰਕ ਸਾਲ ਹਾਈ (Merc. Sol. 10M) ਨਾਮਕ ਦਵਾਈ ਨੂੰ ਵਰਤ ਕੇ ਲੱਖਾਂ ਲੋਕਾਂ ਨੂੰ ਇਸ ਨਾ-ਮੁਰਾਦ ਬਲਾ ਤੋਂ ਸਫਲਤਾ ਪੂਰਵਕ ਬਚਾਇਆ।

ਪ੍ਰੋ: ਨੀਰਜ਼ਾ ਦੀ ਬੇਟੀ ਤੇ ਮਨੀ ਵਾਲੀਆ ਦੀਆਂ ਬਹੁਤ ਅਲਾਮਤਾਂ ਸਾਂਝੀਆਂ ਸਨ ਤੇ ਉਹਨਾਂ ਦਾ ਕਾਰਣ ਵੀ ਇਕੋ ਹੀ ਸੀ। ਇਸ ਲਈ ਮੈਨੂੰ ਦਵਾਈ ਦਾ ਨਿਰਣਾ ਕਰਨ ਵਿਚ ਕੋਈ ਦਿੱਕਤ ਨਾ ਆਈ। ਪਰ ਫਿਰ ਵੀ ਮੈਂ **ਅਕੋਨਾਈਟ ਨੇਪਲਸ** (Aconite Naples), **ਰ੍ਹੱਸ-ਟਾਕਸੀਕੋਡੈਂਡਰੋਨ** (Rhus Toxicodendron), **ਆਰਸੈਨਿਕਮ ਐਲਬਮ** (Arsenicum Album) ਤੇ **ਕਲਕੇਰੀਆ ਕਾਰਬੋਨੀਕਮ** (Calcarea Carbonicum) ਜਿਹੀਆਂ ਚਾਰ ਪੰਜ ਦਵਾਈਆਂ ਦਾ ਗਹੁ ਨਾਲ ਅਧਿਐਨ ਕਰਨਾ ਜਰੂਰੀ ਸਮਝਿਆ ਤਾਂ ਜੋ ਕਿਸੇ ਸ਼ੱਕ ਦੀ ਕੋਈ ਗੁੰਜਾਇਸ਼ ਨਾ ਰਹੇ। ਪੂਰੀ ਤੱਸਲੀ ਤੋਂ ਬਾਦ

ਮੈਂ ਇਹਨਾਂ ਵਿਚੋਂ "ਕ" ਅੱਖਰ ਨਾਲ ਸ਼ੁਰੂ ਹੋਣ ਵਾਲੀ **ਕਲਕੇਰੀਆ ਕਾਰਬੋਨੀਕਮ** (Calcarea Carbonicum) ਦਵਾਈ ਦੀਆਂ ਇਕ ਹਜ਼ਾਰ ਪੋਟੈਂਸੀ ਦੀਆਂ ਦੋ ਖ਼ੁਰਾਕਾਂ ਲਗਾਤਾਰ ਦੋ ਦਿਨ ਖਾਣ ਲਈ ਮਰੀਜ਼ ਨੂੰ ਦਿੱਤੀਆਂ। ਦਵਾਈ ਉਪਰੰਤ ਉਹਨਾਂ ਨੂੰ ਮਹੀਨਾ ਭਰ ਉਡੀਕ ਕਰਨ ਲਈ ਕਿਹਾ ਤੇ ਬੁਖਾਰ ਚੜ੍ਹਨ ਤੇ ਕੋਈ ਦਵਾਈ ਨਾ ਦੇਣ ਦੀ ਸਲਾਹ ਦਿੱਤੀ। ਬੀਬੀ ਨੀਰਜ਼ਾ ਨੇ ਅੱਗੇ ਵਧ ਕੇ ਮੇਰੀ ਫੀਸ ਪੁੱਛੀ। ਮੈਂ ਕਿਹਾ, "ਮੈਂ ਫੀਸ ਨਹੀਂ ਲੈਂਦਾ।" ਬੀਬੀ ਨੇ ਕਿਹਾ, "ਕਿਉਂ? ਤੁਸੀਂ ਆਪਣੀ ਲਿਆਕਤ ਤੇ ਸਮਾਂ ਲਾਇਆ ਹੈ। ਇਸ ਦੀ ਕੀਮਤ ਤੁਹਾਨੂੰ ਲੈਣੀ ਚਾਹੀਦੀ ਹੈ।" ਮੈਂ ਬਥੇਰੇ ਤਰਕ ਲਗਾਏ ਪਰ ਬੀਬੀ ਨੇ ਇਕ ਨਾ ਸੁਣੀ। ਕਹਿਣ ਲਗੀ, "ਇਹ ਅਮਰੀਕਾ ਹੈ ਇਥੇ ਲੋਕ ਮਿਹਨਤ ਦੀ ਕਦਰ ਕਰਦੇ ਹਨ ਤੇ ਉਮੀਦ ਰਖਦੇ ਹਨ ਕਿ ਤੁਸੀਂ ਕੁਝ ਚਾਰਜ ਕਰੋ। ਜੇ ਪਹਿਲਾਂ ਨਹੀਂ ਸੀ ਲੈਂਦੇ, ਅੱਜ ਤੋਂ ਲੈਣਾ ਸ਼ੁਰੂ ਕਰੋ। ਤੇ ਵਾਅਦਾ ਕਰੋ ਅਗੇ ਤੋਂ ਵੀ ਜਰੂਰ ਲਵੋਗੇ।" ਥੋੜਾ ਰੁਕ ਕੇ ਉਹ ਫਿਰ ਬੋਲੀ, " ਮੈਨੂੰ ਨਹੀਂ ਪਤਾ ਤੁਹਾਡੀ ਕੀ ਫੀਸ ਬਣਨੀ ਚਾਹੀਦੀ ਹੈ ਪਰ ਇਹ ਰੱਖ ਲਓ ਬਾਕੀ ਬਾਦ ਵਿਚ ਵੇਖ ਲਵਾਂਗੇ।" ਬੀਬੀ ਨੇ ਮੱਲੋ ਮੱਲੀ ਪੰਜਾਹ ਡਾਲਰ ਦਾ ਚੈੱਕ ਮੇਰੇ ਹੱਥ ਫੜਾਉਣ ਦੀ ਕੋਸ਼ਿਸ਼ ਕੀਤੀ।" ਬੀਬੀ ਵਿਚ ਮੈਨੂੰ ਡੈਬਰਾ ਓਲਨਿਵ ਦੀ ਆਤਮਾ ਉਤਰੀ ਮਹਿਸੂਸ ਹੋਈ। ਮੈਂ ਜ਼ਿੱਦ ਛੱਡਦਿਆਂ ਕਿਹਾ, "ਨੀਰਜ਼ਾ ਜੀ, ਮੈਂ ਤੁਹਾਡੀ ਦਲੀਲ ਕੱਟ ਨਹੀਂ ਸਕਿਆ। ਪਰ ਮੇਰੇ ਤੇ ਮੇਰੇ ਸ਼ੌਕ (hobby) ਵਿਚ ਅੱਖ ਦੀ ਲਿਹਾਜ਼ ਰਹਿਣ ਦਿਓ। ਚੈੱਕ ਮੇਰੇ ਹੱਥ ਨਾ ਫੜਾਓ, ਦਵਾਈਆਂ ਦੇ ਡੱਬੇ ਤੇ ਰੱਖ ਦਿਓ।" ਉਸ ਇਤਿਹਾਸਕ ਘੜੀ ਤੋਂ ਬਾਦ ਮੈਂ ਫੀਸ ਲੈਂਦਾ ਜਰੂਰ ਹਾਂ ਪਰ ਇਸ ਨੂੰ ਕਦੇ ਹੱਥ ਵਿਚ ਨਹੀਂ ਫੜਦਾ।

ਦਵਾਈ ਦੇਣ ਤੋਂ ਨੌਵੇਂ ਦਿਨ ਪ੍ਰੋਫੈਸਰ ਨੀਰਜ਼ਾ ਦਾ ਫੋਨ ਆਇਆ। ਭੈ ਭੀਤ ਜਿਹੀ ਹੋਈ ਉਹ ਬੋਲੀ, "ਡਾਕਟਰ ਸਾਹਿਬ ਬੇਟੀ ਨੂੰ ਤਾਪ ਚੜ੍ਹ ਗਿਆ ਏ ਤੇ ਖਾਂਸੀ ਬਹੁਤ ਏ, ਕਿਤੇ ਦਵਾਈ ਕਰ ਕੇ ਤਾਂ ਨਹੀਂ ਹੋਇਆ?" ਮੈਂ ਕਿਹਾ, "ਦਵਾਈ ਕਰ ਕੇ ਹੀ ਹੋਇਆ ਹੋ ਸਕਦਾ ਹੈ। ਇਸ ਨੂੰ ਕੋਈ ਹੋਰ ਦਵਾਈ ਦੇ ਕੇ ਉਤਾਰਨ ਦੀ ਕੋਸ਼ਿਸ਼ ਨਾ ਕਰਨਾ।" ਉਹ ਬੋਲੀ " ਫਿਰ ਇਹ ਸਕੂਲ ਕਿਸ ਤਰ੍ਹਾਂ ਜਾਏਗੀ ਡਾਕਟਰ ਸਾਹਿਬ?" ਮੈਂ ਕਿਹਾ, "ਸਕੂਲ ਨਾਲੋਂ ਸਿਹਤ ਜਰੂਰੀ ਹੈ, ਦੋ ਦਿਨ ਦੀ ਛੁੱਟੀ ਕਰਵਾ ਦਿਓ।" ਉਹ ਕਹਿਣ ਲੱਗੀ, " ਫਿਰ ਤੁਸੀਂ ਆਪਣੀ ਕੋਈ ਦਵਾਈ ਦੇ ਛੱਡੋ ਬੁਖਾਰ ਲਈ।" "ਇਹ ਗਲਤੀ ਨਾ ਕਰਨਾ ਨੀਰਜਾ ਜੀ। ਤੰਦਰੁਸਤੀ ਦੀ ਪ੍ਰਕ੍ਰਿਆ ਲਈ ਉਚੇਰਾ ਤਾਪਮਾਨ ਜਰੂਰੀ ਹੈ।" ਮੈਂ ਵਰਜਦਿਆਂ ਕਿਹਾ। "ਠੀਕ ਹੋਣ ਲਈ ਬੁਖਾਰ ਜਰੂਰੀ ਤੇ ਨਹੀਂ।" ਉਸ ਨੇ ਸ਼ੰਕਾ ਦੇ ਭਾਵ ਨਾਲ ਕਿਹਾ। "ਜਰੂਰੀ ਹੈ! ਕਿਸੇ ਧਾਤੂ ਦੀ ਲਾਲ ਗਰਮ ਤਾਰ ਤੇ ਅਚਾਨਕ ਠੰਢਾ ਪਾਣੀ ਪਾ ਦੇਣ ਨਾਲ ਉਸ ਤੇ ਪਾਣ ਚੜ੍ਹ ਜਾਂਦਾ ਹੈ ਤੇ ਉਹ ਲੱਕੜ ਵਾਂਗ ਸਖਤ ਹੋ ਜਾਂਦੀ ਹੈ। ਇਹ ਉਦੋਂ ਤੀਕਰ ਨਹੀਂ ਉਤਰਦਾ ਜਦੋਂ ਤੀਕਰ ਇਸ ਨੂੰ ਫਿਰ ਗਰਮ ਕਰਕੇ ਕੁਦਰਤੀ ਢੰਗ ਨਾਲ ਠੰਡੀ ਨਾ ਹੋਣ ਦਿਓ।" ਮੈਂ ਸਮਝਾਉਂਦਿਆਂ ਕਿਹਾ। ਫਿਰ ਵੀ ਦੋ ਦਿਨ ਉਸ ਦੇ ਫਿਕਰਾਂ ਭਰੇ ਕਈ ਫੋਨ ਆਉਂਦੇ ਰਹੇ ਤੇ ਬੁਖਾਰ ਤੀਜੇ ਦਿਨ ਆਪਣੇ ਆਪ ਉਤਰ ਗਿਆ। ਸਮਾਂ ਪਾ ਕੇ ਖਾਂਸੀ

ਵੀ ਗਾਇਬ ਹੋ ਗਈ। ਮੁੜ ਲੜਕੀ ਨੂੰ ਕਦੇ ਸਾਹ ਨਾ ਚੜ੍ਹਿਆ ਤੇ ਨਾ ਹੀ ਉਸ ਨੇ ਇਨਹੇਲਰ ਵਰਤਿਆ। ਮੇਰੇ ਰਿਕਾਰਡ ਮੁਤਾਬਿਕ ਇਹ ਲੜਕੀ 2006 ਵਿਚ ਇਕ ਵਾਰ ਫਿਰ ਜ਼ੁਕਾਮ ਦੀ ਸ਼ਿਕਾਇਤ ਲੈ ਕੇ ਮੇਰੇ ਕੋਲ ਆਈ ਸੀ ਤੇ ਸ਼ੀਘਰ ਹੀ ਠੀਕ ਹੋ ਗਈ ਸੀ। ਅੱਜ ਕੱਲ ਉਹ ਪੂਰੀ ਸਿਹਤਮੰਦ ਹੈ ਤੇ ਮੇਰੀ ਜਾਣਕਾਰੀ ਮੁਤਾਬਿਕ ਕਿਸੇ ਮੈਡੀਕਲ ਸਕੂਲ ਵਿਚ ਪੜ੍ਹ ਰਹੀ ਹੈ।

ਪ੍ਰੋਫੈਸਰ ਨੀਰਜ਼ਾ ਜਦੋਂ ਵੀ ਮਿਲਦੀ ਹੈ ਇਹੀ ਕਹਿੰਦੀ ਹੈ, "ਡਾਕਟਰ ਸਾਹਿਬ ਤੁਸੀਂ ਤੇ ਅਸਾਂ ਵਾਸਤੇ ਰੱਬ ਓ!" ਲੇਖਿਕਾ ਕਾਨ੍ਹਾ ਸਿੰਘ ਵਾਂਗ ਪੋਠੋਹਾਰੀ ਲਹਿਜ਼ੇ ਵਿਚ ਕਹੇ ਉਸ ਦੇ ਇਹਨਾਂ ਸ਼ਬਦਾਂ ਵਿਚੋਂ ਉਸ ਦੀ ਖੁਸ਼ੀ ਤਾਂ ਝਲਕਦੀ ਹੀ ਹੈ, ਇਹਨਾਂ ਨਾਲ ਮੇਰਾ ਮਨ ਵੀ ਧੁਰ ਅੰਦਰ ਤੀਕ ਅਨੰਦ ਨਾਲ ਭਰ ਜਾਂਦਾ ਹੈ।

ਆਪੇ ਹੀ ਘੜਿ ਭੰਨ ਸਵਾਰਹਿ

ਇਕ ਪ੍ਰਸਿੱਧ ਲੋਕ ਅਖਾਣ ਹੈ ਕਿ ਰੱਬ ਬੀਮਾਰੀ ਤੇ ਮੁਕਦਮੇਬਾਜੀ ਨਾਲ ਕਿਸੇ ਦਾ ਵਾਹ ਨਾ ਪਾਵੇ। ਬੀਮਾਰ ਹੋਣ ਨਾਲ ਬੰਦਾ ਹਸਪਤਾਲ ਚਲਾ ਜਾਂਦਾ ਹੈ ਜਿਥੋਂ ਪਤਾ ਨਹੀਂ ਕਦੋਂ ਨਿਕਲੇ ਤੇ ਕਿਵੇਂ ਨਿਕਲੇ। ਮੁਕਦਮੇਬਾਜੀ ਨਾਲ ਉਹ ਕਚਿਹਿਰੀ ਦੇ ਅਜਿਹੇ ਕਸੂੱਤੇ ਚੱਕਰਾਂ ਵਿਚ ਫਸ ਜਾਂਦਾ ਹੈ ਜੋ ਕਦੇ ਖਤਮ ਹੋਣ ਦਾ ਨਾਂ ਨਹੀਂ ਲੈਂਦੇ। ਦੋਵੇਂ ਪਾਸੇ ਅਨਿਸਚਿਤਤਾ, ਪ੍ਰੇਸ਼ਾਨੀ ਤੇ ਧਨ ਦਾ ਉਜਾੜਾ ਹੈ। ਦੋਵੇਂ ਪਾਸਿਓਂ ਨਾ ਹੀ ਮਨ ਭਾਉਂਦੇ ਫਲ ਮਿਲਣ ਦੀ ਉਮੀਦ ਹੁੰਦੀ ਹੈ ਤੇ ਨਾ ਹੀ ਪਿੱਛੇ ਹਟਿਆ ਜਾਂਦਾ ਹੈ। ਮੁਲਕ ਭਾਵੇਂ ਹਿੰਦੂਸਤਾਨ ਹੋਵੇ, ਅਮਰੀਕਾ ਜਾਂ ਕੋਈ ਹੋਰ, ਇਹ ਅਖਾਣ ਹਰ ਥਾਂ ਢੁੱਕਦਾ ਹੈ। ਜੇ ਸਿਹਤ ਠੀਕ ਤੇ ਜੇਬ ਭਰੀ ਹੋਵੇ ਕਚਿਹਿਰੀਆਂ ਦੇ ਚੱਕਰ ਫਿਰ ਵੀ ਔਖੇ ਸੌਖੇ ਕੱਟੇ ਜਾ ਸਕਦੇ ਹਨ। ਪਰ ਜੇ ਸਿਹਤ ਖਰਾਬ ਤੇ ਜੇਬ ਖਾਲੀ ਹੋਵੇ ਫਿਰ ਹਸਪਤਾਲ ਵਿਚ ਵੜਨਾ ਵੀ ਅਸੰਭਵ ਹੈ। ਅਜਿਹੇ ਲਾਚਾਰ ਵਿਅਕਤੀਆਂ ਦੇ ਇਲਾਜ਼ ਲਈ ਮਾਲੀ ਸਹਾਇਤਾ ਦੇ ਇਸ਼ਤਿਹਾਰ ਅਖਬਾਰਾਂ ਵਿਚ ਆਮ ਹੀ ਛਪਦੇ ਰਹਿੰਦੇ ਹਨ।

ਪਰ ਜੇ ਹਸਪਤਾਲ ਦੇ ਖਰਚੇ ਦਾ ਇੰਤਜ਼ਾਮ ਕਿਧਰੋਂ ਹੋ ਵੀ ਜਾਵੇ ਤਾਂ ਵੀ ਕੀ ਬੀਮਾਰੀਆਂ ਦਾ ਤੱਸਲੀਬਖਸ਼ ਇਲਾਜ਼ ਸੰਭਵ ਹੈ? ਜੀ ਨਹੀਂ। ਕਈ ਕਈ ਮਹੀਨੇ ਲੰਮਾ ਪਾ ਕੇ, ਟੈਸਟਾਂ, ਆਪਰੇਸ਼ਨਾਂ ਤੇ ਦਵਾਈਆਂ ਦੀ ਬੁਛਾੜ ਤੋਂ ਬਾਅਦ ਜੇ ਮਰੀਜ ਇਕ ਅੱਧੇ ਗੁਰਦੇ ਦੇ ਸਹਾਰੇ ਦਿਨ ਕਟੀ ਕਰਨ ਜੋਗਾ ਹੋ ਵੀ ਜਾਵੇ, ਜਾਂ ਫੀਜ਼ਿਓਥਰੇਪੀ ਦੀਆਂ ਮਾਲਸ਼ਾਂ ਸਹਾਰੇ ਦੁਖ ਦੀ ਮਾਰ ਹੇਠ ਆਏ ਅੱਧ-ਚਲਦੇ ਸ਼ਰੀਰਕ ਅੰਗਾਂ ਨੂੰ ਲਟਕਾ ਕੇ ਚਲਣ ਫਿਰਨ ਲੱਗ ਵੀ ਜਾਵੇ, ਤਾਂ ਕੀ ਇਸ ਨੂੰ ਇਲਾਜ਼ ਕਹਾਂਗੇ? ਇਲਾਜ਼ ਤਾਂ ਉਹ ਹੈ ਜੋ ਬਿਨਾ ਸੂਈ-ਕੈਂਚੀ ਛੁਆਂਏ ਤੇ ਬਿਨਾ ਲੱਪ-ਦਵਾਈਆਂ ਦੀ ਖੁਆਏ, ਸਹਿਜ ਸੁਭਾਅ ਮਰੀਜ਼ ਦੇ ਅੰਦਰ ਪ੍ਰਵੇਸ਼ ਹੋ ਕੇ ਉਸ ਦੇ ਸ਼ਰੀਰ ਵਿਚ ਸਿਹਤਮੰਦੀ ਤਰੰਗਾਂ ਦੀ ਗੁੱਦਗੁਦੀ ਛੇੜੇ। ਇਲਾਜ਼ ਤਾਂ ਉਹ ਹੈ ਜੋ ਮਰੀਜ਼ ਨੂੰ ਪਤਾ ਹੀ ਨਾ ਲਗਣ ਦੇਵੇ ਕਿ ਉਹ ਕਦੋਂ ਬਿਮਾਰ ਸੀ ਤੇ ਕਦੋਂ ਠੀਕ ਠਾਕ ਹੋ ਗਿਆ। ਇਲਾਜ਼ ਤਾਂ ਉਹ ਹੈ ਜਦੋਂ ਮਰੀਜ਼ ਕਹੇ ਕਿ ਮੈਂ ਕਿਸੇ ਦਵਾਈ ਨਾਲ ਨਹੀਂ ਸਗੋਂ ਆਪ ਹੀ ਠੀਕ ਹੋ ਗਿਆ ਹਾਂ। ਲੈਬਾਂ ਤੇ ਹਸਪਤਾਲਾਂ ਦੇ ਮੱਕੜਜਾਲ ਵਿਚ ਫਸੇ ਕਈ ਸੱਜਣ ਤਾਂ ਸੋਚਦੇ ਹੋਣਗੇ ਕਿ ਇਹ ਪਰੀ ਦੇਸ਼ ਦੀਆਂ ਗੱਲਾਂ ਹਨ। ਪਰ ਸੱਚ ਇਹ ਹੈ ਕਿ ਇਹ ਇਸੇ ਸੰਸਾਰ, ਇਸੇ ਸਮਾਜ਼ ਤੇ ਸਾਡੇ ਆਪਣੇ ਇਰਦ ਗਿਰਦ ਹੀ ਵਾਪਰਦੇ "ਚਮਤਕਾਰ" ਹਨ। ਦਵਾ-ਦਾਰੂ ਦਾ ਉਹ ਢੰਗ ਜਿਸ ਨੂੰ ਹੋਮਿਓਪੈਥੀ ਕਹਿੰਦੇ ਹਨ ਅਜਿਹੇ ਇਲਾਜ਼ ਨੂੰ ਸੰਭਵ ਕਰਦਾ ਹੈ ਤੇ ਸਦੀਆਂ ਤੋਂ ਮੱਨੁਖਤਾ ਦੀ ਸੇਵਾ ਕਰਦਾ ਆ ਰਿਹਾ ਹੈ। ਇਹ ਸੱਚ ਸਾਡੇ ਸਭ ਦੇ ਇੰਨਾ ਨੇੜੇ ਹੈ ਕਿ ਸਰਬ ਲੁਕਾਈ ਤਾਂ ਕੀ ਪਸੂ ਪੰਛੀ ਵੀ ਇਸ ਦਾ ਪੂਰਾ ਲਾਭ ਉਠਾ ਸਕਦੇ ਹਨ। ਸ਼ਾਇਦ ਇਹ ਤੱਥ ਇੱਦਾਂ ਸਮਝ

ਵਿਚ ਨਾ ਆਵੇ ਇਸ ਲਈ ਇਸ ਦੇ ਦ੍ਰਿਸ਼ਟਾਂਤ ਲਈ ਇਕ ਸੱਚਾ ਵਾਕਿਆ ਪੇਸ਼ ਕਰਦਾ ਹਾਂ ਜੋ ਕੁਝ ਸਾਲ ਹੀ ਪੁਰਾਣਾ ਹੈ। ਇਸ ਪ੍ਰਸੰਗ ਵਿਚ ਕੇਵਲ ਨਾਂ ਤੇ ਪਤੇ ਹੀ ਬਦਲੇ ਹੋਏ ਹਨ।

ਸਾਲ 2003 ਦੀ ਇਕ ਸਿਆਲੀ ਸ਼ਾਮ ਮੈਨੂੰ ਮੇਰੇ ਅਜ਼ੀਜ਼ ਮਨਜੀਤ ਸਿੰਘ ਦਾ ਫੋਨ ਆਇਆ। ਉਹ ਬੋਲਿਆ,"ਪ੍ਰੋਫੈਸਰ ਸਾਹਿਬ, ਮੇਰੇ ਕੋਲ ਹੁਣੇ ਈ ਸਮਾਂ ਕੱਢ ਕੇ ਆ ਸਕਦੇ ਓ?" ਮੈਂ ਕਿਹਾ, "ਮਨਜੀਤ ਜੇ ਕੋਈ ਬਹੁਤੀ ਖਾਸ ਗੱਲ ਨਹੀਂ ਤਾਂ ਫੋਨ ਤੇ ਹੀ ਦੱਸ ਦੇਹ।" ਕਹਿਣ ਲੱਗਿਆ, "ਗੱਲ ਫੋਨ ਤੇ ਦੱਸਣ ਵਾਲੀ ਨੀ ਗੀ, ਤੁਹਾਨੂੰ ਆਉਣਾ ਹੀ ਪੈਣਾ ਯਾ। ਫਰੀ-ਵੇ ਥਾਣੀ ਆਉਣਾ, ਟਾਈਮ ਘੱਟ ਲੱਗੂ।"

ਮਨਜੀਤ ਪਿੱਛੋਂ ਜਲੰਧਰ ਦਾ ਇਕ ਮਿਲਾਪੜਾ ਨੌਜਵਾਨ ਸੀ ਜਿਸ ਨੂੰ ਮੈਂ ਦੋ ਤਿੰਨ ਸਾਲ ਪਹਿਲਾਂ ਸੈਨ ਹੋਜ਼ੇ ਗੁਰਦਵਾਰੇ ਵਿਚ ਮਿਲਿਆ ਸਾਂ। ਉਹ ਦੋਆਬਾ ਕਾਲਜ ਤੋਂ ਇਕਨਾਮਿਕਸ ਦਾ ਐਮ ਏ ਸੀ ਤੇ ਕਈ ਸਾਲ ਪਹਿਲਾਂ ਅਮਰੀਕਾ ਆ ਵੱਸਿਆ ਸੀ। ਉਹ ਮੈਨੂੰ ਇਕ ਪੁਰਾਣਾ ਕਾਲਜ ਅਧਿਆਪਕ ਹੋਣ ਨਾਤੇ ਬੜਾ ਮਾਣ ਇੱਜ਼ਤ ਦੇਂਦਾ ਸੀ। ਉਹ ਸੈਨ ਹੋਜ਼ੇ ਵਿਚ ਕਾਰ ਇੰਨਸ਼ੋਰੈਂਸ ਦਾ ਕੰਮ ਕਰਦਾ ਸੀ ਤੇ ਉਸ ਦੇ ਅਨੁਭਵ ਨੂੰ ਮੁੱਖ ਰੱਖਦਿਆਂ ਮੈਂ ਆਪਣੀ ਨਵੀਂ ਖਰੀਦੀ ਗੱਡੀ ਦਾ ਬੀਮਾ ਉਸੇ ਤੋਂ ਕਰਵਇਆ ਸੀ। ਇਸੇ ਲਈ ਉਸ ਦੇ ਆਏ ਫੋਨ ਤੋਂ ਮੈਨੂੰ ਲੱਗਿਆ ਕਿ ਸ਼ਾਇਦ ਬੀਮੇ ਬਾਰੇ ਕਿਸੇ ਡਾਕੂਮੈਂਟ ਦੀ ਘਾਟ ਪੂਰੀ ਕਰਨੀ ਰਹਿੰਦੀ ਹੋਵੇਗੀ ਜਾਂ ਕਿਤੇ ਦਸਤਖਤ ਕਰਨੇ ਰਹਿੰਦੇ ਹੋਣਗੇ। ਸੋ ਗੱਡੀ ਦੇ ਕਾਗਜ਼-ਪੱਤਰ ਚੁੱਕ ਮੈਂ ਉਸੇ ਵੇਲੇ ਉਸ ਦੇ ਕੈਮਡਨ ਐਵੇਨਿਯੂ ਸੱਥਿਤ ਦਫਤਰ ਵਲ ਰਵਾਨਾ ਹੋ ਗਿਆ।

ਮੇਰੇ ਦਫਤਰ ਵੜਦਿਆਂ ਹੀ ਉਸ ਨੇ ਖੜ੍ਹੇ ਹੋ ਕੇ ਬੜੀ ਗਰਮਜੋਸ਼ੀ ਨਾਲ ਮੇਰਾ ਆਓ ਭਗਤ ਕੀਤਾ। ਉਸ ਦੀ ਮੇਜ਼ ਦੁਆਲੇ ਤਿੰਨ ਹੋਰ ਬੰਦੇ ਬੈਠੇ ਹੋਏ ਸਨ। ਉਸ ਨੇ ਉਹਨਾਂ ਨਾਲ ਮੇਰੀ ਇਕ ਹੋਮਿਓਪੈਥਿਕ ਡਾਕਟਰ ਵਜੋਂ ਜਾਣ-ਪਛਾਣ ਕਰਵਾਈ। ਉਸ ਦੀ ਉਚੇਚ ਤੋਂ ਹੁਣ ਮੈਨੂੰ ਲਗਣ ਲੱਗਿਆ ਕਿ ਮਸਲਾ ਬੀਮੇ ਦਾ ਨਹੀਂ ਕੁਝ ਹੋਰ ਹੈ। ਚਾਹ ਪਾਣੀ ਪੁੱਛਣ ਤੋਂ ਬਾਦ ਉਹ ਬੋਲਿਆ, "ਡਾਕਟਰ ਸਾਹਿਬ, ਤੁਹਾਡੇ ਲਈ ਇਕ ਮਰੀਜ਼ ਐ।"

ਮਨਜੀਤ ਨੂੰ ਸਾਡੀ ਪਹਿਲੀ ਮੁਲਾਕਾਤ ਦੇ ਦਿਨ ਤੋਂ ਹੀ ਪਤਾ ਸੀ ਕਿ ਮੈਂ ਇਕ ਹੋਮਿਓਪੈਥ ਹਾਂ। ਪਹਿਲੀ ਵਾਰ ਇਹ ਸੁਣ ਕੇ ਉਸ ਨੇ ਬੜੀ ਖੁਸ਼ੀ ਜਾਹਰ ਕੀਤੀ ਸੀ ਤੇ ਬਿਜ਼ਨਸ ਪੱਖੋਂ ਅੰਦਾਜ਼ਾ ਲਾਉਂਦਿਆਂ ਮੈਨੂੰ ਦੱਸਿਆ ਸੀ ਕਿ ਅਮਰੀਕਾ ਮਰੀਜ਼ਾਂ ਦਾ ਘਰ ਹੈ ਤੇ ਇਥੇ ਚੰਗੇ ਇਲਾਜ਼ ਦੀ ਬਹੁਤ ਘਾਟ ਹੈ। ਮੈਨੂੰ ਯਾਦ ਹੈ, ਜਦੋਂ ਪਹਿਲੀ ਵਾਰ ਮੈਂ ਉਸ ਦੇ ਦਫਤਰ ਗਿਆ ਸਾਂ ਉਸ ਨੇ ਬੇ-ਏਰੀਆ ਵਿਚ ਮੇਰਾ ਬਿਜ਼ਨਿਸ ਸਥਾਪਤ ਕਰਵਾਉਣ ਲਈ ਉਤਸ਼ਾਹ ਦੇਂਦਿਆਂ ਕਿਹਾ ਸੀ, "ਮੇਰੇ ਦਫਤਰ ਵਿਚ ਹਰ ਮਹੀਨੇ ਦੋ ਹਜ਼ਾਰ ਗਾਹਕ ਆਪਣੀਆਂ ਗੱਡੀਆਂ ਦੇ ਬੀਮੇ ਸਬੰਧੀ ਗੇੜਾ ਮਾਰਦੇ ਹਨ। ਜੇ ਉਹਨਾਂ ਨੂੰ ਪਤਾ ਲੱਗ ਜਾਵੇ

ਕਿ ਇੱਥੇ ਇਕ ਚੰਗਾ ਹੋਮਿਓਪੈਥ ਵੀ ਹੈ ਤਾਂ ਘੱਟੋ ਘੱਟ ਇਕ ਹਜ਼ਾਰ ਤਾਂ ਜਰੂਰ ਹੀ ਤੁਹਾਡੇ ਮਰੀਜ਼ ਬਣ ਜਾਣਗੇ।" ਇਹ ਕਹਿ ਕੇ ਉਸ ਨੇ ਆਪਣੇ ਕਾਊਂਟਰ ਤੇ ਰੱਖਣ ਲਈ ਮੇਰੇ ਕੋਲੋਂ ਬਿਜ਼ਨਸ ਕਾਰਡ ਤੇ ਹੈਂਡ-ਆਉਟਸ ਮੰਗੇ ਸਨ। ਮੈਂ ਧੰਨਵਾਦ ਸਹਿਤ ਉਸ ਦੀ ਗੱਲ ਟਾਲਦਿਆਂ ਹਾਸੇ ਵਿਚ ਕਿਹਾ ਸੀ, "ਮਨਜੀਤ ਜੀ ਮੈਂ ਇੰਨੇ ਮਰੀਜ਼ ਬਿਠਾਵਾਗਾ ਕਿੱਥੇ?" ਉਸ ਨੇ ਮੇਰੀ ਗੱਲ ਭੁੰਜੇ ਨਹੀਂ ਸੀ ਡਿੱਗਣ ਦਿੱਤੀ।ਉਹ ਫੁਰਤੀ ਨਾਲ ਬੋਲਿਆ ਸੀ, "ਇਸ ਦੀ ਤੁਸੀਂ ਫਿਕਰ ਨਾ ਕਰੋ। ਆਹ ਵੇਖੋ ਤੁਹਾਡਾ ਆਫਿਸ। ਜਿਵੇਂ ਚਾਹੋ ਇਸਤੇਮਾਲ ਕਰੋ। ਮੈਂ ਤਾਂ ਇਸ ਨੂੰ ਵਰਤਦਾ ਨਹੀਂ। ਡੁਪਲੀਕੇਟ ਚਾਬੀ ਤੁਹਾਨੂੰ ਦੇ ਦਿਆਂਗਾ। ਜਦੋਂ ਮਰਜ਼ੀ ਆਓ ਜਾਓ।" ਇਹ ਕਹਿ ਕੇ ਉਸ ਨੇ ਮੈਨੂੰ ਦਫਤਰ ਦੇ ਅੰਦਰ ਹੀ ਇਕ ਬੰਦ ਪਿਆ ਕਮਰਾ ਖੋਹਲ ਕੇ ਵਿਖਾਇਆ ਸੀ। ਮੇਜ਼ ਕੁਰਸੀਆਂ ਕੰਪਿਊਟਰ, ਕੈਬਨਿਟਾਂ ਸਮੇਤ ਸਜਿਆ ਸੰਵਰਿਆ ਇਹ ਸੱਚੋਂ ਹੀ ਪੂਰਾ ਦਫਤਰ ਸੀ। ਉਸ ਦੇ ਵਿਵਹਾਰ ਤੋਂ ਮੈਨੂੰ ਯਕੀਨ ਹੋ ਗਿਆ ਸੀ ਕਿ ਇਸ ਨੌਜਵਾਨ ਨੂੰ ਮੇਰੇ ਤੇ ਬੇਹੱਦ ਭਰੋਸਾ ਹੈ। ਉਸ ਦਾ ਦਿਲ ਰੱਖਦਿਆਂ ਮੈ ਕਿਹਾ ਸੀ, "ਮਨਜੀਤ, ਤੇਰੇ ਧੰਨਵਾਦ ਲਈ ਮੇਰੇ ਕੋਲ ਸ਼ਬਦ ਨਹੀਂ। ਪਰ ਆਦਤਨ ਮੈਂ ਆਪਣੇ ਦੁਆਲੇ ਮੱਕੜ ਜਾਲ ਨਹੀਂ ਬੁਣਦਾ। ਜੇ ਲੋੜ ਪਈ ਸਰਕਾਰੀ ਕਾਗਜ਼ਾਂ ਵਿਚ ਤੇਰੇ ਇਸ ਦਫਤਰ ਦਾ ਐਡਰੈਸ ਆਪਣੇ ਬਿਜ਼ਨਿਸ ਲਈ ਵਰਤ ਲਵਾਂਗਾ।" ਉਸ ਨੇ "ਜੀ ਆਇਆਂ" ਆਖਕੇ ਮੈਨੂੰ ਆਫਿਸ ਐਡਰੈਸ ਨੋਟ ਕਰਵਾਇਆ ਸੀ ਜਿਸ ਨੂੰ ਪਿੱਛੋਂ ਕਈ ਸਾਲ ਮੈਂ ਆਪਣੇ ਹੋਮਿਓਪੈਥਿਕ ਦਫਤਰ ਦੇ ਪਤੇ ਵਜੋਂ ਵਰਤਦਾ ਰਿਹਾ।

ਉਸ ਦੇ "ਮਰੀਜ਼" ਸ਼ਬਦ ਤੋਂ ਚੁਕੰਨਾ ਹੋ ਕੇ ਮੈਂ ਮੇਜ਼ ਦੁਆਲੇ ਬੈਠੇ ਵਿਅਕਤੀਆ ਵਲ ਨਜ਼ਰ ਮਾਰੀ। ਉਹਨਾਂ ਦੇ ਵੇਖਣ ਤੋਂ ਮੈਨੂੰ ਕੁਝ ਪ੍ਰਤੀਤ ਨਾ ਹੋਇਆ ਕਿ ਮਰੀਜ਼ ਕੌਣ ਹੈ। ਸਾਰੇ ਹੀ ਹੱਟੇ ਕੱਟੇ ਨੌਜਵਾਨ ਲਗਦੇ ਸਨ। ਫਿਰ ਉਸ ਨੇ ਉਹਨਾਂ ਵਿਚੋਂ ਹੀ ਇਕ ਗਰਦਨ ਤੀਕਰ ਲੰਮਾ ਟੋਪਾ ਪਹਿਨੀ ਤੇ ਕਾਲੀਆਂ ਐਨਕਾਂ ਲਾਈ ਬੈਠੇ ਵਿਅਕਤੀ ਵਲ ਇਸ਼ਾਰਾ ਕਰ ਕੇ ਕਿਹਾ, "ਇਹ ਭਾਈ ਸਾਹਿਬ ਕਾਫੀ ਢਿੱਲੇ ਨੇ। ਪਿਛਲੇ ਦੋ ਮਹੀਨਿਆਂ ਤੋਂ ਥਾਂ ਥਾਂ ਇਲਾਜ਼ ਕਰਵਾ ਬੈਠੇ ਹਨ ਪਰ ਕਿਤੋਂ ਮਾਸਾ ਵੀ ਫਰਕ ਨਹੀਂ ਪਿਆ। ਇਹਨਾਂ ਕੋਲ ਮੈਡੀਕਲ ਇੰਨਸ਼ੋਰੈਂਸ ਵੀ ਨਹੀਂ ਗੀ। ਮੇਰੇ ਨਾਲ ਇਹਨਾਂ ਦਾ ਲੰਮੇ ਸਮੇਂ ਤੋਂ ਸਹਿਚਾਰ ਹੈ। ਆਪਣੀ ਗੱਡੀ ਦਾ ਬੀਮਾ ਕਈ ਸਾਲ ਤੋਂ ਮੇਰੇ ਕੋਲੋਂ ਹੀ ਕਰਵਾਉਂਦੇ ਨੇ। ਆਪਣੀ ਜੋੜੀ ਪੂੰਜੀ ਇਲਾਜ਼ ਤੇ ਖਰਚ ਹੋ ਜਾਣ ਬਾਦ ਅੱਜ ਮੇਰੇ ਕੋਲ ਮੈਡੀਕਲ ਇਨਸ਼ੋਰੈਂਸ ਬਾਰੇ ਪੁੱਛਣ ਆਏ ਸੀਗੇ। ਮੈਂ ਇਹਨਾਂ ਨੂੰ ਸਲਾਹ ਦਿਤੀ ਐ ਕਿ ਇੰਸ਼ੋਰੈਂਸ ਬਾਅਦ ਵਿਚ ਕਰਾਂਗਾ ਪਹਿਲਾਂ ਮੇਰੇ ਕਹਿਣ ਤੇ 'ਸਾਡੇ ਇਕ ਡਾਕਟਰ" ਨੂੰ ਜਰੂਰ ਵਿਖਾਓ!" ਇਹ ਕਹਿ ਕੇ ਉਹ ਹਲਕਾ ਜਿਹਾ ਮੁਸਕ੍ਰਾਇਆ ਤੇ ਬੋਲਿਆ, " ਇਹਨਾਂ ਨੂੰ ਉਸ ਕਮਰੇ ਵਿਚ ਲੈ ਜਾਓ, ਇਹ ਤੁਹਾਨੂੰ ਸਾਰੀ ਤਕਲੀਫ ਆਪ ਦੱਸਣਗੇ।"

ਮਨਜੀਤ ਨੇ ਉੱਠ ਕੇ ਸਾਡੇ ਲਈ ਖਾਲੀ ਪਏ ਕਮਰੇ ਦਾ ਬੂਹਾ ਖੋਹਲਿਆ। ਉਸ ਨੇ ਮੈਨੂੰ ਤੇ ਟੋਪੀ ਵਾਲੇ ਲੜਕੇ ਨੂੰ ਅੰਦਰ ਵਾੜ ਕੇ ਬੂਹਾ ਬੰਦ ਕਰਦਿਆਂ ਕਿਹਾ, "ਤੁਹਾਨੂੰ

ਸਾਡੀਆਂ ਗੱਲਾਂ ਦੀ ਡਿਸਟਰਬੈਂਸ ਨਹੀਂ ਹੋਵੇਗੀ।" ਮੈਂ ਬੈਠਦਿਆਂ ਉਸ ਲੜਕੇ ਵਲ ਵੇਖਿਆ ਤੇ ਪੁੱਛਿਆ, "ਕੀ ਨਾਂ ਐ ਕਾਕਾ?" ਉਹ ਤੋਤਲਾ ਕੇ ਕੁਝ ਬੋਲਿਆ ਪਰ ਮੇਰੇ ਪੱਲੇ ਨਾ ਪਿਆ। ਦੁਬਾਰਾ ਪੁੱਛਣ ਤੇ ਬੜਾ ਜ਼ੋਰ ਲਾ ਕੇ ਉਸ ਨੇ ਲੜਖੜਾਉਂਦੀ ਜੁਬਾਨ ਵਿਚ ਆਪਣਾ ਨਾਂ ਜਸਦੇਵ ਸਿੰਘ ਰੰਧਾਵਾ ਤੇ ਛੋਟਾ ਨਾਂ ਜੱਸੀ ਰੰਧਾਵਾ ਦੱਸਿਆ। "ਕੀ ਤਕਲੀਫ ਹੈ ਤੈਨੂੰ, ਜੱਸੀ?" ਮੈਂ ਪੁੱਛਿਆ। ਮੇਰੇ ਸਵਾਲ ਦੇ ਉਤੱਰ ਵਿਚ ਉਸ ਨੇ ਲੰਮਾ ਟੋਪਾ ਤੇ ਕਾਲੀਆਂ ਐਨਕਾਂ ਉਤਾਰ ਕੇ ਮੂੰਹ ਸਿਰ ਨੰਗਾ ਕਰ ਦਿਤਾ। ਵੇਖ ਕੇ ਮੈਨੂੰ ਧੱਕਾ ਜਿਹਾ ਲੱਗਿਆ। ਉਸ ਦੇ ਗੋਲ ਭਰਵੇਂ ਚੇਹਰੇ ਦਾ ਸੱਜਾ ਪਾਸਾ ਹੇਠ ਲਮਕਿਆ ਹੋਇਆ ਸੀ! ਉਸੇ ਪਾਸੇ ਦਾ ਬੁੱਲ੍ਹ ਵਿੰਗਾ ਹੋਕੇ ਹੇਠਾਂ ਵਲ ਢਲਕਿਆਂ ਹੋਇਆ ਸੀ ਤੇ ਅੰਦਰੋਂ ਮਸੂੜ੍ਹੇ ਤੇ ਦੰਦ ਵਿਖਾਈ ਦੇ ਰਹੇ ਸਨ। ਉਸ ਦੀ ਇਸੇ ਪਾਸੇ ਦੀ ਖਾਖ ਵਿਚੋਂ ਸਲਾਈਵਾ (ਥੁੱਕ) ਦੀਆਂ ਲਾਰਾਂ ਬਾਹਰ ਵਹਿ ਕੇ ਠੋਡੀ ਵਲ ਵਗ ਰਹੀਆਂ ਸਨ। ਉਸ ਦੀ ਸੱਜੀ ਅੱਖ ਪੂਰਨ ਰੂਪ ਵਿਚ ਖੁਲ੍ਹੀ ਤੇ ਪੱਥਰਾਈ ਹੋਈ ਸੀ ਤੇ ਮਿੱਚਣ ਨਾਲ ਵੀ ਬੰਦ ਨਹੀਂ ਸੀ ਹੋ ਰਹੀ। ਉਸ ਦੀ ਤਰਸਯੋਗ ਹਾਲਤ ਵੇਖ ਕੇ ਮੈਂ ਪੁੱਛਿਆ। "ਯੇ ਕੈਸੇ ਹੂਆ?" ਜੱਸੀ ਨੇ ਨੈਪਕਿੱਨ ਨਾਲ ਖਾਖ ਸਾਫ ਕਰਦਿਆਂ ਸਿਰ ਹਿਲਾ ਕੇ ਇਸ਼ਾਰਾ ਕੀਤਾ ਮਾਨੋ ਕਹਿ ਰਿਹਾ ਹੋਵੇ, "ਮੈਨੂੰ ਤਾਂ ਆਪ ਪਤਾ ਨਹੀਂ ਜੀ।" ਮੈਂ ਅੱਧਾ ਪੌਣਾ ਘੰਟਾ ਗੱਲਾਂ ਕਰ ਕੇ ਉਸ ਤੋਂ ਨਿੱਕੇ ਨਿੱਕੇ ਸਵਾਲ ਪੁੱਛੇ ਜਿਹਨਾਂ ਵਿਚੋਂ ਕੁਝ ਦੇ ਉੱਤਰ ਉਸ ਨੇ ਲਿਖ ਕੇ ਦੱਸੇ। ਅੰਤ ਜੋ ਮੈਨੂੰ ਪਤਾ ਚੱਲਿਆ ਉਹ ਇਉਂ ਸੀ।

ਜੱਸੀ ਰੰਧਾਵਾ ਇਕ ਬਿਨਾ ਡਾਕੂਮੈਂਟ ਅਮਰੀਕਾ ਆਇਆ ਭਾਰਤੀ ਕਾਮਾ ਸੀ। ਨਵਾਂ ਸ਼ਹਿਰ ਜਿਲ੍ਹੇ ਦਾ ਜੰਮਪਲ, ਯੂ ਪੀ ਤੋਂ ਆਇਆ, 25 ਸਾਲਾਂ ਦਾ ਗੱਠਵੇਂ ਸ਼ਰੀਰ ਦਾ ਇਹ ਨੌਜਵਾਨ ਸੈਨ ਹੋਜ਼ੇ ਸ਼ਹਿਰ ਦੇ ਇਕ ਛੋਟੇ ਸਟੋਰ ਤੇ ਕੰਮ ਕਰਦਾ ਸੀ। ਤਕਰੀਬਨ ਇਕ ਮਹੀਨਾ ਪਹਿਲਾਂ ਉਹ ਕੁਝ ਮਿੱਤਰਾਂ ਨਾਲ ਰਲ ਕੇ ਯੂਬਾ ਸਿਟੀ ਗੁਰਦੁਆਰੇ ਦਾ ਸਾਲਾਨਾ ਮੇਲਾ ਵੇਖਣ ਗਿਆ। ਉੱਥੇ ਦੋ ਦਿਨ ਦੋ ਰਾਤਾਂ ਖੁਲ੍ਹੇ ਪੰਡਾਲਾਂ ਵਿਚ ਉੱਠਦਾ ਬੈਠਦਾ ਰਿਹਾ ਤੇ ਰਾਤ ਨੂੰ ਸੌਂਦਾ ਵੀ ਉੱਥੇ ਹੀ ਰਿਹਾ। ਖੁਸ਼ਕ ਠੰਡ ਵਿਚ ਬੇਆਰਾਮੀ ਦੇ ਦੌਰ ਚੋਂ ਲੰਘ ਕੇ ਜਦੋਂ ਉਹ ਤੀਜੇ ਦਿਨ ਘਰ ਆ ਕੇ ਸੁੱਤਾ ਤਾਂ ਨੀਂਦ ਵਿਚ ਚੇਹਰੇ ਦੇ ਸੱਜੇ ਪਾਸੇ ਨੂੰ **ਲਕਵਾ** (hemiplegia) ਮਾਰ ਗਿਆ। ਸਵੇਰੇ ਉੱਠ ਕੇ ਜਦੋਂ ਉਸ ਨੇ ਟੇਢੇ ਮੂੰਹ ਨੂੰ ਦੇਖਿਆ ਤਾਂ ਡਰ ਨਾਲ ਘਬਰਾਏ ਨੇ ਸਟੋਰ ਤੋਂ ਛੁੱਟੀ ਮਾਰੀ ਤੇ ਦੋਸਤਾਂ ਦੀ ਮਦਦ ਨਾਲ ਡਾਕਟਰੀ ਓਹੜ ਪੋਹੜ ਲਈ ਨਿਕਲ ਪਿਆ। ਕਈ ਦਿਨਾਂ ਦੀ ਕੋਸ਼ਿਸ਼ ਬਾਅਦ ਵੀ ਉਸ ਨੂੰ ਕਿਸੇ ਪਾਸਿਓਂ ਕੋਈ ਆਰਾਮ ਨਾ ਆਇਆ ਤੇ ਉਹ ਪੈਸੇ ਵਲੋਂ ਵੀ ਖਾਲੀ ਹੋ ਗਿਆ। ਅੰਤ ਇਸ ਹਾਲਤ ਵਿਚ ਮਨਜੀਤ ਸਿੰਘ ਕੋਲ ਬਹੁੜਿਆ ਤਾਂ ਜੋ ਉਸ ਤੋਂ ਕਿਸੇ ਤਰ੍ਹਾਂ ਦੀ ਮੈਡੀਕਲ ਇੰਸ਼ੋਰੈਂਸ ਦਾ ਪ੍ਰਬੰਧ ਕਰਵਾ ਕੇ ਇਲਾਜ਼ ਅੱਗੇ ਚਾਲੂ ਰੱਖ ਸਕੇ।

ਮੈਨੂੰ ਉਸ ਦਾ ਕੇਸ ਸੁਨਣ ਨਾਲ ਹੀ ਇਸ ਦੇ ਇਲਾਜ਼ ਦੀ ਕਾਫੀ ਹੱਦ ਤੀਕਰ ਸਮਝ ਆ ਗਈ ਸੀ। ਇਸ ਵਿਚ ਮੇਰਾ ਕੋਈ ਕਮਾਲ ਨਹੀਂ ਸੀ। ਜੇ ਕੋਈ ਚਤੁਰਾਈ ਸੀ ਤਾਂ

ਇਹੀ ਕਿ ਮੈਂ ਹੋਮਿਓਪੈਥਿਕ ਮੈਟੀਰੀਆ ਮੈਡੀਕਾ ਨੂੰ ਬੜੇ ਗਹੁ ਨਾਲ ਪੜ੍ਹਦਾ ਸਾਂ ਤੇ ਪੜ੍ਹਨ ਵੇਲੇ ਅਲਾਮਤਾਂ ਦੀ ਦਰਜ਼ਾਬੰਦੀ ਵਲ ਪੂਰਾ ਧਿਆਨ ਦੇਂਦਾ ਸਾਂ। ਇਸੇ ਤਰ੍ਹਾਂ ਮੈਟੀਰੀਆ ਮੈਡੀਕਾ ਦੇ ਕਥਨ ਮਰੀਜ਼ ਤੇ ਲਾਗੂ ਕਰਨ ਵੇਲੇ ਵੀ ਮੈਂ ਇਸ ਦਰਜ਼ਾਬੰਦੀ ਨੂੰ ਬਾਕਾਇਦਾ ਲਾਗੂ ਕਰਦਾ ਸਾਂ। ਉਦ੍ਹਾਹਰਨ ਲਈ ਜੇ ਉੱਥੇ ਕਿਸੇ ਦਵਾਈ ਹੇਠ "ਸਜੇ ਪਾਸੇ ਦੇ ਇਕਹਿਰੇ ਅੰਗਾਂ ਦਾ ਅਧਰੰਗ" ਲਿਖਿਆ ਹੋਵੇ ਤਾਂ ਮੇਰੇ ਲਈ ਇਹ ਇਕ ਸਾਧਾਰਣ ਕਥਨ ਨਹੀਂ ਜੋ ਲੇਖਕ ਨੇ ਸਰਸਰੀ ਤੌਰ ਤੇ ਲਿਖ ਦਿੱਤਾ ਹੋਵੇ ਤੇ ਮੈਂ ਪੜ੍ਹ ਕੇ ਨਜ਼ਰ ਅੰਦਾਜ਼ ਕਰ ਦੇਵਾਂ। ਮੈਂ ਸਗੋਂ ਅਜਿਹੇ ਸਿੰਪਟਮ ਨੂੰ ਹਮੇਸ਼ਾ ਉੱਤਮ ਸ਼੍ਰੇਣੀ ਦਾ ਵਿਸ਼ੇਸ਼ ਤੇ ਨਵੇਕਲਾ ਕਥਨ ਮੰਨ ਕੇ ਮਨ ਵਿਚ ਨੋਟ ਕਰ ਲੈਂਦਾ ਹਾਂ। ਜਦੋਂ ਮਰੀਜ਼ ਵਿਚ ਅਜਿਹਾ ਸਿੰਪਟਮ ਮਿਲ ਜਾਵੇ ਤਾਂ ਫਿਰ ਉਸ ਦੇ ਇਲਾਜ਼ ਲਈ ਮੈਨੂੰ ਹੋਰ ਬਹੁਤਾ ਕੁਝ ਫਰੋਲਣ ਦੀ ਲੋੜ ਨਹੀਂ ਰਹਿੰਦੀ। ਸਭ ਸੁਣਨ- ਜਾਨਣ ਤੋਂ ਬਾਅਦ ਇਸ ਕੇਸ ਵਿਚ ਕੇਵਲ ਇਕ ਗੱਲ ਦੀ ਪੁਸ਼ਟੀ ਕਰਨੀ ਰਹਿੰਦੀ ਸੀ ਜੋ ਮੈਂ ਪੁੱਛ ਕੇ ਕਰ ਲਈ। ਮੈਂ ਉਸ ਨੂੰ ਕਿਹਾ, "ਕਾਕਾ ਇਹ ਦੱਸ ਕਿ ਤੇਰੇ ਸ਼ਰੀਰ ਦਾ ਕੋਈ ਹੋਰ ਪਾਸਾ ਵੀ ਚੇਹਰੇ ਵਾਂਗ ਚਲਣ ਤੋਂ ਖੜ੍ਹਿਆ ਹੈ ਜਾਂ ਭਾਰਾ-ਭਾਰਾ ਹੋਇਆ ਲੱਗਦਾ ਹੈ?' "ਨਹੀਂ ਜੀ, ਸਿਰਫ ਮੂੰਹ ਹੀ ਹੈ।" ਉਹ ਤੁਤਲਾਇਆ।

ਮੈਂ ਗੱਡੀ ਵਿਚੋਂ ਆਪਣਾ ਲੈਪਟਾਪ ਤੇ ਦਵਾਈਆਂ ਦਾ ਡੱਬਾ ਚੁੱਕ ਲਿਆਇਆ। ਉਸ ਦਾ ਪੂਰਾ ਕੇਸ ਕੰਪਿਊਟਰ ਵਿਚ ਲਿਖ ਕੇ ਮੈਂ ਉਸ ਤੋਂ ਦਸ ਮਿੰਟ ਦਾ ਸਮਾਂ ਮੰਗਿਆ। ਇਹ ਸਮਾਂ ਮੈਂ ਉਸ ਦੀ ਦਵਾਈ ਮੁੜ ਵਿਚਾਰਨ ਵਿਚ ਲਾਇਆ। ਮੇਰਾ ਤਰਕ ਕੁਝ ਇਵੇਂ ਚੱਲਿਆ, "ਇਸ ਨੂੰ ਫੇਸ਼ੀਅਲ ਲਕਵਾ ਮਾਰ ਗਿਆ ਹੈ। ਫੇਸ਼ਿਅਲ ਲਕਵਾ ਇਕ ਬੀਮਾਰੀ ਦਾ ਨਾਂ ਹੈ। ਹੋਮਿਓਪੈਥੀ ਵਿਚ ਕਿਸੇ ਬੀਮਾਰੀ ਦਾ ਕੋਈ ਇਲਾਜ਼ ਨਹੀਂ ਹੈ। ਇਸ ਵਿਚ ਮਰੀਜ਼ ਦਾ ਇਲਾਜ਼ ਉਸ ਦੀ ਮਰਜ਼ ਦੇ ਲੱਛਣਾਂ ਅਨੁਸਾਰ ਹੁੰਦਾ ਹੈ। ਜੱਸੀ ਰੰਧਾਵੇ ਦੀ ਮਰਜ਼ ਦੀਆਂ ਨਿਸ਼ਾਨੀਆਂ ਹਨ- ਖੁਸ਼ਕ ਠੰਡ ਦਾ ਪ੍ਰਭਾਵ, ਜੋਸ਼ ਵਿਚ ਬੇਆਰਾਮੀ, ਅਚਨਚੇਤ ਅਟੈਕ, ਭੈ ਤੇ ਚਿੰਤਾ ਦੇ ਭਾਵ, ਬੀਮਾਰੀ ਦੀ ਮਾਰ ਇਕਹਿਰੇ ਅੰਗਾਂ ਤੀਕਰ ਸੀਮਤ ਤੇ ਸੱਜਾ ਪਾਸਾ ਪ੍ਰਭਾਵਤ। ਮੇਰੇ ਇਸ ਵਿਸ਼ਲੇਸ਼ਣ ਤੋਂ ਬਾਦ ਇਹਨਾਂ ਅਲਾਮਤਾਂ ਨੂੰ ਆਪਣੀ ਪਕੜ ਵਿਚ ਲੈਂਦੀਆਂ ਦੋ ਦਵਾਈਆਂ ਸਾਹਮਣੇ ਆਈਆਂ। ਪਹਿਲੀ **ਐਕੋਨਾਈਟ ਨੇਪਲਜ਼** (Aconite Naples) ਅਤੇ ਦੂਜੀ **ਕਾਸਟੀਕਮ** (Causticum)। ਜੇ ਰੰਧਾਵਾ ਬਿਮਾਰ ਹੋਣ ਵਾਲੇ ਦਿਨ ਸਵੇਰੇ ਉੱਠਦਿਆਂ ਹੀ ਮੇਰੇ ਕੋਲ ਆ ਜਾਂਦਾ ਤਾਂ ਮੈਂ ਉਸ ਨੂੰ ਘੱਟੋ ਘੱਟ ਇਕ ਐਮ ਤਾਕਤ ਦੀ ਐਕੋਨਾਈਟ ਨੇਪਲਜ਼ ਦੇਂਦਾ ਕਿਉਂਕਿ ਬਿਮਾਰੀ ਦੀਆਂ ਅਰੰਭਿਕ ਹਾਲਤਾਂ ਵਿਚ ਇਹੀ ਵਧੇਰੇ ਚੰਗਾ ਕੰਮ ਕਰਦੀ। ਬੀਮਾਰੀ ਪੁਰਾਣੀ ਹੋ ਜਾਣ ਤੇ ਇਹ ਦਵਾਈ ਬੀਮਾਰ ਦੇ ਸ਼ਰੀਰ ਵਿਚ ਤੰਦਰੁਸਤੀ ਦੀਆਂ ਡੂੰਘੀਆਂ ਤਰੰਗਾ ਪੈਦਾ ਨਹੀਂ ਸੀ ਕਰ ਸਕਦੀ ਕਿਉਂਕਿ ਇਸ ਦਾ ਅਸਰ ਲੰਮੇਂ ਤੀਕਰ ਨਹੀਂ ਚਲਦਾ। ਇਸ ਲਈ **ਕਾਸਟੀਕਮ** ਦੀ 200 (Causticum-200) ਤਾਕਤ ਦੀ ਇਕ ਖੁਰਾਕ ਕੱਢ ਕੇ ਮੈਂ ਰੰਧਾਵੇ ਦੇ ਮੂੰਹ ਵਿਚ ਝਾੜ ਦਿਤੀ ਤੇ ਉਸ ਨੂੰ ਚੂਸਣ ਲਈ ਕਿਹਾ। ਉਸ ਨੇ ਨਾਲ ਲਿਜਾਣ

ਲਈ ਦਵਾਈ ਮੰਗੀ ਪਰ ਮੈਂ ਉਸ ਨੂੰ ਸਮਝਾਇਆ, "ਦਵਾਈ ਇਹੀ ਕਾਫੀ ਹੈ। ਕੋਈ ਹੋਰ ਦਵਾਈ ਕਿਤੋਂ ਹੋਰ ਵੀ ਨਹੀਂ ਲੈਣੀ। ਜੇ ਕੋਈ ਅਣਸੁਖਾਵੀਂ ਗੱਲ ਵਾਪਰੇ ਵੀ ਤਾਂ ਵੀ ਨਹੀਂ। ਕੁਝ ਹੋਵੇ ਮੈਨੂੰ ਕਾਲ ਕਰੀਂ।" ਉਸ ਨੇ "ਸਤਿ ਬਚਨ" ਕਹਿ ਕੇ ਮੇਰੀ ਫੀਸ ਲੈਪ ਟਾਪ ਤੇ ਰੱਖੀ ਤੇ ਬਾਹਰ ਨਿਕਲ ਗਿਆ।

ਆਪਣਾ ਕੰਪਿਊਟਰ ਤੇ ਮੈਡੀਸੀਨ ਚੈਸਟ ਸੰਭਾਲ ਕੇ ਜਦੋਂ ਮੈਂ ਬਾਹਰ ਆਇਆ, ਮਨਜੀਤ ਬੋਲਿਆ, "ਡਾਕਟਰ ਸਾਹਿਬ ਹੁਣ ਮੁੰਡੇ ਦੀ ਇੰਸ਼ੋਰੈਂਸ਼ ਕਰਨ ਦੀ ਕੋਈ ਲੋੜ ਤਾਂ ਨਹੀਂ?" ਮੈਂ ਉੱਤਰ ਦਿਤਾ, "ਮੇਰੇ ਬਿਜ਼ਨਸ ਵਲੋਂ ਤਾਂ ਕੋਈ ਲੋੜ ਨਹੀਂ, ਤੇਰੇ ਬਿਜ਼ਨਸ ਪੱਖੋਂ ਤੂੰ ਆਪ ਵੇਖ ਲੈ।" ਉਹ ਹੱਸ ਕੇ ਕਹਿਣ ਲੱਗਿਆ, "ਅਜੇਹੇ ਵੇਲੇ ਤਾਂ ਮੇਰਾ ਬਿਜ਼ਨਸ ਵੀ ਪ੍ਰਮਾਰਥ ਅਨੁਸਾਰ ਹੀ ਚੱਲਣ ਲੱਗ ਜਾਂਦਾ ਐ। ਤਦੇ ਈ ਤਾਂ ਤੁਹਾਨੂੰ ਸੱਦਿਆ ਐ।" ਹਾਸਿਆਂ ਦੀ ਗੂੰਜ ਵਿਚ ਫਤਹਿ ਬੁਲਾ ਕੇ ਅਸੀਂ ਘਰੋ-ਘਰੀ ਚਲੇ ਗਏ।

ਦੋ ਦਿਨ ਤਾਂ ਠੀਕ ਠਾਕ ਨਿਕਲ ਗਏ। ਤੀਜੇ ਦਿਨ ਮੈਨੂੰ ਇਕ ਕਾਲ ਆਈ ਜੋ ਮੈਂ ਬਾਹਰ ਹੋਣ ਕਰਕੇ ਸੁਣ ਨਾ ਸਕਿਆ। ਬਾਅਦ ਵਿਚ ਜਦੋਂ ਉਸ ਵਿਚ ਭਰੇ ਸੰਦੇਸ਼ ਨੂੰ ਸੁਣਿਆਂ ਤਾਂ ਮੇਰੇ ਰੌਂਗਟੇ ਖੜੇ ਹੋ ਗਏ। ਚੱਕੀ ਦੇ ਪੁੜਾਂ ਵਾਂਗ ਰਗੜਦੀ ਇਸ ਰੋਣ ਵਰਗੀ ਆਵਾਜ਼ ਨੂੰ ਬਾਰ ਬਾਰ ਸੁਨਣ ਤੋਂ ਪਤਾ ਚੱਲਿਆ ਕਿ ਇਹ ਜੱਸੀ ਰੰਧਾਵੇ ਦੀ ਸੀ ਜੋ ਅਕਹਿ ਪੀੜਾ ਨਾਲ ਕੁਰਲਾਅ ਕੇ ਕੁਝ ਕਹਿ ਰਿਹਾ ਸੀ। ਹਾਲਾਤ ਜਾਨਣ ਲਈ ਮੈਂ ਉਸ ਨੂੰ ਮੋੜਵੀ ਕਾਲ ਕੀਤੀ ਤੇ ਪੁੱਛਿਆ, "ਰੰਧਾਵੇ ਤੂੰ ਮੈਨੂੰ ਫੋਨ ਕੀਤਾ ਸੀ?" ਪੁਸ਼ਟੀ ਕਰਦਾ ਉਹ ਰੋਂਦਾ ਧੋਂਦਾ ਬੋਲਿਆ, "ਹਾਂ ਅੰਕਲ ਜੀ, ਮੈਂ ਮਰ ਰਿਹਾ ਹਾਂ।" ਮੈਂ ਪੁੱਛਿਆ, "ਕੀ ਹੋਇਆ ਤੈਨੂੰ?" ਉਹ ਬੋਲਿਆ, "ਮੈਨੂੰ ਤੇਜ਼ ਬੁਖਾਰ ਚੜ੍ਹ ਰਿਹਾ ਹੈ, ਮੇਰੀਆਂ ਲੱਤਾਂ ਕੰਬ ਰਹੀਆਂ ਹਨ, ਮੈਂ ਖੜ੍ਹਾ ਨਹੀਂ ਹੋ ਸਕਦਾ। ਅੰਕਲ ਜੀ ਬੁਖਾਰ ਲਾਹੁਣ ਦੀ ਕੋਈ ਦਵਾਈ ਲੈ ਲਵਾਂ?" ਮੈਂ ਉਸ ਨੂੰ ਤਾਕੀਦ ਕਰਦਿਆਂ ਕਿਹਾ, "ਰੰਧਾਵੇ! ਮੈਨੂੰ ਪਤਾ ਹੈ ਤੇਰੇ ਸਟੋਰ ਵਿਚ ਬੁਖਾਰ ਆਦਿ ਸਭ ਕਾਸੇ ਦੀਆਂ ਦਵਾਈਆਂ ਬਹੁਤ ਮਿਲਦੀਆਂ ਹਨ ਪਰ ਤੂੰ ਭੁੱਲ ਕੇ ਵੀ ਕੋਈ ਦਵਾਈ ਨਾ ਲਈਂ। ਤੂੰ ਬਹਾਦਰ ਬਣ ਕੇ ਬੁਖਾਰ ਨੂੰ ਬਰਦਾਸ਼ਤ ਕਰ। ਜਲਦੀ ਠੀਕ ਹੋ ਜਾਵੇਂਗਾ।" ਉਹ ਬੋਲਿਆ, "ਮੇਰੀ ਹਾਲਤ ਬਰਦਾਸ਼ਤ ਕਰਨ ਵਾਲੀ ਨਹੀਂ ਜੀ, ਤੁਸੀਂ ਭਾਵੇਂ ਆਪਣੀ ਹੀ ਕੋਈ ਦਵਾਈ ਦੇ ਦਿਓ ਮੈਨੂੰ।" ਮੈਂ ਉਸ ਨੂੰ ਫਿਰ ਵਰਜਿਆ, "ਕੰਮ ਤੋਂ ਛੁੱਟੀ ਲੈ ਤੇ ਘਰ ਜਾ ਕੇ ਲੇਟ ਜਾ।" ਉਹ ਮਨ ਦੀ ਗੱਲ ਜਾਹਰ ਕਰਦਿਆਂ ਬੋਲਿਆ, "ਅੰਕਲ ਜੀ, ਤੁਸੀਂ ਆਰਾਮ ਕਰਨ ਨੂੰ ਕਹਿੰਦੇ ਹੋ, ਮੈਨੂੰ ਫਿਕਰ ਹੈ ਕਿਤੇ ਮੇਰਾ ਕੇਸ ਬਿਲਕੁਲ ਹੀ ਨਾ ਵਿਗੜ ਜਾਵੇ।" ਮੈਂ ਉਸ ਨੂੰ ਸਮਝਾਉਂਦਿਆਂ ਕਿਹਾ, "ਡਰ ਨਾ। ਹਾਲੇ ਤੇਰੇ ਅੰਦਰ ਤੋੜ ਭੰਨ ਚਲ ਰਹੀ ਹੈ। ਤਕਲੀਫ ਤਾਂ ਹੋਵੇਗੀ ਹੀ। ਤੇਰੇ ਚਿਹਰੇ ਦੀਆਂ ਨਾੜਾਂ ਢਿੱਲੀਆਂ ਹੋ ਗਈਆਂ ਹਨ। ਦਵਾਈ ਇਹਨਾਂ ਨੂੰ ਕੱਸ ਰਹੀ ਹੈ। ਨਾੜੀਆਂ ਦੀ ਮੁਰੰਮਤ ਠੰਡੇ ਸ਼ਰੀਰ ਵਿਚ ਤਾਂ ਹੋਣੀ ਨਹੀਂ, ਦਵਾਈ ਨੇ ਬੁਖਾਰ ਤਾਂ ਪੈਦਾ ਕਰਨਾ ਹੀ ਹੈ।" ਉਹ ਉਦਾਸ ਮੁਦਰਾ ਵਿਚ ਬੋਲਿਆ, "ਦਵਾਈ ਬੁਖਾਰ ਚੜ੍ਹਾਉਣ ਲਈ ਥੋੜਾ ਲਈਦੀ ਐ ਜੀ? ਬੁਖਾਰ ਤਾਂ ਸਗੋਂ

ਉਤਰਨਾ ਚਾਹੀਦਾ ਹੈ।" ਮੈ ਉਸ ਨੂੰ ਸਮਝਾਉਂਦਿਆਂ ਕਿਹਾ, "ਤੂੰ ਕਦੇ ਠੰਡੀਆਂ ਤਾਰਾਂ ਨੂੰ ਟਾਂਕਾ ਲਗਦਾ ਵੇਖਿਆ ਹੈ? ਇਸੇ ਦਵਾਈ ਨੇ ਆਪੇ ਹੀ ਅੰਦਰੋਂ ਨਾੜੀਆਂ ਦਾ ਉਲਝਿਆ ਤਾਣਾ ਬਾਣਾ ਠੀਕ ਕਰ ਕੇ ਸਹੀ ਫਿੱਟ ਕਰ ਦੇਣਾ ਹੈ। ਬੱਸ ਦੋ ਦਿਨ ਦੀ ਤਾਂ ਗੱਲ ਹੈ। ਪਰਸੋਂ ਕਾਲ ਕਰ ਕੇ ਦੱਸੀਂ ਮੈਨੂੰ।" ਮੈਂ ਉਸ ਨੂੰ ਸਭ ਕੁਝ ਜੱਟਕੀ ਭਾਸ਼ਾ ਵਿਚ ਦੱਸਿਆ ਸੀ ਇਸ ਲਈ ਸ਼ਾਇਦ ਮੇਰੇ ਕਹਿਣ ਦਾ ਉਸ ਤੇ ਕੋਈ ਅਸਰ ਹੋ ਗਿਆ ਹੋਵੇ। ਉਹ ਬਿਨਾਂ ਕੁਝ ਉੱਚਰੇ ਕਾਲ ਕੱਟ ਗਿਆ।

ਦੋ ਦਿਨ ਨਿਕਲ ਗਏ, ਉਸ ਦਾ ਕੋਈ ਫੋਨ ਨਾ ਆਇਆ। ਤੀਜੇ ਦਿਨ ਮੈਂ ਉਸ ਨੂੰ ਆਪ ਕਾਲ ਕਰ ਕੇ ਹਾਲ ਪੁੱਛਿਆ। ਉਸ ਨੇ ਖਬਰ ਦਿੱਤੀ ਕਿ ਉਸ ਦਾ ਬੁਖ਼ਾਰ ਤਾਂ ਕੁਝ ਠੀਕ ਹੈ ਪਰ ਮੂੰਹ ਨੂੰ ਕੋਈ ਫਰਕ ਨਹੀਂ ਹੈ। ਉਸ ਨੇ ਦਵਾਈ ਮੰਗੀ। ਮੈਂ ਉਸ ਨੂੰ ਰੁਕਣ ਲਈ ਕਿਹਾ ਤੇ ਇਕ ਹਫਤੇ ਬਾਦ ਕਾਲ ਕਰਨ ਦੀ ਤਾਕੀਦ ਕੀਤੀ।

ਇਕ ਹਫਤੇ ਬਾਦ ਉਸ ਨੇ ਫੋਨ ਕਰ ਕੇ ਮਿਲਣ ਦਾ ਵਕਤ ਮੰਗਿਆ। ਐਤਵਾਰ ਦਾ ਦਿਨ ਸੀ, ਮੈਂ ਉਸ ਨੂੰ ਸਾਢੇ ਬਾਰਾਂ ਵਜੇ ਗੁਰਦਵਾਰੇ ਮਿਲਣ ਲਈ ਕਿਹਾ। ਉਹਨਾਂ ਦਿਨਾਂ ਵਿਚ ਸੈਨ ਹੋਜ਼ੇ ਦਾ ਗੁਰਦੁਆਰਾ ਕੁਇੰਬੀ ਰੋਡ ਤੇ ਹੁੰਦਾ ਸੀ। ਇਸ ਵਿਚ ਬਾਹਰਵਾਰ ਬਣੇ ਸ਼ੈਡਾਂ ਨੂੰ ਲੱਕੜ ਦੇ ਬੈਂਚ ਲਾ ਕੇ ਲੰਗਰ ਹਾਲ ਵਜੋਂ ਵਰਤਿਆਂ ਜਾਂਦਾ ਸੀ। ਉਹ ਮੇਰੇ ਸਾਹਮਣੇ ਬੈਂਚ ਤੇ ਆ ਕੇ ਬੈਠ ਗਿਆ। ਮੈਂ ਵੇਖਿਆ ਉਸ ਦੇ ਚੇਹਰੇ ਦਾ ਸੱਜਾ ਪਾਸਾ ਹਾਲੇ ਵੀ ਭਾਰੀ ਸੀ ਪਰ ਉਸ ਦਾ ਮੂੰਹ ਬੰਦ ਹੋ ਰਿਹਾ ਸੀ। ਦੰਦ ਵੀ ਨਹੀ ਸਨ ਦਿਸਦੇ ਤੇ ਨਾ ਹੀ ਲਾਰਾਂ ਡਿਗਦੀਆਂ ਸਨ। ਸੱਜੀ ਅੱਖ ਦੂਜੀ ਨਾਲੋਂ ਹਾਲੇ ਵੀ ਕੁਝ ਵੱਡੀ ਸੀ ਪਰ ਅੱਧੀ ਕੁ ਬੰਦ ਹੋ ਜਾਂਦੀ ਸੀ। ਲਾ ਪਾ ਕੇ ਉਸ ਦੀ ਹਾਲਤ ਵਿਚ ਸੁਧਾਰ ਸੀ। ਇਹ ਸਭ ਕੁਝ ਦੇਖਦਿਆਂ ਮੈਂ ਉਸ ਨੂੰ ਪੁੱਛਿਆ, "ਕੀ ਹਾਲ ਹੈ, ਰੰਧਾਵੇ?" ਕਹਿਣ ਲਗਿਆ, "ਅੰਕਲ ਜੀ, ਹਾਲ ਤੁਹਾਡੇ ਸਾਹਮਣੇ ਹੈ। ਮੂੰਹ ਦਾ ਬੁਰਾ ਹਾਲ ਹੈ, ਅੱਖ ਤੋਂ ਠੀਕ ਦਿਸਦਾ ਨਹੀਂ ਤੇ ਜੀਭ ਉਲਟਦੀ ਨਹੀਂ। ਮੈਨੂੰ ਦਵਾਈ ਦਿਓ।" ਹੋਮਿਓਪੈਥੀ ਦਾ ਇਹ ਵੱਡਾ ਅਸੂਲ ਹੈ ਕਿ ਜਦੋਂ ਇਕ ਦਵਾਈ ਆਪਣਾ ਕੰਮ ਨਿਰਧਾਰਤ ਢੰਗ ਨਾਲ ਕਰ ਰਹੀ ਹੋਵੇ, ਤਾਂ ਨਾ ਉਹ ਬਦਲਣੀ ਚਾਹੀਦੀ ਹੈ ਚਾਹੀਦੀ ਹੈ। ਤੇ ਨਾ ਹੀ ਵਿਚ ਵਿਚਾਲੇ ਦੁਬਾਰਾ ਦੇਣੀ ਚਾਹੀਦੀ ਹੈ। ਅਜਿਹੇ ਵੇਲੇ ਕੇਵਲ ਇਲਾਜ਼ ਦੀ ਉਡੀਕ ਹੀ ਕਰਨੀ ਚਾਹੀਦੀ ਹੈ। ਇਸ ਲਈ ਮੈਂ ਰੰਧਾਵੇ ਨੂੰ ਕਿਹਾ, "ਕਾਕਾ ਅਜੇ ਦਵਾਈ ਦੀ ਲੋੜ ਨਹੀਂ, ਅਗਲੇ ਹਫਤੇ ਮਿਲੀਂ।" ਉਹ ਅਗੋਂ ਬੋਲਿਆ, "ਅੰਕਲ ਜੀ ਇੰਨੇ ਦਿਨ ਹੋ ਗਏ ਹਨ ਕੋਈ ਦਵਾਈ ਖਾਧਿਆਂ। ਤੁਸੀਂ ਆਪਣੀ ਫੀਸ ਲਵੋ ਤੇ ਪਲੀਜ਼ ਮੈਨੂੰ ਦਵਾਈ ਤਾਂ ਦਿਓ।" ਉਸ ਦਾ ਤਰਕ ਤੇ ਤਰਲਾ ਸੁਣ ਕੇ ਮੈਨੂੰ ਹਾਸਾ ਆ ਗਿਆ। ਮੈਂ ਉਸ ਨੂੰ ਤਾੜਨਾ ਕਰਦੇ ਕਿਹਾ, "ਰੰਧਾਵੇ, ਡਾਕਟਰ ਤੂੰ ਐਂ ਕਿ ਮੈਂ? ਨਾ ਮੈ ਤੈਨੂੰ ਕੋਈ ਦਵਾਈ ਦੇਣੀ ਐ ਤੇ ਨਾ ਕੋਈ ਫੀਸ ਲੈਣੀ ਐ। ਤੂੰ ਮੈਨੂੰ ਅਗਲੇ ਹਫਤੇ ਇਸੇ ਵੇਲੇ ਇਸੇ ਥਾਂ ਤੇ ਮਿਲੀਂ।" ਉਹ ਘੁਟੇ ਦਿਲ ਨਾਲ ਮੈਨੂੰ ਸਤਿ ਸ੍ਰੀ ਆਕਾਲ ਬੁਲਾ ਕੇ ਉਥੋਂ ਚਲਾ ਗਿਆ।

ਅਗਲੇ ਹਫਤੇ ਰੰਧਾਵਾ ਆਪਣੇ ਦੋ ਸਾਥੀਆਂ ਨਾਲ ਮੇਰੇ ਤੋਂ ਵੀ ਪਹਿਲਾਂ ਗੁਰਦੁਆਰੇ ਆ ਕੇ ਖੜ੍ਹਿਆ ਹੋਇਆ ਸੀ। ਮੈਂਨੂੰ ਆਉਂਦਿਆਂ ਦੇਖ ਉਹ ਤਿੰਨੇ ਜਣੇ ਮੇਰੇ ਵਲ ਵਧੇ ਤੇ ਤਿੰਨਾਂ ਨੇ ਹੱਥ ਜੋੜ ਕੇ ਸਤਿ ਸ੍ਰੀ ਆਕਾਲ ਬੁਲਾਈ। ਮੈਂ ਰੰਧਾਵੇ ਦੇ ਚਿਹਰੇ ਨੂੰ ਗਹੁ ਨਾਲ ਵੇਖਿਆ। ਮੈਂਨੂੰ ਉਸ ਦੀ ਹਾਲਤ ਵਿਚ ਕਾਫੀ ਸੁਧਾਰ ਹੋਇਆ ਲੱਗਿਆ। ਫਿਰ ਵੀ ਮੈਂ ਉਸ ਨੂੰ ਪੁੱਛਿਆ, "ਰੰਧਾਵੇ ਕਿੱਦਾਂ ਐਂ ਹੁਣ?" ਉਹ ਬੋਲਿਆ, "ਓਦਾਂ ਈ ਆਂ ਅੰਕਲ ਜੀ। ਕਿਹੜਾ ਮੁੜ ਕੇ ਕੋਈ ਦਵਾਈ ਖਾਧੀ ਆ।"

ਉਹਨਾਂ ਨੂੰ ਉੱਥੇ ਹੀ ਰੁਕਣ ਲਈ ਕਹਿ ਕੇ ਮੈਂ ਬੈਂਚਾਂ ਵਲ ਵਧਿਆ। ਉਥੋਂ ਲੰਗਰ ਛੱਕ ਚੁੱਕੇ ਇਕ ਸ਼ਰਧਾਲੂ ਨੂੰ ਆਪਣੇ ਨਾਲ ਲੈ ਕੈ ਮੈਂ ਮੁੜ ਉਹਨਾਂ ਕੋਲ ਆ ਗਿਆ। ਸ਼ਰਧਾਲੂ ਨੂੰ ਸੰਬੋਧਨ ਕਰਦਿਆਂ ਮੈਂ ਰੰਧਾਵੇ ਵਲ ਇਸ਼ਾਰਾ ਕਰਦਿਆਂ ਬੋਲਿਆ, "ਗਿਆਨੀ ਜੀ, ਤੁਸੀਂ ਇਸ ਕਾਕਾ ਜੀ ਨੂੰ ਜਾਣਦੇ ਹੋ?" ਉਹ ਬੋਲਿਆ, "ਨਹੀਂ ਜੀ ਮੈਂ ਤਾਂ ਨਹੀਂ ਜਾਣਦਾ।" ਮੈਂ ਕਿਹਾ, "ਜਰਾ ਸਾਹਮਣੇ ਖੜ੍ਹੇ ਹੋ ਕੇ ਇਸ ਦੇ ਚਿਹਰੇ ਵਲ ਵੇਖੋ ਕਿ ਕਿਸੇ ਪਾਸੇ ਤੋ ਭਾਰਾ ਹਲਕਾ ਤਾਂ ਨਹੀਂ? ਸ਼ਰਧਾਲੂ ਨੇ ਰੰਧਾਵੇ ਦੇ ਚਿਹਰੇ ਵਲ ਧਿਆਨ ਨਾਲ ਨਿਗਾਹ ਮਾਰੀ ਤੇ ਬੋਲਿਆ," ਨਹੀਂ ਜੀ ਮੈਨੂੰ ਤਾਂ ਨੀ ਲਗਦਾ ਕਿਸੇ ਪਾਸਿਓਂ ਹਲਕਾ ਭਾਰਾ ਇਹਨਾਂ ਦਾ ਮੂੰਹ।" ਮੈਂ ਫਿਰ ਕਿਹਾ,"ਇਸ ਦੀਆਂ ਅੱਖਾਂ ਵਲ ਵੇਖੋ ਕਿ ਕੋਈ ਅੱਖ ਵੱਡੀ ਛੋਟੀ ਤਾਂ ਨਹੀਂ?" ਸ਼ਰਧਾਲੂ ਬੋਲਿਆ, "ਮੈਨੂੰ ਤਾਂ ਦੋਵੇਂ ਇਕ ਸਾਰ ਲਗਦੀਆਂ ਨੇ ਜੀ।" ਮੈਂ ਗਿਆਨੀ ਜੀ ਦਾ ਧੰਨਵਾਦ ਕਰਕੇ ਖੇਚਲ ਦੀ ਖਿਮਾ ਮੰਗੀ। ਉਹ ਪੁੱਛਣ ਲੱਗਿਆ, "ਪਰ ਮਹਾਂਪੁਰਖੋ ਇਹ ਤਾਂ ਦੱਸੋ ਹੋਇਆ ਕੀ ਹੈ?" ਮੈਂ ਕਿਹਾ, "ਕਾਕੇ ਨੂੰ ਵਹਿਮ ਹੋ ਗਿਆ ਹੈ।" ਮੇਰੀ ਗੱਲ ਸੁਣ ਕੇ ਰੰਧਾਵਾ ਬੋਲਿਆ, "ਅੰਕਲ ਜੀ, ਇੰਜ ਤਾਂ ਮੈਂ ਵੀ ਘਰੋਂ ਸ਼ੀਸ਼ਾ ਵੇਖ ਕੇ ਆਇਆ ਹਾਂ। ਮੈਨੂੰ ਵੀ ਪਤਾ ਹੈ ਕਿ ਮੇਰਾ ਚੇਹਰਾ ਹੁਣ ਕਿਸੇ ਪਾਸਿਓਂ ਹਲਕਾ ਭਾਰਾ ਨਹੀਂ ਤੇ ਮੇਰੀਆਂ ਅੱਖਾਂ ਵੀ ਬਰਾਬਰ ਦੀਆਂ ਹਨ। ਪਰ ਮੇਰੀ ਜੀਭ ਇਕ ਪਾਸੇ ਨੂੰ ਖਿੱਚੀ ਪਈ ਹੈ। ਨਾ ਮੈਂ ਠੀਕ ਬੋਲ ਸਕਦਾ ਹਾਂ ਤੇ ਨਾ ਖਾ ਸਕਦਾ ਹਾਂ।" ਮੈਂ ਕਿਹਾ, "ਰੰਧਾਵੇ, ਅੱਠਾਂ ਦਿਨਾਂ ਬਾਅਦ ਫਿਰ ਇਥੇ ਈ ਮਿਲੀਂ।" ਉਹ ਬੋਲਿਆ, "ਮਿਲ ਲਵਾਂਗਾ ਜੀ, ਪਰ ਦਵਾਈ ਤਾਂ ਦੇ ਦਿਓ। ਤੁਸੀਂ ਆਪਣੀ ਫੀਸ ਲੈ ਲਓ।" ਮੈਂ ਕਿਹਾ, "ਰੰਧਾਵੇ ਜਦੋਂ ਹੋਰ ਦਵਾਈ ਹੀ ਨਹੀਂ ਦੇਣੀ, ਫੀਸ ਕਾਹਦੀ ਲੈਣੀ? ਦਵਾਈ ਤੈਨੂੰ ਦਿੱਤੀ ਹੋਈ ਐ।"

ਅਗਲੇ ਹਫਤੇ ਫਿਰ ਰੰਧਾਵਾ ਗੁਰਦੁਆਰੇ ਮਿਲਿਆ। ਉਸ ਨੇ ਮਿਲਦਿਆਂ ਮੇਰੇ ਗੋਡੇ ਛੂਹੇ। ਮੈਂ ਉਸ ਨੂੰ ਬਾਹਾਂ ਵਿਚ ਲੈਂਦੇ ਮਜ਼ਾਕ ਨਾਲ ਕਿਹਾ,"ਰੰਧਾਵੇ ਕੀ ਹੋ ਗਿਆ ਐ ਅੱਜ, ਸਾਰਾ ਈ ਹੇਠਾਂ ਨੂੰ ਡਿੱਗੀ ਜਾਨਾ ਐਂ?" ਉਹ ਬੋਲਿਆ, ਅੰਕਲ ਜੀ ਬਹੁਤ ਬਹੁਤ ਧੰਨਵਾਦ ਮੇਰੀ ਜੀਭ ਦੀ ਖਿੱਚ ਵੀ ਜਾਂਦੀ ਰਹੀ। ਹੁਣ ਮੈਂ ਲੱਗ ਭੱਗ ਠੀਕ ਹਾਂ।" ਮੈਂ ਉਸ ਨੂੰ ਕਿਹਾ, "ਧੰਨਵਾਦ ਜਾ ਕੇ ਮਨਜੀਤ ਸਿੰਘ ਦਾ ਕਰ ਜਿਸ ਨੇ ਤੈਨੂੰ ਖੱਜਲ- ਖੁਆਰੀ ਤੋਂ ਬਚਾ ਕੇ ਮਹੀਨੇ ਭਰ ਵਿਚ ਨੌ-ਬਰ-ਨੌ ਕਰਵਾ ਦਿਤਾ ਹੈ।" ਉਸ ਨੇ ਫੀਸ ਇਕ ਵਾਰ ਫਿਰ ਪੁੱਛੀ ਪਰ ਮੇਰੇ ਮਨ੍ਹਾ ਕਰਨ ਤੇ ਚਲਾ ਗਿਆ। ਜਾਂਦੇ ਹੋਏ ਮਨਜੀਤ ਦਾ ਧੰਨਵਾਦ ਕਰਨ ਦਾ

ਵਾਅਦਾ ਵੀ ਕਰਦਾ ਗਿਆ। ਦੂਜੇ ਕੁ ਦਿਨ ਮਨਜੀਤ ਦਾ ਵਧਾਈ ਫੋਨ ਆਇਆ ਕਿ ਜੱਸੀ ਨੌ-ਬਰ-ਨੌ ਹੋ ਗਿਆ ਹੈ।

ਇਸ ਤੋਂ ਬਾਅਦ ਰੰਧਾਵਾ ਮੇਰੇ ਕੋਲ ਕਈ ਵਾਰ ਨਵੇਂ ਮਰੀਜ਼ ਲੈ ਕੇ ਆਉਂਦਾ ਰਿਹਾ ਤੇ ਫਿਰ ਅਚਾਨਕ ਗਾਇਬ ਹੋ ਗਿਆ। ਮਨਜੀਤ ਨੇ ਦੱਸਿਆ ਕਿ ਉਹ ਕਿਸੇ ਹੋਰ ਸ਼ਹਿਰ ਵਿਚ ਜਾ ਵੱਸਿਆ ਹੈ। ਇਸ ਘਟਨਾ ਤੋਂ ਤਕਰੀਬਨ ਬਾਰਾਂ ਸਾਲਾਂ ਬਾਅਦ ਇਕ ਸਵੇਰ ਮੈਨੂੰ ਇਕ ਫੋਨ ਆਇਆ। ਪੁੱਛਣ ਤੇ ਫੋਨ ਕਰਨ ਵਾਲੇ ਨੇ ਦੱਸਿਆ, "ਮੈਂ ਸਟਾਕਟਨ ਤੋਂ ਤੁਹਾਡਾ ਪੁਰਾਣਾ ਮਰੀਜ਼ ਜਸਦੇਵ ਸਿੰਘ ਬੋਲ ਰਿਹਾ ਹਾਂ ਜੀ।" ਮੈਂ ਸਟਾਕਟਨ ਤੋਂ ਆਉਂਦੇ ਸਾਰੇ ਮਰੀਜ਼ਾਂ ਦੇ ਨਾਵਾਂ ਦਾ ਵੇਰਵਾ ਦਿਮਾਗ਼ ਵਿਚ ਘੁਮਾਇਆ ਪਰ ਸਮਝ ਵਿਚ ਨਾ ਆਇਆ ਕਿ ਇਹ ਜਸਦੇਵ ਸਿੰਘ ਕੌਣ ਹੈ। ਇਸ ਲਈ ਮੈਂ ਉਸ ਨੂੰ ਪਛਾਨਣ ਤੋਂ ਅਸਮੱਰਥਤਾ ਪ੍ਰਗਟ ਕੀਤੀ। ਉਹ ਯਾਦ ਦਿਵਾਉਂਦਾ ਬੋਲਿਆ, "ਅੰਕਲ ਜੀ, ਤੁਹਾਨੂੰ ਯਾਦ ਹੋਵੇਗਾ ਜਦੋਂ ਮੇਰੇ ਮੂੰਹ ਨੂੰ ਲਕਵਾ ਮਾਰ ਗਿਆ ਸੀ, ਤੁਸੀਂ ਠੀਕ ਕੀਤਾ ਸੀ। ਮੈਂ ਜੱਸੀ ਰੰਧਾਵਾ ਹੁਣ ਸੈਨ ਹੋਜ਼ੇ ਤੋਂ ਸਟਾਕਟਨ ਆ ਗਿਆ ਹਾਂ।" ਉਸ ਦੇ ਇੰਨਾ ਦੱਸਣ ਨਾਲ ਮੈਨੂੰ ਬਿਜਲੀ ਦੀ ਭਾਂਤੀ ਸਭ ਕੁਝ ਯਾਦ ਆ ਗਿਆ। ਮੈਂ ਇਕ ਬੇਮੁਹਾਰੇ ਭਾਵੁਕ ਪ੍ਰਤੀਕਰਮ ਨਾਲ ਬੋਲਿਆ, "ਓ ਰੰਧਾਵੇ, ਤੈਨੂੰ ਕਿਵੇਂ ਭੁੱਲਾਇਆ ਜਾ ਸਕਦਾ ਐ ਬਈ, ਤੂੰ ਫੀਸਾਂ ਦਾ ਲਾਲਚ ਦੇ ਕੇ ਮੇਰਾ ਨੱਕ ਵਿਚ ਦਮ ਕਰ ਦਿੱਤਾ ਸੀ। ਕਿਵੇਂ ਐਂ ਹੁਣ?" ਕਹਿਣ ਲੱਗਿਆ, "ਮੈਂ ਬਿਲਕੁਲ ਠੀਕ ਠਾਕ ਹਾਂ ਜੀ। ਮੇਰਾ ਇਮੀਗ੍ਰੇਸ਼ਨ ਦਾ ਕੇਸ ਚਲ ਰਿਹਾ ਹੈ। ਮੈਂ ਕਚਿਹਿਰੀ ਵਿਚ ਬੀਮਾਰ ਹੋਣ ਦਾ ਇਕ ਪਿਛਲਾ ਸਬੂਤ ਪੇਸ਼ ਕਰਨਾ ਹੈ। ਕੀ ਤੁਸੀਂ ਸਰਟੀਫਿਕੇਟ ਬਣਾ ਸਕਦੇ ਹੋ ਕਿ ਮੈਂ ਬਿਮਾਰ ਸਾਂ ਤੇ ਕੁਝ ਸਮਾਂ ਤੁਹਾਡੇ ਇਲਾਜ਼ ਹੇਠ ਸਾਂ?" ਮੈਂ ਉਸ ਨੂੰ ਕਿਹਾ, "ਜੱਸੀ ਫਿਕਰ ਨਾ ਕਰ। ਤੇਰਾ ਪੂਰਾ ਕੇਸ ਮੇਰੇ ਰਿਕਾਰਡ ਵਿਚ ਹੈ। ਜਿਵੇਂ ਹੈ ਸਭ ਉਵੇਂ ਸਰਟੀਫਿਕੇਟ ਵਿਚ ਲਿਖ ਦਿਆਂਗਾ।" ਉਹ ਧੰਨਵਾਦ ਕਰ ਹੀ ਰਿਹਾ ਸੀ ਕਿ ਮੈਂ ਵਿਚੋਂ ਰੋਕ ਕੇ ਕਿਹਾ, "ਪਰ ਇਕ ਸ਼ਰਤ ਹੈ ਰੰਧਾਵੇ, ਤੂੰ ਮੈਨੂੰ ਉਹ ਕੇਸ ਉਵੇਂ ਦਾ ਉਵੇਂ ਪ੍ਰਕਾਸ਼ਤ ਕਰਨ ਦੀ ਇਜ਼ਾਜ਼ਤ ਦੇਵੇਂਗਾ।" ਉਹ ਖੁਸ਼ੀ ਨਾਲ ਭੁੜਕ ਕੇ ਬੋਲਿਆ, "ਅੰਕਲ ਜੀ, ਇਜਾਜ਼ਤ ਕੀ ਦੇਣੀ, ਮੈਂ ਆਪ ਹੀ ਸਾਰਾ ਕੇਸ ਲਿਖ ਕੇ ਦੇ ਦਿਨਾ ਆਂ!" ਪਰ ਉਸ ਨੂੰ ਮੇਰੇ ਸਰਟੀਫਿਕੇਟ ਦੀ ਜ਼ਰੂਰਤ ਨਾ ਪਈ। ਓਬਾਮਾ ਪ੍ਰਬੰਧ ਦੀਆਂ ਕੱਚੇ ਵਾਸੀਆਂ ਨੂੰ ਪੱਕਾ ਕਰਨ ਦੀਆਂ ਨਵੀਂਆਂ ਨੀਤੀਆਂ ਕਾਰਣ ਉਹ ਇੱਦਾਂ ਹੀ ਪੱਕਾ ਹੋ ਗਿਆ। ਮੈਨੂੰ ਵੀ ਉਸ ਤੋਂ ਕੁਝ ਲਿਖਾਉਣ ਦੀ ਲੋੜ ਨਾ ਪਈ। ਪਾਤਰਾਂ ਦੇ ਨਾਂ ਥਾਂ ਬਦਲ ਕੇ ਮੈਂ ਆਪ ਹੀ ਇਸ ਨੂੰ ਲਿਖ ਦਿੱਤਾ।

ਖੈਰ ਜੱਸੀ ਰੰਧਾਵੇ ਦੇ ਕੇਸ ਤੋਂ ਇਹ ਗੱਲ ਸਾਫ ਜਾਹਰ ਹੈ ਕਿ ਹੋਮਿਓਪੈਥੀ ਗੁੰਝਲਦਾਰ ਕੇਸਾਂ ਨੂੰ ਵੀ ਸਹਿਜ ਸੁਭਾਅ ਠੀਕ ਕਰਨ ਦੇ ਸਮਰੱਥ ਹੈ। ਇਸ ਪੂਰੇ ਕੇਸ ਦੇ

ਵਿਸਥਾਰਪੂਰਵਕ ਵਰਨਣ ਤੋਂ ਬਾਅਦ ਇਲਾਜ਼ ਦੀ ਇਸ ਕੁਦਰਤੀ ਤੇ ਵਿਗਿਆਨਕ ਵਿਧੀ ਬਾਰੇ ਕਿਸੇ ਤਰਕ ਜਾਂ ਟਿੱਪਣੀ ਦੀ ਲੋੜ ਨਹੀਂ ਰਹਿ ਜਾਂਦੀ। ਇਹ ਉਹ ਇਲਾਜ਼ ਪ੍ਰਨਾਲੀ ਹੈ ਜੋ ਮਨੁੱਖ ਆਪਣੇ ਲਈ ਚੰਗੀ ਤੋਂ ਚੰਗੀ ਕਿਆਸ ਕਰ ਸਕਦਾ ਹੈ। ਇਸ ਵਿਚ ਇਕੋ ਦਵਾਈ ਅੰਦਰੋਂ ਸਭ ਕੁਝ ਘੜ੍ਹ ਭੰਨ ਕੇ ਪਹਿਲਾਂ ਦੀ ਤਰ੍ਹਾਂ ਸਵਾਰ ਦਿੰਦੀ ਹੈ। ਦੂਜੀ ਗੱਲ ਜੋ ਇਸ ਕੇਸ ਤੋਂ ਸਭ ਦੇ ਜਾਨਣ ਲਈ ਉੱਭਰ ਕੇ ਸਾਹਮਣੇ ਆਉਂਦੀ ਹੈ ਉਹ ਇਹ ਹੈ ਕਿ ਇਸ ਇਲਾਜ਼ ਵਿਚ ਸਬਰ ਤੇ ਸੰਜਮ ਦੀ ਬੜੀ ਲੋੜ ਹੈ- ਮਰੀਜ਼ ਲਈ ਵੀ ਤੇ ਹੋਮਿਓਪੈਥ ਲਈ ਵੀ। ਮਾਸਟਰ ਹੋਮਿਓਪੈਥ ਡਾਕਟਰ ਜੇ ਟੀ ਕੈਂਟ ਨੇ ਲਿਖਿਆ ਹੈ, "ਜਿਸ ਨੇ ਸੰਤੋਖ ਰੱਖ ਕੇ ਉਡੀਕ ਕੀਤੀ ਉਸ ਨੇ ਸਫਲਤਾ ਪਾਈ, ਜੋ ਕਾਹਲ ਕਾਰਨ ਡੋਲ ਗਿਆ ਉਹ ਪਛਤਾਉਂਦਾ ਰਿਹਾ।"

ਵਿਦਿਆ ਵੀਚਾਰੀ ਤਾਂ ਪਰਉਪਕਾਰੀ

ਕੋਈ ਮੰਨੇ ਨਾ ਮੰਨੇ, ਪਰ ਮੱਨੁਖ ਦੇ ਆਪਣੇ ਹੰਢਾਏ ਦੁਖ, ਤਕਲੀਫ ਤੇ ਪੀੜਾ ਦੇ ਭਾਵ ਉਸ ਦੇ ਅਰੋਗ ਹੋਣ ਤੋਂ ਬਾਅਦ ਵੀ ਉਸ ਦੀ ਅਚੇਤ ਬੁੱਧੀ ਵਿਚ ਜਿਉਂ ਦੇ ਤਿਉਂ ਭਰੇ ਰਹਿੰਦੇ ਹਨ। ਜਦੋਂ ਕਦੇ ਉਹ ਦੁਖ ਭਰੇ ਸਮੇਂ ਨੂੰ ਯਾਦ ਕਰਦਾ ਹੈ ਤਾਂ ਉਸ ਦੇ ਮਨ ਨੂੰ ਬੀਤੇ ਸੰਤਾਪ ਦਾ ਡਰ ਤੇ ਇਸ ਦੇ ਭੈ ਦੀਆਂ ਤਰੰਗਾਂ ਜਰੂਰ ਝੰਜੋੜਦੀਆਂ ਹਨ। ਪਰ ਆਪਣੇ ਦੁਖ ਬਾਰੇ ਸ਼ਾਇਦ ਕਿਸੇ ਨੂੰ ਕਦੇ ਕਰੁਣਾ ਦੀ ਭਾਵਨਾ ਨਹੀਂ ਉਪਜਦੀ ਜੋ ਦੂਜਿਆਂ ਦਾ ਦੁਖ ਦੇਖਣ ਵੇਲੇ ਪੈਦਾ ਹੁੰਦੀ ਹੈ। ਇਹ ਇਸ ਲਈ ਕਿ ਦੂਜਿਆਂ ਦਾ ਦਰਦ ਦੇਖਣ ਵੇਲੇ ਉਸ ਵਿਚ ਐਮਪੈਥੀ (Empathy) ਦੀ ਭਾਵਨਾ ਉਪਜਦੀ ਹੈ ਜਿਸ ਰਾਹੀਂ ਮੱਨੁਖ ਦੂਜਿਆਂ ਦੇ ਦੁੱਖ ਨੂੰ ਆਪਣੇ ਮਨ ਵਿਚ ਆਪਣੇ ਉੱਤੇ ਹੰਢਾ ਕੇ ਮਹਿਸੂਸ ਕਰਦਾ ਹੈ ਤੇ ਦੂਜਿਆਂ ਨਾਲ ਸੱਚੀ ਹਮਦਰਦੀ ਪਰਗਟਾਉਂਦਾ ਹੈ। ਅਜਿਹੀ ਹਮਦਰਦੀ ਭਾਵ ਕਰੁਣਾ ਆਪਣੇ ਆਪ ਨਾਲ ਨਹੀਂ ਦਰਸਾਈ ਜਾ ਸਕਦੀ।

ਪਰ ਐਮਪੈਥੀ ਦਾ ਕਾਰਜ ਹਮਦਰਦੀ ਤੀਕਰ ਹੀ ਸੀਮਤ ਨਹੀਂ ਹੈ। ਇਸ ਦਾ ਮਨੋਰਥ ਅਜਿਹੇ ਗੁਣ ਧਾਰਨ ਕਰਨਾ ਜਾਂ ਸਿਖਣਾ ਵੀ ਹੈ ਜੋ ਆਪਣੇ ਅਤੇ ਦੂਜਿਆਂ ਦੇ ਦੁੱਖ ਨਿਵਾਰਨ ਕਰਨ ਵਿਚ ਸਹਾਈ ਹੋਣ। ਸ਼ਾਇਦ ਇਸੇ ਗੱਲ ਨੂੰ ਮੁੱਖ ਰੱਖ ਕੇ ਗੁਰੂ ਸਾਹਿਬ ਨੇ "ਵਿਦਿਆ ਵੀਚਾਰੀ ਤਾਂ ਪਰਉਪਕਾਰੀ" ਦਾ ਵਾਕ ਫੁਰਮਾਇਆ ਹੈ। ਵਿਦਵਾਨ ਤੇ ਗਿਆਨੀ ਲੋਕ ਇਸ ਦਾ ਅਰਥ ਕਰਦੇ ਹੋਏ ਦੱਸਦੇ ਹਨ ਕਿ ਵਿਦਿਆ ਦੇ ਵੀਚਾਰਨ ਨਾਲ ਮੱਨੁਖ ਵਿਚ ਦੂਜਿਆਂ ਤੇ ਉਪਕਾਰ ਕਰਨ ਵਾਲੇ ਚੰਗੇ ਗੁਣ ਉੱਤਪਨ ਹੁੰਦੇ ਹਨ। ਇਹ ਇਸ ਤੁੱਕ ਦੀ ਇਕ ਸਾਧਾਰਣ ਜਿਹੀ ਵਿਆਖਿਆ ਹੈ। ਪੜ੍ਹਨ ਲਿਖਣ ਨਾਲ ਚੰਗੇ ਗੁਣ ਤਾਂ ਪੈਦਾ ਹੁੰਦੇ ਹੀ ਹਨ ਪਰ ਹਜ਼ਾਰਾਂ ਪੜ੍ਹੇ ਲਿਖੇ ਵਿਅਕਤੀ ਗੈਰ-ਇਖਲਾਕੀ ਤੇ ਸਮਾਜ-ਵਿਰੋਧੀ ਕੰਮ ਵੀ ਕਰਦੇ ਫਿਰਦੇ ਹਨ। ਦਰਅਸਲ ਵਿਦਵਾਨ ਇਸ ਤੁੱਕ ਦੇ ਅਸਲ ਅਰਥਾਂ ਕੋਲ ਪਹੁੰਚਣ ਤੋਂ ਪਹਿਲਾਂ ਹੀ ਰੁਕ ਜਾਂਦੇ ਹਨ। ਗੰਭੀਰਤਾ ਨਾਲ ਵਿਸ਼ਲੇਸ਼ਣ ਕਰਨ ਨਾਲ ਇਸ ਤੁੱਕ ਦਾ ਪੂਰਾ ਭਾਵ ਇਹ ਨਿਕਲਦਾ ਹੈ ਕਿ ਕਿਸੇ ਵਿਸ਼ੇਸ਼ ਗਿਆਨ ਦੇ ਵਿਧੀਵਤ ਰੂਪ ਵਿਚ ਪ੍ਰਾਪਤ ਕਰਨ ਤੇ ਵਰਤਣ ਨਾਲ ਆਪਣਾ ਭਲਾ ਤਾਂ ਹੁੰਦਾ ਹੀ ਹੈ ਸਗੋਂ ਇਸ ਦੀ ਵਰਤੋਂ ਤੋਂ ਨਿਕਲਦੇ ਵਧੀਕ ਸਿੱਟਿਆਂ ਰਾਹੀਂ ਸਮੂਚੇ ਸਮਾਜ ਦਾ ਵੀ ਕਲਿਆਣ ਹੁੰਦਾ ਹੈ। ਤੁੱਕ ਦੇ ਇਹ ਅਰਥ ਇਸ ਨੂੰ ਐਮਪੈਥੀ ਰਾਹੀਂ ਸਮਾਜ ਕਲਿਆਣ ਦੀ ਰੀੜ੍ਹ ਨਾਲ ਜੋੜਦੇ ਹੋਏ ਮੱਨੁਖ ਨੂੰ ਇਨਸਾਨੀਅਤ ਦੀ ਉਸ ਆਲਮੀ-ਪੱਧਰ ਤੇ ਲੈ ਜਾਂਦੇ ਹਨ ਜਿਸ ਪੱਧਰ ਤੇ ਗੁਰੂ ਨਾਨਕ ਆਪ ਵਿਚਰਦੇ ਸਨ। ਐਮਪੈਥੀ ਸਮੋਏ ਇਸ ਮਹਾਂਵਾਕ ਦੀ ਵਿਆਖਿਆ ਨੂੰ ਹੋਰ ਸਪਸ਼ਟ ਕਰਨ ਲਈ ਇਕ ਸੱਚੀ ਘਟਨਾ ਦਾ ਜ਼ਿਕਰ ਕਰਦਾ ਹਾਂ ਜਿਸ ਵਿਚ ਪਾਤਰਾਂ ਤੇ ਸਥਾਨਾਂ ਦੇ ਨਾਂ ਪਤੇ ਹੀ ਬਦਲੇ ਹੋਏ ਹਨ ਤੇ ਬਾਕੀ ਸਭ ਉਵੇਂ ਹੈ।

ਅੱਜ ਤੋਂ ਠੀਕ ਅੱਠ ਸਾਲ ਪਹਿਲਾਂ ਭਾਵ ਸੰਨ 2007 ਦੇ ਜੂਨ ਮਹੀਨੇ ਵਿਚ ਹਰਿਆਣੇ ਵਲੋਂ ਮੇਰੀ ਇਕ ਰਿਸ਼ਤੇਦਾਰ ਲਗਦੀ ਬੀਬੀ ਆਪਣੇ ਗੋਡਿਆਂ ਦੇ ਦਰਦਾਂ ਲਈ ਦਵਾਈ ਲੈਣ ਆਈ। ਉਸ ਨਾਲ ਪੰਜਾਬ ਚੋਂ ਉਸ ਦੀ ਰਿਸ਼ਤੇਦਾਰ ਲਗਦੀ ਕੋਈ 35 ਕੁ ਸਾਲ ਦੀ ਇਕ ਹੋਰ ਬੀਬੀ ਵੀ ਸੀ ਜੋ ਨਿਮੋਝੀਣੀ ਜਿਹੀ ਬਣੀ ਉਸ ਦੇ ਨੇੜੇ ਖਾਮੋਸ਼ ਬੈਠੀ ਰਹੀ। ਚਲਣ ਵੇਲੇ ਮੇਰੀ ਰਿਸ਼ਤੇਦਾਰ ਬੋਲੀ, "ਬਾਈ, ਇਸ ਬੀਬੀ ਕਾ ਛੋਕਰਾ ਢਿੱਲਾ ਜਾ ਰਹੀ ਜਾਹਾ। ਸਭ ਪਾਸੈ ਦਿਖਾ ਲਿਆ ਕਹੀਂ ਤੇ ਰਾਮ ਨੀ ਆਇਆ। ਕੱਲਾ ਕੱਲਾ ਪੁੱਤ ਐ ਇਸ ਕਾ, ਜੇ ਉਸ ਨੂੰ ਠੀਕ ਕਰ ਦੇਂ ਬੜਾ ਪੁੰਨ ਹੋਏਗਾ।" ਮੇਰੇ ਬੂਹੇ ਤਾਂ ਸਭ ਲਈ ਬਰਾਬਰ ਖੁਲ੍ਹੇ ਸਨ ਪਰ ਉਸ ਭੈਣ ਦੀ ਸ਼ਿਫਾਰਸ਼ ਪੁਆ ਕੇ ਲੜਕੇ ਦੀ ਮਾਂ ਸ਼ਾਇਦ ਆਪਣੇ ਬੀਮਾਰ ਪੁੱਤਰ ਦੇ ਇਲਾਜ਼ ਨੂੰ ਕੁਝ ਵਧੇਰੇ ਤੱਸਲੀ-ਬਖਸ਼ ਬਨਾਉਣਾ ਚਾਹੁੰਦੀ ਹੋਵੇਗੀ। ਸੁਣ ਕੇ ਮੈਂ ਬੀਬੀ ਨੂੰ ਕਿਹਾ, "ਕਿੱਥੇ ਐ ਲੜਕਾ?" ਬੀਬੀ ਬੋਲੀ, "ਲੜਕਾ ਤੋ ਅੱਜ ਗਰਾਓਂ ਮਾਂਏਂ ਐਂ। ਕੋਈ ਨਾ, ਕਿਸੇ ਹੋਰ ਦਿਨ ਲਿਆ ਆਵੇਗੀ ਜੋਹ ਉਸ ਕੀ ਮਾਂ ਥਾਰੇ ਪਾ। ਪੰਜਾਬ ਮਾ ਖੰਨੇ ਪਾਸ ਕੇ ਈ ਐਂ ਨੇਂਹ। ਮੈਂ ਗੈਲ ਨਾ ਵੀ ਆਵਾਂ, ਬਾਈ ਚੰਗੀ ਤਰ੍ਹਾਂ ਦੇਖ ਕੈ ਦਵਾਈ ਦਈਂ।" ਮੇਰਾ ਜਵਾਬ ਉਡੀਕੇ ਬਿਨਾਂ ਦੋਵੇਂ ਜਣੀਆਂ ਉੱਠ ਕੇ ਚੱਲੀਆਂ ਗਈਆਂ।

ਦੋ ਕੁ ਦਿਨ ਬਾਦ ਲੜਕੇ ਦੀ ਮਾਂ ਆਪਣਾ ਪੁੱਤਰ ਲੈ ਕੇ ਮੇਰੇ ਕੋਲ ਆਈ ਤੇ ਉਸ ਨੇ 'ਅੰਕਲ ਜੀ' ਕਹਿ ਕੇ ਸਤਿ ਸ੍ਰੀ ਆਕਾਲ ਬੁਲਾਈ। ਮੇਰੀ ਰਿਸ਼ਤੇਦਾਰ ਦੀ ਰੀਸ ਵਿਚ ਉਹ ਦੁੱਧ ਦੀ ਇਕ ਕੇਨੀ, ਪੂੜੇ ਤੇ ਖੀਰ ਦਾ ਡੱਬਾ ਵੀ ਲੈ ਕੇ ਆਈ ਜੋ ਪਰੇ ਰੱਖ ਕੇ ਬੋਲੀ,

"ਅੰਕਲ ਜੀ, ਇਹ ਹੈ ਉਹ ਮੇਰਾ ਬੇਟਾ ਜੋ ਢਿੱਲਾ ਰਹਿੰਦਾ ਐ। ਅਸੀਂ ਕੋਈ ਥਾਂ ਨਹੀਂ ਛੱਡੀ ਜਿੱਥੋਂ ਇਲਾਜ਼ ਨਹੀਂ ਕਰਵਾਇਆ ਪਰ ਇਹ ਕਿਤੋਂ ਠੀਕ ਨਹੀਂ ਹੋਇਆ। ਮੈਂ ਇਸ ਨੂੰ ਪੈਦਾ ਹੋਣ ਤੋਂ ਲੈ ਕੇ ਹੁਣ ਤੀਕਰ ਕਦੇ ਤੰਦਰੁਸਤ ਨਹੀਂ ਵੇਖਿਆ।" ਇੰਨਾ ਕਹਿ ਕੇ ਉਹ ਲੜਕੇ ਲਈ ਟੂਟੀ ਚੋਂ ਪਾਣੀ ਦਾ ਗਿਲਾਸ ਭਰਨ ਚਲੀ ਗਈ। ਮੈਂ ਕੋਲ ਬੈਠੇ ਲੜਕੇ ਵਲ ਵੇਖਿਆ। ਉਹ ਖਾਮੋਸ਼ ਭਾਵ ਵਿਚ ਸਾਹਮਣੀ ਕੰਧ ਤੇ ਟਿਕਟਿਕੀ ਲਾ ਕੇ ਵੇਖ ਰਿਹਾ ਸੀ। ਕਾਲਾ, ਸੁੱਕਾ, ਪਤਲਾ ਤੇ ਵੱਧਣ ਤੋਂ ਰੁਕਿਆ ਨੌਜਵਾਨ ਲਗਦਾ ਸੀ ਉਹ। ਭਾਵੇਂ ਉਸ ਦੀ ਉਮਰ 8-9 ਸਾਲ ਦੇ ਲੱਗ ਭੱਗ ਜਾਪਦੀ ਸੀ ਪਰ ਉਸ ਦੇ ਮੁਰਝਾਏ ਜਿਹੇ ਚੇਹਰੇ ਤੇ ਛਾਏ ਗਭਰੈਲ ਉਭਾਰ ਉਸ ਦੇ 14-15 ਸਾਲਾਂ ਦੇ ਹੋਣ ਦੀ ਹਾਮੀ ਭਰ ਰਹੇ ਸਨ। ਉਸ ਨੇ ਮੂੰਹ ਨੂੰ ਇਸ ਤਰ੍ਹਾਂ ਘੁੱਟ ਕੇ ਬੰਦ ਕਰ ਰੱਖਿਆ ਸੀ ਜਿਵੇਂ ਡਰਦਾ ਹੋਵੇ ਕਿ ਬਦੋ ਬਦੀ ਖਾਂਸੀ ਨਾ ਨਿਕਲ ਜਾਵੇ। ਉਸ ਦੀ ਮਾਂ ਨੇ ਲਿਆ ਕੇ ਉਸ ਨੂੰ ਪਾਣੀ ਦਾ ਗਿਲਾਸ ਫੜਾਇਆ ਤੇ ਉਹ ਗਟਾ-ਗਟ ਨਿਗਲ ਗਿਆ।

ਉਸ ਦੇ ਸ਼ਰੀਰਕ ਢਾਂਚੇ (constitution) ਤੋਂ ਮੁਢਲੇ ਅੰਦਾਜ਼ੇ ਲਾਉਂਦਿਆਂ ਮੇਰੇ ਮਨ ਵਿਚ ਐਲੁਮੀਨਾ, ਬ੍ਰਾਇਨੀਆ ਤੇ ਸਿਲੀਸ਼ੀਆ ਜਿਹੀਆਂ ਕਈ ਦਵਾਈਆਂ ਘੁੰਮਣ ਲਗੀਆਂ। ਪਰ ਜਦੋਂ ਮਰੀਜ਼ ਸਾਹਮਣੇ ਬੈਠਾ ਹੋਵੇ ਤਾਂ ਉਸ ਦੀ ਗੱਲ ਸੁਣੇ ਬਗੈਰ ਮੈਂ ਕਿਸੇ ਸਿੱਟੇ ਤੇ ਪਹੁੰਚਣ ਨੂੰ ਬੇਮਾਹਨਾ ਸਮਝਦਾ ਹਾਂ। ਇਸ ਲਈ ਮਰੀਜ਼ ਨਾਲ ਗੱਲ ਤੋਰਨ ਲਈ

ਮੈਂ ਉਸ ਨੂੰ ਉਸ ਦੇ ਨਾਂ ਤੇ ਉਮਰ ਬਾਰੇ ਕੁਝ ਮੁਢਲੇ ਪ੍ਰਸ਼ਨ ਪੁੱਛੇ। ਉਸ ਨੇ ਆਪਣਾ ਨਾਂ ਦਲਜੀਤ ਸਿੰਘ ਤੇ ਉਮਰ 14 ਸਾਲ ਦੱਸੀ ਜੋ ਮੇਰੇ ਅੰਦਾਜ਼ੇ ਅਨੁਸਾਰ ਠੀਕ ਸੀ। ਉਸ ਨੇ ਦੱਸਿਆ ਕਿ ਉਹ ਅੱਠਵੀਂ ਜਮਾਤ ਵਿਚ ਪੜ੍ਹਦਾ ਹੈ। ਮੈਂ ਉਸ ਨੂੰ ਉਸ ਦੀ ਤਕਲੀਫ ਬਾਰੇ ਪੁੱਛਿਆ। ਮੁੰਡੇ ਨੇ ਬੋਲਣ ਲਈ ਮੂੰਹ ਖੋਹਲਿਆ ਹੀ ਸੀ ਕਿ ਉਸ ਨੂੰ ਖਾਂਸੀ ਛਿੜ ਪਈ ਜੋ ਛੋਟੇ ਛੋਟੇ ਕਸਵੇਂ ਸਾਹਾਂ ਵਿਚ ਤਬਦੀਲ ਹੋ ਗਈ। ਮੁੰਡੇ ਨੇ ਝੱਟ ਜੇਬ ਵਿਚੋਂ ਇਨਹੇਲਰ ਕੱਢ ਕੇ ਸੁੰਘਣਾ ਸ਼ੁਰੂ ਕਰ ਦਿਤਾ। "ਬੱਸ ਜੀ ਇਹੋ ਕੁਝ ਹੈ।" ਉਸ ਦੀ ਮਾਂ ਇਕ ਅਣਕਹੀ ਤੜਪ ਨਾਲ ਵਿਲਕੀ। ਮੈਂ ਉਸ ਨੂੰ ਕਿਹਾ, "ਇਹ ਕਦੋਂ ਤੋਂ ਹੈ ਇੱਦਾਂ?" ਉਸ ਨੇ ਕਿਹਾ, "ਕਈ ਸਾਲਾਂ ਤੋਂ ਐਂ ਜੀ ਪਰ ਹੁਣ ਦਿਨ ਪਰ ਦਿਨ ਜਿਆਦਾ ਹੀ ਹੁੰਦਾ ਜਾ ਰਿਹਾ ਹੈ। ਕਦੇ ਕਦੇ ਤਾਂ ਪੜ੍ਹਨ ਵੀ ਨਹੀਂ ਭੇਜਿਆ ਜਾਂਦਾ, ਛੁੱਟੀ ਕਰਾਉਣੀ ਪੈਂਦੀ ਐ।" ਲੜਕਾ ਇਕ ਮੁਜ਼ਰਮ ਵਾਂਗ ਨੀਵੀ ਪਾਈ ਖਾਮੋਸ਼ ਬੈਠਾ ਸੁਣਦਾ ਰਿਹਾ।

ਲੜਕੇ ਤੇ ਉਸ ਦੀ ਮਾਂ ਦੀ ਹਾਲਤ ਵੇਖ ਕੇ ਮੇਰੇ ਦਿਲ ਵਿਚ ਇਕ ਚੀਸ ਜਿਹੀ ਉੱਠੀ। ਉਹਨਾਂ ਦੋਹਾਂ ਦੇ ਵੱਖੋ ਵੱਖਰੇ ਦੁੱਖ ਮੇਰੇ ਦਿਲ ਦਿਮਾਗ ਵਿਚ ਇਸ ਤਰਾਂ ਘੁੰਮਣ ਲੱਗੇ ਕਿ ਮੈਂ ਆਪਣੇ ਜੀਵਨ ਦੇ ਚੁਰੰਜਾ ਵਰ੍ਹੇ ਪਲਟ ਕੇ ਪਿੱਛੇ ਚਲਾ ਗਿਆ ਜਦੋਂ ਮੈਂ ਉਸ ਲੜਕੇ ਦੀ ਉਮਰ ਦਾ ਹੁੰਦਾ ਸੀ। ਮੇਰੀ ਵੀ ਉਸ ਵੇਲੇ ਕੁਝ ਸਾਲ ਉਹੀ ਹਾਲਤ ਰਹੀ ਸੀ ਜੋ ਇਸ ਵੇਲੇ ਇਸ ਲੜਕੇ ਦੀ ਸੀ। ਮੇਰੀ ਮਾਂ ਵੀ ਮੇਰੀ ਤੰਦਰੁਸਤੀ ਲਈ ਬਿਲਕੁਲ ਉਸ ਦੀ ਮਾਂ ਵਾਂਗ ਹੀ ਝੂਰਦੀ ਰਹਿੰਦੀ ਸੀ। ਆਪਣੀ ਉਮਰ ਦੇ ਬਾਹਰਵੇਂ ਸਾਲ ਸਿਆਲ ਦੀ ਇਕ ਰਾਤ ਮੈਂ ਆਪਣੀ ਖੱਬੀ ਕੱਛ ਵਿਚ ਹਲਕਾ ਜਿਹਾ ਦਰਦ ਮਹਿਸੂਸ ਕੀਤਾ ਜੋ ਹਰ ਰੋਜ਼ ਵਧਦਾ ਹੀ ਗਿਆ। ਮਾਂ ਨੂੰ ਦੱਸਿਆ ਤਾਂ ਉਸ ਨੇ ਸਰਦੀ ਲਗਣ ਦਾ ਪ੍ਰਕੋਪ ਕਹਿ ਕੇ ਕੁਝ ਦਿਨ ਲੌਂਗ ਤੇ ਅਦਰਕ ਦੀ ਚਾਹ ਪਿਆਈ। ਪਰ ਉਸ ਦੇ ਦੇਸੀ ਉਪਚਾਰਾਂ ਨਾਲ ਇਸ ਦਰਦ ਨੂੰ ਕੋਈ ਠੱਲ ਨਾ ਪਈ, ਸਗੋਂ ਪੀੜਾ ਨੇ ਇਕ ਦਿਨ ਮੈਨੂੰ ਦਰਦ ਵਾਲੀ ਥਾਂ ਨੂੰ ਦਬਾਉਣ ਲਈ ਮਜ਼ਬੂਰ ਕਰ ਦਿਤਾ। ਟੋਹਣ ਤੋਂ ਅੰਦਰ ਇਕ ਬੇਰ ਦੀ ਗਿਟਕ ਜਿੱਡੀ ਸਖਤ ਜਿਹੀ ਗੰਢ ਰੜਕੀ ਜੋ ਦਬਾਇਆਂ ਦੁਖਦੀ ਸੀ। ਮੇਰੀ ਮਾਂ ਨੇ ਕਿਹਾ, "ਪੁੱਤ ਇਹ ਕੱਛ ਦੀ ਰਸੌਲੀ ਹੋ ਸਕਦੀ ਹੈ ਜੋ ਕਈਆਂ ਨੂੰ ਹੋ ਜਾਂਦੀ ਹੈ। ਆਪੇ ਹਟੇਗੀ। ਨਾ ਹਟੀ ਤਾਂ ਫੁੱਟ ਕੇ ਠੀਕ ਹੋਵੇਗੀ।" ਰਸੌਲੀ ਦਿਨ ਪ੍ਰਤੀਦਿਨ ਵੱਡੀ ਹੁੰਦੀ ਗਈ ਤੇ ਦਰਦਨਾਕ ਵੀ। ਦਬਣ ਦਾ ਕੋਈ ਆਸਾਰ ਨਾ ਦੇਖ ਮੈਂ ਇਸ ਦੇ ਫੁੱਟ ਕੇ ਠੀਕ ਹੋਣ ਦੀ ਉਡੀਕ ਕਰਨ ਲੱਗਿਆ। ਹੌਲੀ ਹੌਲੀ ਇਹ ਮੱਕੀ ਦੀ ਰੋਟੀ ਦੇ ਪੇੜੇ ਜਿੱਡੀ ਵੱਡੀ ਹੋ ਗਈ ਤੇ ਇਸ ਨਾਲ ਬਾਂਹ ਵੀ ਮੁੜਨੋਂ ਰਹਿ ਗਈ। ਫਿਰ ਬਾਂਹ ਮੋਢੇ ਤੋਂ ਉੱਕਾ ਹੀ ਜਾਮ ਹੋ ਗਈ ਤੇ ਮੈਂ ਕਮੀਜ਼ ਪੁਆਉਂਦਿਆਂ ਵੀ ਚੀਕਾਂ ਮਾਰਨ ਲੱਗਾ। ਕੁਝ ਸਮੇਂ ਬਾਦ ਰਸੌਲੀ ਦਾ ਰੰਗ ਬਦਲਣਾ ਸ਼ੁਰੂ ਹੋ ਗਿਆ ਤੇ ਇਹ ਉਤੋਂ ਸੂਹੀ ਲਾਲ ਹੋ ਗਈ। ਹੁਣ ਇਸ ਦੀਆਂ ਚੀਸਾਂ ਨੇ ਛਾਤੀ, ਮੋਢਾ, ਪਿੱਠ ਸਮੇਤ ਮੇਰਾ ਸਾਰਾ ਖੱਬਾ ਪਾਸਾ ਜਕੜ ਲਿਆ। ਮੇਰੇ ਸਿਰ ਵਿਚ ਵੀ ਹਰ ਵੇਲੇ ਦਰਦ ਰਹਿਣ ਲੱਗਿਆ। ਇਸ ਦੀ ਮਾਰ ਮੈਨੂੰ ਦਿਨੇ ਹਲਕਾ ਤੇ ਰਾਤ ਨੂੰ ਤੇਜ਼ ਬੁਖਾਰ ਚੜ੍ਹਨ

ਲੱਗਿਆ। ਮੈਂ ਗਲ ਵਿਚ ਪੱਟੀ ਪਾ ਕੇ ਬਾਂਹ ਨੂੰ ਟੰਗੀ ਰੱਖਦਾ ਤੇ ਸਭ ਤੋਂ ਦੂਰ ਦੀ ਹੋ ਕੇ ਲੰਘਦਾ ਤਾਂ ਜੋ ਕੋਈ ਇਸ ਨੂੰ ਛੋਹ ਨਾ ਦੇਵੇ। ਕਈ ਮੀਲ ਸਾਈਕਲ ਚਲਾ ਕੇ ਸਕੂਲ ਜਾਂਦਿਆਂ ਬੜੀ ਔਖ ਹੁੰਦੀ। ਮਾਂ ਤੁਰਨ ਲੱਗਿਆਂ ਕਹਿੰਦੀ, "ਪੁੱਤ ਜੋਰ ਨਾ ਲਾਈਂ, ਦਰਦ ਹੋਊ।" ਮੈਂ ਭੱਜਣ ਨੱਠਣ ਦੇ ਕਾਬਲ ਨਾ ਰਿਹਾ। ਮੇਰੇ ਨਾਲ ਦੇ ਮੁੰਡਿਆਂ ਨੇ ਪੀ ਟੀ ਮਾਸਟਰ ਨੂੰ ਮੇਰੀ ਤਕਲੀਫ ਬਾਰੇ ਦੱਸ ਕੇ ਮੈਨੂੰ ਪੀ ਟੀ ਕਰਨ ਤੋਂ ਛੁੱਟੀ ਦਿਵਾ ਦਿਤੀ। ਬਿਮਾਰ ਸਮਝ ਕੇ ਕਈ ਲੜਕੇ ਮੇਰੇ ਨਾਲ ਖੇਡਣੋਂ ਹਟ ਗਏ ਤੇ ਕਈ ਤਾਂ ਨਕਾਰਾ ਸਮਝ ਕੇ ਗੱਲ ਬਾਤ ਕਰਨੀ ਵੀ ਛੱਡ ਗਏ।

ਰਸੌਲੀ ਵੱਡੀ ਹੋਈ ਵੇਖ ਕਿਸੇ ਨੇ ਸਲਾਹ ਦਿੱਤੀ ਕਿ ਇਸ ਨੂੰ ਚੀਰਾ ਦਿਵਾ ਲਓ। ਚੀਰੇ ਦਾ ਨਾਂ ਸੁਣ ਕੇ ਮੈਨੂੰ ਗਸ਼ੀ ਜਿਹੀ ਪੈ ਗਈ ਤੇ ਮੈਂ ਡਰ ਨਾਲ ਰੋਣ ਲੱਗਿਆ। ਮਾਂ ਨੇ ਗਲ ਨਾਲ ਲਾਇਆ ਤੇ ਯਕੀਨ ਕਰਵਾਇਆ ਕਿ ਚੀਰਾ ਨਹੀਂ ਦਿਵਾਏਗੀ। ਕੁਝ ਦਿਨ ਨਿਕਲ ਗਏ। ਫਿਰ ਕਿਸੇ ਨੇ ਦੱਸਿਆ ਕਿ ਇਸ ਉੱਤੇ ਪੀਪਲ ਦੀ ਲਕੜੀ ਦੀ ਰਾਖ ਨੂੰ ਸਾਬਣ ਨਾਲ ਮਿਲਾ ਕੇ ਲਾਓ। ਲੇਪ ਤੋਂ ਮੈਨੂੰ ਕੋਈ ਖਤਰਾ ਮਹਿਸੂਸ ਨਾ ਹੋਇਆ ਤੇ ਇਹ ਕਰਵਾਉਣ ਲਈ ਮੈਂ ਸਹਿਮਤ ਹੋ ਗਿਆ। ਸ਼ਾਮ ਨੂੰ ਮੇਰੇ ਪਿਤਾ ਨੇ ਧਰਮਸਾਲ ਵਿਚ ਲੱਗੇ ਪੀਪਲ ਤੋਂ ਇਕ ਸੁੱਕੀ ਲਕੜੀ ਤੋੜ ਕੇ ਲਿਆਂਦੀ ਤੇ ਇਸ ਦੀ ਰਾਖ ਬਣਾ ਕੇ ਕੌਲੀ ਵਿਚ ਪਾਈ। ਮਾਂ ਨੇ ਇਸ ਨੂੰ ਸਨਲਾਈਟ ਸਾਬਣ ਦੇ ਘੋਲ ਵਿਚ ਗੁੰਨ ਕੇ ਗਾਹੜਾ ਜਿਹਾ ਲੇਪ ਬਣਾਇਆ ਤੇ ਰਸੌਲੀ ਉਤੇ ਮੱਥ ਦਿਤਾ। ਅਗਲੇ ਦਿਨ ਸਵੇਰੇ ਉੱਠਿਆ ਤਾਂ ਲੇਪ ਦੀ ਪਾਪੜੀ ਸੁੱਕ ਕੇ ਚੁੱਭਣ ਲਗ ਪਈ ਸੀ। ਮੇਰੀ ਮਾਂ ਮੈਨੂੰ ਮੰਜੇ ਤੋਂ ਹੇਠਾਂ ਬਿਠਾ ਕੇ ਪਾਪੜੀ ਨੂੰ ਉਤਾਰਨ ਲੱਗੀ। ਜਿਉਂ ਹੀ ਉਸ ਨੇ ਇਸ ਨੂੰ ਜੋਰ ਨਾਲ ਲਾਹਿਆ, ਰਸੌਲੀ ਵਿਚ ਤਿੰਨ ਚਾਰ ਸੁਰਾਖ ਹੋ ਗਏ ਤੇ ਇਹਨਾਂ ਸੁਰਾਖਾਂ ਵਿਚੋਂ ਪੀਕ ਦੇ ਝਰਨੇ ਵਗਣੇ ਸ਼ੁਰੂ ਹੋ ਗਏ। ਉਹ ਇਸ ਨੂੰ ਦਬਾਉਂਦੀ ਗਈ ਤੇ ਹੇਠ ਪੀਕ ਦਾ ਛੱਪੜ ਲਗਦਾ ਗਿਆ। ਸਾਰੀ ਪੀਕ ਨਿਕਲਣ ਤੋਂ ਬਾਦ ਰਸੌਲੀ ਦਬ ਗਈ ਤੇ ਤਿੰਨ ਮਹੀਨਿਆਂ ਵਿਚ ਪਹਿਲੀ ਵਾਰੀ ਮੈਨੂੰ ਥੋੜਾ ਚੈਨ ਅਨੁਭਵ ਹੋਇਆ। ਮਾਂ ਨੇ ਇਸ ਉੱਤੇ ਗਰਮ ਦੇਸੀ ਘਿਓ ਦਾ ਲੇਪਨ ਕਰਕੇ ਜਖਮਾਂ ਨੂੰ ਰੂੰ ਨਾਲ ਕੱਜ ਦਿਤਾ। ਦੁਖ ਤੋਂ ਛੁਟਕਾਰੇ ਦੀ ਆਸ ਵਿਚ ਉਸ ਨੇ ਮੈਨੂੰ ਉਸ ਦਿਨ ਸਕੂਲੋਂ ਛੁੱਟੀ ਵੀ ਕਰਵਾ ਦਿਤੀ।

ਪਰ ਇਹ ਮੇਰੀ ਮੁਸੀਬਤ ਦਾ ਅੰਤ ਨਹੀਂ, ਸਗੋਂ ਸ਼ੁਰੂਆਤ ਸੀ। ਰਸੌਲੀ ਦੇ ਜਖਮਾਂ ਵਿਚ ਹਰ ਰੋਜ਼ ਪੀਕ ਭਰਨ ਤੇ ਨਿਕਲਣ ਲੱਗੀ। ਦਰਦ ਤੇ ਬੁਖਾਰ ਮੁੜ ਤੋਂ ਵਾਪਸ ਆ ਗਏ। ਪਿਤਾ ਜੀ ਮੈਨੂੰ ਪਿੰਡ ਦੇ ਕੰਪਾਉਂਡਰ-ਨੁਮਾ ਡਾਕਟਰ ਕੋਲ ਲੈ ਗਏ। ਉਸ ਨੇ ਕਿਹਾ, "ਜਖਮ ਅੰਦਰੋਂ ਡੂੰਘਾ ਹੈ ਤੇ ਇਸ ਦਾ ਮੂੰਹ ਤੰਗ ਹੈ। ਉੱਤੇ ਲਾਈ ਦਵਾਈ ਅੰਦਰ ਨਹੀਂ ਪਹੁੰਚਦੀ। ਇਸ ਦਾ ਮੂੰਹ ਖੋਲ੍ਹ ਕੇ ਵਿਚ ਦਵਾਈ ਭਰਨੀ ਪਵੇਗੀ।" ਮੈਂ ਠਠੰਬਰ ਗਿਆ। ਡਾਕਟਰ ਦੇ ਕਹੇ ਮੁਤਾਬਿਕ ਪਿਤਾ ਨੇ ਮੈਨੂੰ ਗੋਦ ਵਿਚ ਬਿਠਾ ਕੇ ਮੇਰੀ ਖੱਬੀ ਬਾਂਹ ਜੋਰ ਨਾਲ ਉੱਪਰ ਚੁੱਕ ਦਿੱਤੀ ਤੇ ਗਰਦਨ ਮਰੋੜ ਕੇ ਸੱਜੇ ਮੋਢੇ ਵਲ ਘੁਮਾ ਦਿੱਤੀ। ਡਾਕਟਰ ਨੇ

ਕੈਂਚੀ ਨਾਲ ਮਾਸ ਕੱਟ ਕੇ ਸਭ ਸੁਰਾਖਾਂ ਨੂੰ ਇਕ ਦੂਜੇ ਨਾਲ ਜੋੜ ਦਿੱਤਾ। ਮੈਂ ਰੋਇਆ। ਇਸ ਜ਼ੁਲਮ ਦਾ ਦਰਦ ਮੈਨੂੰ ਅੱਜ ਵੀ ਜਿਵੇਂ ਦਾ ਤਿਵੇਂ ਯਾਦ ਹੈ। ਜ਼ਖਮ ਦਾ ਮੂੰਹ ਖੁਲ੍ਹਾ ਕਰ ਕੇ ਉਸ ਨੇ ਇਸ ਵਿਚ ਕਪੜੇ ਦੀ ਇਕ ਬਾਰੀਕ ਲੰਮੀ ਪੱਟੀ ਦਵਾਈ ਵਿਚ ਭਿਓਂ ਕੇ ਸੁੱਡ ਦਿੱਤੀ। ਫਿਰ ਇਸ ਉੱਤੇ ਹੋਰ ਦਵਾਈ ਲਾ ਕੇ ਰੂੰ ਦੀ ਡਰੈਸਿੰਗ ਕਰ ਦਿਤੀ। ਡਾਕਟਰ ਨੇ ਹਰ ਰੋਜ਼ ਪੈਂਸਲੀਨ ਦਾ ਟੀਕਾ ਤੇ ਹਰ ਤੀਜੇ ਦਿਨ ਪੱਟੀ ਕਰਵਾਉਣ ਲਈ ਕਹਿ ਕੇ ਤੋਰ ਦਿਤਾ। ਮੈਂ ਮਹੀਨਿਆਂ ਬੱਧੀ ਉਸ ਦਾ ਇਹ ਕੋਰਸ ਕਰਦਾ ਥੱਕ ਗਿਆ ਪਰ ਕੋਈ ਆਰਾਮ ਨਾ ਆਇਆ। ਜ਼ਖਮ ਅੰਦਰ ਕਾਫੀ ਦੂਰ ਤੀਕਰ ਫੈਲ ਗਿਆ। ਮੋਢਾ ਤੇ ਛਾਤੀ ਸੁੱਜ ਗਏ। ਭੁੱਖ ਲਗਣੋਂ ਹਟ ਗਈ। ਭੋਜਨ ਹਜ਼ਮ ਹੋਣੋ ਰਹਿ ਗਿਆ। ਸ਼ਰੀਰ ਸੁੱਕ ਕੇ ਕਾਲਾ ਹੋ ਗਿਆ। ਮੈਨੂੰ ਆਪਣੇ ਆਪ ਤੋਂ ਨਫਰਤ ਹੋਣ ਲਗੀ। ਲਗਦਾ ਕਿ ਹੁਣ ਮੇਰੇ ਜੀਉਣ ਦੇ ਬਹੁਤੇ ਦਿਨ ਬਾਕੀ ਨਹੀਂ ਰਹੇ। ਮਾਂ ਵੀ ਅੰਦਰੋਂ ਇਹੀ ਅਨੁਭਵ ਕਰਦੀ। ਉਹ ਛੁੱਪ ਛੁੱਪ ਕੇ ਰੋਂਦੀ ਰਹਿੰਦੀ। ਜਿਸ ਦਿਨ ਪੱਟੀ ਕਰਵਾਉਣ ਵੇਲੇ ਜ਼ਖਮ ਵਿਚੋਂ ਪੀਕ ਨਾ ਨਿਕਲਦੀ ਉਹ ਦਿਨ ਉਮੀਦ ਭਰਿਆ ਲਗਦਾ ਤੇ ਘਰ ਵਿਚ ਵੀ ਖੁਸ਼ੀ ਵਰਤਦੀ। ਪਰ ਅਗਲੇ ਦਿਨ ਜਦੋਂ ਡਾਕਟਰ ਦੂਣੀ ਪੀਕ ਕਢੱਦਾ ਤਾਂ ਫਿਰ ਉਦਾਸੀ ਛਾ ਜਾਂਦੀ। ਜਦੋਂ ਡੇਢ ਦੋ ਸਾਲ ਇਹੀ ਹਾਲ ਰਿਹਾ ਤਾਂ ਪਿਤਾ ਜੀ ਨੇ ਪਟਿਆਲੇ ਕਿਸੇ ਡਾਕਟਰ ਨੂੰ ਦਿਖਾਇਆ। ਉਸ ਤੋਂ ਕਈ ਮਹੀਨੇ ਇਲਾਜ਼ ਕਰਵਾਉਣ ਉਪਰੰਤ ਕੁਝ ਆਰਾਮ ਆਇਆ। ਫਿਰ ਵੀ ਮੈਨੂੰ ਤਕਰੀਬਨ ਇਕ ਸਾਲ ਤੀਕਰ ਆਪਣੇ ਠੀਕ ਹੋਣ ਦਾ ਵਿਸ਼ਵਾਸ ਨਾ ਆਇਆ। ਇਹੀ ਲੱਗਦਾ ਰਿਹਾ ਕਿ ਸਭ ਕੁਝ ਮੁੜ ਪਰਤ ਕੇ ਆਇਆ ਕਿ ਆਇਆ। ਹੁਣ ਜਦੋਂ ਪਿਛਾਹਾਂ ਮੁੜ ਕੇ ਵੇਖਦਾ ਹਾਂ ਤਾਂ ਜਿਊਣ ਤੇ ਮੌਤ ਵਿਚਕਾਰ ਵਿਚਰਣ ਵਰਗੇ ਉਹ ਦੋ ਤਿੰਨ ਸਾਲ ਮੇਰੀ ਜਿੰਦਗੀ ਤੇ ਲੱਗੇ ਇਕ ਗ੍ਰਹਿਣ ਵਾਂਗ ਪ੍ਰਤੀਤ ਹੁੰਦੇ ਹਨ। ਹੋਮਿਓਪੈਥਿਕ ਇਲਾਜ਼ ਕੀਤਾ ਹੁੰਦਾ ਤਾਂ **ਬੈਲਾਡੋਨਾ** (Belladona), **ਕਲਕੇਰੀਆ ਫਲੋਰ** (Calcarea Fluor), **ਟੂਬਰਕੂਲੀਨਮ** (Tuberculenum), **ਹੀਪਰ ਸਲਫ** (Hepar Sulph), ਤੇ **ਸਿਲੇਸੀਆ** (Silicea) ਆਦਿ ਕੁਝ ਦਵਾਈਆਂ ਵਰਤ ਕੇ ਹੀ ਇਹ ਰੋਗ ਜੜੋਂ ਨਸ਼ਟ ਹੋ ਜਾਣਾ ਸੀ। ਮੈਂ ਸੋਚਦਾ ਹਾਂ ਕਾਸ਼ ਮੇਰੇ ਮਾਤਾ ਪਿਤਾ ਜਾਂ ਉਸ ਪਿੰਡ ਦੇ ਡਾਕਟਰ ਨੂੰ ਹੋਮਿਓਪੈਥੀ ਦੀ ਵਿਦਿਆ ਆਉਂਦੀ ਹੁੰਦੀ! ਕਾਸ਼ ਉਹਨਾਂ ਦੇ ਗਿਆਨ ਸਦਕਾ ਮੇਰੇ ਉੱਤੇ ਵੀ ਪਰਉਪਕਾਰ ਹੋ ਗਿਆ ਹੁੰਦਾ!! ਮੈਨੂੰ ਯਕੀਨ ਹੈ ਕਿ ਜੇ ਇੰਜ ਹੁੰਦਾ ਤਾਂ ਮੇਰੇ ਬਚਪਨ ਦੇ ਕੀਮਤੀ ਵਰ੍ਹੇ ਉਸ ਨਾਮੁਰਾਦ ਰਸੌਲੀ ਦੀ ਭੇਂਟ ਨਾ ਚੜ੍ਹਦੇ।

ਸਾਹਮਣੇ ਬੈਠਿਆ ਲੜਕਾ ਮੈਨੂੰ ਆਪਣਾ ਹੀ ਰੂਪ ਲੱਗਿਆ ਤੇ ਉਸ ਦੀ ਮਾਂ ਆਪਣੀ ਮਾਂ। ਮਨ ਦੇ ਇਹ ਭਾਵ ਉਹਨਾਂ ਤੋਂ ਛੁੱਪਾ ਕੇ ਮੈਂ ਲੜਕੇ ਨੂੰ ਕਿਹਾ, "ਕਾਕਾ ਤੂੰ ਆਪਣੀ ਤਕਲੀਫ ਦੱਸਣ ਲੱਗਿਆ ਸੀ, ਦੱਸ ਕੀ ਹੁੰਦਾ ਰਹਿੰਦਾ ਹੈ ਤੈਨੂੰ?" ਇਨਹੇਲਰ ਲੈਣ ਉਪਰੰਤ ਕਾਇਮ ਹੋਇਆ ਮੁੰਡਾ ਬੋਲਿਆ, "ਅੰਕਲ ਜੀ ਮੈਂ ਠੰਡੇ ਪਾਣੀ ਨਾਲ ਨਹਾ ਨਹੀਂ ਸਕਦਾ। ਟਿਊਬ ਵੈਲ ਜਾਂ ਨਹਿਰ ਵਿਚ ਨਹਾਉਣ ਸਾਰ ਠੰਡ ਲਗ ਕੇ ਦਮਾ ਹੋ ਜਾਂਦਾ

ਹੈ। ਫਿਰ ਸ਼ਰੀਰ ਵਿਚ ਦਰਦਾਂ ਹੋ ਕੇ ਬੁਖਾਰ ਹੋ ਜਾਂਦਾ ਹੈ...। ਅੰਕਲ ਜੀ ਸੱਚ ਮੇਰੇ ਪੇਟ ਵਿਚ ਹਰ ਵੇਲੇ ਦਰਦ ਹੁੰਦਾ ਰਹਿੰਦਾ ਹੈ।" ਉਸ ਦੀ ਮਾਂ ਟੋਕ ਕੇ ਬੋਲੀ, "ਜੀ ਅਸੀਂ ਗਰਮੀਆਂ ਵਿਚ ਵੀ ਇਸ ਨੂੰ ਗਰਮ ਪਾਣੀ ਨਾਲ ਹੀ ਨਹਾਉਂਦੇ ਹਾਂ। ਇਹ ਕੂਲਰ ਦੀ ਹਵਾ ਵੀ ਬਰਦਾਸ਼ਤ ਨਹੀਂ ਕਰਦਾ। ਪੇਟ ਦਰਦ ਕਾਰਣ ਇਹ ਕੁਝ ਖਾਂਦਾ ਨਹੀਂ ਤੇ ਇਸ ਦੀ ਸਿਹਤ ਵੀ ਬਣਨੋਂ ਹਟ ਗਈ ਹੈ।" ਮੈਂ ਉਹਨਾਂ ਤੋਂ ਲੜਕੇ ਦੀ ਹਾਲਤ ਸਬੰਧੀ ਕਈ ਹੋਰ ਸਵਾਲ ਪੁੱਛੇ ਪਰ ਉਹ ਦੋਵੇਂ ਨਹਾਉਣ, ਦਮਾ, ਪੇਟ ਦਰਦ ਤੇ ਬੁਖਾਰ ਦੀ ਰਟ ਤੋਂ ਬਾਹਰ ਨਾ ਨਿਕਲੇ।

ਦੱਸੀਆਂ ਅਲਾਮਤਾਂ ਅਨੁਸਾਰ ਮੈਂ ਉਸ ਨੂੰ ਐਟਿਮ ਟਾਰਟ (Antim Tart-30) ਦੀਆਂ ਤਿੰਨ ਹਫਤਾਵਾਰੀ ਖੁਰਾਕਾਂ ਦੇ ਕੇ ਮਹੀਨੇ ਬਾਦ ਆਉਣ ਲਈ ਕਿਹਾ। ਮਹੀਨੇ ਬਾਦ ਆ ਕੇ ਉਹਨਾਂ ਦੱਸਿਆ ਕਿ ਪਹਿਲੀ ਖੁਰਾਕ ਨਾਲ ਤਾਂ ਸਾਹ ਤੇ ਦਮੇ ਨੂੰ ਕੁਝ ਫਰਕ ਲੱਗਿਆ ਸੀ ਪਰ ਫੇਰ ਸਭ ਕੁਝ ਮੁੜ ਉਵੇਂ ਈ ਹੋ ਗਿਆ। ਮੈਨੂੰ ਲੱਗਿਆ ਕਿ ਪੂਰੀਆਂ ਅਲਾਮਤਾਂ ਦੀ ਅਣਹੋਂਦ ਵਿਚ ਕਿਸੇ ਸਿੱਟੇ ਤੇ ਪੁੱਜਣਾ ਹਨੇਰੇ ਵਿਚ ਟੱਕਰਾਂ ਮਾਰਨ ਸਮਾਨ ਹੈ। ਇਸ ਲਈ ਮੈਂ ਬੀਬੀ ਨੂੰ ਕਿਹਾ, "ਤੁਸੀਂ ਲੜਕੇ ਨੂੰ ਲੈ ਕੇ ਸਾਹਮਣੇ ਪਾਰਕ ਵਿਚ ਬੈਠੋ ਤੇ ਸੋਚੋ। ਇਕ ਘੰਟੇ ਬਾਦ ਆ ਕੇ ਮੈਨੂੰ ਦੱਸੋ ਕਿ ਇਹ ਤਕਲੀਫ ਇਸ ਨੂੰ ਕਦੋਂ ਤੇ ਕਿਵੇਂ ਸ਼ੁਰੂ ਹੋਈ ਸੀ। ਜੇ ਦਸੋਗੇ ਤਾਂ ਹੀ ਅਗਲੀ ਦਵਾਈ ਦੇ ਸਕਾਂਗਾ।" ਦੋਵੇਂ ਮਾਂ ਪੁੱਤ ਪਾਰਕ ਵਿਚ ਇਕ ਦਰਖਤ ਦੀ ਛਾਵੇਂ ਬੈਠੇ ਘੰਟਾ ਭਰ ਵਿਚਾਰ ਕਰਦੇ ਰਹੇ।

ਸਮਾਂ ਹੋਣ ਤੇ ਬੀਬੀ ਨੇ ਆ ਕੇ ਦੱਸਿਆ, "ਜੀ, ਇਸ ਦਾ ਜਨਮ ਮੇਰੇ ਪੇਕੇ ਘਰ ਹੋਇਆ ਸੀ। ਜਨਮ ਵੇਲੇ ਇਹ ਬਹੁਤ ਹੀ ਸੁੰਦਰ ਤੇ ਤੰਦਰੁਸਤ ਸੀ। ਸ਼ਾਇਦ ਇਸ ਦੀ ਹੁਣ ਦੀ ਹਾਲਤ ਵੇਖ ਕੇ ਤੁਹਾਨੂੰ ਇਸ ਗੱਲ ਦਾ ਯਕੀਨ ਵੀ ਨਾ ਆਵੇ ਪਰ ਉਦੋਂ ਇਸਦਾ ਸੂਹਾ ਚੇਹਰਾ ਲਾਲ ਭਾ ਮਾਰਦਾ ਸੀ। ਕੋਈ ਡੇਢ ਮਹੀਨੇ ਬਾਦ ਜਦੋਂ ਅਸੀਂ ਇਸ ਨੂੰ ਪੇਕਿਓਂ ਆਪਣੇ ਪਿੰਡ ਲੈ ਕੇ ਆਏ ਤਾਂ ਬਹੁਤ ਹੀ ਠੰਡ ਤੇ ਬੱਦਲਵਾਈ ਦਾ ਮੌਸਮ ਸੀ। ਮੈਂ ਇਸ ਨੂੰ ਗਰਮ ਕੱਪੜੇ ਪੁਆ ਕੇ ਸ਼ਾਲ ਵਿਚ ਲਪੇਟ ਕੇ ਸਕੂਟਰ ਪਿੱਛੇ ਬੈਠੀ ਆ ਰਹੀ ਸਾਂ। ਕੁਝ ਹੀ ਦੂਰ ਆਏ ਸਾਂ ਕਿ ਬਾਰਸ਼ ਹੋਣੀ ਸ਼ੁਰੂ ਹੋ ਗਈ। ਅਸੀਂ ਭਿੱਜ ਗਏ ਤੇ ਉੱਪਰ-ਥੱਲੇ ਕਰਦਿਆਂ ਇਸ ਨੂੰ ਵੀ ਮੀਂਹ ਦੇ ਛਿੱਟੇ ਵੱਜੇ। ਮੈਨੂੰ ਯਾਦ ਹੈ ਉਸ ਵੇਲੇ ਇਸ ਨੂੰ ਪਸੀਨਾ ਆਇਆ ਹੋਇਆ ਸੀ। ਹਵਾ ਲੱਗਣ ਤੇ ਭਿੱਜਣ ਕਾਰਨ ਇਸ ਨੂੰ ਘਰ ਜਾ ਕੇ ਬੁਖਾਰ ਚੜ੍ਹ ਗਿਆ। ਅਗਲੇ ਦਿਨ ਡਾਕਟਰ ਦੇ ਲੈ ਗਏ ਤੇ ਦਵਾਈ ਦਿਵਾ ਲਿਆਏ। ਬੁਖਾਰ ਤਾਂ ਉਤਰ ਗਿਆ ਪਰ ਖਾਂਸੀ ਸ਼ੁਰੂ ਹੋ ਗਈ। ਖਾਂਸੀ ਦੀ ਦਵਾਈ ਕਰਦਿਆਂ ਬੁਖਾਰ ਫਿਰ ਆ ਗਿਆ ਤੇ ਲਗਾਤਾਰ ਮਹੀਨਾ ਭਰ ਚੜ੍ਹਿਆ ਰਿਹਾ। ਡਾਕਟਰ ਨੇ ਟਾਈਫਾਈਡ ਦੱਸ ਕੇ ਟਾਈਫਾਈਡ ਦੀ ਦਵਾਈ ਸ਼ੁਰੂ ਕਰ ਦਿੱਤੀ। ਇਸ ਦਵਾਈ ਦੇ ਚਲਦਿਆਂ ਇਸ ਦਾ ਰੰਗ ਪੀਲਾ ਹੋਣਾ ਸ਼ੁਰੂ ਹੋ ਗਿਆ। ਡਾਕਟਰ ਨੇ ਦੱਸਿਆ ਪੀਲੀਆ ਹੋ ਗਿਆ ਹੈ। ਅਸੀਂ ਘਬਰਾ ਗਏ ਤੇ ਉਸ ਡਾਕਟਰ ਦਾ ਇਲਾਜ਼ ਛੱਡ ਕੇ ਇਸ ਨੂੰ ਪਟਿਆਲੇ ਰਾਜਿੰਦਰਾ ਹਸਪਤਾਲ ਲੈ

ਗਏ। ਰਾਜਿੰਦਰਾ ਵਾਲਿਆਂ ਨੇ ਇਸ ਨੂੰ ਡੇਢ ਹਫਤਾ ਰੱਖ ਕੇ ਘਰ ਭੇਜ ਦਿੱਤਾ। ਉਦੋਂ ਤੋਂ ਇਸ ਨੂੰ ਬੁਖਾਰ ਤੇ ਪੀਲੀਆ ਤਾਂ ਹਟ ਗਏ ਪਰ ਗਰਦ, ਮਿੱਟੀ, ਸਿਲ੍ਹਾਬੀ ਤੇ ਠੰਡ ਵਿਚ ਔਖਾ ਸਾਹ ਆਉਣਾ ਸ਼ੁਰੂ ਹੋ ਗਿਆ। ਰਾਤ ਨੂੰ ਤਾਂ ਸਾਹ ਬੰਦ ਹੋਣ ਨਾਲ ਸੌਂਦਾ ਹੋਇਆ ਉੱਠ ਕੇ ਬੈਠ ਜਾਂਦਾ ਹੈ ਤੇ ਦਮੇ ਵਾਲਿਆਂ ਵਾਂਗ ਖਿੱਚ ਕੇ ਸਾਹ ਲੈਂਦਾ ਰਹਿੰਦਾ ਹੈ। ਇਸ ਤਕਲੀਫ ਨੂੰ ਕੰਟਰੋਲ ਕਰਨ ਲਈ ਡਾਕਟਰ ਨੇ ਇਸ ਨੂੰ ਇਨਹੇਲਰ ਲਵਾਇਆ ਹੋਇਆ ਹੈ ਜੋ ਇਹ ਅਟੈਕ ਵੇਲੇ ਲੈ ਲੈਂਦਾ ਹੈ ਤੇ ਸਕੂਲ ਵਿਚ ਵੀ ਨਾਲ ਰੱਖਦਾ ਹੈ।"

ਇੰਨਾ ਦੱਸ ਕੇ ਬੀਬੀ ਚੁੱਪ ਹੋ ਗਈ। ਉਹ ਮੇਰੇ ਵੱਲ ਇਦਾਂ ਦੇਖਣ ਲਗੀ ਜਿਵੇਂ ਕੁਝ ਹੋਰ ਕਹਿਣਾ ਚਾਹੁੰਦੀ ਹੋਵੇ ਪਰ ਕਹਿ ਨਾ ਸਕਦੀ ਹੋਵੇ। ਇਸ ਉਪ੍ਰੰਤ ਇੱਧਰ ਉੱਧਰ ਵੇਖ ਕੇ ਉਹ ਆਪਣਾ ਪਰਸ ਫਰੋਲਣ ਲੱਗੀ ਜਿਵੇਂ ਕੁਝ ਲੱਭ ਰਹੀ ਹੋਵੇ। ਫਿਰ ਇਕ ਦਮ ਪਰਤ ਕੇ ਆਪਣੇ ਲੜਕੇ ਨੂੰ ਬੋਲੀ, "ਦਲਜੀਤ ਜਾਹ ਦਰਖਤ ਹੇਠ ਦੇਖੀਂ ਕਿਤੇ ਮੈਂ ਆਪਣਾ ਮੋਬਾਈਲ ਉੱਥੇ ਤਾਂ ਨੀ ਭੁੱਲ ਆਈ। ਜਿੱਥੇ ਕਿਤੇ ਆਪਾਂ ਘੁੰਮੇ ਸੀ ਸਾਰੇ ਦੇਖੀਂ।" ਲੜਕੇ ਦੇ ਜਾਣ ਤੋਂ ਬਾਦ ਉਹ ਚੁੰਨੀ ਦਾ ਪਲੂ ਦੋਹਾਂ ਹੱਥਾਂ ਵਿਚ ਲੈ ਕੇ ਮੱਥੇ ਨਾਲ ਲਾਉਂਦੀ ਬਿਨੰਤੀ ਮੁਦਰਾ ਵਿਚ ਝੁਕ ਕੇ ਬੋਲੀ, "ਅੰਕਲ ਜੀ, ਇਹ ਮੇਰੀ ਇਕੋ ਇਕ ਔਲਾਦ ਹੈ, ਪਹਿਲੀ ਤੇ ਆਖਰੀ। ਮੈਂ ਇਸ ਦੇ ਸਹਾਰੇ ਹੀ ਜਿਊਂਦੀ ਫਿਰਦੀ ਹਾਂ। ਇਸ ਨੂੰ ਠੀਕ ਕਰ ਦਿਓ ਮੈਂ ਸਾਰੀ ਉਮਰ ਤੁਹਾਡੀ ਗੁਲਾਮ ਰਹਾਂਗੀ।" ਇੰਨਾ ਕਹਿ ਕੇ ਉਸ ਦਾ ਗਲਾ ਰੁਕ ਗਿਆ ਤੇ ਉਸ ਨੇ ਪਲੂ ਨਾਲ ਅੱਖਾਂ ਢੱਕ ਲਈਆਂ। ਬੋਲਣ ਤੋਂ ਆਹਰੀ ਹੋਈ ਬੀਬੀ ਨੂੰ ਮੈਂ ਢਾਰਸ ਦੇਂਦਿਆਂ ਕਿਹਾ, "ਦਿਲ ਹੌਲਾ ਨਾ ਕਰ, ਸਭ ਠੀਕ ਹੋ ਜਾਵੇਗਾ।" ਫਿਰ ਉਸ ਦਾ ਧਿਆਨ ਹੋਰ ਪਾਸੇ ਪਾਉਂਦਿਆਂ ਮੈਂ ਪੁੱਛਿਆ, "ਪਰ ਦਲਜੀਤ ਤੇਰੀ ਪਹਿਲੀ ਤੇ ਆਖਰੀ ਸੰਤਾਨ ਕਿਉਂ ਹੈ, ਕੀ ਤੇਰੇ ਹੋਰ ਬੱਚੇ ਨਹੀਂ?" ਉਹ ਅੱਖਾਂ ਪੂੰਝ ਕੇ ਬੋਲੀ, "ਨਾ ਕੋਈ ਹੋਰ ਹੈ ਨਾ ਹੋਣਾ ਐ। ਇਸ ਦੇ ਬਾਪ ਨੇ ਨਸ਼ਿਆਂ ਵਿਚ ਰੁਲ ਕੇ ਆਪਣੀ ਜਵਾਨੀ ਖਰਾਬ ਕਰ ਲਈ ਹੈ। ਅਸੀਂ ਤਾਂ ਲੋਕ ਲਾਜ ਨੂੰ ਇੱਕਠੇ ਤੁਰੇ ਫਿਰਦੇ ਹਾਂ ਜੀ ਪਰ ਸਾਡਾ ਮਾਲਕ ਤੀਵੀਂ ਵਾਲਾ ਕੋਈ ਸੰਬੰਧ ਨੀ ਬਚਿਆ। ਤਿੰਨ ਸਾਲਾਂ ਤੋਂ ਤਾਂ ਅਸੀਂ ਇਕ ਥਾਂ ਸੌਂਦੇ ਵੀ ਨਹੀਂ। ਮੇਰੀ ਜਾਨ ਇਸੇ ਲੜਕੇ ਤੇ ਟਿਕੀ ਹੈ। ਚਾਹੋ ਤਾਂ ਮੇਰੀ ਜਾਨ ਕੱਢ ਲਓ ਪਰ ਇਸ ਨੂੰ ਠੀਕ ਕਰ ਦਿਓ।" ਉਸ ਨੇ ਡੂੰਘਾ ਤਰਲਾ ਕੀਤਾ।

ਇੰਨੇ ਨੂੰ ਦਲਜੀਤ ਨੇ ਆ ਕੇ ਕਿਹਾ, "ਮੰਮੀ, ਮੈਨੂੰ ਤਾਂ ਉੱਥੇ ਕਿਤੇ ਲੱਭਿਆ ਨੀ ਥੋਡਾ ਫੋਨ।" ਬੀਬੀ ਝੱਟ ਬੋਲੀ, "ਚਲ ਕੋਈ ਨਾ ਮੇਰੇ ਪਰਸ 'ਚ ਈ ਪਿਆ ਹੋਊ ਕਿਤੇ।" ਬੀਬੀ ਦੀ ਗੱਲ ਸੁਣ ਕੇ ਅਨਭੋਲ ਮੁੰਡਾ ਉਸ ਕੋਲ ਆ ਬੈਠਿਆ।

ਉਹਨਾਂ ਦੇ ਬੈਠਿਆਂ ਮੈਂ ਲੜਕੇ ਦੇ ਕੇਸ ਦੇ ਤਾਜ਼ਾ ਪਹਿਲੂ ਕੰਪਿਊਟਰ ਵਿਚ ਦਰਜ਼ ਕਰ ਕੇ ਦਵਾਈ ਦਾ ਨਿਰਣਾ ਕਰ ਲਿਆ। ਪਹਿਲੇ ਹਫਤੇ **ਐਕੋਨਾਈਟ 200** (Aconite 200) ਤਿੰਨ ਖੁਰਾਕਾਂ ਤੇ ਦੂਜੇ ਹਫਤੇ **ਰੱਸ ਟਾਕਸ– 1 ਐਮ** (Rhus Tox 1M) ਤਿੰਨ ਖੁਰਾਕਾਂ। ਕਈ ਸਿਆਣੇ ਹੋਮਿਓਪੈਥ ਤਾਂ ਇਹ ਕਹਿੰਦੇ ਹਨ ਕੇ ਸਭ ਤੋਂ ਪਹਿਲਾਂ ਸਭ ਤੋਂ

ਬਾਦ ਵਿਚ ਉਤਪੰਨ ਹੋਏ ਸਿੰਪਟਮ ਮੁਤਾਬਿਕ ਦਵਾਈ ਦੀ ਖੋਜ਼ ਕਰੋ। ਪਰ ਮੈਂ ਪਹਿਲਾਂ ਕਾਰਕ ਨੂੰ ਨਸ਼ਟ ਕਰਨ ਦਾ ਹਾਮੀ ਹਾਂ ਕਿਉਂਕਿ ਹੋਮਿਓਪੈਥੀ ਵਿਚ ਵਿਕਾਰ ਦੇ ਕਾਰਣ ਨੂੰ ਸਰਬਪ੍ਰਥਮ ਮੰਨਿਆ ਜਾਂਦਾ ਹੈ। ਇਸ ਕੇਸ ਵਿਚ ਸਭ ਤੋਂ ਪਹਿਲਾਂ ਕਈ ਕੱਪੜਿਆਂ ਦੀ ਨਿੱਘ ਵਿਚ ਲਪੇਟੇ ਨਵਜਾਤ ਸ਼ਿਸ਼ੂ ਨੂੰ ਸਕੂਟਰ ਤੇ ਸਵਾਰੀ ਕਰਦਿਆਂ ਠੰਡੀ ਹਵਾ ਦੇ ਬੁਲ੍ਹਿਆਂ ਦਾ ਪ੍ਰਕੋਪ ਹੋਇਆ ਸੀ ਫਿਰ ਮੀਂਹ ਦੀ ਬੁਛਾੜ ਦਾ। ਇਹਨਾਂ ਦੇ ਪੁਰਾਣੇ ਅਸਰ ਨੂੰ ਖਤਮ ਕਰਨ ਲਈ ਪਹਿਲਾਂ ਐਕੋਨਾਈਟ ਹਾਈ ਤੇ ਫਿਰ ਰੱਸ ਟਾਕਸ ਹਾਈ ਦੇਣੇ ਜਰੂਰੀ ਸਨ। ਦਵਾਈ ਸਮਝਾ ਕੇ ਅਤੇ ਕੋਈ ਐਲੋਪੈਥੀ ਦਵਾਈ ਨਾ ਦੇਣ ਦੀ ਹਦਾਇਤ ਕਰ ਕੇ ਮੈਂ ਬੀਬੀ ਨੂੰ ਮਹੀਨੇ ਬਾਦ ਆਉਣ ਲਈ ਕਹਿ ਕੇ ਤੋਰ ਦਿੱਤਾ।

ਮਹੀਨੇ ਬਾਦ ਬੀਬੀ ਖੀਰ ਪੂੜੇ ਬਣਾ ਕੇ ਲੜਕੇ ਨੂੰ ਵਿਖਾਉਣ ਲਿਆਈ। ਲੜਕੇ ਦੇ ਚਿਹਰੇ ਤੇ ਥੋੜੀ ਰੌਣਕ ਸੀ ਤੇ ਬੀਬੀ ਵੀ ਕੁਝ ਸੁਖਾਲੀ ਜਾਪ ਰਹੀ ਸੀ। ਹਾਲ ਪੁੱਛਣ ਤੇ ਕਹਿਣ ਲੱਗੀ ਕਿ ਪਹਿਲੇ ਹਫਤੇ ਤਾਂ ਲੜਕੇ ਨੂੰ ਬੁਖਾਰ ਚੜ੍ਹਿਆ ਤੇ ਸਾਹ ਵੀ ਬਹੁਤ ਔਖਾ ਆਇਆ। ਇਕ ਰਾਤ ਤਾਂ ਬੈਠ ਕੇ ਹੀ ਕੱਟੀ ਤੇ ਸਕੂਲ ਤੋਂ ਛੁੱਟੀ ਕਰਵਾਉਣੀ ਪਈ। ਪਰ ਫਿਰ ਬੁਖਾਰ ਘਟਣ ਲੱਗਿਆ ਤੇ ਸਾਹ ਵੀ ਕੁਝ ਠੀਕ ਹੋ ਗਿਆ। ਪੂਰੀ ਤਰ੍ਹਾਂ ਤਾਂ ਕੁਝ ਵੀ ਠੀਕ ਨਹੀਂ ਹੋਇਆ, ਉਂਜ ਉਹ ਬਿਨਾ ਇਨਹੇਲਰ ਹੀ ਔਖਾ ਸੌਖਾ ਸਮਾਂ ਕੱਢਣ ਲਗ ਪਿਆ ਹੈ। ਪੇਟ ਦਾ ਦਰਦ ਵੀ ਉਵੇਂ ਹੀ ਰਹਿੰਦਾ ਹੈ। ਇਸ ਵਾਰ ਮੈਨੂੰ ਲੜਕੇ ਜਾਂ ਉਸ ਦੀ ਮਾਂ ਤੋਂ ਕੁਝ ਪੁੱਛਣ ਦੀ ਲੋੜ ਨਾ ਪਈ। ਪਿਛਲੀ ਤਾਰੀਖ ਦੀਆਂ ਨਿਰਧਾਰਤ ਕੀਤੀਆਂ ਦੋ ਦਵਾਈਆਂ- ਟਾਈਫਾਈਡ ਲਈ **ਟਾਈਫਾਈਡੀਨਮ–200** (Typhoidinum-200) ਤੇ ਪੀਲੀਆ ਲਈ **ਚੈਲੀਡੋਨੀਅਮ ਐਮ–200** (Chelidonium M-200)- ਦੀਆਂ ਤਿੰਨ ਤਿੰਨ ਹਫਤਾਵਾਰੀ ਖੁਰਾਕਾਂ ਦੇ ਕੇ ਉਹਨਾਂ ਨੂੰ ਰੁਖ਼ਸਤ ਕਰ ਕੀਤਾ। ਪਹਿਲਾਂ ਵਾਂਗ ਹੀ ਮੈਂ ਲੜਕੇ ਨੂੰ ਕਿਹਾ ਕਿ ਮਹੀਨੇ ਬਾਦ ਆਵੇ ਤੇ ਚਾਹੇ ਕੁਝ ਵੀ ਹੋਵੇ ਕੋਈ ਐਲੋਪੈਥੀ ਦਵਾਈ ਨਾ ਖਾਵੇ। ਜੇ ਲੋੜ ਪਵੇ ਤਾਂ ਮੈਨੂੰ ਫੋਨ ਕਰੇ।

ਮਹੀਨਾ ਪੂਰਾ ਹੋਣ ਤੋਂ ਕੁਝ ਦਿਨ ਪਹਿਲਾਂ ਮੈਨੂੰ ਬੀਬੀ ਦਾ ਫੋਨ ਆਇਆ ਕਿ ਲੜਕੇ ਦੀਆਂ ਟੰਗਾਂ ਤੇ ਫੋੜੇ ਨਿਕਲ ਆਏ ਹਨ। ਤੁਰ ਨਹੀਂ ਸਕਦਾ, ਇਸ ਲਈ ਉਸ ਨੂੰ ਲਿਆ ਨਹੀਂ ਸਕਦੇ। ਉਸ ਨੇ ਫੋੜਿਆਂ ਤੇ ਕੋਈ ਮਲ੍ਹਮ ਲਾਉਣ ਲਈ ਇਜ਼ਾਜਤ ਮੰਗੀ ਪਰ ਮੈਂ ਮਨ੍ਹਾ ਕਰ ਦਿਤਾ। ਹਫਤੇ ਕੁ ਬਾਦ ਬੀਬੀ ਦਾ ਸਾਰਾ ਪ੍ਰੀਵਾਰ ਲੜਕੇ ਨੂੰ ਕਾਰ ਵਿਚ ਲੱਦ ਕੇ ਤ੍ਰਾਹੀਮਾਨ ਕਰਦਾ ਮੇਰੇ ਕੋਲ ਪਹੁੰਚ ਗਿਆ। ਮੁਸਲਾਧਾਰ ਮੀਂਹ ਪੈ ਰਿਹਾ ਸੀ ਤੇ ਮੈਂ ਬਾਰਸ ਕਾਰਣ ਸ਼ਹਿਰ ਵਿਚ ਕਿਤੇ ਘਿਰਿਆ ਹੋਇਆ ਸਾਂ। ਉਹ ਫੋਨ ਕਰ ਕੇ ਆਪਣੀ ਕਾਰ ਰਾਹੀਂ ਮੈਨੂੰ ਸ਼ਹਿਰੋਂ ਮੇਰੀ ਕਲੀਨਿਕ ਲੈ ਆਏ। ਮੁੰਡੇ ਦੀਆਂ ਲੱਤਾਂ ਤੇ ਅਣਗਿਣਤ ਕਾਲੇ ਫੋੜਿਆਂ ਚੋਂ ਪੀਕ ਚੱਲ ਰਹੀ ਸੀ। ਕਈ ਥਾਵਾਂ ਤੋਂ ਉਸ ਦਾ ਪਜ਼ਾਮਾ ਵੀ ਮਵਾਦ ਨਾਲ ਚੰਮੜ ਕੇ ਲੱਤਾਂ ਨਾਲ ਜੁੜਿਆ ਹੋਇਆ ਸੀ। ਉਹ ਦਰਦ ਨਾਲ ਕਰਾਹ ਰਿਹਾ ਸੀ ਤੇ ਅਸੱਹਿ ਜਲਣ ਦੀ ਸ਼ਕਾਇਤ ਕਰ ਰਿਹਾ ਸੀ। ਮੈਂ ਕੈਮਰੇ ਨਾਲ ਉਸ ਦੀਆਂ ਟੰਗਾਂ ਦੀ ਫੋਟੋ

ਲਈ ਤਾਂ ਜੋ ਇਲਾਜ਼ ਉਪਰੰਤ ਵੇਖਣ ਇਸ ਦਾ ਰਿਕਾਰਡ ਰੱਖਿਆ ਜਾ ਸਕੇ। ਮੈਂ ਲੜਕੇ ਨੂੰ **ਐਂਥਰੇਸਾਈਨਮ 200** (Anthracinum-200) ਦੀਆਂ ਦੋ ਖੁਰਾਕਾਂ ਦੇ ਕੇ ਅੱਠਵੇਂ ਦਿਨ ਲਿਆਉਣ ਲਈ ਕਿਹਾ। ਸਮਾਂ ਆਉਣ ਤੇ ਉਹਨਾਂ ਘਰੋਂ ਹੀ ਦੱਸਿਆ ਕਿ ਦਰਦ ਹਟ ਗਿਆ ਹੈ ਤੇ ਫੋੜੇ ਸੁੱਕ ਰਹੇ ਹਨ। ਮੈਂ ਉਹਨਾਂ ਨੂੰ ਅਗਲੇ ਹਫਤੇ ਆ ਜਾਣ ਲਈ ਕਿਹਾ।

ਇਸ ਵਾਰ ਆਇਆ ਤਾਂ ਲੜਕਾ ਠੀਕ ਲਗਦਾ ਸੀ ਤੇ ਉਸ ਦੇ ਚਿਹਰੇ ਤੇ ਰੌਣਕ ਸੀ। ਉਸ ਨੇ ਦੱਸਿਆ ਕਿ ਪੇਟ ਦਰਦ ਤੇ ਬੁਖਾਰ ਤਾਂ ਹੁਣ ਕਦੇ ਨਹੀਂ ਹੋਏ ਪਰ ਚਲਦਿਆਂ ਕਮਜ਼ੋਰੀ ਕਾਰਣ ਸਾਹ ਚੜ੍ਹਦਾ ਹੈ ਤੇ ਰਾਤ ਬਰਾਤ ਉੱਖੜ ਵੀ ਜਾਂਦਾ ਹੈ। ਮੈਂ ਉਸ ਨੂੰ **ਆਰਸੈਨਿਕ ਐਲਬਮ-30** (Arsenicum Album-30) ਦੀਆਂ ਪੰਦਰਾਂ ਖੁਰਕਾਂ ਇਕ ਦਿਨ ਛੱਡ ਕੇ ਲੈਣ ਲਈ ਦੇ ਦਿਤੀਆਂ। ਤੇ ਮਹੀਨੇ ਬਾਦ ਆਉਣ ਲਈ ਕਿਹਾ। ਮਹੀਨੇ ਬਾਦ ਆ ਕੇ ਮਾਂ ਬੇਟੇ ਨੇ ਦੱਸਿਆ ਕਿ ਪਿਛਲੇ 15 ਦਿਨਾਂ ਤੋਂ ਇਸ ਦਾ ਸਾਹ ਬਿਲਕੁਲ ਠੀਕ ਐ ਤੇ ਇਸ ਨੂੰ ਰਾਤ ਨੂੰ ਵੀ ਕੋਈ ਤਕਲੀਫ ਨਹੀਂ ਹੋਈ। ਮੈਂ ਉਸ ਨੂੰ ਉਸੇ ਵੇਲੇ **ਸਲਫਰ 1 ਐਮ** (Sulphur 1M) ਦੀ ਇਕ ਖੁਰਾਕ ਦਿਤੀ ਤੇ **ਆਰਸੈਨਿਕ ਐਲਬਮ 200** ਦੀਆਂ ਚਾਰ ਖੁਰਾਕਾਂ ਇਕ ਇਕ ਹਫਤੇ ਦੇ ਫਰਕ ਨਾਲ ਲੈਣ ਲਈ ਨਾਲ ਦੇ ਦਿੱਤੀਆਂ। ਉਸ ਨੂੰ ਮੈਂ ਠੰਡੇ ਪਾਣੀ ਨਾਲ ਨਹਾਉਣ ਦੀ ਅਤੇ ਸਵੇਰੇ ਉੱਠ ਕੇ ਦੌੜ ਲਾਉਣ ਦੀ ਸਲਾਹ ਵੀ ਦਿੱਤੀ। ਮਾਂ ਤੇ ਮੁੰਡਾ ਠੰਡੇ ਪਾਣੀ ਦਾ ਨਾਂ ਸੁਣਦੇ ਹੀ ਕੰਬ ਗਏ, ਪਰ ਹੌਲੀ ਹੌਲੀ ਮੰਨ ਗਏ। ਮਹੀਨੇ ਬਾਦ ਬੀਬੀ ਨੇ ਫੋਨ ਕਰ ਕੇ ਦੱਸਿਆ ਕਿ ਮਰੀਜ਼ ਹੁਣ ਬਿਲਕੁਲ ਠੀਕ ਹੈ ਤੇ ਟਿਊਬਵੈਲ ਤੇ ਨਹਾ ਵੀ ਲੈਂਦਾ ਹੈ।

ਸਮਾਂ ਬੀਤਦਾ ਗਿਆ ਫਿਰ ਇਕ ਦਿਨ ਬੀਬੀ ਲੜਕੇ ਨਾਲ ਸਕੂਟਰ ਤੇ ਬੈਠ ਕੇ ਆਈ। ਇਸ ਵਾਰ ਖੀਰ ਦੇ ਡੱਬੇ ਦੀ ਥਾਂ ਉਸ ਦੇ ਹੱਥ ਖਾਲੀ ਸਨ ਤੇ ਸਿਰ ਤੇ ਸਫੇਦ ਦੁੱਪਟਾ ਸੀ। ਉਸ ਨੇ ਆਉਂਦਿਆਂ ਹੀ ਭਰੇ ਗਲੇ ਨਾਲ ਦੱਸਿਆ ਕਿ ਉਸ ਦਾ ਪਤੀ ਦੋ ਮਹੀਨੇ ਪਹਿਲਾਂ ਅਚਾਨਕ ਸੁਰਗਵਾਸ ਹੋ ਗਿਆ ਸੀ। ਇਸੇ ਕਾਰਣ ਉਹਨਾਂ ਨੂੰ ਆਉਣ ਵਿਚ ਦੇਰੀ ਹੋ ਗਈ ਸੀ। ਮੈਨੂੰ ਬੜਾ ਦੁੱਖ ਹੋਇਆ ਤੇ ਮੈਂ ਮਾਂ ਪੁੱਤ ਦੋਵਾਂ ਨੂੰ ਦਿਲਾਸਾ ਦੇਣ ਤੋਂ ਬਾਦ ਪੁੱਛਿਆ, "ਕਾਕੇ ਦਾ ਹੁਣ ਕੀ ਹਾਲ ਹੈ?" ਮੁੰਡਾ ਬੋਲਿਆ, "ਹੁਣ ਬਿਲਕੁਲ ਠੀਕ ਹੈ ਜੀ।" "ਖਾਂਸੀ, ਪੇਟ ਦਰਦ, ਸਾਹ, ਬੁਖਾਰ ਸਭ ਠੀਕ ਨੇ?" ਮੈਂ ਉਸ ਦੀਆਂ ਸਭ ਤਕਲੀਫਾਂ ਦਾ ਨਾਂ ਲੈ ਕੇ ਤੱਸਲੀ ਕਰਦਿਆਂ ਪੁੱਛਿਆ। ਲੱਤ ਨੰਗੀ ਕਰ ਕੇ ਦਿਖਉਂਦਿਆਂ ਉਸ ਨੇ ਕਿਹਾ, "ਹਾਂ ਜੀ, ਹੁਣ ਤਾਂ ਫੋੜੇ ਵੀ ਬਿਲਕੁਲ ਸੁੱਕ ਗਏ ਹਨ।" ਮੈਂ ਉਸ ਨੂੰ ਉਸ ਦੇ ਸ਼ਰੀਰਕ ਢਾਂਚੇ ਮੁਤਾਬਿਕ **ਕਲਕੇਰੀਆ ਫਾਸ** (Calc. Phos 30x), **ਮੈਗਨੇਸ਼ੀਆ ਫਾਸ** (Mag. Phos 30x) ਤੇ **ਸਿਲੀਸੀਆ** (Sil. 30x) ਨਾਮਕ ਤਿੰਨ ਬਾਇਓਕੈਮਿਕ ਦਵਾਈਆਂ ਬਦਲ ਬਦਲ ਕੇ ਲੈਣ ਲਈ ਲਿਖ ਦਿੱਤੀਆਂ ਤਾਂ ਜੋ ਉਸ ਦੀ ਸਿਹਤ ਬਣੇ ਤੇ ਦਮਾ, ਪੇਟ ਦਰਦ ਆਦਿਕ ਪੀਰੀਆਡਿਕ ਤਕਲੀਫਾਂ ਮੁੜ ਕੇ ਸਿਰ ਨਾ ਚੁੱਕਣ। ਬੀਬੀ ਨੇ

ਉਸ ਨੂੰ ਉਸੇ ਵੇਲੇ ਨੇੜੇ ਦੇ ਹਨੀ ਹੋਮਿਓਪੈਥਿਕ ਸਟੋਰ ਤੋਂ ਦਵਾਈਆਂ ਲਿਆਉਣ ਲਈ ਭੇਜ ਦਿਤਾ।

ਲੜਕੇ ਦੇ ਜਾਣ ਉਪਰੰਤ ਬੀਬੀ ਨੇ ਹੱਥ ਜੋੜ ਕੇ ਕਿਹਾ, "ਅੰਕਲ ਜੀ ਮੈਂ ਤੁਹਾਡਾ ਧੰਨਵਾਦ ਕਿਵੇਂ ਕਰਾਂ। ਤੁਸੀਂ ਜੋ ਕਿਹਾ ਕਰ ਦਿਖਾਇਆ। ਤੁਸੀਂ ਮੇਰੇ ਲਈ ਰੱਬ ਬਣ ਕੇ ਬਹੁੜੇ ਹੋ। ਆਪਣੇ ਆਦਮੀ ਵਲੋਂ ਤਾਂ ਮੈਂ ਪਹਿਲਾਂ ਹੀ ਬੇਉਮੀਦ ਸੀ, ਇਸ ਲੜਕੇ ਦੀ ਜ਼ਿੰਦਗੀ ਦੀ ਵੀ ਮੈਨੂੰ ਕੋਈ ਆਸ ਨਹੀਂ ਸੀ। ਇਹ ਤਾਂ ਘੜੀ ਪਲ ਵਿਚ ਹਥਾਂ ਵਿਚ ਆ ਜਾਂਦਾ ਸੀ। ਹੁਣ ਤੁਹਾਡੇ ਪਰਉਪਕਾਰ ਕਰਕੇ ਮੈਂ ਇਸ ਦੇ ਸਹਾਰੇ ਜਿੰਦਗੀ ਕੱਢ ਲਵਾਂਗੀ। ਤੁਸੀਂ ਚਾਹੇ ਮੇਰੇ ਚੰਮ ਦੀਆਂ ਜੁੱਤੀਆਂ ਬਣਾ ਲਵੋ, ਮੈਂ ਤੁਹਾਡਾ ਦੇਣਾ ਨਹੀਂ ਦੇ ਸਕਦੀ।" ਉਸ ਨੇ ਮੇਰੇ ਵਲ ਅੱਖਾਂ ਚੁੱਕ ਕੇ ਇੱਦਾਂ ਵੇਖਿਆ ਜਿਵੇਂ ਬਹੁਤ ਕੁਝ ਕਹਿਣਾ ਚਾਹੁੰਦੀ ਹੋਵੇ ਪਰ ਕੁਝ ਕਹਿ ਨਾ ਪਾ ਰਹੀ ਹੋਵੇ। ਮੂਕ ਹੋਈ ਉਹ ਆਪਣਾ ਸਫੇਦ ਦੁੱਪਟਾ ਦੋਹਾਂ ਹੱਥਾਂ ਨਾਲ ਫੜ ਕੇ ਮੇਰੇ ਪੈਰਾਂ ਨੂੰ ਲਾਉਣ ਲਈ ਝੁਕੀ। ਮੈਂ ਉਸ ਨੂੰ ਅਜਿਹਾ ਕਰਨ ਤੋਂ ਰੋਕਦਿਆਂ ਕਿਹਾ, "ਕੋਈ ਗੱਲ ਨਹੀਂ ਬੀਬੀ, ਜੋ ਮੇਰਾ ਕੰਮ ਸੀ ਮੈਂ ਕੀਤਾ।" ਉਸ ਨੇ ਰੁਕ ਕੇ ਅਰਜ਼ ਕਰਨ ਵਾਂਗੂੰ ਕਿਹਾ, "ਮੈਂ ਤੁਹਾਡੀ ਉਮਰ ਭਰ ਦੀ ਗੁਲਾਮ ਹਾਂ ਜੀ, ਤੁਹਾਨੂੰ ਕਦੇ ਭੁੱਲਾ ਨਹੀਂ ਸਕਦੀ।" ਬੀਬੀ ਦੀਆਂ ਗੱਲਾਂ ਤੋਂ ਮੈਨੂੰ ਇਕ ਵਾਰ ਫਿਰ ਆਪਣੀ ਮਾਂ ਦੀ ਯਾਦ ਆ ਗਈ।

ਉਂਜ ਬੀਬੀ ਦਾ ਚਿਹਰਾ ਮੁਹਰਾ ਬਹੁਤ ਹੱਦ ਤੀਕਰ ਮੇਰੀ ਮਾਂ ਦੇ ਮੁਹਾਂਦਰੇ ਨਾਲ ਮਿਲਦਾ ਜੁਲਦਾ ਵੀ ਸੀ। ਓਹੀ ਭਰਵਾਂ ਸ਼ਰੀਰ, ਓਹੀ ਗੇਰੂਆ ਰੰਗ, ਓਹੀ ਚੌੜਾ ਮੱਥਾ, ਓਹੀ ਸਨੇਹ ਭਰੀ ਮਿੱਠੀ ਮੁਸਕਾਨ ਤੇ ਓਹੀ ਸੰਤਾਨ ਪ੍ਰਤੀ ਤੱੜਪ। ਉਸ ਵਾਂਗ ਮੇਰੀ ਮਾਂ ਵੀ ਮੇਰਾ ਦੁਖ ਦੇਖ ਕੇ ਗੱਲ ਗੱਲ ਤੇ ਰੋ ਪੈਂਦੀ ਸੀ ਤੇ ਸਿਆਣਿਆਂ ਦੇ ਪੈਰੀ ਚੂੰਨੀ ਧਰਨ ਤੀਕਰ ਜਾਂਦੀ ਸੀ। ਇਕ ਦਿਨ ਇਕ ਸਾਧੂ ਤੋਂ ਮੇਰੇ ਇਲਾਜ਼ ਦੀ ਖੈਰ ਮੰਗਦਿਆਂ ਉਸ ਨੇ ਇਸੇ ਤਰ੍ਹਾਂ ਹੀ ਕੀਤਾ ਸੀ। ਕਾਸ਼ ਉਸ ਸਾਧੂ ਨੇ ਹੋਮਿਓਪੈਥੀ ਦੀ "ਵਿਦਿਆ ਵਿਚਾਰੀ" ਹੁੰਦੀ ਤੇ ਉਸ ਦੇ ਗਿਆਨ ਦਾ "ਪਰਉਪਕਾਰ" ਮੇਰੇ ਸਵਾਸਥ ਤੇ ਵੀ ਹੋਇਆ ਹੁੰਦਾ! ਮੈਨੂੰ ਇਵੇਂ ਲੱਗਿਆ ਜਿਵੇਂ ਅੱਜ ਇਸ ਬੀਬੀ ਦਾ ਦਲਜੀਤ ਠੀਕ ਨਹੀਂ ਹੋਇਆ, ਮੈਂ ਆਪ ਠੀਕ ਹੋਇਆ ਹਾਂ। ਅੱਜ ਇਹ ਖੀਵੀ ਨਹੀਂ ਹੋ ਰਹੀ ਮੇਰੀ ਮਾਂ ਖੀਵੀ ਹੋ ਰਹੀ ਹੈ। ਇਹ ਸੋਚ ਕੇ ਮੇਰੇ ਚਿਹਰੇ ਤੇ ਸੰਤੁਸ਼ਟੀ ਦੀ ਆਭਾ ਫਿਰ ਗਈ।

ਮੈਨੂੰ ਮਧੁਰ ਅਵਸਥਾ ਵਿਚ ਦੇਖ ਬੀਬੀ ਥੋੜਾ ਠੀਕ ਹੋਈ ਤੇ ਖੁਲ ਕੇ ਬੋਲੀ, "ਅੰਕਲ ਜੀ, ਇਕ ਵਾਰ ਦਲਜੀਤ ਢਿੱਲਾ ਸੀ, ਅਸੀਂ ਇਸ ਨੂੰ ਉਸ ਡਾਕਟਰ ਦੇ ਘਰ ਦਵਾਈ ਦਿਵਾਉਣ ਗਏ ਜਿਸ ਤੋਂ ਇਸ ਦਾ ਇਲਾਜ਼ ਚਲਦਾ ਸੀ। ਬਾਹਰ ਆ ਕੇ ਇਹ ਕਹਿਣ ਲੱਗਿਆ, 'ਕਿੰਨੀ ਵੱਡੀ ਕੋਠੀ ਹੈ ਡਾਕਟਰ ਦੀ!' ਮੈਂ ਇਸ ਨੂੰ ਕਿਹਾ," ਇਹ ਇਸ ਦੀ ਕੋਠੀ ਨਹੀਂ ਪੁੱਤ ਸਾਡੀ ਹੈ। ਪਿਛਲੇ ਦਸਾਂ ਸਾਲਾਂ ਤੋਂ ਆਪਣੀ ਸਾਰੀ ਕਮਾਈ ਅਸੀਂ ਇਸੇ ਡਾਕਟਰ ਨੂੰ ਦੇ ਰਹੇ ਹਾਂ।"

ਇੰਨੇ ਵਿਚ ਲੜਕਾ ਦਵਾਈਆਂ ਲੈ ਕੇ ਆ ਗਿਆ। ਕਦੇ ਫਿਰ ਮਿਲਣ ਦੀ ਗੱਲ ਕਹਿ ਕੇ ਉਹ ਉੱਠੀ ਤੇ ਬੋਲੀ, "ਮੈਂ ਤੁਹਾਡਾ ਅਹਿਸਾਨ ਕਦੇ ਵੀ ਨਹੀਂ ਭੁੱਲ ਸਕਦੀ, ਮਰਕੇ ਵੀ ਨਹੀਂ!" ਉਸ ਦੇ ਬਾਰ ਬਾਰ ਇਸ ਤਰ੍ਹਾਂ ਤਹਿ ਦਿਲੋਂ ਸ਼ੁਕਰਗੁਜ਼ਾਰ ਹੋਣ ਨਾਲ ਮੈਨੂੰ ਲੱਗਿਆ ਜਿਵੇਂ ਇਕ ਕੋਠੀ ਮੇਰੀ ਵੀ ਉੱਸਰ ਗਈ ਹੋਵੇ! ਫਿਰ ਮੈਂ ਸੋਚਿਆ,"ਮੇਰੇ ਵਿਚ ਆਪਣਾ ਕੀ ਹੈ ਜੋ ਮੈਂ ਇੰਨਾ ਇਤਰਾਵਾਂ? ਸਾਰਾ ਪਰਉਪਕਾਰ ਤਾਂ ਡਾਕਟਰ ਹੈਨੀਮੈਨ ਦੀ ਦਿੱਤੀ ਵਿਦਿਆ ਵਿਚਾਰਨ ਨਾਲ ਹੋਇਆ ਹੈ।"

ਮੈਨੂੰ ਹੁਣ ਵੀ ਬੀਬੀ ਦੇ ਫੋਨ ਆਉਂਦੇ ਰਹਿੰਦੇ ਹਨ। ਉਸ ਨੇ ਪੱਲਸ ਟੂ ਦੀ ਪੜ੍ਹਾਈ ਉਪਰੰਤ ਦਲਜੀਤ ਦਾ ਵਿਆਹ ਕਰ ਦਿਤਾ ਹੈ। ਹੁਣ ਉਸ ਕੋਲ ਇਕ ਬੱਚਾ ਵੀ ਹੈ। ਉਹ ਨੇੜੇ ਦੇ ਕਸਬੇ ਵਿਚ ਮੋਬਾਈਲ ਫੋਨਾਂ ਦਾ ਕੰਮ ਕਰਦਾ ਹੈ। ਉਂਜ ਹਰ ਰੋਜ਼ ਲੋਕਾਂ ਨੂੰ ਨਵੇਂ ਫੋਨ ਵੇਚਦਾ ਹੈ ਪਰ ਪਿਤਰੀ ਯਾਦ ਵਿਚ ਉਹ ਆਪ ਹਾਲ ਤੀਕਰ ਬਾਪ ਵਾਲਾ ਫੋਨ ਤੇ ਉਸੇ ਦਾ ਨੰਬਰ ਹੀ ਵਰਤਦਾ ਹੈ।

ਖਿਨ ਮਹਿ ਖੇਲੁ ਖੇਲਾਇ

ਇਸ ਸੰਸਾਰ ਦਾ ਖੇਡ ਬੜਾ ਨਿਰਾਲਾ ਹੈ। ਸਭ ਇਸ ਨੂੰ ਜਾਨਣ ਦੀ ਕੋਸ਼ਿਸ਼ ਕਰਦੇ ਹਨ ਪਰ ਇਹ ਪੂਰੀ ਤਰ੍ਹਾਂ ਕਿਸੇ ਦੀ ਸਮਝ ਵਿਚ ਨਹੀਂ ਆਉਂਦਾ। ਕਈ ਕਹਿੰਦੇ ਹਨ ਕਿ ਇਸ ਦੇ ਸੂਤਰ ਬੜੇ ਸਿੱਧੇ ਸਾਦੇ ਹਨ ਤੇ ਇਸ ਲਈ ਇਸ ਨੂੰ ਸਮਝਣਾ ਬੜਾ ਆਸਾਨ ਹੈ। ਦੂਜੇ ਇਸ ਦਾ ਹਿਸਾਬ ਕਿਤਾਬ ਜਟਿਲ ਦੱਸਕੇ ਕਹਿੰਦੇ ਹਨ ਕਿ ਇਹ ਮੱਨੁਖੀ ਸਮਝ ਤੋਂ ਬਾਹਰ ਹੈ। ਹਰ ਇਕ ਦੇ ਅਨੁਭਵ ਤੇ ਭਾਵਨਾਵਾਂ ਅੱਲਗ ਅੱਲਗ ਹਨ। ਜਿਨ੍ਹਾਂ ਨੂੰ ਨੀਂਦ ਨਹੀਂ ਆਉਂਦੀ ਉਹ ਕਹਿੰਦੇ ਹਨ ਅਨੀਂਦਰਾਪਣ ਸਭ ਤੋਂ ਵੱਡਾ ਰੋਗ ਹੈ। ਉਹ ਕਹਿੰਦੇ ਹਨ ਕਿ ਉਹ ਹੋਰ ਕਿਸੇ ਵੀ ਰੋਗ ਨੂੰ ਜਰ ਲੈਣਗੇ ਪਰ ਇਸ ਨੂੰ ਨਹੀਂ। ਇਸੇ ਤਰ੍ਹਾਂ ਕੰਨ ਪੀੜ ਦੇ ਸਤਾਇਆਂ ਨੂੰ ਕੰਨ ਦਾ ਦਰਦ ਹੀ ਸਭ ਤੋਂ ਅਸਿਹ ਲਗਦਾ ਹੈ ਤੇ ਬਾਕੀ ਰੋਗ ਉਹ ਖੁਸ਼ੀ ਨਾਲ ਝੱਲ ਲੈਣ ਦਾ ਦਾਹਵਾ ਕਰਦੇ ਹਨ। ਪਰ ਜੋ ਲੋਕ ਕੰਨ ਪੀੜ ਵੇਲੇ ਢਿੱਡ ਪੀੜ ਨੂੰ ਟਿੱਚ ਸਮਝਦੇ ਹਨ, ਉਹੀ ਪੇਟ ਦਰਦ ਵੇਲੇ ਉਦਰਸ਼ੂਲ ਨੂੰ ਅਸਹਿ ਤੇ ਕੰਨ ਦਰਦ ਨੂੰ ਤੁੱਛ ਦੱਸਦੇ ਹਨ। ਦਰ ਅਸਲ ਜਿਸ ਨੂੰ ਜਿਸ ਮੌਕੇ ਜੋ ਸੱਮਸਿਆ ਹੈ ਉਸ ਨੂੰ ਉਹੀ ਵੱਡੀ ਲਗਦੀ ਹੈ। ਇਹੀ ਇਸ ਸੰਸਾਰ ਦੀ ਵਿਡੰਬਨਾ ਹੈ। ਇਸ ਦਾ ਭੇਤ ਕਿਸੇ ਨੇ ਨਹੀਂ ਪਾਇਆ। ਇੰਨਾ ਹੋਣ ਦੇ ਬਾਵਜੂਦ ਵੀ ਮੱਨੁਖ ਆਪਣੇ ਉਪਰਾਲਿਆਂ ਰਾਹੀਂ ਆਪਣੇ ਗਿਆਨ ਦੀਆਂ ਕੰਨੀਆਂ ਨੂੰ ਲਗਾਤਾਰ ਖਿੱਚ ਕੇ ਵਧਾਉਂਣ ਦਾ ਯਤਨ ਕਰਦਾ ਰਹਿੰਦਾ ਹੈ। ਉਹ ਸਿਹਤ ਸਮੇਤ ਆਪਣੇ ਸਾਰੇ ਆਲੇ ਦੁਆਲੇ ਨੂੰ ਨਿਯੰਤਰਣ ਵਿਚ ਕਰਨ ਦੀ ਕੋਸ਼ਿਸ਼ ਕਰਦਾ ਹੈ। ਗਿਆਨ ਦੀ ਇਸ ਸੱਥਿਤੀ ਬਾਰੇ ਚਾਨਣਾ ਪਾਉਂਦਿਆਂ ਗੁਰੂ ਨਾਨਕ ਨੇ ਸੱਚ ਹੀ ਕਿਹਾ ਹੈ, "ਕਰਮੀ ਆਪੋ ਆਪਣੀ ਕੇ ਨੇੜੈ ਕੇ ਦੂਰ।"

ਖੈਰ ਦੁੱਖ ਤਾਂ ਦੁੱਖ ਹੀ ਹਨ, ਬਰਦਾਸ਼ਤ ਤੋਂ ਬਾਹਰ ਹੋਣ ਸਾਰੇ ਭਿਆਨਕ ਲੱਗਣ ਲਗ ਜਾਂਦੇ ਹਨ। ਪਰ ਕੁਝ ਦੁੱਖ ਆ ਕੇ ਛੇਤੀ ਚੱਲੇ ਜਾਂਦੇ ਹਨ ਤੇ ਕੁਝ ਜੀਵਨ ਭਰ ਸ਼ਰੀਰਕ ਤੇ ਮਾਨਸਿਕ ਤੌਰ ਤੇ ਕੋਹਣ ਵਾਲੇ ਹੁੰਦੇ ਹਨ। ਇਹ ਰੋਗ ਨਿਰਸੰਦੇਹ ਛਿੰਨ-ਭੰਗਰੀ ਤਕਲੀਫਾਂ ਨਾਲੋਂ ਵਧੇਰੇ ਗੰਭੀਰ ਹੁੰਦੇ ਹਨ ਤੇ ਗੰਭੀਰ ਸਮਝਣੇ ਵੀ ਚਾਹੀਦੇ ਹਨ। ਜਿਹੜੇ ਇਹਨਾਂ ਵਿਚ ਫਸ ਜਾਂਦੇ ਹਨ ਉਹ ਆਪਣਾ ਸਾਰਾ ਜੀਵਨ ਅਜਾਈਂ ਸਮਝਦੇ ਹਨ। ਬਾਂਝਪਣ ਅਜਿਹੀਆਂ ਹੀ ਗੰਭੀਰ ਸੱਥਿਤੀਆਂ ਵਿਚੋਂ ਇਕ ਹੈ। ਇਹ ਜਿਸ ਦੇ ਗਲ ਪੈ ਜਾਵੇ ਉਸ ਨੂੰ ਅੰਦਰੋਂ ਬਾਹਰੋਂ ਤੋੜ ਕੇ ਰੱਖ ਦਿੰਦਾ ਹੈ। ਕਿਸੇ ਨੂੰ ਭਾਵੇਂ ਕੋਈ ਵੀ ਹੋਰ ਰੋਗ ਹੋਵੇ ਉਹ ਆਪਣੇ ਰੋਗ ਬਦਲੇ ਇਸ ਨੂੰ ਲੈਣਾ ਪਸੰਦ ਨਹੀਂ ਕਰੇਗਾ। ਸਭ ਦਵਾ-ਪ੍ਰਣਾਲੀਆਂ ਇਸ ਦੇ ਬਹੁਮੁੱਖੀ ਪਰਿਣਾਮਾਂ ਨੂੰ ਮੁੱਖ ਰੱਖ ਕੇ ਇਸ ਦਾ ਇਲਾਜ਼ ਕਰਨ ਦਾ ਦਾਹਵਾ ਕਰਦੀਆਂ ਹਨ। ਪਰ ਇਸ ਦਾ ਪੱਕਾ ਇਲਾਜ਼ ਕਿਸੇ ਕੋਲ ਵੀ ਨਹੀਂ ਹੈ। ਹੋਮਿਓਪੈਥੀ ਵਿਚ ਤਾਂ ਕਦੇ ਕਿਸੇ ਨੇ ਅਜਿਹਾ ਦਾਹਵਾ ਹੀ ਨਹੀਂ ਕੀਤਾ, ਤੇ ਨਾ ਹੀ ਕਦੇ ਕਿਸੇ ਨੇ ਇਸ ਦਾ

ਇਹ ਦਾਹਵਾ ਸਵੀਕਾਰ ਕੀਤਾ ਹੋਣਾ ਹੈ। ਹਾਂ ਇਸ ਵਿਚ ਇਸ ਸੱਮਸਿਆ ਨੂੰ ਅਲਾਮਤਾਂ ਅਨੁਸਾਰ ਠੀਕ ਕਰਨ ਦੀ ਆਪਣੀ ਇਕ ਵਿਧੀ ਹੈ ਜੋ ਸਾਰੇ ਹੋਮਿਓਪੈਥ ਵਰਤਦੇ ਹਨ। ਇਹ ਵਿਧੀ ਕੋਈ ਪੱਥਰ ਤੇ ਲੀਕ ਤਾਂ ਨਹੀਂ ਕਿਉਂਕਿ ਇਸ ਦੀ ਸਫਲਤਾ ਕੇਸ ਮੁਤਾਬਿਕ ਸਾਹਮਣੇ ਅਉਂਦੀ ਹੈ, ਪਰ ਇਸ ਦੀ ਕਾਮਯਾਬੀ ਦੇ ਪਰਿਣਾਮ ਆਸ ਨਾਲੋਂ ਵੱਧ ਪ੍ਰਭਾਵਸ਼ਾਲੀ ਹੁੰਦੇ ਹਨ। ਕਈ ਤਾਂ ਅਜਿਹੇ ਕ੍ਰਿਸ਼ਮਈ ਹੁੰਦੇ ਹਨ ਕਿ ਚਮਤਕਾਰਾਂ ਨੂੰ ਵੀ ਮਾਤ ਪਾ ਦਿੰਦੇ ਹਨ। ਅਜਿਹਾ ਹੀ ਇਕ ਕੇਸ ਮੈਂ ਇਸ ਲਿਖਤ ਰਾਹੀਂ ਪਾਠਕਾਂ ਨਾਲ ਸਾਂਝਾ ਕਰ ਰਿਹਾ ਹਾਂ। ਦੂਜੀਆਂ ਲਿਖਤਾਂ ਵਾਂਗ ਇਸ ਵਿਚ ਵੀ ਨਾਂ ਤੇ ਪਤੇ ਗੋਪਨੀਯ ਰੱਖੇ ਗਏ ਹਨ।

ਸੰਨ 2012 ਦੀ ਗੱਲ ਹੈ। ਉਦੋਂ ਮੇਰੀ ਕਹਾਣੀ "ਜਿਤੁ ਜੰਮਹਿ ਰਾਜਾਨੁ" ਪੰਜਾਬ ਟਾਈਮਜ਼ ਵਿਚ ਤਾਜ਼ੀ ਤਾਜ਼ੀ ਛੱਪੀ ਸੀ। ਇਸ ਨੂੰ ਪੜ੍ਹ ਕੇ ਅਣਗਿਣਤ ਬੀਬੀਆਂ ਨੇ ਇਸ ਕਹਾਣੀ ਦੀ ਸਚਾਈ ਜਾਨਣ ਬਾਰੇ ਫੋਨ ਤੇ ਈ-ਮੇਲਾਂ ਕੀਤੀਆਂ ਸਨ। ਜਦੋਂ ਇਸ ਵਿਸ਼ੇ ਤੇ ਟਿਕ ਟਿਕਾਓ ਹੋ ਗਈ ਤਾਂ ਇਕ ਫੋਨ ਪਲੈਸੈਂਟਨ ਸ਼ਹਿਰ ਚੋਂ ਆਇਆ। ਫੋਨ ਕਰਨ ਵਾਲੇ ਨੇ ਆਪਣਾ ਨਾਂ ਸਤਨਾਮ ਸਿੰਘ ਚੱਠਾ ਦੱਸਿਆ ਤੇ ਕਿਹਾ, "ਮੈਂ ਤੁਹਾਡਾ ਲੇਖ ਪੜ੍ਹਿਆ ਸੀ ਤੇ ਉਸ ਦੀ ਕਟਿੰਗ ਕਈ ਮਹੀਨਿਆਂ ਤੋਂ ਸੰਭਾਲ ਕੇ ਰੱਖੀ ਹੋਈ ਹੈ। ਕੀ ਤੁਸੀਂ ਵਾਕਿਆ ਹੀ ਬੱਚਾ ਹੋਣ ਦੀ ਦਵਾਈ ਦੇਂਦੇ ਹੋ?" ਮੈਂ ਕਿਹਾ,"ਚੱਠਾ ਸਾਹਿਬ, ਲੇਖ ਪੜ੍ਹਨ ਤੇ ਫੋਨ ਕਰਨ ਲਈ ਧੰਨਵਾਦ ਪਰ ਹੋਮਿਓਪੈਥੀ ਵਿਚ ਬੱਚੇ ਪੈਦਾ ਕਰਨ ਦੀ ਕੋਈ ਦਵਾਈ ਨਹੀਂ ਹੁੰਦੀ। ਹਾਂ, ਜਿਸ ਨੂੰ ਬੱਚਾ ਪੈਦਾ ਨਾ ਹੁੰਦਾ ਹੋਵੇ ਉਸ ਦੀਆਂ ਅਲਾਮਤਾਂ ਤੇ ਨਿਰਭਰ ਕਰਦੀ ਦਵਾਈ ਜਰੂਰ ਹੁੰਦੀ ਹੈ ਜੋ ਠੀਕ ਬੈਠਣ ਤੇ ਸਹੀ ਅਸਰ ਕਰ ਜਾਂਦੀ ਹੈ।" ਉਹ ਬੋਲਿਆ, "ਡਾਕਟਰ ਸਾਹਿਬ ਸਾਡੀ ਇਕ ਲੜਕੀ ਨੂੰ ਦਵਾਈ ਚਾਹੀਦੀ ਸੀ। ਉਹ ਆਪ ਤਾਂ ਸਾਡੇ ਕੋਲ ਇੱਥੇ ਅਮਰੀਕਾ ਵਿਚ ਨਹੀਂ ਹੈ। ਇੰਡੀਆਂ ਵਿਚ ਸਰਸੇ ਕੋਲ ਇਕ ਪਿੰਡ ਵਿਚ ਵਿਆਹੀ ਹੋਈ ਹੈ ਤੇ ਉੱਥੇ ਹੀ ਰਹਿੰਦੀ ਹੈ। ਦਰਅਸਲ ਉਹ ਸਾਡੀ ਰਿਸ਼ਤੇਦਾਰ ਹੈ, ਮੇਰੀ ਪਤਨੀ ਦੇ ਭਰਾ ਦੀ ਨੂੰਹ। ਰਿਸ਼ਤੇ ਵਜੋਂ ਮੈਨੂੰ ਫੁੱਫੜ ਸੱਦਦੀ ਹੈ। ਉਸ ਦੇ ਵਿਆਹ ਨੂੰ ਬਾਰਾਂ ਤੇਰਾਂ ਸਾਲ ਹੋ ਗਏ ਹਨ ਕੋਈ ਬੱਚਾ ਨਹੀਂ ਹੋਇਆ। ਪਤੀ ਪਤਨੀ ਦੋਹਾਂ ਦੇ ਸਭ ਟੈਸਟ ਠੀਕ ਆਉਂਦੇ ਹਨ। ਡਾਕਟਰ ਕੋਈ ਬਿਮਾਰੀ ਨਹੀਂ ਦੱਸਦੇ। ਥਾਂ ਥਾਂ ਤੋਂ ਇਲਾਜ਼ ਕਰਵਾ ਕੇ ਥੱਕ ਗਏ ਹਨ। ਬਿਚਾਰੇ ਪ੍ਰੇਸ਼ਾਨ ਹੋ ਕੇ ਹੁਣ ਤਾਂ ਆਸ ਹੀ ਛੱਡ ਗਏ ਹਨ। ਪਰ ਮੇਰੀ ਪਤਨੀ ਆਪਣੇ ਭਰਾ ਦੇ ਪ੍ਰੀਵਾਰ ਦੀ ਬੜੀ ਚਿੰਤਾ ਕਰਦੀ ਹੈ। ਉਸੇ ਨੇ ਹੀ ਕਹਿ ਕੇ ਤੁਹਾਨੂੰ ਫੋਨ ਕਰਵਾਇਆ ਹੈ। ਜੇ ਤੁਸੀਂ ਇਸ ਮਸਲੇ ਵਿਚ ਸਾਡੀ ਕੋਈ ਮਦਦ ਕਰ ਸਕਦੇ ਹੋ ਤਾਂ ਦੱਸੋ।" ਮੈਂ ਕਿਹਾ, "ਤੁਸੀਂ ਆਪਣੀ ਪਤਨੀ ਤੋਂ ਲੜਕੀ ਨੂੰ ਫੋਨ ਕਰਵਾਓ। ਜੇ ਉਹ ਉਸ ਤੋਂ ਉਸ ਦੀ ਤਕਲੀਫ ਬਾਰੇ ਸਭ ਕੁਝ ਪੁੱਛ ਕੇ ਮੈਨੂੰ ਦੱਸਣ ਤਾਂ ਹੀ ਮੈਂ ਤੁਹਾਡੇ ਲਈ ਕੁਝ ਕਰ ਸਕਦਾ ਹਾਂ।" ਉਹ ਬੋਲਿਆ, "ਚਲੋ ਇਹ ਤਾਂ ਅਸੀਂ ਅੱਜ ਹੀ ਪੁੱਛ ਲੈਨੇ ਆਂ। ਫਿਰ ਕੱਲ ਤੁਹਾਨੂੰ ਦੱਸਦੇ ਹਾਂ।"

ਪਲੈਜ਼ੈਂਟਨ ਸਾਡੇ ਤੋਂ ਚਾਲੀ ਕੁ ਮੀਲ ਹੀ ਸੀ। ਅਗਲੇ ਦਿਨ 27 ਅਕਤੂਬਰ, 2012 ਨੂੰ ਸਵੇਰੇ 11 ਵਜੇ ਸਤਨਾਮ ਸਿੰਘ ਚੱਠਾ ਕੇਸ ਹਿਸਟਰੀ ਲੈ ਕੇ ਮੇਰੇ ਕੋਲ ਪਹੁੰਚ ਗਿਆ। ਉਸ ਨੇ ਲਿਫਾਫੇ ਚੋਂ ਇਕ ਕਾਗਜ਼ ਕੱਢ ਕੇ ਮੈਨੂੰ ਫੜਾਉਂਦਿਆਂ ਕਿਹਾ, "ਇਹ ਦੱਸਿਆ ਹੈ ਜੀ ਉਸ ਨੇ, ਪੜ੍ਹ ਲਵੋ।" ਕਾਗਜ਼ ਤੇ ਲਿਖਿਆ ਸੀ ਕਿ ਉਂਜ ਲੜਕੀ ਨੂੰ ਕੋਈ ਤਕਲੀਫ ਨਹੀਂ ਹੈ ਪਰ ਪ੍ਰੈਗਨੈਂਸੀ ਦੇ ਪੰਜਵੇ ਮਹੀਨੇ ਆਪਣੇ ਆਪ ਅਬਾਰਸ਼ਨ ਹੋ ਜਾਂਦੀ ਹੈ। ਇੱਦਾਂ ਉਸ ਨੂੰ ਕਈ ਵਾਰ ਹੋਇਆ ਹੈ। ਮਾਲਕ ਤੀਵੀਂ ਦੋਹਾਂ ਦੇ ਸਭ ਟੈਸਟ ਸਹੀ ਹਨ। ਅੱਜ ਕੱਲ ਕੋਈ ਇਲਾਜ਼ ਨਹੀਂ ਚਲ ਰਿਹਾ। ਲੜਕੀ ਤਾਕਤ ਲਈ ਕੇਵਲ ਵਿਟਾਮਿਨ ਆਦਿ ਹੀ ਲੈ ਰਹੀ ਹੈ। ਲੜਕੀ ਕੋਮਲ ਸੁਭਾਅ ਵਾਲੀ ਹੈ ਤੇ ਫਿਕਰ ਕਰ ਕੇ ਅਕਸਰ ਰੋਂਦੀ ਰਹਿੰਦੀ ਹੈ। ਲੜਕੀ ਦਾ ਨਾਂ ਮਨਮੀਤ ਕੌਰ ਉਮਰ ਬੱਤੀ ਸਾਲ ਤੇ ਪਤੀ ਸੱਨੀ ਦੀ ਉਮਰ ਪੈਂਤੀ ਸਾਲ ਹੈ। ਕਾਗਜ਼ ਤੇ ਕੁਝ ਹੋਰ ਛੋਟੇ ਛੋਟੇ ਵੇਰਵੇ ਵੀ ਲਿਖੇ ਹੋਏ ਸਨ ਜੋ ਮੈਨੂੰ ਕਿਸੇ ਕੰਮ ਦੇ ਪ੍ਰਤੀਤ ਨਾ ਹੋਏ। ਚੱਠੇ ਨੇ ਪੇਸ਼-ਕਸ਼ ਕੀਤੀ ਕਿ ਦਵਾਈ ਉਸ ਨੂੰ ਦੇ ਦਿਤੀ ਜਾਵੇ, ਉਹ ਇਸ ਨੂੰ ਆਪ ਹੀ ਡਾਕ ਰਾਹੀਂ ਮਰੀਜ਼ ਕੋਲ ਇੰਡੀਆ ਭੇਜ਼ ਦੇਵੇਗਾ।

ਮੈਂ ਇਸ ਕੇਸ ਨੂੰ ਧਿਆਨ ਨਾਲ ਵਿਚਾਰਿਆ। ਇਹ ਇਸੇ ਤਰ੍ਹਾਂ ਦੇ ਇਕ ਪਹਿਲੇ ਕੇਸ ਨਾਲ ਮਿਲਦਾ ਜੁਲਦਾ ਸੀ ਪਰ ਇਸ ਵਿਚ ਲੈੱਡ (Lead) ਦੀ ਭੂਮਿਕਾ ਨਾ ਹੋਣ ਕਰਕੇ **ਪਲੰਬਮ ਮੈੱਟ** (Plumbum Met) ਦੀ ਚੋਣ ਨਹੀਂ ਸੀ ਹੋ ਸਕਦੀ। ਦੂਜੀ ਦਵਾਈ ਐਪਿਸ ਮੈਲੀਫਿਕਾ (Apis Melifica) ਵੀ ਯੋਗ ਨਾ ਸਮਝੀ ਗਈ ਕਿਉਂਕਿ ਨਾ ਮਰੀਜ਼ ਦਾ ਸੁਭਾਅ ਇਸ ਨਾਲ ਮੇਲ ਖਾਦਾ ਸੀ ਨਾ ਹਿਸਟਰੀ। ਲਗਾਤਾਰ ਅਬਾਰਸ਼ਨਾਂ ਕਾਰਨ ਮੈਂ ਪਲਸਾਟਿਲਾ (Pulsatilla) ਦਵਾਈ ਦੀ ਚੋਣ ਕੀਤੀ ਤੇ ਇਕ ਹਜ਼ਾਰ ਪੋਟੈਂਸੀ ਦੀਆਂ ਤਿੰਨ ਖੁਰਾਕਾਂ ਹਰ ਮਹੀਨੇ ਮਹਾਵਾਰੀ ਬੰਦ ਹੋਣ ਤੋਂ ਤਿੰਨ ਦਿਨ ਬਾਦ ਇਕ ਦੇਣ ਦੀ ਤਾਕੀਦ ਕਰਕੇ ਤਿੰਨ ਮਹੀਨਿਆਂ ਬਾਦ ਫਿਰ ਦੱਸਣ ਲਈ ਕਿਹਾ। ਚੱਠਾ ਧੰਨਵਾਦ ਕਰ ਕੇ ਚਲਾ ਗਿਆ।

ਤਿੰਨ ਮਹੀਨਿਆਂ ਬਾਦ ਮਿਸਿਜ਼ ਚੱਠਾ ਨੇ ਫੋਨ ਕਰ ਕੇ ਦੱਸਿਆ ਕਿ ਮਨਮੀਤ ਦੀ ਦਵਾਈ ਖਤਮ ਹੋ ਗਈ ਹੈ। ਕੁਝ ਗੱਲਾਂ ਚ ਉਹ ਪਹਿਲਾਂ ਨਾਲੋਂ ਠੀਕ ਮਹਿਸੂਸ ਕਰ ਰਹੀ ਹੈ ਪਰ ਬਾਕੀ ਕੋਈ ਫਰਕ ਨਹੀਂ ਹੈ। ਉਹ ਸਪਸ਼ਟ ਕਰਦਿਆਂ ਬੋਲੀ," ਸਾਡਾ ਮਤਲਬ ਤਾਂ ਇਹ ਹੈ ਕਿ ਪ੍ਰੈਗਨੈਂਸੀ ਹੋ ਜਾਵੇ ਤੇ ਪੂਰ ਚੜ੍ਹ ਜਾਵੇ। ਬਾਕੀ ਦੁੱਖ ਸੁੱਖ ਤਾਂ ਚਲਦੇ ਰਹਿੰਦੇ ਹਨ। ਸੋ ਜੋ ਦਵਾਈ ਦੇਣੀ ਹੈ ਸਾਨੂੰ ਮੇਲ ਕਰ ਦਿਓ, ਅਸੀਂ ਆਪੇ ਉਹਨਾਂ ਤੀਕਰ ਅੱਗੇ ਅੱਪੜਦੀ ਕਰ ਦੇਵਾਂਗੇ।" ਮੈਂ ਦੋ ਦਿਨ ਲਾ ਕੇ ਉਹਨਾਂ ਨੂੰ **ਪਲੰਬਮ ਮੈੱਟ-200** (Plumbum Met-200) ਦੀਆਂ ਸੱਤ ਹਫਤਾਵਾਰੀ ਖੁਰਾਕਾਂ ਡਾਕ ਰਾਹੀਂ ਚੱਠੇ ਨੂੰ ਭੇਜ ਦਿਤੀਆਂ। ਇਹ ਚੋਣ ਮੈਂ ਇਸ ਲਈ ਕੀਤੀ ਕਿ ਪਲਸਾਟਿੱਲਾ ਦੀਆਂ ਨਿਸ਼ਾਨੀਆਂ ਅਲੋਪ ਹੋ ਗਈਆਂ ਸਨ ਤੇ **ਐਪਿਸ ਮੈਲੀਫਿਕਾ** (Apis Melifica) ਨਾਲ ਉਸ ਦੇ ਸੁਭਾਅ ਦੇ ਨਿਸ਼ਾਨ ਨਹੀਂ ਸਨ ਮਿਲਦੇ। ਕੇਵਲ ਪੰਜਵੇਂ ਮਹੀਨੇ ਦੇ ਇਕਹਿਰੇ ਸਿੰਪਟਮ ਅਨੁਸਾਰ ਹੀ

ਮੈਂ ਇਹ ਅਸਥਾਈ ਅਸਰ ਕਰਨ ਵਾਲੀ ਦਵਾਈ ਤਹਿ ਕਰਨੀ ਮੁਨਾਸਿਬ ਨਾ ਸਮਝੀ। ਇਸ ਤੋਂ ਉਲਟ **ਪਲੰਬਮ ਮੈਟ** ਇਕ ਲੰਮਾ ਸਮਾਂ ਅਸਰ ਕਰਨ ਵਾਲੀ ਦਵਾਈ ਸੀ ਤੇ ਇਹ ਲੰਮੀਆਂ ਬੀਮਾਰੀਆਂ ਲਈ ਵਧੇਰੇ ਢੁੱਕਵੀਂ ਸੀ।

ਫਰਵਰੀ ਵਿਚ ਚੱਠੇ ਦਾ ਫੋਨ ਆਇਆ, "ਡਾਕਟਰ ਸਾਹਿਬ, ਲੜਕੀ ਨੇ ਉਹ ਸੱਤ ਖੁਰਾਕਾਂ ਵੀ ਖਾ ਲਈਆਂ ਹਨ ਪਰ ਕੋਈ ਸੁਧਾਰ ਨਹੀਂ ਹੋਇਆ।" ਮੈਂ ਉਸ ਨੂੰ ਕਿਹਾ "ਚੱਠਾ ਸਾਹਿਬ, ਅਜਿਹੇ ਕੇਸਾਂ ਨੂੰ ਠੀਕ ਹੋਣ ਨੂੰ ਕੁਝ ਦੇਰ ਤਾਂ ਲਗਦੀ ਹੀ ਹੈ। ਸੁਧਾਰ ਦੀ ਅਸਲ ਸਥਿੱਤੀ ਤਾਂ ਪ੍ਰੈਗਨੈਂਸੀ ਤੋਂ ਬਾਅਦ ਹੀ ਪਤਾ ਚਲੇਗੀ।" ਉਹ ਕਹਿਣ ਲੱਗਿਆ, "ਪਰ ਪ੍ਰੈਗਨੈਂਸੀ ਵੀ ਤਾਂ ਹੋਣੀ ਚਾਹੀਦੀ ਸੀ। ਪੰਜ ਛੇ ਮਹੀਨੇ ਹੋ ਗਏ ਨੇ ਦਵਾਈ ਖਾਂਦੀ ਨੂੰ।" ਮੈਂ ਉਸ ਨੂੰ ਕਿਹਾ, "ਕੀ ਤੁਸੀਂ ਉਸ ਦੀ ਤਾਜ਼ਾ ਸਿਹਤ ਬਾਰੇ ਕੋਈ ਹੋਰ ਚਾਨਣਾ ਪਾ ਸਕਦੇ ਓ ਤਾਂ ਜੋ ਮੈਂ ਉਸ ਨੂੰ ਅਗਲੀ ਖੁਰਾਕ ਲਈ ਆਧਾਰ ਬਣਾ ਸਕਾਂ।" ਉਹ ਬੋਲਿਆ, "ਤੁਸੀਂ ਉਸ ਦਾ ਨੰਬਰ ਲਿਖ ਲਵੋ ਤੇ ਇੰਡੀਆ ਕਾਲ ਕਰ ਕੇ ਆਪ ਹੀ ਪੁੱਛ ਲਵੋ।" ਇਹ ਤਜ਼ਵੀਜ ਮੈਨੂੰ ਠੀਕ ਲੱਗੀ ਤੇ ਮੈਂ ਨੰਬਰ ਲਿਖ ਕੇ ਕਿਹਾ, "ਤੁਸੀਂ ਉਸ ਨੂੰ ਦੱਸ ਦਿਓ ਕਿ ਮੈਂ ਉਸ ਨੂੰ ਕਾਲ ਕਰਾਂਗਾ ਤਾਂ ਜੋ ਉਹ ਗੱਲ ਕਰਨ ਲਈ ਤਿਆਰ ਰਹੇ।"

ਰਾਤ ਨੂੰ ਮੈਂ ਮਨਮੀਤ ਨਾਲ ਗੱਲ ਕੀਤੀ। ਗੱਲ ਬਾਤ ਤੋਂ ਉਹ ਮੈਨੂੰ ਕੁਝ ਸੁਸਤ ਤੇ ਗੁੰਮ ਸੁੰਮ ਜਿਹੀ ਲੱਗੀ। ਮੈਂ ਉਸ ਨੂੰ ਪੁੱਛਿਆ ਕਿ ਉਸ ਦੀ ਸਿਹਤ ਠੀਕ ਤਾਂ ਹੈ। ਉਸ ਨੇ ਆਪਣੇ ਆਪ ਨੂੰ ਠੀਕ ਠਾਕ ਦੱਸਿਆ। ਫਿਰ ਮੈਂ ਪੁੱਛਿਆ ਕਿ ਕਿਤੇ ਸੌਂ ਤਾਂ ਨਹੀਂ ਸੀ ਰਹੀ। ਉਸ ਨੇ ਇਹ ਗੱਲ ਵੀ ਨਕਾਰੀ ਤੇ ਕਿਹਾ ਕਿ ਉਹ ਤਾਂ ਕਦੋਂ ਦੀ ਜਾਗਦੀ ਹੈ। "ਫਿਰ ਤੂੰ ਇੰਨਾ ਹੌਲੀ ਕਿਉਂ ਬੋਲਦੀ ਐਂ ਮਨਮੀਤ?" ਮੈਂ ਸਬੱਬ ਜਾਨਣ ਲਈ ਪੁੱਛਿਆ। ਆਖਣ ਲੱਗੀ, "ਅੰਕਲ ਜੀ ਉਦਾਸੀ ਜਿਹੀ ਛਾਈ ਰਹਿੰਦੀ ਹੈ। ਜੇ ਚਿੱਤ ਖੁਸ਼ ਨਾ ਹੋਵੇ ਤਾਂ ਆਵਾਜ਼ ਚੰਗੀ ਕਿਥੋਂ ਨਿਕਲਣੀ ਐਂ?" ਮੈਂ ਉਸ ਦੇ ਦਿਲ ਦੀ ਗੱਲ ਜਾਨਣ ਲਈ ਪੁੱਛਿਆ, "ਉਦਾਸੀ ਕਿਸ ਗੱਲ ਦੀ ਐ ਤੈਨੂੰ?" ਉਹ ਉਸੇ ਲਹਿਜ਼ੇ ਵਿਚ ਬੋਲੀ, "ਅੰਕਲ ਜੀ, ਤੁਹਾਨੂੰ ਭੂਆ ਜੀ ਨੇ ਦੱਸਿਆ ਹੋਣਾ ਐਂ ਮੈਂ ਕਿਹੜੀਆਂ ਮੁਸੀਬਤਾਂ ਵਿਚੋਂ ਗੁਜ਼ਰ ਰਹੀ ਹਾਂ। ਮੇਰੇ ਵਿਆਹ ਨੂੰ ਬਾਰਾਂ ਸਾਲ ਹੋ ਗਏ ਹਨ ਪਰ ਮੇਰੀ ਗੋਦ ਖਾਲੀ ਹੈ। ਸੱਭ ਚਾਅ ਖਤਮ ਹੋ ਗਏ ਹਨ। ਮੈਂ ਕਿਸੇ ਕੋਲ ਖੜ੍ਹਨ ਜੋਗੀ ਨਹੀਂ ਰਹੀ। ਅਗੋਂ ਲਈ ਕੋਈ ਆਸ ਵੀ ਨਹੀਂ ਲਗਦੀ। ਉੱਤੋਂ ਘੜੀ ਮੁੜੀ ਦੀਆਂ ਅਬਾਰਸ਼ਨਾਂ ਮੈਨੂੰ ਅੱਧਮਰੀ ਕਰ ਕੇ ਰੱਖਦੀਆਂ ਹਨ। ਤੇਜ਼ ਦਵਾਈਆਂ ਖਾ ਕੇ ਕਮਜ਼ੋਰੀ ਮੇਰੇ ਅੰਦਰ ਘਰ ਕਰ ਗਈ ਹੈ। ਸਾਰੇ ਘਰ ਦਾ ਕੰਮ ਵੀ ਮੈਨੂੰ ਹੀ ਕਰਨਾ ਪੈਂਦਾ ਹੈ। ਪਰ ਇਹ ਸਭ ਕੁਝ ਹੁਣ ਮੇਰੇ ਵਸ ਤੋਂ ਬਾਹਰ ਹੈ। ਕਿਸੇ ਕੰਮ ਵਿਚ ਵੀ ਮੇਰਾ ਦਿਲ ਨਹੀਂ ਲਗਦਾ। ਰੋਣਾ ਧੋਣਾ ਮੇਰੀ ਜ਼ਿੰਦਗੀ ਦਾ ਹਿੱਸਾ ਬਣ ਗਿਆ ਹੈ।"

ਜਦੋਂ ਉਹ ਆਪਣੀ ਗੱਲ ਪੂਰੀ ਕਰ ਹਟੀ ਤਾਂ ਮੈਂ ਕਿਹਾ, "ਫਿਰ ਤੇਰੀ ਸਾਰੀ ਤਕਲੀਫ ਤੇਰੇ ਸਿਰ ਤੇ ਵਿਚਾਰਾਂ ਵਿਚ ਭਰੀ ਹੋਈ ਹੈ?" ਉਹ ਝੱਟ ਬੋਲੀ, "ਜੀ ਨਹੀਂ, ਮੈਨੂੰ ਲੱਗਦਾ ਹੈ ਜਿਵੇਂ ਮੇਰਾ ਸਾਰਾ ਦੁਖ ਮੇਰੇ ਪੇਟ ਵਿਚ ਇਕੱਠਾ ਹੋ ਗਿਆ ਹੈ। ਕਦੇ ਭੁੱਖ

ਲੱਗਦੀ ਹੀ ਨਹੀਂ ਤੇ ਕਦੇ ਅਚਾਨਕ ਹੀ ਪੇਟ ਖਾਲੀ ਜਿਹਾ ਲਗ ਕੇ ਦਿਲ ਘਟਣ ਲੱਗ ਜਾਂਦਾ ਹੈ। ਹਾਜ਼ਮਾ ਵਿਗੜਿਆ ਹੋਇਆ ਹੈ ਤੇ ਢਿੱਡ ਦੁਖਦਾ ਰਹਿੰਦਾ ਹੈ। ਲੱਗਦਾ ਹੈ ਆਂਤੜੀਆਂ ਦਾ ਗੁੱਛਾ ਬਣਿਆ ਹੋਇਆ ਹੈ ਤੇ ਇਹ ਹੇਠ ਨੂੰ ਭਾਰ ਪਾਈ ਰੱਖਦਾ ਹੈ।" ਜਿਉਂ ਜਿਉਂ ਉਹ ਦੱਸਦੀ ਗਈ ਮੇਰਾ ਧਿਆਨ ਘੁੰਮ ਫਿਰ ਕੇ ਇਕ ਦਵਾਈ ਤੇ ਕੇਂਦ੍ਰਿਤ ਹੁੰਦਾ ਗਿਆ। ਮੈਂ ਉਸ ਨੂੰ ਪੁੱਛਿਆ, "ਪੈਰਾਂ ਭਾਰ ਬੈਠ ਲੈਨੀ ਐਂ ਤੂੰ?" ਉਹ ਬੋਲੀ, "ਜੀ ਬਿਲਕੁਲ ਨਹੀਂ। ਕਮਜ਼ੋਰੀ ਨਾਲ ਹੇਠਾਂ ਨੂੰ ਭਾਰ ਪੈਂਦਾ ਹੈ ਜਿਵੇਂ ਸਾਰਾ ਕੁਝ ਬਾਹਰ ਨਿਕਲ ਆਵੇਗਾ। ਇਸੇ ਕਰ ਕੇ ਮੈਂ ਹੁਣ ਮੱਝ ਦੀ ਧਾਰ ਵੀ ਨਹੀਂ ਚੋ ਸਕਦੀ ਤੇ ਨਾ ਕਪੜੇ ਧੋ ਸਕਦੀ ਹਾਂ। ਹੋਰ ਤਾਂ ਹੋਰ, ਮੈਂ ਹੇਠ ਬੈਠਣ ਦੇ ਡਰੋਂ ਗੁਰਦੁਆਰੇ ਵੀ ਨਹੀਂ ਜਾਂਦੀ।"

ਮੈਂ ਦੋ ਤਿੰਨ ਹੋਰ ਸਵਾਲ ਪੁੱਛੇ, "ਤੇਰੇ ਘਰ ਵਿਚ ਹੋਰ ਕੌਣ ਕੌਣ ਜੀਅ ਹਨ?" ਉਹੁ ਬੋਲੀ, "ਜੀ ਮੇਰਾ ਘਰ ਵਾਲਾ ਤੇ ਸੱਸ ਸਹੁਰਾ।" ਮੈਂ ਫਿਰ ਪੁੱਛਿਆ, "ਇਹਨਾਂ ਨਾਲ ਤੇਰਾ ਕਿੱਦਾਂ ਦਾ ਵਰਤਾਵਾ ਹੈ।" ਉਹ ਥੋੜਾ ਰੁਕ ਕੇ ਬੋਲੀ, "ਇਹਨਾਂ ਨਾਲ ਮਿਲ ਵਰਤਾਵਾ ਤਾਂ ਠੀਕ ਰਖੱਣ ਦੀ ਕੋਸ਼ਿਸ਼ ਕਰਦੀ ਹਾਂ, ਪਰ ਮੈਨੂੰ ਕਿਸੇ ਨਾਲ ਪਹਿਲਾਂ ਜਿੰਨਾ ਸਨੇਹ ਨਹੀਂ ਰਿਹਾ। ਭਾਵੇਂ ਮੈਂ ਸ਼ੋ ਨਹੀਂ ਕਰਦੀ ਪਰ ਮੈਨੂੰ ਕੋਈ ਚੰਗਾ ਨਹੀਂ ਲਗਦਾ। ਮੈਂ ਖ਼ੁਦਗਰਜ਼ ਜਿਹੀ ਹੋ ਗਈ ਆਂ।" ਮੈਂ ਪੈਂਦੀ ਸੱਟੇ ਪੁੱਛਿਆ, "ਆਪਣਾ ਘਰ ਵਾਲਾ ਵੀ ਚੰਗਾ ਨਹੀਂ ਲਗਦਾ?" ਉਹ ਬੋਲੀ, "ਸੱਚ ਪੁੱਛੋ ਹੁਣ ਨਹੀਂ ਜੀ। ਮੈਂ ਅੰਦਰੋਂ ਟੁੱਟੀ ਹੋਈ ਹਾਂ। ਕਿਸੇ ਨੂੰ ਵੀ ਦੇਖਦੀ ਹਾਂ ਮੇਰਾ ਅੰਦਰਲਾ ਦੁਖ ਮੇਰੇ ਸਾਹਮਣੇ ਆ ਖਲੋਂਦਾ ਹੈ ਤੇ ਮੈਂ ਉਦਾਸ ਹੋ ਜਾਂਦੀ ਹਾਂ। ਸੋਚਦੀ ਹਾਂ ਰੱਬ ਨੇ ਕਿਉਂ ਕੀਤਾ ਹੈ ਮੇਰੇ ਨਾਲ ਇਹ।" ਉਹ ਰੋ ਨਹੀਂ ਰਹੀ ਸੀ ਪਰ ਮੈਂ ਅਨੁਭੱਵ ਕਰ ਰਿਹਾ ਸਾਂ ਕਿ ਉਸ ਦੇ ਮਨ ਵਿਚ ਅਤਿ ਦੀ ਨਿਰਾਸਤਾ ਸੀ। ਮੈਂ ਉਸ ਨੂੰ ਹੋਰ ਦੁਖੀ ਨਹੀਂ ਸੀ ਕਰਨਾ ਚਾਹੁੰਦਾ ਪਰ ਇਕ ਦੋ ਜਰੂਰੀ ਗੱਲਾਂ ਹੋਰ ਪੁੱਛਣ ਵਾਲੀਆਂ ਰਹਿੰਦੀਆਂ ਸਨ। ਇਸ ਲਈ ਮੈਂ ਹਮਦਰਦੀ ਭਰੇ ਲਹਿਜ਼ੇ ਵਿਚ ਕਿਹਾ, "ਮਨਮੀਤ, ਦੁੱਖ ਤਕਲੀਫ ਤਾਂ ਆਉਣੇ ਜਾਣੇ ਹਨ, ਤੂੰ ਦਿਲ ਛੋਟਾ ਨਾ ਕਰ। ਮੈਂ ਤੇਰੇ ਕੋਲੋਂ ਇਕ ਓਹਲੇ ਦੀ ਗੱਲ ਪੁੱਛਣੀ ਚਾਹੁੰਦਾ ਹਾਂ ਗੁੱਸਾ ਨਾ ਕਰੀਂ। ਤੂੰ ਦੱਸਿਆ ਹੈ ਤੈਨੂੰ ਆਪਣਾ ਪਤੀ ਵੀ ਚੰਗਾ ਨਹੀਂ ਲਗਦਾ, ਤੂੰ ਉਸ ਨੂੰ ਕਿੰਨਾ ਕੁ ਮੋਹ ਕਰਦੀ ਹੈਂ ਹੁਣ?" ਉਹ ਬੋਲੀ, "ਅੰਕਲ ਜੀ, ਜੇ ਪਿਛਾਹਾਂ ਵਲ ਧਿਆਨ ਕਰ ਕੇ ਦੇਖਾਂ, ਹੁਣ ਤਾਂ ਮੈਂ ਉਸ ਨੂੰ ਕੋਈ ਪਿਆਰ ਕਰਦੀ ਹੀ ਨਹੀਂ। ਉਹਨਾਂ ਦਾ ਕੋਈ ਕਸੂਰ ਨਹੀਂ ਇਸ ਵਿਚ, ਬਸ ਮੇਰਾ ਹੀ ਬਹੁਤ ਮਨ ਮੁੜ ਗਿਆ ਹੈ।" ਮੈਂ ਦਿਲ ਤੇ ਪੱਥਰ ਰੱਖ ਕੇ ਪੁੱਛਿਆ, "ਉਸ ਨਾਲ ਔਰਤ-ਮਰਦ ਵਾਲੇ ਸਬੰਧਾਂ ਵਿਚ ਕਿੰਨਾਂ ਕੁ ਅਨੰਦ ਅਨੁਭੱਵ ਕਰਦੀ ਹੈਂ ਹੁਣ?" ਉਹ ਬੋਲੀ, "ਅੰਕਲ ਜੀ, ਮੈਂ ਇਕ ਲਾਸ਼ ਹੋ ਗਈ ਹਾਂ। ਮੇਰੀ ਕੋਈ ਦਿਲਚਸਪੀ ਨਹੀਂ ਰਹੀ ਇਹਨਾਂ ਗੱਲਾਂ ਵਿਚ। ਮੈਂ ਜਿਵੇਂ ਬਿਲਕੁਲ ਬੁੱਝ ਗਈ ਹਾਂ। ਬਸ ਜੁਮੇਵਾਰੀਆਂ ਪੂਰੀਆਂ ਕਰਨ ਵਾਲੀ ਗੱਲ ਹੀ ਬਾਕੀ ਹੈ।" ਮੈਂ ਉਸ ਤੋਂ ਹੋਰ ਕੁਝ ਪੁੱਛਣ ਦੀ ਲੋੜ ਨਾ ਸਮਝੀ ਕਿਉਂਕਿ ਉਸ ਦਾ ਸਾਰਾ ਕੇਸ ਮੇਰੇ ਸਾਹਮਣੇ ਆ ਗਿਆ ਸੀ। ਮੈਂ ਸੋਚਿਆ ਚੰਗਾ ਹੀ ਹੋਇਆ ਇਸ ਲੜਕੀ ਨਾਲ ਫੋਨ ਤੇ ਸਿੱਧੀ ਗੱਲ ਕਰ

ਲਈ, ਨਹੀਂ ਚੱਠੇ ਨੇ ਤਾਂ ਵੀਹ ਸਾਲ ਵਿਚ ਨਹੀਂ ਸੀ ਦੱਸ ਸਕਣਾ ਇੰਨਾ ਕੁਝ। ਮੈਂ ਮੁਲਾਕਾਤ ਖਤਮ ਕਰਦਿਆਂ ਲੜਕੀ ਨੂੰ ਕਿਹਾ, "ਮਨਮੀਤ, ਤੇਰੀ ਦਵਾਈ ਮੈਂ ਕੱਲ ਹੀ ਤੇਰੇ ਫੁੱਫੜ ਨੂੰ ਭੇਜ ਦਿਆਂਗਾ। ਮੇਰਾ ਫੋਨ ਨੰਬਰ ਤੇਰੇ ਕੋਲ ਆ ਗਿਆ ਹੈ। ਕੋਈ ਹੋਰ ਗੱਲ ਦੱਸਣ ਵਾਲੀ ਹੋਵੇ ਤਾਂ ਕਦੇ ਵੀ ਕਾਲ ਕਰ ਸਕਦੀ ਹੈਂ।" ਉਹ ਬੋਲੀ, "ਅੰਕਲ ਜੀ ਮੈਂ ਠੀਕ ਤਾਂ ਹੋ ਜਾਵਾਂਗੀ ਨਾ? ਸਾਰਾ ਘਰ ਸੁੰਨਾ ਤੇ ਮਹੌਲ ਘੁੱਟਿਆ ਜਿਹਾ ਲੱਗਦਾ ਰਹਿੰਦਾ ਹੈ ਮੈਨੂੰ।" ਮੈਂ ਅਰਧ ਮਜ਼ਾਕ ਨਾਲ ਕਿਹਾ, "ਸਵੇਰੇ ਉੱਠ ਕੇ ਸ਼ੀਸ਼ੇ ਸਾਹਮਣੇ ਮੁਸਕਰਾ ਕੇ ਆਪਣਾ ਮੂੰਹ ਦੇਖਿਆ ਕਰ। ਸਭ ਠੀਕ ਹੋ ਜਾਵੇਗਾ।" ਉਹ ਮੇਰੀ ਗੱਲ ਨੂੰ ਸੱਚ ਮੰਨ ਕੇ ਬੋਲੀ, "ਠੀਕ ਐ ਜੀ, ਪਰ ਮੇਰਾ ਤਾਂ ਮੂੰਹ ਵੀ ਸਾਰਾ ਸਿਆਹ ਹੋਇਆ ਪਿਆ ਹੈ ਜਿਵੇਂ ਰਾਖ ਦਾ ਪੋਚਾ ਫਿਰਿਆ ਹੋਵੇ।" ਮੈਂ ਚੌਕੰਨਾ ਹੋ ਕੇ ਪੁੱਛਿਆ,"ਕਿੱਥੇ?" ਕਹਿਣ ਲਗੀ, "ਨੱਕ ਤੇ ਜੀ ਤੇ ਇਸ ਦੇ ਆਲੇ ਦੁਆਲੇ ਦੋਵੇਂ ਪਾਸੇ।" ਮੈਂ ਉਸ ਨੂੰ ਤਾਂ "ਕੋਈ ਨਾ ਕੋਈ ਨਾ" ਕਹਿ ਕੇ ਫੋਨ ਕੱਟ ਦਿਤਾ ਪਰ ਅੰਦਰੋ ਉਸ ਦਾ ਕੋਟਿ ਕੋਟਿ ਧੰਨਵਾਦ ਕੀਤਾ ਕਿਉਂਕਿ ਜਾਂਦੇ ਜਾਂਦੇ ਉਹ ਆਪਣੀ ਇਕ ਹੋਰ ਅਨਮੋਲ ਅਲਾਮਤ ਦੱਸ ਗਈ ਸੀ।

ਉਸ ਨਾਲ ਗੱਲ ਸਮਾਪਤ ਕਰਨ ਤੋਂ ਬਾਅਦ ਮੈਂ ਉਸ ਦੀਆਂ ਦੱਸੀਆਂ ਇਹਨਾਂ ਅਲਾਮਤਾਂ ਨੂੰ ਕੰਪਿਊਟਰ ਵਿਚ ਲੜੀ-ਬੱਧ ਢੰਗ ਨਾਲ ਇੱਦਾਂ ਲਿਖਿਆ: ਔਰਤਾਂ ਦੀ ਮਹਤਵਪੂਰਣ ਦਵਾਈ। ਜਨਨ ਅੰਗਾਂ ਦਾ ਰੋਗ, ਬਾਂਝਪਨ, ਪੰਜਵੇਂ ਮਹੀਨੇ ਅਬਾਰਸ਼ਨ ਦੀ ਪ੍ਰਕ੍ਰਿਤੀ, ਕਮਜ਼ੋਰੀ, ਉਦਾਸੀ, ਕਿੱਤੇ ਤੋਂ ਨਿਰਾਸਤਾ, ਨਿਰਮੋਹੀ, ਪ੍ਰੀਵਾਰ-ਜਨਾਂ ਲਈ ਅਲਗਾਓ, ਪਤੀ-ਸੰਗਤ ਪ੍ਰਤੀ ਘਿਰਣਾ, ਤੀਬਰ ਭੁੱਖ, ਪੇਟ ਵਿਚ ਹੇਠਾਂ ਨੂੰ ਭਾਰ, ਪੈਰਾਂਭਾਰ ਬੈਠਣਾ ਦੁਸ਼ਵਾਰ ਅਤੇ ਨੱਕ ਉੱਤੇ ਕਾਲੀ ਕਾਠੀ।

ਇਸ ਕੇਸ ਵਿਚ ਮੈਂ ਰੈਪਰਟਰੀ ਵਲ ਨਹੀਂ ਗਿਆ ਕਿਉਂਕਿ ਕੁਝ ਕੁ ਲੱਗਦੀਆਂ ਦਵਾਈਆਂ ਮੇਰੇ ਮਨ ਵਿਚ ਉੱਭਰ ਆਈਆਂ ਸਨ। ਜਿਸ ਦਵਾਈ ਤੇ ਮੈਨੂੰ ਬਹੁਤਾ ਸ਼ੱਕ ਸੀ ਉਸ ਨੂੰ ਮੈਂ ਬੋਰਿਕ (Boericke) ਦੇ ਮੈਟੀਰੀਆ ਮੈਡੀਕਾ ਵਿਚੋਂ ਪੜ੍ਹਿਆ। ਲਿਖਿਆ ਸੀ: ਜਿਹਨਾਂ ਪ੍ਰਤੀ ਪਿਆਰ ਸੁਭਾਵਕ ਹੋਵੇ ਉਹਨਾਂ ਨੂੰ ਵੀ ਪਿਆਰ ਨਾ ਕਰੇ, ਕੰਮ ਕਾਜ ਤੇ ਪੇਸ਼ੇ ਵਿਚ ਅਰੁਚੀ, ਪਤੀ-ਸੰਗਤ ਦੀ ਅਰੁੱਚੀ, ਉਦਾਸੀ, ਰੋਣਾ, ਬੇਚੈਨੀ, ਸੁਸਤੀ, ਪੇਟ ਦਾ ਹੇਠਾਂ ਨੂੰ ਭਾਰ, ਅੰਦਰੂਨੀ ਅੰਗ ਬਾਹਰ ਨਿਕਲ ਆਉਣ ਦਾ ਡਰ, ਅਚਾਨਕ ਕਮਜ਼ੋਰੀ ਵਾਲੀ ਭੁੱਖ, ਬਾਂਝਪਣ, ਅਬਾਰਸਨਾਂ ਦੀ ਹਿਸਟਰੀ, ਨੱਕ ਤੇ ਸਿਆਹ ਕਾਠੀ, ਜਨਣ ਅੰਗਾਂ ਦੀਆਂ ਤਕਲੀਫਾਂ ਤੇ ਔਰਤਾਂ ਦੀ ਮੁੱਖ ਦਵਾਈ। ਇਹ ਕੁਝ ਪੜ੍ਹ ਕੇ ਮੈਂ ਪੁਸਤਕ ਬੰਦ ਕਰ ਦਿਤੀ ਤੇ ਬੜ੍ਹੇ ਵਿਸ਼ਵਾਸ ਨਾਲ ਚਾਰ ਖੁਰਾਕਾਂ **ਸੀਪੀਆ–200** (Sepia-200) ਚੱਠੇ ਨੂੰ ਮੇਲ ਕਰ ਦਿੱਤੀਆਂ ਤੇ ਪੰਦਰਾਂ ਪੰਦਰਾਂ ਦਿਨਾਂ ਬਾਅਦ ਇਕ ਖੁਰਾਕ ਦੇਣ ਲਈ ਕਿਹਾ।

ਫਿਰ ਕਈ ਮਹੀਨੇ ਬੀਤ ਗਏ। ਮਨਮੀਤ ਦਾ ਕੋਈ ਫੋਨ ਨਾ ਆਇਆ ਤੇ ਨਾ ਹੀ ਚੱਠੇ ਨੇ ਉਸ ਦੀ ਸਾਰ ਲਈ। ਮੈਂ ਸੋਚ ਹੀ ਰਿਹਾ ਸਾਂ ਕਿ ਉਹਨਾਂ ਚੋਂ ਕਿਸੇ ਨੂੰ ਫੋਨ ਕਰ ਕੇ ਇਸ ਕੇਸ ਦਾ ਪਤਾ ਕਰਾਂ। ਇੰਨੇ ਵਿਚ ਚੱਠੇ ਦੀ ਕਾਲ ਆ ਗਈ। ਉਲਾਂਭਾ ਦੇ ਕੇ ਕਹਿਣ

ਲੱਗਿਆ, "ਡਾਕਟਰ ਸਾਹਿਬ, ਸਾਲ ਹੋਣ ਵਾਲਾ ਹੋ ਗਿਆ ਹੈ ਟਰੀਟਮੈਂਟ ਚਲਦੇ ਨੂੰ, ਕੋਈ ਦਵਾਈ ਕੋਲ ਦੀ ਨਹੀਂ ਲੰਘੀ।" ਮੈਨੂੰ ਉਸ ਦੇ ਸਾਲ ਸ਼ਬਦ ਤੋਂ ਅਚੰਭਾ ਜਿਹਾ ਹੋਇਆ ਪਰ ਮੈਂ ਹਿਸਾਬ ਜਿਹਾ ਲਾ ਕੇ ਦੇਖਿਆ ਤਾਂ ਪਤਾ ਚੱਲਿਆ ਕਿ ਸੱਚੀ ਮੁੱਚੀ ਦਸ ਮਹੀਨੇ ਤੋਂ ਵਧ ਸਮਾਂ ਹੋ ਚੁੱਕਿਆ ਸੀ ਪਹਿਲੀ ਦਵਾਈ ਦਿੱਤੀ ਨੂੰ। ਮੈਂ ਉਸ ਨੂੰ ਪਰਤ ਕੇ ਪੁੱਛਿਆ, "ਕਿਸੇ ਪਾਸਿਓਂ ਕੋਈ ਵੀ ਫਰਕ ਨਹੀਂ ਪਿਆ ਜੀ?" ਚੱਠੇ ਨੇ ਨਿਰਾਸ਼ਾਭਰੀ ਆਵਾਜ਼ ਵਿਚ ਉੱਤਰ ਦਿਤਾ, "ਬਿਲਕੁਲ ਵੀ ਨਹੀਂ ਜੀ, ਅੱਜ ਸਵੇਰੇ ਹੀ ਹਾਲ ਪਤਾ ਕਰਨ ਲਈ ਅਸੀਂ ਉਹਨਾਂ ਨੂੰ ਫੋਨ ਕੀਤਾ ਸੀ, ਸਭ ਕੁਝ ਉਵੇਂ ਦਾ ਉਵੇਂ ਹੈ। ਮੁਸ਼ਕਿਲ ਹੀ ਲੱਗਦਾ ਹੈ ਜੀ, ਤੁਹਾਡੇ ਭਰੋਸੇ ਉਹ ਕਿਤੇ ਹੋਰ ਵੀ ਨਹੀਂ ਗਏ।" ਮੈਂ ਸੋਚਾਂ ਵਿਚ ਪੈ ਗਿਆ।

ਉਸ ਸਾਲ ਮੈਂ ਅਕਤੂਬਰ ਦੇ ਅੱਧ ਵਿਚ ਭਾਰਤ ਜਾਣ ਦਾ ਪ੍ਰੋਗਰਾਮ ਬਣਾ ਰੱਖਿਆ ਸੀ ਟਿਕਟ ਵੀ ਲੈ ਰੱਖੀ ਸੀ। ਮੇਰੇ ਚੱਲਣ ਵਿਚ ਇਕ ਮਹੀਨਾ ਹੀ ਸੀ। ਜੇ ਚੱਠੇ ਨੂੰ ਦਵਾਈ ਭੇਜਦਾ ਤਾਂ ਵੀ ਉਸ ਨੂੰ ਪਹੁੰਚਣ ਵਿਚ ਤਕਰੀਬਨ ਮਹੀਨਾ ਲੱਗ ਜਾਣਾ ਸੀ। ਇਸ ਲਈ ਮੈਂ ਉਸ ਨੂੰ ਸੋਚ ਕੇ ਜਵਾਬ ਦਿਤਾ, "ਚੱਠਾ ਸਾਹਿਬ, ਮੈਂ ਮਹੀਨੇ ਭਰ ਵਿਚ ਪਟਿਆਲੇ ਪਹੁੰਚ ਰਿਹਾ ਹਾਂ। ਮਨਮੀਤ ਨੂੰ ਕਹੋ ਮੈਨੂੰ ਉੱਥੇ ਮਿਲੇ।" ਉਹ ਸੁਖਾਵੀਂ ਆਵਾਜ਼ ਵਿਚ ਬੋਲਿਆ, "ਇਹ ਤਾਂ ਬੜਾ ਠੀਕ ਹੈ ਤੁਸੀਂ ਉੱਥੇ ਉਸ ਨੂੰ ਦੇਖ ਕੇ ਦਵਾਈ ਦੇ ਸਕਦੇ ਹੋ। ਮੈਂ ਉਹਨਾਂ ਨੂੰ ਭਲਕੇ ਹੀ ਦੱਸ ਦਿੰਨਾ ਆਂ ਕਿ ਤੁਸੀਂ ਆ ਰਹੇ ਹੋ। ਉੱਥੇ ਪਹੁੰਚ ਕੇ ਤੁਸੀਂ ਉਹਨਾਂ ਨੂੰ ਖਬਰ ਕਰ ਦੇਣਾ।" ਮੈਂ "ਸਤਿ ਬਚਨ" ਕਹਿ ਕੇ ਫੋਨ ਰੱਖਿਆ ਤੇ ਆਪਣੀ ਇੰਡੀਆ ਲਿਸਟ ਵਿਚ ਮਨਮੀਤ ਨੂੰ ਫੋਨ ਕਰਨ ਦਾ ਕੰਮ ਵੀ ਨੋਟ ਕਰ ਲਿਆ।

ਪਟਿਆਲੇ ਪਹੁੰਚ ਕੇ ਚਾਰ ਕੁ ਦਿਨਾਂ ਬਾਅਦ ਮੈਂ ਮਨਮੀਤ ਨੂੰ ਕਾਲ ਕੀਤੀ। ਫੋਨ ਉਸ ਦੇ ਪਤੀ ਨੇ ਚੁੱਕਿਆ ਪਰ ਚੱਠੇ ਦੇ ਦੱਸਣ ਕਾਰਨ ਉਸ ਨੂੰ ਪਤਾ ਸੀ ਕਿ ਮੇਰਾ ਫੋਨ ਆਉਣਾ ਹੈ। ਉਸ ਨੇ ਮੈਨੂੰ ਮਿਲਣ ਵਾਲੀ ਗੱਲ ਸਵੀਕਾਰਦੇ ਹੋਏ ਕਿਹਾ ਕਿ ਉਹ ਜਲਦੀ ਹੀ ਪਟਿਆਲੇ ਆਉਣਗੇ ਤੇ ਆਉਣ ਤੋਂ ਪਹਿਲਾਂ ਫੋਨ ਵੀ ਕਰਨਗੇ।

ਦੀਵਾਲੀ ਦੀ ਰੁੱਤ ਚਲ ਰਹੀ ਸੀ ਤੇ ਮੈਂ ਸਫਾਈ ਹਿੱਤ ਘਰ ਵਿਚ ਸਫੇਦੀ ਕਰਵਾਉਣੀ ਸ਼ੁਰੂ ਕਰ ਦਿਤੀ। ਤਦੇ ਇਕ ਦਿਨ ਸਵੇਰੇ ਮਨਮੀਤ ਦੇ ਘਰ ਵਾਲੇ ਸੱਨੀ ਦਾ ਫੋਨ ਆਇਆ ਕਿ ਉਹ ਆ ਰਹੇ ਹਨ। ਦੁਪਹਿਰ ਬਾਦ ਮੇਰੇ ਘਰ ਅੱਗੇ ਇਕ ਕਾਰ ਆ ਕੇ ਰੁੱਕੀ ਤੇ ਦੋ ਲੜਕੇ ਨਿਕਲ ਕੇ ਮੇਰੇ ਕੋਲ ਆਏ। ਇਕ ਨੇ ਦੱਸਿਆ ਕਿ ਉਹ ਸੱਨੀ ਹੈ ਤੇ ਨਾਲ ਵਾਲਾ ਲੜਕਾ ਮਨਮੀਤ ਦਾ ਭਰਾ ਹੈ। ਘਰ ਵਿਚ ਸਾਰਾ ਸਾਮਾਨ ਇੱਧਰ ਉੱਧਰ ਖਿੱਲਰਿਆ ਹੋਣ ਕਰਕੇ ਮੈਂ ਉਹਨਾਂ ਨੂੰ ਬਾਹਰ ਹੀ ਬੈਠਣ ਦਾ ਇਸ਼ਾਰਾ ਕੀਤਾ। ਮੈਂ ਉਹਨਾਂ ਨੂੰ ਸਪਸ਼ਟ ਸ਼ਬਦਾਂ ਵਿਚ ਇਹ ਗੱਲ ਕਹੀ, 'ਕਾਕਾ ਮੈਨੂੰ ਪਤਾ ਹੈ ਤੁਸੀਂ ਬਹੁਤ ਦੂਰ ਤੋਂ ਆਏ ਹੋ ਪਰ ਮੇਰੇ ਘਰ ਦੀ ਅੱਜ ਅਜਿਹੀ ਹਾਲਤ ਹੈ ਕਿ ਮੈਂ ਤੁਹਾਨੂੰ ਚਾਹ ਵੀ ਨਹੀਂ ਪੁੱਛ ਸਕਦਾ। ਉਹ ਕਹਿਣ ਲੱਗੇ, "ਜੀ ਅਸੀਂ ਹੁਣੇ ਸ਼ਹਿਰੋਂ ਰੋਟੀ ਖਾ ਕੇ ਤੇ ਚਾਹ ਪੀ ਕੇ ਇੱਧਰ

ਆਏ ਹਾਂ। ਕਿਸੇ ਚੀਜ਼ ਦੀ ਕੋਈ ਲੋੜ ਨਹੀਂ, ਤੁਸੀਂ ਬੈਠੋ।" ਮੈਂ ਕਿਹਾ, "ਤਾਂ ਠੀਕ ਹੈ, ਮਨਮੀਤ ਨੂੰ ਸਦੋ।" ਇੱਧਰ ਉੱਧਰ ਦੇਖ ਕੇ ਉਹ ਕਹਿਣ ਲਗੇ, "ਜੀ ਉਹ ਨਹੀਂ ਆਈ।"

ਮੇਰੇ ਅੰਦਰ ਰੰਜਿਸ਼ ਦੀ ਇਕ ਤਾਰ ਜਿਹੀ ਫਿਰ ਗਈ। ਮੈਂ ਗੁੱਸੇ ਨਾਲ ਕਿਹਾ, "ਯਾਰ ਜਿਸ ਨੂੰ ਦਵਾਈ ਦੇਣੀ ਹੈ ਉਸ ਨੂੰ ਤਾਂ ਤੁਸੀਂ ਨਾਲ ਲੈ ਕੇ ਨਹੀਂ ਆਏ। ਕਰਨ ਕੀ ਆਏ ਓ?" ਉਹ ਬੋਲੇ, "ਲੈ ਤਾਂ ਆਉਂਦੇ ਜੀ ਪਰ ਉਹ ਸਫਰ ਨਹੀਂ ਕਰ ਸਕਦੀ।" ਮੈਂ ਫਿਰ ਕੜਕ ਕੇ ਕਿਹਾ, "ਪਰ ਕਿਉਂ?" ਮਨਮੀਤ ਦਾ ਭਰਾ ਕਹਿਣ ਲੱਗਿਆ, "ਡਾਕਟਰ ਨੇ ਮਨ੍ਹਾ ਕੀਤਾ ਹੋਇਆ ਹੈ ਜੀ।" ਮੈਂ ਸੋਚਿਆ ਕਈ ਮਹੀਨੇ ਲੰਘ ਗਏ ਹਨ ਉਸ ਦੀ ਕੋਈ ਖਬਰ ਮਿਲਿਆਂ। ਸ਼ਾਇਦ ਕਮਜ਼ੋਰੀ ਤੇ ਦੁੱਖ ਦੇ ਮਾਰੇ ਜ਼ਿਆਦਾ ਬਿਮਾਰ ਹੋ ਗਈ ਹੋਵੇ ਜੋ ਡਾਕਟਰ ਨੇ ਉਸ ਨੂੰ ਆਰਾਮ ਕਰਨ ਦੀ ਸਲਾਹ ਦਿੱਤੀ ਹੈ। ਦਰਿਆਫਤ ਕਰਨ ਲਈ ਮੈਂ ਉਹਨਾਂ ਤੋਂ ਫਿਰ ਪੁੱਛਿਆ, "ਕੁਝ ਜਿਆਦਾ ਢਿੱਲੀ ਹੋ ਗਈ ਐ ਉਹ ਹੁਣ, ਜੋ ਚਲ ਫਿਰ ਵੀ ਨਹੀਂ ਸਕਦੀ?" ਸੱਨੀ ਬੋਲਿਆ, "ਨਹੀਂ ਜੀ ਉਹ ਪ੍ਰੈਗਨੈਂਟ ਹੈ। ਸੱਤਵਾਂ ਮਹੀਨਾ ਲੱਗਿਆ ਹੋਇਆ ਹੈ। ਡਾਕਟਰ ਨੇ ਪ੍ਰਹੇਜ਼ ਕਰਕੇ ਲੰਮੇ ਸਫਰ ਤੋਂ ਮਨਾਹੀ ਕੀਤੀ ਹੋਈ ਹੈ।" ਮੈਨੂੰ ਸੁਣ ਕੇ ਖੁਸ਼ੀ ਹੋਈ ਤੇ ਅਚੰਭਾ ਵੀ। ਮੈਂ ਸੋਚਿਆ ਫਿਰ ਚੱਠੇ ਨੇ ਅਜੇ ਪਿਛਲੇ ਮਹੀਨੇ ਮੈਨੂੰ ਉਲਾਂਭਾ ਕਿਉਂ ਦਿੱਤਾ ਸੀ। ਮੈਂ ਉਹਨਾਂ ਦੀ ਗੱਲ ਟੋਕਦਿਆਂ ਕਿਹਾ, "ਇਹ ਤਾਂ ਕੋਈ ਗੱਲ ਨਾ ਬਣੀ। ਤੁਹਾਡੇ ਫੁੱਫੜ ਚੱਠਾ ਸਾਹਿਬ ਨੇ ਤਾਂ ਚਾਰ ਹਫਤੇ ਪਹਿਲਾਂ ਮੈਨੂੰ ਦੱਸਿਆ ਸੀ ਕਿ ਉਸ ਨੂੰ ਕੋਈ ਫਰਕ ਨਹੀਂ ਐਂ। ਇਸੇ ਕਰਕੇ ਤਾਂ ਉਸ ਨੂੰ ਅੱਜ ਇੱਥੇ ਸੱਦਿਆ ਸੀ।" ਉਹ ਥੋੜਾ ਮੁਸਕਰਾ ਕੇ ਬੋਲਿਆ, "ਜੀ ਗੱਲ ਏਦਾਂ ਐ। ਭੂਆ ਫੁੱਫੜ ਨੂੰ ਇਸ ਬਾਰੇ ਅਜੇ ਅਸੀਂ ਕੁਝ ਦੱਸਿਆ ਹੀ ਨਹੀਂ। ਦਰਅਸਲ ਅਸੀਂ ਉਹਨਾਂ ਨੂੰ ਬੇਬੀ ਪੈਦਾ ਹੋਣ ਦਾ ਸਰਪਰਾਈਜ਼ ਦੇਣਾ ਚਾਹੁੰਦੇ ਹਾਂ। ਤੁਸੀਂ ਵੀ ਪਲੀਜ਼ ਨਾ ਦੱਸਿਓ ਹਾਲੇ। ਛੇ ਸੱਤ ਹਫਤੇ ਦੀ ਗੱਲ ਹੈ ਅਸੀਂ ਆਪਣੇ ਹਿਸਾਬ ਨਾਲ ਦਸਾਂਗੇ।" ਇੰਨਾ ਸੁਣ ਕੇ ਮੇਰਾ ਗੁੱਸਾ ਗਾਇਬ ਹੋ ਗਿਆ। ਮੈਨੂੰ ਯਕੀਨ ਨਹੀਂ ਸੀ ਆ ਰਿਹਾ ਕਿ ਇਹ "ਖਿਨ ਮਹਿ ਖੇਲੁ ਖੇਲਾਇ" ਵਾਲਾ ਵਾਕ ਇੰਨੀਂ ਛੇਤੀ ਸੱਚ ਹੋ ਗਿਆ ਹੈ।"

ਅਸੀ ਖੁਸ਼ ਮਿਜ਼ਾਜ਼ੀ ਨਾਲ ਕਈ ਗੱਲਾਂ ਕਰਦੇ ਰਹੇ। ਉਹਨਾਂ ਨੇ ਮੇਰੀ ਮਨਮੀਤ ਨਾਲ ਗੱਲ ਕਰਵਾਈ। ਬੜੀ ਠੀਕ ਤੇ ਖੁਸ਼ ਪ੍ਰਤੀਤ ਹੋ ਰਹੀ ਸੀ ਉਹ। ਮੈਂ ਉਸ ਲਈ **ਪਲੰਬਮ ਮੈਟ**- 200 (Plumbum Met- 200)ਦੀਆਂ ਦੋ ਹੋਰ ਖੁਰਾਕਾਂ ਬਣਾ ਕੇ ਭੇਜ ਦਿੱਤੀਆ। ਦੋ ਮਹੀਨੇ ਬਾਦ ਵਾਪਸ ਕੈਲੀਫੋਰਨੀਆ ਪਹੁੰਚ ਕੇ ਮੈਂ ਚੱਠੇ ਨੂੰ ਵਧਾਈ ਦੀ ਕਾਲ ਕੀਤੀ। ਉਸ ਨੇ ਝੇਂਪ ਖਾਧੇ ਤਰੀਕੇ ਨਾਲ ਬੋਲਦਿਆਂ ਕਿਹਾ, "ਸ਼ੁਕਰੀਆ ਡਾਕਟਰ ਸਾਹਿਬ। ਬੱਚੇ ਸ਼ਰਾਰਤ ਕਰਦੇ ਰਹੇ, ਸਾਨੂੰ ਲੇਟ ਪਤਾ ਚੱਲਿਆ। ਉਹਨਾਂ ਘਰ ਅੱਠਮਾਹੀ ਲੜਕੀ ਪੈਦਾ ਹੋਈ ਹੈ।" ਉਸ ਦੀ ਆਵਾਜ਼ ਖੁਸ਼ਕ ਜਿਹੀ ਸੀ। ਜਾਂ ਤਾਂ ਉਹ ਸਰਪਰਾਈਜ਼ ਮਿਲਣ ਕਾਰਨ ਦਿਲੋਂ ਖੁਸ਼ ਨਹੀਂ ਸੀ ਤੇ ਜਾਂ ਮੈਨੂੰ ਸੁੱਕਾ ਉਲਾਂਭਾ ਦੇਣ ਕਾਰਨ ਪਸ਼ੇਮਾਨ ਸੀ। ਮੈਨੂੰ ਇਸ ਗੱਲ ਦਾ ਖੇਦ ਹੋਣ ਲਗਿਆ ਕਿ ਬੱਚੀ ਹੋਈ ਵੀ ਪਰ ਪੂਰੇ ਸਮੇ ਤੇ ਨਾ

ਹੋਈ। ਮੈਂ ਸੋਚਿਆ ਸ਼ਾਇਦ **ਪਲੰਬਮ ਮੈਟ** ਦੀਆਂ ਬਾਦ ਵਾਲੀਆਂ ਦੋ ਖੁਰਾਕਾਂ ਬੇ-ਮੌਕੇ ਦਿੱਤੀਆਂ ਗਈਆਂ। ਮੈਨੂੰ ਆਪਣਾ ਆਪ ਅਪਰਾਧੀ ਲੱਗਣ ਲੱਗਿਆ।

ਫਿਰ ਸਾਲ ਕੁ ਬਾਦ ਅਕਤੂਬਰ 2015 ਵਿਚ ਮੈਨੂੰ ਇਕ ਦਿਨ ਵੱਟਸ-ਐਪ ਤੇ ਲਗਾਤਾਰ ਕਈ ਸੁਨੇਹੇ ਆਏ। ਸਭ ਮਨਮੀਤ ਦੇ ਸਨ। ਲਿਖਿਆ ਸੀ, "ਜਿੱਥੇ ਵੀ ਹੋਵੋ ਸੰਪਰਕ ਕਰੋ।" ਫਿਰ ਕੁਝ ਮਿੱਸ ਕਾਲਾਂ ਵੀ ਆਈਆਂ ਮੇਰੇ ਫੋਨ ਤੇ। ਮੈਂ ਉਸ ਨੂੰ ਕਾਲ ਕੀਤੀ। ਉਸ ਨੇ ਮੈਨੂੰ ਆਪਣੀ ਪੂਰੀ ਪਿਛੋਕੜ ਸਮਝਾਈ ਤਾਂ ਜੋ ਕਿਤੇ ਮੈਂ ਉਸ ਨੂੰ ਭੁੱਲ ਨਾ ਗਿਆ ਹੋਵਾਂ। ਉਸ ਨੇ ਦੱਸਿਆ ਉਹ ਪ੍ਰੈਗਨੈਂਸੀ ਦੌਰਾਨ ਤਾਂ ਬਹੁਤ ਠੀਕ ਰਹੀ ਸੀ ਪਰ ਉਸ ਨੂੰ ਲੜਕੀ ਅਠਵੇਂ ਮਹੀਨੇ ਹੀ ਹੋ ਗਈ। ਉਸ ਨੇ ਆਪ ਹੀ ਵਿਸ਼ੇਸ਼ ਤੌਰ ਤੇ ਦੱਸਿਆ ਕਿ ਅਜਿਹਾ ਕੁਝ ਦਵਾਈ ਦੇ ਕਸੂਰ ਕਰ ਕੇ ਨਹੀਂ ਹੋਇਆ ਸਗੋਂ ਇਸ ਦਾ ਕਾਰਣ ਉਸ ਦੀ ਆਪਣੀ ਲਾਪ੍ਰਵਾਹੀ ਸੀ। ਇਕ ਰਾਤ ਉਸ ਦੇ ਘਰ ਅਚਾਨਕ ਇਕ ਭਾਰੀ ਖੜਕਾ ਹੋਇਆ। ਉਸ ਨੇ ਉੱਭੜਵਾਈ ਜਾਗ ਕੇ ਲੇਟਿਆਂ ਹੀ ਕਰਵਟ ਜਿਹੀ ਲੈ ਕੇ ਲਾਈਟ ਜਗਾਉਣ ਲਈ ਦੂਰ ਸਵਿਚ ਤੀਕਰ ਹੱਥ ਪਹੁੰਚਾਉਣ ਦੀ ਕੋਸ਼ਿਸ਼ ਕੀਤੀ। ਇਸ ਨਾਲ ਉਸ ਦੀ ਕੁੱਖ ਗੇੜਾ ਖਾ ਗਈ। ਪੇਟ ਵਿਚ ਦਰਦ ਸ਼ੁਰੂ ਹੋ ਗਿਆ। ਹਸਪਤਾਲ ਵਿਚ ਜਾ ਕੇ ਵੀ ਆਰਾਮ ਨਾ ਆਇਆ। ਬੇਬੀ ਪੈਦਾ ਹੋ ਗਈ। ਡਾਕਟਰਾਂ ਨੇ ਬੱਚੀ ਨੂੰ ਛੇ ਮਹੀਨੇ ਉਸ ਤੋਂ ਦੂਰ ਇਨਕੂਬੇਟਰ ਵਿਚ ਰੱਖ ਕੇ ਪਾਲਿਆ। ਹੁਣ ਉਹ ਘਰ ਆ ਗਈ ਹੈ ਤੇ ਆਪਣੇ ਹਾਣ ਦੇ ਬੱਚਿਆਂ ਦੇ ਤਾੜੇ ਦੀ ਹੋ ਗਈ ਹੈ। ਤੁਰਨ ਫਿਰਨ ਵੀ ਲਗ ਗਈ ਹੈ। ਬੜੀ ਹੁਸ਼ਿਆਰ ਹੈ।

ਫਿਰ ਉਹ ਰੁਕ ਕੇ ਬੋਲੀ, "ਅੰਕਲ, ਇਹਨਾਂ ਦਿਨਾਂ ਵਿਚ ਮੈਂ ਬਹੁਤ ਪ੍ਰੇਸਾਨ ਤੇ ਬਿਜ਼ੀ ਰਹਿਣ ਕਰਕੇ ਕਾਲ ਨਹੀਂ ਕਰ ਸਕੀ ਪਰ ਤੁਹਾਨੂੰ ਭੁੱਲੀ ਕਦੇ ਵੀ ਨਾ। ਸੋਚਿਆ ਸੀ ਫੁਰਸਤ ਮਿਲਦੇ ਹੀ ਫੋਨ ਕਰਾਂਗੀ। ਤੁਹਾਡਾ ਮੇਰੇ ਤੇ ਮੇਰੀ ਬੱਚੀ ਤੇ ਬੜਾ ਪ੍ਰਉਪਕਾਰ ਹੈ। ਮੈਂ ਤੁਹਾਨੂੰ ਮਿਲ ਕੇ ਵੇਖਣਾ ਚਾਹੁੰਦੀ ਹਾਂ। ਜਦੋਂ ਇੰਡੀਆ ਆਏ ਇਤਲਾਹ ਕਰਨਾ।" ਹੁਣ ਜਦੋਂ ਮਹੀਨਾ ਪਹਿਲਾਂ ਮੈਂ ਪਟਿਆਲੇ ਆਇਆ, ਮੈਂ ਉਸ ਨੂੰ ਇਕ ਦਿਨ ਵੱਟਸਐਪ ਤੇ ਆਪਣੇ ਆਉਣ ਦਾ ਸੁਨੇਹਾ ਲਾਇਆ। ਉਹ ਦਾ ਜਵਾਬ ਆਇਆ ਕਿ ਉਹ ਜਲਦੀ ਪਟਿਆਲੇ ਮਿਲਣ ਆ ਰਹੀ ਹੈ। ਉਸ ਦੇ ਆਏ ਸੁਨੇਹੇ ਨਾਲ ਉਸ ਦੀ ਤੇ ਉਸ ਦੀ ਬੇਟੀ ਦੀ ਇਕ ਫੋਟੋ ਵੀ ਲੱਗੀ ਸੀ। ਇਕ ਬਹੁਤ ਹੀ ਗੋਰੀ ਚਿੱਟੀ ਲੰਮੀ ਲੰਝੀ ਸੁੰਦਰ ਮੁਟਿਆਰ ਗੌਰਵਮਈ ਮੁਸਕਾਨ ਨਾਲ ਇਕ ਬੜੀ ਹੀ ਪਿਆਰੀ ਤੇ ਹੋਣਹਾਰ ਬੱਚੀ ਨੂੰ ਕੁੱਛੜ ਚੁੱਕੀ ਖੜੀ ਸੀ।

ਮੈਂ ਉਹਨਾਂ ਦੀ ਸੂੰਦਰ ਫੋਟੋ ਦੇਖ ਕੇ ਦੰਗ ਰਹਿ ਗਿਆ। ਮੈਨੂੰ ਯਕੀਨ ਨਾ ਆਇਆ ਕਿ ਮੈਂ ਇਕ ਏਨੀ ਖੂਬਸੂਰਤ ਲੜਕੀ ਦਾ ਇਲਾਜ਼ ਕਰ ਰਿਹਾ ਸਾਂ! ਮੈਂ ਉਸ ਦੇ ਕਹੇ ਹਰੇਕ ਸ਼ਬਦ ਤੇ ਧਿਆਨ ਮਾਰਿਆ ਤੇ ਹੈਰਾਨ ਹੋਇਆ ਕਿ ਉਹ ਸਭ ਬੋਲ ਉਸ ਦੇ ਬੋਲੇ ਹੋਏ ਸਨ। ਮੈਂ ਭਾਰੀ ਗਰਵ ਮਹਿਸੂਸ ਕੀਤਾ। ਉਸ ਦੀ ਫੋਟੋ ਆਪਣੀ ਪਤਨੀ ਨੂੰ ਦਿਖਾਉਂਦਿਆਂ

ਮੈਂ ਫੜ੍ਹ ਮਾਰੀ, "ਹੋਮਿਓਪੈਥੀ ਦੇ ਹੁੰਦਿਆਂ ਕੁਦਰਤ ਨੂੰ ਐਸੀ ਪਰੀ ਵਰਗੀ ਔਰਤ ਦੀ ਜ਼ਿੰਦਗੀ ਨਾਲ ਖਿਲਵਾੜ ਕਰਨ ਦੀ ਹਿੰਮਤ ਕਿਵੇਂ ਪਈ?" ਫੋਟੋ ਵੇਖ ਕੇ ਉਹ ਈਰਖਾ ਨਾਲ ਗੁੱਟ ਹੋ ਗਈ ਤੇ ਫਿਰ ਰੋਸ ਭਰੇ ਲਹਿਜ਼ੇ ਨਾਲ ਬੋਲੀ, "ਸਾਨੂੰ ਤਾਂ ਆਪਣੇ ਲੜਕੇ ਲਈ ਉੱਲੂ ਦੀ ਪੱਠੀ ਕੋਈ ਇੱਦਾਂ ਦੀ ਮਿਲੀ ਨਹੀਂ।" ਉਸ ਦੇ ਈਰਖਾ ਭਰੇ ਵਾਕ ਵਿਚ ਉਸਦੇ ਆਪਣੇ ਸਮੇਤ ਸਭ ਦੀ ਤਾਰੀਫ ਸਮੋਈ ਹੋਈ ਸੀ।

NOT AN END